Richard F. Spaide
Kyoko Ohno-Matsui
Lawrence A. Yannuzzi

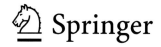 Springer

病理性近视
Pathologic Myopia

〔美〕理查德·F. 斯帕德
主 编 〔日〕大野京子
〔美〕劳伦斯·A. 亚努兹
主 译 雷 博 王宁利

天 津 出 版 传 媒 集 团
天津科技翻译出版有限公司

著作权合同登记号:图字:02-2016-197

图书在版编目(CIP)数据

病理性近视／(美)理查德・F.斯帕德
(Richard F. Spaide),(日)大野京子
(Kyoko Ohno-Matsui),(美)劳伦斯・A.亚努兹
(Lawrence A.Yannuzzi)主编;雷博,王宁利主译. —
天津:天津科技翻译出版有限公司,2020.7
　书名原文:Pathologic Myopia
　ISBN 978-7-5433-4022-0

　Ⅰ.①病…　Ⅱ.①理…②大…③劳…④雷…⑤王
…　Ⅲ.①近视-研究　Ⅳ.①R778.1

中国版本图书馆 CIP 数据核字(2020)第 095897 号

Translation from English language edition:
Pathologic Myopia
Edited by Richard F. Spaide, Kyoto Ohno-Matsui and Lawrence A. Yannuzzi
Copyright © Springer Science + Business Media New York 2014
This Springer imprint is published by Springer Nature
The registered company is Springer Science + Business Media, LLC
All Rights Reserved.

授权单位:Springer Science + Business Media
出　　　版:天津科技翻译出版有限公司
出 版 人:刘子媛
地　　　址:天津市南开区白堤路 244 号
邮政编码:300192
电　　　话:(022)87894896
传　　　真:(022)87895650
网　　　址:www. tsttpc. com
印　　　刷:山东临沂新华印刷物流集团有限责任公司
发　　　行:全国新华书店
版本记录:889mm×1194mm　16 开本　22 印张　450 千字
　　　　　2020 年 7 月第 1 版　2020 年 7 月第 1 次印刷
　　　　　定价:218.00 元

译者名单

主　译

雷　博　（河南省人民医院 河南省眼科研究所）

王宁利　（北京同仁医院）

副主译

金学民　（河南省人民医院 河南省眼科研究所）

杜利平　（重庆医科大学附属第一医院）

游启生　（北京同仁医院）

张丰菊　（北京同仁医院）

译　者（按姓氏笔画排序）

万文娟　（重庆医科大学附属第一医院）

万文翠　（郑州大学第一附属医院）

万修华　（北京同仁医院）

王亚星　（北京同仁医院）

王冰松　（北京同仁医院）

王进达　（北京同仁医院）

王霄娜　（北京同仁医院）

毛　羽　（北京同仁医院）

田　磊　（北京同仁医院）

付　晶　（北京同仁医院）

乔利亚　（北京同仁医院）

刘克高　（北京同仁医院）

齐　越　（北京同仁医院）

玛依努尔·于苏甫　（北京同仁医院）

杜利平　（重庆医科大学附属第一医院）

李　华　（重庆医科大学附属永川医院）

李　灿　（重庆医科大学附属第一医院）

李仕明　（北京同仁医院）

李晓霞　（北京同仁医院）

杨名珠　（河南省人民医院 河南省眼科研究所）

杨晓慧　（北京同仁医院）

邱瑞琪　（河南省人民医院 河南省眼科研究所）

张　青　（北京同仁医院）

张　黎　（重庆医科大学附属第一医院）

张丰菊　（北京同仁医院）

张青蔚　（北京同仁医院）

张晓慧　（北京同仁医院）

张敬学　（北京同仁医院）

金学民　（河南省人民医院 河南省眼科研究所）

郑仕洁　（重庆医科大学附属第一医院）

段安丽　（北京同仁医院）

姜利斌　（北京同仁医院）

顼晓琳　（北京同仁医院）

康梦田　（北京同仁医院）

游启生　（北京同仁医院）

谢坤鹏　（河南省人民医院 河南省眼科研究所）

漆　剑　（重庆医科大学附属第一医院）

翟长斌　（北京同仁医院）

藤羽菲　（北京同仁医院）

编者名单

Regan S. Ashby, BApplSci, PhD, MD Faculty of Education, Science, Technology and Maths, School of Applied Science, University of Canberra, Bruce, Canberra, ACT, Australia

Chiu Ming Gemmy Cheung, MBBS Singapore Eye Research Institute, Singapore National Eye Centre, Singapore, Singapore
Vitreo-Retinal Service, Singapore National Eye Centre, Singapore, Singapore

Peggy Pei-Chia Chiang, MIPH (Hons), PhD Health Services Research Unit, Singapore Eye Research Institute, Singapore National Eye Centre, Singapore, Singapore
DUKE-NUS Graduate Medical School Singapore, Singapore, Singapore
General Practice and Primary Health Care Academic Centre, University of Melbourne, Australia

Jack M. Dodick, MD Department of Ophthalmology, New York University School of Medicine, New York, NY, USA

Michael Engelbert, MD, PhD Vitreoretinal Private Practice, Macula Consultants of New York, New York, NY, USA

Eva Fenwick, MD, PhD Department of Ophthalmology, University of Melbourne, Melbourne, VIC, Australia
Centre for Eye Research Australia, University of Melbourne, Royal Victorian Eye and Ear Hospital, Melbourne, VIC, Australia

Takashi Fujikado, MD, PhD Department of Applied Visual Science, Osaka University Graduate School of Medicine, Suita, Osaka, Japan

Roberto Gallego-Pinazo, MD, PhD Vitreous, Retina, Macula Consultants of New York, New York, NY, USA
LuEsther T. Mertz Retinal Research Center, Manhattan Eye, Ear, and Throat Hospital, New York, NY, USA
Unit of Macular Diseases, Department of Ophthalmology, University and Polytechnic Hospital La Fe, Valencia, VLC, Spain

Hans E. Grossniklaus, MD, MBA L.F Montogomery Laboratory, Department of Ophthalmology, Emory University School of Medicine, Atlanta, GA, USA

Quan V. Hoang, MD, PhD Department of Ophthalmology, Edward S. Harkness Eye Institute, Columbia University Medical Center, New York, NY, USA
Vitreous Retina Macula Consultants of New York, New York, NY, USA
LuEsther T. Mertz Retinal Research Center, Manhattan Eye, Ear, and Throat Hospital, New York, NY, USA

Jost B. Jonas, MD Department of Ophthalmology, Medical Faculty Mannheim of the Ruprecht-Karls-University Heidelberg, Mannheim, Germany
Department of Ophthalmology, Universitäts-Augenklinik, Mannheim, Germany

Jonathan B. Kahn, MD Department of Ophthalmology, New York University
School of Medicine, New York, NY, USA

Shoji Kishi, MD Department of Ophthalmology, Gunma University
School of Medicine, Gunma University Hospital, Maebashi, Gunma, Japan

Ecosse L. Lamoureux, PhD Centre for Eye Research Australia, University of Melbourne,
Royal Victorian Eye and Ear Hospital, Melbourne, VIC, Australia

Singapore Eye Research Institute, Singapore National Eye Centre, Singapore, Singapore

Office of Clinical Sciences, Duke-NUS Graduate Medical School Singapore, Singapore,
Singapore

Jamie A. Leong, MS Department of Ophthalmology, Edward S. Harkness Eye Institute,
Columbia University Medical Center, New York, NY, USA

Jeffrey M. Liebmann, MD Department of Ophthalmology, New York University
School of Medicine, New York, NY, USA

Einhorn Clinical Research Center, Department of Ophthalmology, New York Eye
and Ear Infirmary, New York, NY, USA

Ian G. Morgan, BSc, PhD, MD Research School of Biology,
Australian National University, Acton, Canberra, ACT, Australia

Muka Moriyama, MD, PhD Department of Ophthalmology and Visual Science,
Tokyo Medical and Dental University, Tokyo, Japan

Sarah Mrejen, MD Vitreoretinal Private Practice, Macula Consultants of New York,
New York, NY, USA

Kyoko Ohno-Matsui, MD, PhD Department of Ophthalmology and Visual Science,
Tokyo Medical and Dental University, Tokyo, Japan

Chen-Wei Pan, MD, PhD Saw Swee Hock School of Public Health,
National University of Singapore, Singapore, Singapore

Sung Chul Park, MD Department of Ophthalmology, New York Medical College,
Valhalla, NY, USA

Einhorn Clinical Research Center, Department of Ophthalmology,
New York Eye and Ear Infirmary, New York, NY, USA

Alia Rashid, MBChB L.F Montogomery Laboratory, Department of Ophthalmology,
Emory University School of Medicine, Atlanta, GA, USA

Robert Ritch, MD Department of Ophthalmology, New York Medical College,
Valhalla, NY, USA

Einhorn Clinical Research Center, Department of Ophthalmology,
New York Eye and Ear Infirmary, New York, NY, USA

Kathryn A. Rose, PhD, MD Discipline of Orthoptics, Faculty of Health Sciences,
University of Sydney, Lidcombe, NSW, Australia

Seang-Mei Saw, MPH, PhD Department of Ophthalmology, Saw Swee Hock School of
Public Health, National University of Singapore, Singapore, Singapore

Singapore Eye Research Institute, Singapore, Singapore

Department of Ophthalmology, National University of Singapore, Singapore, Singapore

Vinnie P. Shah, MD Vitreous, Retina, Macula Consultants of New York,
New York, NY, USA

Richard F. Spaide, MD Vitreous, Retina, Macula Consultants of New York, New York, NY, USA

Jody A. Summers, PhD Department of Cell Biology, Oklahoma Center of Neuroscience, University of Oklahoma Health Science Center, Oklahoma City, OK, USA

Nan-Kai Wang, MD, PhD Department of Ophthalmology, Chang Gung Memorial Hospital, Linkuo Medical Center, Taoyuan, Taiwan

C.P. Wilkinson, MD Department of Ophthalmology, Greater Baltimore Medical Center, Baltimore, MD, USA

Department of Ophthalmology, Johns Hopkins University, Baltimore, MD, USA

Tien-Yin Wong, MD, PhD Department of Ophthalmology, Saw Swee Hock School of Public Health, National University of Singapore, Singapore, Singapore

Singapore Eye Research Institute, Singapore, Singapore

Department of Ophthalmology, National University of Singapore, Singapore, Singapore

Kenji Yamashiro, MD, PhD Department of Ophthalmology and Visual Science, Kyoto University Graduate School of Medicine, Kyoto, Japan

Lawrence A. Yannuzzi, MD Department of Clinical Ophthalmology, Columbia University School of Medicine, LuEsther T. Mertz Retinal Research Center, New York, NY, USA

Tsuranu Yokoyama, MD, PhD Department of Pediatric Ophthalmology, Osaka City General Hospital Children's Medical Center, Osaka, Japan

Nagahisa Yoshimura, MD, PhD Department of Ophthalmology and Visual Science, Kyoto University Graduate School of Medicine, Kyoto, Japan

中文版前言

近年来,近视眼的患病率在我国逐年增加,而且呈现出"发病年龄提前、患病率急剧上升、近视程度高且进展快"的趋势,已成为危害我国儿童及青少年眼健康的首要公共卫生问题。目前,我国近视总人数已超过 4 亿,病理性近视人数超过 1000 万,大学生近视眼患病率更是已达 80%~90%,其中约 10.0% 已发展为高度近视。近视眼尤其是高度近视还会导致青光眼、白内障、视网膜脱落和黄斑变性等严重并发症而危害视觉健康,甚至导致失明。有研究发现,高度近视相关的视网膜病变已经成为我国某些地区成人不可逆性致盲眼病的首位原因。近视不仅影响患者视力,也会给患者家庭和社会造成沉重的负担。因此,必须认识近视尤其是病理性近视发生的详细机制,控制近视眼患病率的持续增加。

鉴于病理性近视在我国的严峻流行病学现状和疾病的复杂性,一本能够汇编近视及其病理后果,以及来自眼科医师和科研工作者的有效治疗方法的专著急需出版,为我国近视眼防控和病理性近视的研究、诊断和治疗提供参考和指导。我们查阅眼科相关书籍、文献时,发现国外已经出版了一本内容翔实的 *Pathologic Myopia*,此书阐述了病理性近视的基础和临床交叉学科方面的最新认识,内容涵盖几乎所有领域:流行病学、遗传学、分子生物基础、临床表现以及潜在的治疗方法。因此,我们计划翻译此书并加上我国在病理性近视研究和治疗方面的新进展,进行融合汇编,但最终由于版权问题未能实现,因而我们只对此部经典著作进行翻译,供大家学习。与此同时,我们了解到河南省人民医院/河南省眼科研究所雷博教授的团队也在进行此书的翻译工作,两个团队同时对此书的关注,也说明了这部 *Pathologic Myopia* 的确是一部优秀的著作。我们遂与雷博教授团队合作,共同努力翻译此部经典书籍,相信通过共同努力,这一成果会使我国临床医生、科学家、眼科专科医生、视网膜专家、医学生、患者以及相关读者受益。

近视大体可分为两类,一种是单纯性近视,另一种是病理性近视。单纯性近视是指屈光不正方面的变化,患者通过适当的光学矫正即可以获得好的视力。相比而言,病理性近视患者的视力在矫正后仍可能会下降。近年来,由于全世界的近视发病率不断上升,病理性近视在各国都成为致盲的主要因素。然而对于近视的研究却面临着重重挑战,因为近视影响眼功能相关的所有重要结构,发生发展过程中所有结构变化的互联性使得对相同的改变难以进行研究。近视中任何一个变化都和其他许多混杂的因素相关,近视中眼球壁的扩张与多种变化有关,如脉络膜变薄最终萎缩、视网膜牵拉、正常玻璃体视网膜界面扭曲、眼球局部形状改变,以及诱导视神经的多种应激反应,发现病理性近视患者所有的这些变化及其之间的相互关系更是难上加难。

最新的检测方法包括光学测量眼轴长度、吲哚菁绿血管造影、眼前段和后段的光学相干断层扫描、超广角眼底照相、自适应光学的眼底照相,以及 3D 磁共振成像技术(3D MRI)分析眼球形态。通过这些新的检测方法,我们对病理性近视眼部形态特征和近视性眼底病变有了新的认识和新的发现。但是,目前病理性近视显然仍是近视的关键问题,因为其在临床中的重要性和对眼健康的影响,尤其是考虑到其在目前青少年人群中患病率的增加和人们预期寿命的延长。遗传因素和环境因素都是造成近视的原因,但是对于病理性近视来说,遗传因素更为重要,因此,目前已经在积极开展对病理性近视的基因分析。同时,使用形觉剥夺诱导和光学镜片诱导的实验性近视动物模型对研究病理性近视的发病机制起到了重要作用。

一般来说,病理性近视的进展比较缓慢,但是患者有时会出现急性的视力下降,因此对病理性近视并发症的治疗非常迫切,对疾病病理进程的预测和预防也必不可少。由于临床检测手段和实验方法的不断发展,病理性近视的一些潜在特征已经逐渐清晰,对预防和治疗病理性近视的认知也在不断更新。对近视及其病理后果有效的治疗方法的进步也基于全世界眼科医师和科研工作者共同的辛苦努力。但是,随着时间的流逝,高度近视涉及的范围和复杂程度会变得越来越难以理解,近视引发疾病的复杂程度及其之间的相互关联使得探讨其解决方法可能需要知识丰富的科研工作者之间进行广泛的交流和沟通。相信本书将会成为很多愿意研究近视的学者和医生的一部必备书籍。

亚太眼科学会主席
北京同仁医院眼科中心主任
中国医师协会眼科医师分会会长
中华预防医学会公共卫生眼科学分会主任委员

序言一

    25 年前,我将职业生涯的大部分时间和精力倾注于病理性近视的研究。那时,我开始意识到这种在全世界范围广泛发生的眼科疾病的重要性,具体来讲,是它的流行性和对视力的严重损害。为满足眼健康领域对该病全面的临床和科学研究需要,我在 1985 年写了一本全面的书。基于当时对此领域知识的积累,那本书主要涉及近视在眼屈光状态方面的历史和意义、该病的流行性,以及影响视觉预后的相关病理生理和临床因素、遗传和环境因素、光学因素。在当时,临床医生几乎没有什么可以采取的方法来帮助患者进行视觉康复,对于这类眼病的评估方法同样很少,所有可开展的检查不过是检眼镜、眼底成像、超声波诊断和荧光素血管造影。

    如今多模式影像技术,包括高速眼底自发荧光、双眼循环血管造影、光学相干断层成像技术和 3D MRI,已成功地将基础科学知识运用到临床工作中。此时此刻,我很荣幸能够见证这些技术的发展,它为解开该疾病诊断和治疗的难题带来了巨大的希望。但是,目前病理性近视显然仍是近视很关键的一个方面,这是因为其在临床中的重要性和对眼健康的影响,尤其是考虑到其发病率的不断增加和人们预期寿命的延长。

    值得一提的是,病理性近视在人的一生中从出生到老年的任何阶段都有可能发生。眼组织缺损、早产儿视网膜病变、屈光参差、弱视等多为先天性发育异常,而后巩膜葡萄肿及其并发症则主要影响成年人。我希望这本新书不仅能够帮助读者更好地理解后巩膜葡萄肿在病理性近视中的重要意义,而且有助于临床医师认识到密切监测这种疾病的所有临床特征以及影响视力预后的主要因素的重要性。

    数年前,我邀请了我的一位善于探索、勤勉并极其有天赋的学生(LAY)来帮助修订这本书。他答应了此事,他同时是我的好友,如他所说,我也是他重要的一位良师益友。我很高兴他信守承诺,并且与另外两位编者(我的两位非常卓越的同事和好友,据 LAY 说,"关于病理性近视,他们比我知道得更多")合作完成此项工作。他们三位成功邀请到了所有的编者并且吸纳了他们在病理性近视方面的知识和经验,融汇成目前这部内容全面、图片丰富的著作。编者们都是该领域内具有领先水平的临床专家,他们共同组成了这支精英团队。他们中的每个人都将大部分精力用于研究该疾病的某些具体方面。他们所有人都是在该疾病领域具备广博知识的专家,他们共同努力的成果代表了编者们对该领域发自内心的热爱以及对未来研究方向的准确把握。我相信编者们共同努力的成果会受到临床医生、科学家、眼科专科医生、视网膜专家、医学生、患者以及相关读者发自内心的感激,无论他们是偶然读到还是认真地阅读过这部病理性近视领域的杰作。

Brian J. Curtin

美国纽约

序言二

读者期待一部近视方面的专著已经很久了。针对读者的需要,1985 年,Curtin 医师出版了专著 *The Myopias*。在这部著作中,Curtin 医师详尽地描写了从基础知识到临床应用的近视相关内容,并且引用了大量的近视相关参考文献。在很长一段时间内,*The Myopias* 作为唯一一本近视方面的专业书籍,被很多研究者奉为"圣经"。但是,鉴于近视领域最新的研究进展,这本巨著在初版 30 年之后需要进行修订。

近视大体可分为两类,一种是单纯性近视,另一种是病理性近视。单纯性近视是指屈光不正方面的变化,患者通过适当的光学矫正便可以获得好的视力。相比而言,病理性近视的患者视力在矫正后仍然会下降。近年来,全世界的近视发病率不断上升,病理性近视在各国都成为致盲的主要因素。一般来说,病理性近视的进展比较缓慢,但是患者有时会出现急性的视力下降,因此对病理性近视并发症的治疗非常迫切,对疾病病理进程的预测和预防也必不可少。由于临床检测手段和实验方法的不断发展,病理性近视的一些潜在特征已经逐渐清晰,对预防和治疗病理性近视的见解也在不断更新。

最新的检测方法包括光学测量眼轴长度、吲哚菁绿血管造影、眼前段和后段的光学相干断层扫描(OCT)、自适应光学的眼底摄像,以及分析眼球形态的 3D 磁共振成像技术(3D-MRI)。通过应用这些新的检测方法,我们对病理性近视眼部形态特征和近视性眼底病变有了新的认识和新的发现。

遗传因素和环境因素都是造成近视的原因,但是对于病理性近视,遗传因素更为重要,因此,目前已经在积极开展对病理性近视的基因分析。同时,使用形觉剥夺诱导和光学镜片诱导的实验性近视动物模型对研究病理性近视的发病机制起到了重要作用。

近视进展干预的主要手段包括渐进多焦点镜、玻璃镜、专为减少外围离焦设计的角膜接触镜,以及角膜塑形镜。仍需要长期的随访来证实这些方法是否能有效地减缓病理性近视的发展。

近视性脉络膜新生血管是导致病理性近视患者视力下降的主要原因,现在可以使用抗–血管内皮生长因子(VEGF)进行一定程度的治疗。青光眼或近视性视神经病变都是病理性近视患者常见的并发症,目前对这种并发症仍使用降眼压药物进行治疗,但是这种手段并不治本。病理性近视的典型特征是眼轴变长和形成后巩膜葡萄肿,期待未来能够出现针对这些典型特征的治疗方法。

由于在近视研究领域有了很多新的发现,预防和治疗近视的手段也在全世界范围内获得了广泛的关注。

在这种大环境下,由 Spaide 医师、Ohno–Matsui 医师和 Yannuzzi 医师修订 *The Myopias* 一书

并再次出版是非常及时的。在这本书中,第一部分各章主要介绍了近视的基本情况、定义、流行病学、遗传学和动物模型;第二部分各章主要包括对人眼形态的分析;第三部分各章主要涉及病理性近视的病理学和可能的治疗方法;最后一些章节提到了预防和治疗近视发展的一些策略。全世界范围内的各领域领军级专家和二位主编一起完成了本书。我相信本书将会成为众多愿意研究近视的学者和医生的必备书籍。

最后,我期待这本书能够成为病理性近视研究迈向未来的重要基石。

Takashi Tokoro,MD

日本东京

前　言

　　近视是世界上导致严重视力丧失的主要原因,作为一种跨越性别、年龄和种族的疾病,其特点是人们对其认识不足、发生率高,且很多问题仍处于研究阶段。全世界尤其是在东亚国家,近视的发生率与日俱增。在近视的高发国家中,高度近视所占人口比例同样持续增长。据报道,美国的高度近视发病率为1%~2%,其中非裔美国人的发病率较低,而高加索人的发病率较高。有5%~6%的日本人受到高度近视的困扰;新加坡15%的新兵是高度近视。在中国台湾地区,大学生高度近视发病率达到令人吃惊的38%。东亚国家近视的迅猛增加源于农业社会到现代高科技社会的转变,表明除环境因素外,基因因素和遗传因素也可能影响其易感性。世界上没有哪个地方不渴望社会经济的不断发展,因此,诱导近视发生的环境因素将持续存在。因此,必须认识并控制近视发生的详细机制。

　　近视是世界上仅次于白内障的第二大致盲眼病。随着全球现代医疗保健的不断发展和普及,白内障似乎已是可解决的问题。然而近视研究却面临着重重挑战,因为近视影响眼功能相关的所有重要结构。我们对结构改变的发生率和严重性知之甚少,更不用说其病理生理知识。近视发展过程中所有结构变化的互联性,使得对相同改变难以进行研究。科学的目标通常是使问题简单化。我们尝试提炼出通过实验进行评估的清晰问题和假说。但近视中任何一个变化都和其他无数混杂的变化相关。例如,近视中眼壁扩张与多种变化有关,包括脉络膜变薄直至最终萎缩、视网膜牵拉、正常玻璃体视网膜界面扭曲、眼球局部形状改变,以及诱导视神经的多种应激反应,因此判断影响任何一位患者视功能的病因都极具挑战性,发现高度近视患者所有的这些变化及其之间的相互关系更是难上加难。没有简单可行的办法来分离任何单个问题进行研究,同时缺乏合适的可以模拟人类近视众多问题的动物模型。

　　对近视及其病理后果、有效治疗方法认识的进步均是基于全世界眼科医师和科研工作者共同的辛苦努力。高度近视相关的出版物包罗万象,数目呈指数增长,从巩膜形态发育、视神经的生物力学在内的基础科学研究,到新影像模式的临床应用、针对促血管生成因子生物试剂的发展应有尽有。这些出版物涉及的范围、细分程度和专业程度都令人惊叹。但是,随着时间的推移,高度近视所涉及的范围和复杂程度却变得越来越难于理解。近视引发疾病的复杂程度及其之间的相互关联使得探讨其解决方法可能需要知识丰富的科研工作者进行广泛的交流和沟通。《病理性近视》一书旨在阐述该眼部疾病基础知识和临床交叉学科方面的最新认识,内容涵盖几乎所有领域:流行病学、遗传学、分子生物基础、临床表现以及潜在的治疗方法。每位研究者都有自己擅长的临床科研领域。因此,我们组建了一支由病理性近视各领域专家组成的团队。每位专家查阅眼科相关文献,把其他人的贡献同作者本人的研究、知识、经验及观点结合起来。

近视的发病率在世界范围内快速增长，成为人类最普遍的疾病之一，也是导致世界范围内严重视力丧失的主要原因。目前多学科领域的临床医师和研究者正致力于将临床和基础科学研究联合起来。为推动对该疾病的治疗，众多领域有意义的治疗观念在广泛地域范围内处于验证阶段。希望本书的文字和图示有助于理解疾病的自然病程、识别潜在的风险因素、厘清近视病理生理方面的认识，并突出目前可治疗临床体征的方法。前路遥远，目前的进展还远远不够。因此，我们希望本书能够激励眼科领域的新人和专家奉献他们的聪明才智和宝贵时间，深入理解病理性近视的发病机制并探索新的防治手段。

Richard F. Spaide, MD

美国纽约

Kyoko Ohno-Matsui, MD, PhD

日本东京

Lawrence A. Yannuzzi, MD

美国纽约

目　录

第 1 章

近视的研究历史

Vinnie P. Shah, Nan-Kai Wang

"近视"一词起源于新拉丁语,该词由古希腊语中"闭上"和"眼睛"这两个词汇组合而成,原意为"挤眼"或"闭眼"。该词汇传神地描述了未经矫正的近视患者在试图看清远处物体时的典型面部表情。在眼镜出现之前,近视患者在看远处时只能眯起眼睛才能看得清楚一些,相当于佩戴了水平裂隙片。在古代,近视患者在狩猎及战争中通常需要视力正常人的帮助及保护,而这种依赖性在史前时代必定更高。随着文明的产生、农业和手工业的发展以及文字的出现,近视眼患者逐渐取得了一定的社会地位。在现代文明高速发展的今天,知识与技能发挥着越来越重要的作用,这就为近视眼患者提供了更广阔的施展空间。

通过查阅眼科文献,我们饶有兴趣地探寻了病理性近视研究的历史。首先,本书将介绍人类对近视认识的演化过程。将通过对大量翔实的调查研究进行严谨的分析,列出演化过程中的标志性事件。然而,由于研究设计方案及其结果复杂多变且令人困惑,学者们常常会得出互相矛盾的结论。从早期文献中,我们了解到研究人员大多积极对待近视研究,而非仅仅为了满足调查的好奇心。但令人难以置信的是,近视至今仍然是导致视力下降甚至致盲的一个主要原因,而我们对近视的发生机制仍然知之甚少。因此,近视还将是一个世界性的难题。表 1.1 列出了近视研究史中的一些里程碑事件。

1.1 检眼镜前时代近视研究史上的里程碑

在应用检眼镜之前,近视研究始于对光、光学及解剖学的研究。大量综述文献以时间顺序记录了近视的研究历史[1-6]。亚里士多德(公元前 384—公元前 321 年)被公认为是最先认真地提出近视问题的学者之一(图 1.1)。他解释了"远视"和"近视"的区别,并指出近视患者喜欢眨眼且字迹通常较正常人小[7]。Galen(公元 130—201 年,图 1.2)的学说在早期医学界占主导地位。他指出人眼屈光力的大小取决于眼内液体的成分及含量,并首次使用了"近视"这一词[7]。从亚里士多德时代开始,人们始终认为视线是由人眼发出的,直到公元 1100 年,这一观点才被 Alhazin[8]推翻。光学矫正以及近视治疗的发展相当缓慢。尽管 Nero 曾宣称他借助一个双凹面红宝石成功观赏了一场角斗士比赛,但直到 13 世纪末第一批光学矫正眼镜才正式诞生。最初制造的眼镜都是凸透镜,经历了数个世纪的漫长等待,才发明了供近视患者佩戴的凹透镜。即便如此,当时鲜有近视患者佩戴或被建议佩戴这种凹透镜[8]。

在古代人们并不了解光和折射成像原理。Porta(1558—1593 年)认为,外界物体的图像落在晶状体的前表面,而同时代的 Maurolycus(1575 年)则提出晶状体具有聚焦图像的功能,近视患者的晶状体会出现明显凸起,而远视患者的晶状体则相对平坦[9]。然而,Maurolycus 并没有注意到视网膜这一结构,他认为,人眼聚焦平面位于视神经上。当时还无法理解人眼中的正立图像是如何形成的,而这种能力对于正常视力尤为重要。Kepler(图 1.3)的发现是近视研究史上的一次飞跃。除近视研究之外,他还在数学领域颇有造诣,这使得他在研究中更加得心应手。1604 年,Kepler 论证了眼内图像形成的过程以及角膜和晶状体的功能。他指出眼内倒置图像聚焦于视网膜并解释了凸透镜和凹透镜在这一系统中的作用[10]。1611 年,Kepler 又发现

表 1.1　近视研究史上的里程碑事件

年份	作者	事件
公元前 384– 公元前 321	Aristotle	区分了"近视"与"远视"
138–201	Galen	首次使用"近视"这一词汇:来源于古希腊语"闭上"+"眼睛" 人眼屈光力的大小取决于眼内液体的成分及含量
1604	Johannes Kepler	指出视网膜是感光组织而非晶状体 证实凹透镜可以矫正近视,而凸透镜可以矫正远视
1801	Antonio Scarpa	首次从解剖学角度描述了后巩膜葡萄肿,但尚未发现其与近视之间的关联
1813	James Ware	发现受教育程度越高的人越容易近视
1854	Von Graefe	首次推断近视与眼轴长相关
1856	Carl Ferdinand von Arlt	首次发现后巩膜葡萄肿与近视性屈光不正之间的关系
1861	Eduard Jäger von Jaxtthal	首次描述并以图示阐明了近视性弧形斑及视神经周围脉络膜间隙增宽现象
1862	Carl Friedrich Richard Förster	首次观察到 RPE-脉络膜毛细血管复合体下方的 Foster 斑
1887	Adolf Eugen Fick	首次使用"角膜接触镜"这一术语并设计了玻璃接触镜
1901	Ernst Fuchs	发现了 Fuchs 斑,即近视患者黄斑中央区的黑色斑点
1902	Maximilian Salzmann	首次描述了玻璃膜的破裂,后来学者将之命名为"漆裂纹"
1913	Adolf Steiger	发现近视性屈光不正是由于角膜屈光力及眼轴长改变导致
1938	Rushton,R.H.	首次采用 X 线测量眼轴
1965	Gernet,H,	首次采用超声测量眼轴
1970	Brian J. Curtin and David B. Karlin	发现眼轴长与脉络膜萎缩的关系 在文章中首次使用"漆裂纹"这一术语
1977	Brian J. Curtin	对后巩膜葡萄肿进行了分类
1988	Takashi Tokoro	对病理学近视眼中后极部脉络膜视网膜萎缩进行了分类 首次定义了病理性近视
1996	Brancato R 等	首次将脉络膜造影应用于病理性近视
1999	Morito Takano and Shoji Kishi	首次应用 OCT 图像发现黄斑区视网膜劈裂
2001	Verteporfin in Photodynamic Therapy Study Group	首次采用光动力学疗法治疗近视性脉络膜新生血管
2002	Baba T 等	首次根据 OCT 图像将近视性 CNV 做出分期
2005	Nguyen QD 等	首次应用贝伐单抗治疗近视性脉络膜新生血管
2008	Spaide RF 等	首次将增强深度扫描的频域 OCT 用于脉络膜成像
2012	Ohno-Matsui K 等	首次应用 3D-MRI 发现近视性脉络膜视网膜损伤与巩膜形态的相关性

在近视眼中平行光线聚焦于视网膜之前[11]。同时他还论述了调节方面的内容,但在当时尚无法解释为何近视和远视患者都会出现老视的现象。他还指出,人眼通过改变形状来看清远处及近处。他举例说明,童年时期在学习和做精细工作过程中眼睛能够迅速通过调节看清近物,并据此提出了近视眼的"近距离工作"假说[11]。随着年龄的增长,这种适应性机制产生了一个永久的有限的远点,使得看不清远处的物体,这个理论至今仍被广泛接受[9]。

牛顿(1704 年)指出远视是因为人眼轴长度短而使平行光线聚焦于视网膜后方导致。Plempius(1632年)[9]则从解剖学上证实近视眼眼轴不断增长。Boerhaave(1708 年)也证实了眼轴不断增长这一特征,同时还发现了导致近视的另一个因素:眼屈光介质表面逐渐变凸[8]。其他被推测导致近视的原因包括晶状体厚度、屈光指数的增加以及晶状体位置的改变。

在测量角膜和晶状体参数的设备发明之前,Morgagni(1761 年)[9]、Guerin(1769 年)[9]、Gendron(1770 年)[5]

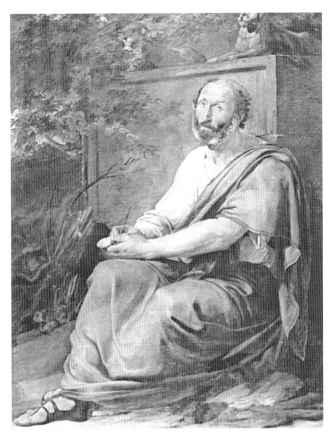

图 1.1　亚里士多德像[Francesco Hayez(1791–1882)绘]。

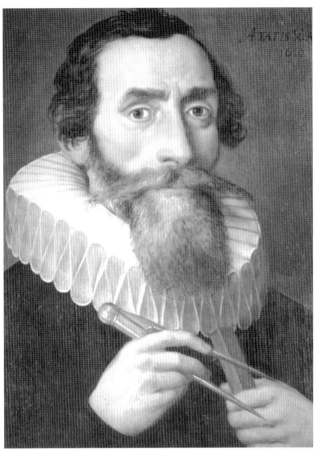

图 1.3　Johannes Kepler 像(佚名画家绘于 1610 年)。

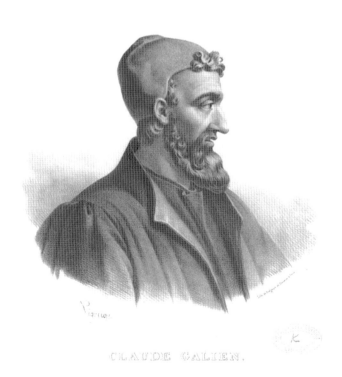

图 1.2　Galen 像(Pierre Roche Vigneron 绘，Paris；Lith de Gregoire et Deneux，ca. 1865)(Courtesy of National Library of Medicine)。

和 Pichter(1790 年)[5]等进行的研究已证实眼轴长度会发生变化。Scarpa(图 1.4)于 1801 年[12]首次借助两只女性的眼球从解剖学上描述了后巩膜葡萄肿(图 1.5)。他将希腊语中的"staphylos"一词(本义为"一串葡萄")用于这一术语。然而，Scarpa 虽然描述了后巩膜葡萄肿但却未能发现它与近视的相关性。von Ammon(1832 年)发现后巩膜葡萄肿由眼球后极部膨胀扩张导致，且该病例并不罕见。但他也并未发现后巩膜葡萄肿与近视之间的相关性[13]。原因可能在于他研究的只是一个先天性胚裂闭合不全的病例，而非近视性后巩膜葡萄肿。早期有一些关于近视的流行病学研究资料。1813 年，James Ware 对英国军队中近 1 万名士兵进行了检查，发现应征入伍的士兵几乎没有近视，但在受教育程度较高的皇家卫队中近视患者的比例较高[14]。19 世纪中期，Cohn 对 1 万名儿童进行了检查，发现受教育程度与近视之间存在一定的相关性[15]。1871 年，Erismann 对圣彼得堡大学的 4358 名学生进行了检查，发现 42.8% 的高年级学生都患有近视[16]。

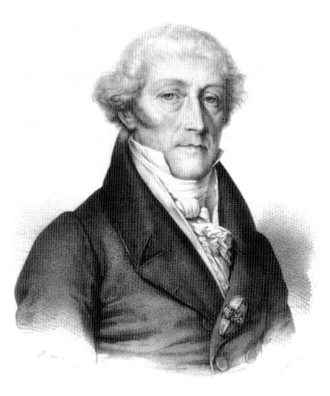

图 1.4　Antonio Scarpa 像。

1885 年 Randall 搜集了 146 500 例样本的数据,发现近视的发病率很低,仅有 1.5% 的人患有单纯性近视[17]。

1.2　检眼镜后时代近视研究史上的里程碑(1851 年)

检眼镜后时代的近视研究始于对视神经、黄斑及脉络膜视网膜改变的认识。von Graefe(1854)采用检眼镜检查与解剖学研究相结合的方法对两只眼球进行了测量,测得眼轴长分别为 29mm 和 30.5mm,他首次推测出近视与眼轴长度具有相关性[18]。最终由 Arlt(1856 年)(图 1.6)通过解剖学研究证实近视与后极部扩张导致的眼轴延长密切相关[19]。Arlt 将后巩膜葡萄肿与近视性屈光不正关联起来[19]。自此,临床上开始关注对病理性近视的研究。

von Jaeger(图 1.7)于 1861 年首次描述并以图示阐明了近视性弧形斑以及视神经周围脉络膜间隙增宽的现象[20]。他发现近视弧内常缺少脉络膜毛细血管,而在出现扩张性后巩膜葡萄肿的眼球中,近视弧上方的脉络膜退化成玻璃样薄膜,具有微皱褶且仅含少量血管[20]。1862 年,Förster(图 1.8)首次观察到色素上皮层下方存在脉络膜新生血管(图 1.9)[21],此类现象之后被称之为"Forster 斑"。Fuchs(图 1.10)于 1901 年在近视眼黄斑中心区发现了黑色斑点[22](图 1.11)[23],随即被称为"Fuchs 斑"。该斑的典型病理改变是逐渐扩大至视盘直径大小或者更大,颜色变浅,其周边形成萎缩区。

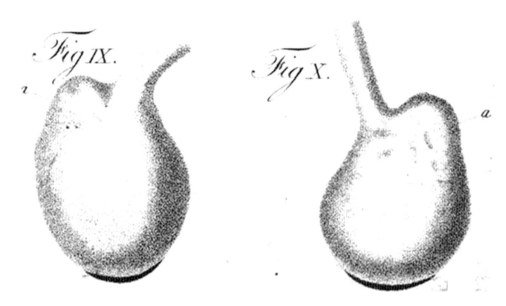

图 1.5　Antonio Scarpa 对后巩膜葡萄肿的最早描绘(Scarpa[57])。

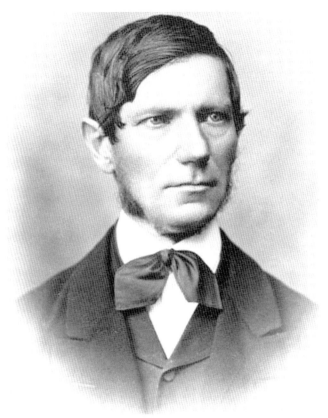

图 1.6 Carl Ferdinand Ritter von Arlt 像。其解剖学研究证实近视和眼球后极部扩张引起眼轴延长密切相关（Fritz Luckhardt 绘）。

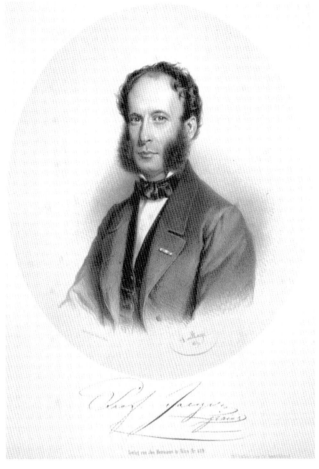

图 1.7 Eduard Jäger von Jaxtthal 像（Adolf Dauthage 绘于 1859 年）。

Fuchs 认为脉络膜结构并未被破坏，而是转化为硬结或由硬结组织所覆盖。患者初期表现为视力突然下降并伴随视物变形及中心暗点，随时间的推移症状逐渐趋于稳定。通过解剖可观察到视网膜上附着大量增殖性色素上皮细胞且表面覆盖胶样非细胞性渗出物（纤维斑块）。但其发生机制尚不清楚，唯一能确定的是其与近视相关或与进行性扩张相关[8]。Wilson 于 1868 年描述了脉络膜上皮萎缩的现象[24]。1902 年，Salzmann（图 1.12）发现视盘周围存在呈裂隙状或树枝状缺损分布的玻璃膜萎缩区（图 1.13）[25,26]。玻璃膜亦被称为"Bruch 膜"。Salzmann 认为此类损伤可能由单纯机械性牵拉导致。此后，Curtin 和 Kerlin 将这种病损称为"漆裂纹"，其呈淡黄色或白色线状，通常出现在高度近视患者的眼球后极部，由于眼球进行性扩张导致。Salzmann 认为，脉络膜萎缩性改变出现在炎症之后，是由于脉络膜基质的牵拉所致[27]。

1.3 当代近视研究史上的里程碑

当代近视研究史上的里程碑事件涉及对近视眼光学系统中每一种屈光介质的研究、眼轴长的测量（X 线及超声），以及角膜接触镜技术的发展。

研究人员主要致力于探索眼轴进行性延长的病因，这对之前学校所传授的理念造成挑战。Donders 等[1]认为眼轴并非屈光系统的唯一决定因素。Schnabel 和 Hermnheiser（1895 年）对 35 位正视眼的眼轴进行了测量，发现眼轴长度为 22.25~26.24mm。他们推测正视眼是眼轴与眼球总屈光力协同作用的结果[28]。Hein（1899 年）认为近视眼是由眼球延长导致[8]。Steiger（1913 年）通过分析大量儿童的角膜屈光力，不再强调眼轴为影响眼球屈光力的唯一因素。尽管其统计学研究基于大样本（5000 例儿童），但研究方法却存在一定程度的偏

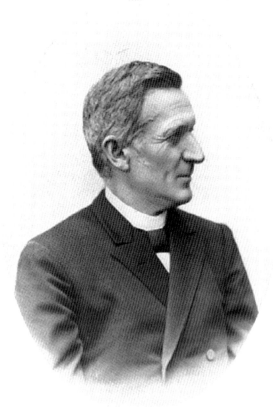

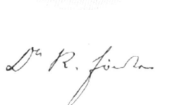

图 1.8　Carl Friedrich Richard Förster 像（Reprinted with permission from The Royal Library, The National Library of Denmark and Copenhagen University Library）。

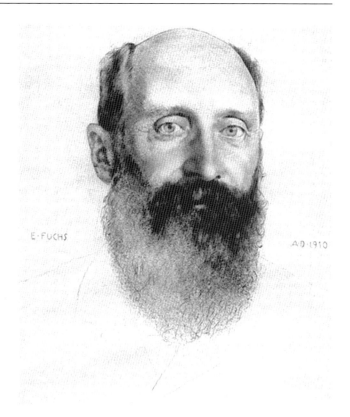

图 1.10　Ernst Fuchs 像（Emil Orlik 绘于 1910 年）（Reprinted with permission from the Medical University of Vienna, Austria）。

差。他认为晶状体的屈光力恒定不变，因此将晶状体屈光力作为常数来计算眼轴与总屈光力之间的关系[9]。在 Donders[1] 之前，Maurolycus[5] 于 1575 年就曾提及晶状体的屈光力存在变异，且晶状体的厚度、折射率及位置的改变可能会导致近视。此外，von Reuss（1887—1890 年）、Awerbach（1900 年）和 Zeeman（1911 年）均对晶状体的实际屈光力进行了测量。尽管他们采用的样本量较小，但测量结果却可以证明晶状体屈光力存在变异[7]。Steiger 利用角膜测量数据绘制了一条 39D~48D 分布的高斯曲线[29]，发现正视眼的角膜屈光力并不固定。之后他又利用测量角膜的数据绘制了一条分布曲线（+7~-7D），继而计算出了正视眼的眼轴长度（21.5~25.5mm）。他将角膜屈光力与眼轴分别设为变量及自变量，并基于此绘制了一条正态分布曲线，观察正视

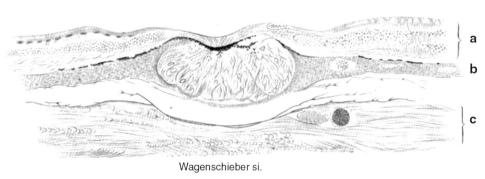

Wagenschieber si.

图 1.9　近视眼眼球中视网膜、脉络膜及巩膜的横截面。显示脉络膜组织中夹杂病变，且病变已侵入脉络膜前层（Förster[21]）。

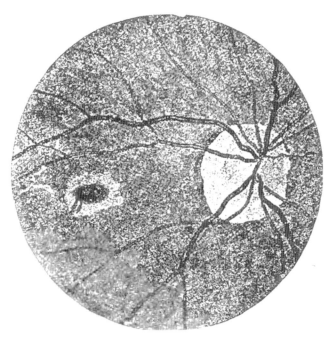

图 1.11 最早的 Fuchs 斑图像，Ernst Fuchs 医师将之描述为"近视眼黄斑中央区的黑色斑点"(Fuchs[23])。

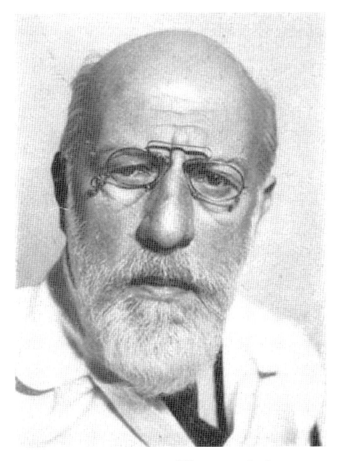

图 1.12 Maximilian Salzmann MD 照片。(Reprinted with permission from The Royal Library, The National Library of Denmark and Copenhagen University Library)

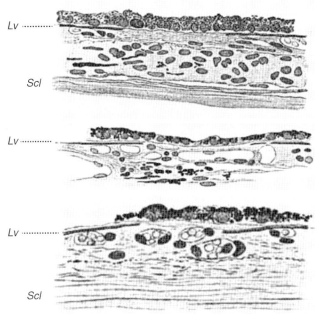

图 1.13 上图：玻璃膜破裂(Lv)被上皮细胞覆盖。中图：上皮细胞发生改变。下图：玻璃膜破裂被上皮细胞及透明膜覆盖(Salzmann[26])。Scl，巩膜。

眼和屈光不正眼对应点在曲线上的分布[29]。Tscherning (1854—1939 年)开展了大量的研究，为认识病理性近视眼中视盘的改变做出了许多贡献[30]。此外 Tscherning 还撰写了一篇关于丹麦近视发病率的论文[31]。Schnabel、Fuchs、Siegrest 和 Elschnig 在病理性近视病理学领域进行了大量研究，尤其在近视眼视神经改变方面做出了贡献[9]。这些理论为近视研究提供了新的研究方向。

Tron(1934—1935 年)对 275 只眼睛进行了研究，并在研究中小心地避开了 Steiger 研究的缺陷[32,33]。在 Tron 的研究中，眼轴是唯一一个不是通过直接测量得出的光学参数，而是通过屈光力、角膜曲率、晶状体屈光力及前房深度推算得出。研究结果表明，正视眼眼轴的范围为 22.4~27.3mm[32]。Tron 还推断眼轴对屈光力的作用范围仅为+4D~−6D[32]。他利用除眼轴外的其他所有光学参数绘制了一条二项式曲线。在实验中剔除超过−6D 的近视样本后眼轴曲线仍呈正态分布[7]。Rushton(1938 年)[35]对 X 线技术的发展做出了重大贡献，使得研究人员可以采用 X 线测量眼轴。Stenstrom (1946 年)[34]利用 X 线技术直接测量了眼轴。Stenstrom 对 1000 例受试者的右眼进行了研究，进一步证实了 Tron 的研究结果。这些生物力学研究结果均报告角膜曲率、前房深度,晶状体屈光力及眼球总的屈光力基本上呈正态分布。结果均显示在二项式曲线方可观察到眼轴的峰值以及眼轴增加而导致的偏态分布[32,34]。Stenstrom 发现屈光力和眼轴长度的分布曲线基本一致,正视眼均呈现正态分布而近视眼呈现偏态分布[5]。

Scheerer 和 Betsch(1928—1929 年)[7]最早发现人眼屈光曲线的偏移情况,他们认为视盘周围近视弧是导致偏移的主要原因。剔除这些样本后便可以得到一个对称分布的屈光力分布曲线。对这些数据进行分析后可以发现,"修正"后的曲线仍然存在峰值过高现象。Stenstrom[7]剔除具有近视弧形斑的眼球后进行分析,结果仍然显示峰值过高。研究表明这种中央峰值过高的现象主要由下述两个因素导致:首先,Wibaut(1928年)[5]和 Berg(1931 年)[5]推测这与正视眼的眼内成分相关。其次,眼轴相对于屈光力分布曲线的直接影响[7]。此后 Sorsby 与其助手(1957 年)[9]再次证实了 Tron 和 Stenstrom 的研究结果,并进一步探索了各种光学成分在不同屈光度眼中协同作用的差异。Berg[5]又将研究做了小样本测试。Sorsby 及其助手对 341 只眼进行了研究,确切表明角膜屈光力与眼轴的相关性曲线可以反映眼球正视化的作用。对于达到或超过+4D 的远视眼,这种相关性便不复存在。他们的研究还指出,晶状体及前房深度与眼球的正视化过程均不相关[2]。继 Mundt 和 Hughes[37]于 1956 年首次将超声应用于眼科之后,Gernet(1965 年)再次提出可以应用超声测量眼轴长度[36]。

1887 年,Fick 向德文杂志 *Archiv für Augenheilkun* 投了一篇新颖的论文——"Eine Contactbrille"(一种接触镜)。该论文引领了角膜接触镜的发展。Fick 的这篇论文发表于 1888 年,而"接触镜"这一术语随之诞生[38]。Fick 设计的玻璃材质的接触镜主要用于矫正近视及不规则散光,成品由 Jena[39]生产,其注册商标为"Abbe"。早期设计者曾设计出各种不同的接触镜,但第一只具备泪液膜循环功能的接触镜由 Tuohy 于 1948 年成功设计制造,该类接触镜是塑料制品。当时的研究已经证实,接触镜可有效矫正近视。

1.4 近代近视研究史上的里程碑

近年来在病理性近视研究领域取得了诸多成果。

Curtin 医师[7](图 1.14)于 1985 年编著并出版了一本关于近视的综合性教科书《近视:基本原理与临床治疗》(*The Myopias: Basic Science and Clinical Management*)。该书在眼科具有无法比拟的影响力及启迪作用。越来越多的证据表明病理性近视是世界范围内导致严重视力受损的重要原因之一,在某些种族中尤其高发。Curtin 编著的这本教科书唤醒了人们对该病重要性的认识。为减少先天性的视力损害,书中呼吁临床科学家开展更多的研究,研究范围可扩展至病理性近视的胚胎学、流行病学、分子生物学、生物学、基因学及临床研究。Curtin 做出了许多科学贡献,本书将对其中某些贡献进行简要描述。1970 年,Curtin 和 Karlin 首次使用了"漆裂纹"这一术语并描述了眼轴延长与脉络膜视网膜萎缩的相关性[40]。此外,Klein 和 Curtin 于 1975 年发现,在漆裂纹形成过程中脉络膜新生血管会导致视网膜下出血[41]。1977 年,Curtin 提出了后巩膜葡萄肿的分级标准[42]。他的文章强调了后巩膜葡萄肿的重要性,因为其临床表现与严重视力下降直接相关。此外,Cuitin

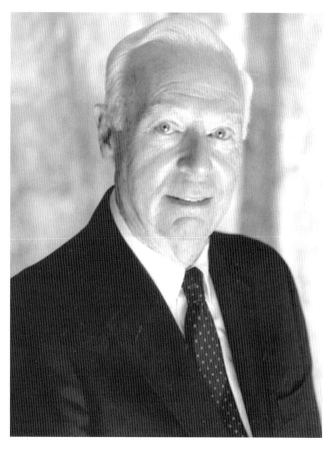

图 1.14   Brian Curtin,MD。

讲解了视神经改变是导致近视患者视力受损的一个重要因素。他详尽描述了近视眼周边视网膜的病变,这些病变会诱发视网膜脱离、早期白内障、青光眼以及一系列的黄斑并发症,甚至导致严重的视力丧失[1]。

Tokoro(图 1.15)也在该领域做出了重大贡献。本书将对其相关成就加以说明。Tokoro 阐释了高度近视眼眼轴延长及脉络膜萎缩的发生机制[43]。1988 年,他提出了病理性近视的定义[44],该定义在随后的近视研究中被大量采用。1998 年,Tokoro 对病理性近视眼后极部脉络膜视网膜萎缩进行了分级:豹纹状眼底、弥漫性脉络膜视网膜萎缩、局灶性萎缩及小范围黄斑出血[45]。

随着近年来先进技术与新治疗手段的出现,近视研究领域出现了其他一些里程碑事件。尽管荧光造影技术(FA)是诊断近视性脉络膜视网膜新生血管(CNV)的主要手段,但在出血量较大(遮蔽病灶)时,采用吲哚菁绿血管造影(ICGA)会更有助于发现 CNV。与 FA 相比较,ICGA 还更有助于发现漆裂纹[46,47]。光学相干断层扫描(OCT)是一种功能强大的实时图像采集技术。由于 OCT 技术可以用于分析眼球的具体结构,因此该技术自从引进眼科以来常被用于眼科疾病的诊断。例如,Takano 和 Kishi 于 1999 年报道了伴后巩膜葡萄肿近视的眼底出现黄斑劈裂及视网膜脱离等严重并发症[48]。2002 年,Baba 等首次利用 OCT 详细描述了各期近视性 CNV 的特征性改变[49]。Spaide 发明了增强深度扫描的频域 OCT,并借此获得了脉络膜的图像[50],发现高度近视患者脉络膜厚度变薄[51]。Ohno-Matsui 等应用扫描 OCT 发现了脉络膜缺损[52]。Ohno-Matsui 和 Moriyama 利用高分辨的 3D 磁共振扫描图像进一步展现了病理性近视眼的结构[53,54]。由于近视性 CNV 会导致视力下降,临床上曾尝试过多种 CNV 治疗方法,例如,激光温热治疗[55]及维速达尔光动力学疗法(PDT)[56]。2005 年,Nguyen 等报道了用贝伐单抗治疗病理性近视继发 CNV 的有效性。自此,抗-VEGF 药物开始应用于治疗近视性 CNV。欲了解近视诊断及治疗的详细内容,请参阅后续章节。

致谢:　近视研究历史的最初版本参阅了 Brian J. Curtin 医师的相关著作,再版后经 Brian J. Curtin 医师本人同意增加了一些个人观点。

(万文娟　翟长斌 译　雷博 校)

参考文献

1. Donders FC. On the anomalies of accommodation and refraction of the eye. London: The New Sydenham Society; 1864.
2. Sorby A, Benjamin B, Davey J, Sheridan M, Tauner J. Emmetropia and its aberrations, vol. 293. London: HMSO; 1957.
3. van Alphen G. On emmetropia and ametropia. Basel/New York: S. Karger; 1961.
4. Blach RK. The nature of degenerative myopia: a clinico-pathological study. University of Cambridge, Master. 1964.
5. Duke-Elder S. System of ophthalmology. In: Duke-Elder S editor. Ophthalmic optics and refraction, vol. 1–15. St. Louis: Mosby. 1970.
6. Roberts J, Slaby D. Refraction status of youths 12–17 years, United States. Vital and health statistics series 11, vol. 148, data from the National Health Survey. Rockville, MD. Health Resources Administration, National Center for Health Statistics; http://www.cdc.gov/nchs/data/series/sr_11/sr11_148.pdf. 1974; p. 1–55.
7. Curtin BJ. The myopias: basic science and clinical management. Philadelphia: Harper & Row; 1985.
8. Wood CA. The American encyclopedia and dictionary of ophthalmology, vol. 11. Chicago: Cleveland Press; 1917.
9. Albert DM, Edwards DD. The history of ophthalmology. Cambridge, MA: Blackwell Science; 1996.
10. Kepler J. Ad Vitellionem Paralipomena (A Sequel to Witelo). Frankfurt: C. Marnius & Heirs of J. Aubrius; 1604.
11. Kepler J. Dioptrice. Augustae Vindelicorum, Franci. 1611
12. Scarpa A. Saggio di osservazioni e d'esperienze sulle principali malattie degli occhi. Pavia: Presso Baldessare Comino; vol. 10. 1801.
13. Ammon FAV. Histologie des Hydrophthalmus und des Staphyloma scleroticae posticum et laterale. Zeitschrift für die Ophthalmologie. 1832;2:247–56.
14. Ware J. Aberrations relative to the near and distant sight of different persons. Philos Trans Lond. 1813;1:31.
15. Cohn H. Hygiene of the eye. London: Simpkin/Marshall & Co;

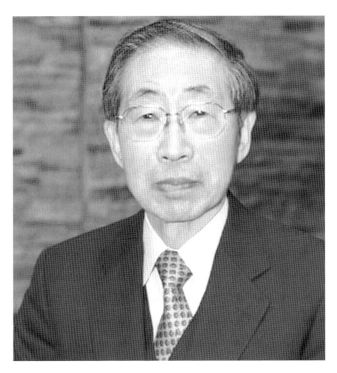

图 1.15　Takashi Tokoro, MD。

1886.

16. Erismann F. Ein Ber zur Entwicklungsgeschichte der Myopie, ges-tutzt auf kie Untersuchungen der Augen von 4,358 Schulern und Schulerinnen. Albrecht Von Graefes Arch Ophthalmol. 1871;17:1.

17. Randall BA. The refraction of the human eye. A critical study of the statistics obtained by examinations of the refraction, especially among school children. Am J Med Sci. 1885;179:123–51.

18. Graefe AV. Zwei Sektionsbefunde bei Sclerotico-chorioiditis poste-rior und Bemerkungen uber diese Krankheit. Archiv für Ophthalmologie. 1854;1(1):390.

19. Arlt Fv. Die Krankheiten des Auges. Prag Credner & Kleinbub. 1856.

20. Jaeger E. Ueber die Einstellungen des dioptrischen Apparates Im Menschlichen Auge. Wien (Vienna), Kais. Kön. Hof- und Staatsdruckerei; 1861

21. Förster R. Ophthalmologische Beiträge. Berlin: Enslin; 1862.

22. Fuchs E. Der centrale schwarze Fleck bei Myopie. Zeitschrift für Augenheilkunde. 1901;5:171–8. doi:10.1159/000289675.

23. Fuchs E. Text-book of ophthalmology. 5th ed. Philadelphia/London: Lippincott; 1917.

24. Wilson H. Lectures on the theory and practice of the ophthalmo-scope. Dublin: Fannin & Co.; 1868.

25. Salzmann M. The choroidal changes in high myopia. Arch Ophthalmol. 1902;31:41–2.

26. Salzmann M. Die Atrophie der Aderhaut im kurzsichtigen Auge Albrecht von Graefes. Archiv Ophthalmol. 1902;54:384.

27. Sym WG. Ophthalmic review: a record of ophthalmic science, vol. 21. London: Sherratt and Hughes; 1902.

28. Schnabel I, Herrnheiser I. Ueber Staphyloma Posticum, Conus und Myopie. Berlin: Fischer's Medicinische Buchhandlung; 1895.

29. Steiger A. Die Entstehung der sphärischen Refraktionen des men-schlichen Auges. Berlin: Karger; 1913.

30. Tscherning MHE. Physiologic optics: dioptrics of the eye, func-tions of the retina, ocular movements and binocular vision. Philadelphia: The Keystone Publishing Co.; 1920.

31. Norn M, Jensen OA. Marius Tscherning (1854–1939): his life and work in optical physiology. Acta Ophthalmol (Copenh). 2004;82(5):501–8. doi:10.1111/j.1600-0420.2004.00340.x.

32. Tron E. Uber die optischen Grundlagen der Ametropie. Albrecht Von Graefes Arch Ophthalmol. 1934;132:182–223.

33. Tron E. Ein Beitrag zur Frage der optischen Grundlagen der Anisound Isometropie. Albrecht Von Graefes Arch Ophthalmol. 1935;133:211–30.

34. Stenstrom S. Untersuchungen über die Variation und Kovariation der optischen Elemente des menschlichen Auges. Acta Ophthalmol. Uppsala: Appelbergs boktr; 1946.

35. Rushton RH. The clinical measurement of the axial length of the living eye. Trans Ophthalmol Soc U K. 1938;58:136–42.

36. Gernet H. Biometrie des Auges mit Ultraschall. Klin Monatsbl Augenheilkd. 1965;146:863–74.

37. Mundt GH, Hughes WF. Ultrasonics in ocular diagnosis. Am J Ophthalmol. 1956;41:488–98.

38. Heitz R. The "Kontaktbrille" of Adolf Eugen Fick (1887). 2004. Accessed 21 May 2013. http://www.dog.org/jhg/abstract_2004/english.html

39. Dor H. On contact lenses. Ophthal Rev. 1893;12(135):21–3.

40. Curtin BJ, Karlin DB. Axial length measurements and fundus changes of the myopic eye. I. The posterior fundus. Trans Am Ophthalmol Soc. 1970;68:312–34.

41. Klein RM, Curtin BJ. Lacquer crack lesions in pathologic myopia. Am J Ophthalmol. 1975;79(3):386–92.

42. Curtin BJ. The posterior staphyloma of pathologic myopia. Trans Am Ophthalmol Soc. 1977;75:67–86.

43. Tokoro T. Mechanism of axial elongation and chorioretinal atrophy in high myopia. Nippon Ganka Gakkai Zasshi. 1994;98(12):1213–37.

44. Tokoro T. On the definition of pathologic myopia in group studies. Acta Ophthalmol Suppl. 1988;185:107–8.

45. Tokoro T. Atlas of posterior fundus changes in pathologic myopia. Types of fundus changes in the posterior pole. 1st ed. Tokyo: Springer; 1998. p. 5–22.

46. Brancato R, Trabucchi G, Introini U, Avanza P, Pece A. Indocyanine green angiography (ICGA) in pathological myopia. Eur J Ophthalmol. 1996;6(1):39–43.

47. Ohno-Matsui K, Morishima N, Ito M, Tokoro T. Indocyanine green angiographic findings of lacquer cracks in pathologic myopia. Jpn J Ophthalmol. 1998;42(4):293–9.

48. Takano M, Kishi S. Foveal retinoschisis and retinal detachment in severely myopic eyes with posterior staphyloma. Am J Ophthalmol. 1999;128(4):472–6. S0002939499001865 [pii].

49. Baba T, Ohno-Matsui K, Yoshida T, Yasuzumi K, Futagami S, Tokoro T, Mochizuki M. Optical coherence tomography of choroi-dal neovascularization in high myopia. Acta Ophthalmol Scan. 2002;80(1):82–7.

50. Charbel Issa P, Finger RP, Holz FG, Scholl HP. Multimodal imag-ing including spectral domain OCT and confocal near infrared reflectance for characterization of outer retinal pathology in pseu-doxanthoma elasticum. Invest Ophthalmol Vis Sci. 2009;50(12):5913–8. doi:10.1167/iovs.09-3541, iovs.09-3541 [pii].

51. Fujiwara T, Imamura Y, Margolis R, Slakter JS, Spaide RF. Enhanced depth imaging optical coherence tomography of the cho-roid in highly myopic eyes. Am J Ophthalmol. 2009;148(3):445–50. doi:10.1016/j.ajo.2009.04.029, S0002-9394(09)00322-5 [pii].

52. Ohno-Matsui K, Akiba M, Moriyama M, Ishibashi T, Hirakata A, Tokoro T. Intrachoroidal cavitation in macular area of eyes with pathologic myopia. Am J Ophthalmol. 2012;154(2):382–93. doi:10.1016/j.ajo.2012.02.010.

53. Ohno-Matsui K, Akiba M, Modegi T, Tomita M, Ishibashi T, Tokoro T, Moriyama M. Association between shape of sclera and myopic retinochoroidal lesions in patients with pathologic myopia. Invest Ophthalmol Vis Sci. 2012;53(10):6046–61. doi:10.1167/iovs.12-10161.

54. Moriyama M, Ohno-Matsui K, Modegi T, Kondo J, Takahashi Y, Tomita M, Tokoro T, Morita I. Quantitative analyses of high-resolution 3D MR images of highly myopic eyes to determine their shapes. Invest Ophthalmol Vis Sci. 2012;53(8):4510–8. doi:10.1167/iovs.12-9426.

55. Secretan M, Kuhn D, Soubrane G, Coscas G. Long-term visual out-come of choroidal neovascularization in pathologic myopia: natural history and laser treatment. Eur J Ophthalmol. 1997;7(4):307–16.

56. Verteporfin in Photodynamic Therapy Study Group. Photodynamic therapy of subfoveal choroidal neovascularization in pathologic myopia with verteporfin. 1-year results of a randomized clinical trial – VIP report no. 1. Ophthalmology. 2001;108(5):841–52.

57. Scarpa A. A treatise on the principal diseases of the eye (trans: Briggs J). 2nd ed. London: Cadell and Davies; 1818.

第 2 章
近视相关的基因

Kenji Yamashiro, Nagahisa Yoshimura

近视主要由环境和遗传两种因素共同导致。早在 20 世纪 60 年代,家系研究和双生子研究就表明近视可由遗传因素导致。为确定近视的致病基因,对普通近视(≤-6 D)和高度近视(>-6 D)人群进行了家系研究、双生子研究、病例对照研究和队列研究。在家系研究和双生子研究中,利用微卫星标记进行连锁分析,发现 19 个染色体基因位点与近视相关,即 MYP1~MYP19(表 2.1)。这些基因位点的许多基因被视为普通近视或高度近视的候选基因。但后续研究表明,大多数基因均与普通近视或高度近视无关。在人类基因组计划完成之后,许多学者对病例对照和队列研究组的人群进行了全基因组关联分析研究(GWAS)。对普通近视或高度近视患者和正常对照组进行了单核苷酸多态性 (SNP) 等位基因频率比较。在数量性状基因座(QTL)分析中对这些等位基因和屈光不正或眼轴相关性进行了评估。尽管已开展了大量研究,但直至不久前才发现与近视发生有关的基因。

2.1 通过连锁分析提示的染色体位点

2.1.1 MYP1

1990 年,在对一个 X 连锁隐性遗传近视眼家系进行连锁分析时,在 Xq28 处发现一个连锁位点[1],当时被命名为 MYP1 位点。随后,在另一个高加索家系[2]、一个大规模中国家系[3]、一个印度家系[4]和一个国际家系[5]的研究中也证实该连锁位点的存在。通过筛选 MYP1 基因位点的候选基因 CTAG2、GAB3、MPP1、F8Bver、FUNDC2、VBP1、RAB39B、CLIC2、TMLHE、SYBL、IL9R、SPRY3 和 CXYorf1,未发现与高度近视有关的基因[4]。

2.1.2 MYP2-3

1998 年发现了 MYP2 和 MYP3 位点。一个研究小组对 7 个家系进行连锁了分析,发现常染色体显性遗传高度近视与 18p11.31 区域(MYP2 位点)高度连锁[6,7]。该研究小组对另一个高度近视大家系进行连锁分析,发现该家系与 MYP2 位点不连锁,但却与 12q21-23 区域(MYP3 位点)明显连锁[11]。

其他研究也验证了 MYP2 位点与高度近视连锁[8-10],这些研究同时还发现 MYP2 位点与普通近视不连锁[32,33]。通过连锁家系和正常对照研究,发现 MYP2 位点区域内的 LPIN2 基因是常染色体显性高度近视的候选基因,但在该基因内未发现与高度近视相关的序列改变[34]。利用相同方法对 LPIN2、CLUL1、EMILIN1、MYOM1、MYL12A(MRCL3)、MYL12B(MRLC2)、TGIF1、DLGAP1 和 ZEP161 基因进行筛查,也未发现任何序列改变与高度近视相关[35,36]。

许多研究支持 MYP3 位点与高度近视连锁[5,9,12-14]。但与 MYP2 一样,MYP3 不与普通近视连锁[32,33]。在 MYP3 位点内,LUM 基因被认为是常染色体显性遗传高度近视的候选基因。由于 LUM 编码巩膜内细胞外基质的光蛋白聚糖,研究人员也对其他细胞外基质蛋白聚糖的编码基因(FMOD、PRELP 和 OPTC)进行了研究。比如在英国和芬兰高度近视患者中发现了 LUM、FMOD、PRELP 和 OPTC 基因的一些序列改变,这些改变与 4 个家系的高度近视表型共分离[37]。但另外一项研究对原始 MYP3 家系和另外一个家系同时进行分析,在 LUM 和 FMOD 基因中未发现致病突变或单核

表 2.1 连锁分析发现的 MYP 位点

MYP 位点	位置	近视	原始	重复	
MYP1	Xq28	X 连锁高度近视	[1]	[2-5]	
MYP2	18p11.31	高度近视(AD)	[6,7]	[8-10]	
MYP3	12q21-q23	高度近视(AD)	[11]	[5,9,12-14]	
MYP4	7q36	高度近视(AD)	[9]		
MYP5	17q21-q22	高度近视(AD)	[15]		
MYP6	22q12	普通近视	[16]	[5,17]	
MYP7	11p13	普通近视	[18]		
MYP8	3q26	普通近视			
MYP9	4q12	普通近视			
MYP10	8p23	普通近视	[19]	[20](高度近视)	
MYP11	4q22-q27	高度近视(AD)	[21]	[5]	
MYP12	2q37.1	高度近视(AD)	[22]	[5,14]	[23](普通近视)
MYP13	Xq23-q25	X 连锁高度近视	[24]	[25]	
MYP14	1p36	普通近视	[26]		[5](高度近视)
MYP15	10q21.2	高度近视(AD)	[27]	[20]	
MYP16	5p15.33-p15.2	高度近视(AD)	[28]		
MYP17	7p15	普通近视	[29]		
		高度近视(AD)	[30]		
MYP18	14q22.1-q24.2	高度近视(AD)	[31]		

苷酸多态性和高度近视共分离[38]。

此外,2013 年对 235 名高度近视患者(来源于 67 个家系)进行关联分析时,发现了 3 个候选基因,分别为 UHRF1BP1L、PTPRR 和 PPFIA2[39]。

2.1.3 MYP4-5

2002 年,发现了第三个与高度近视相关的常染色体基因位点 MYP4。对 23 个法国和阿尔及利亚家系进行的连锁分析表明,7q36 区域与高度近视连锁[9]。2003 年,通过连锁分析在一个英国/加拿大家系中发现了高度近视的第四个常染色体位点 MYP5 (17q21-22)[15]。迄今为止,这两个位点尚未在其他研究中得以验证。

2.1.4 MYP6-10

2004 年,研究人员报道了第一个与普通近视相关的染色体位点 MYP6。通过对 44 个德裔犹太美国家系(共 964 人)进行的研究发现,22q12 染色体区域可能与普通近视相关[16]。这在其他研究中得到了证

实[5,17]。

2004 年,在一个对普通近视双生子的研究中发现了与普通近视相关的其他位点 MYP7-10(MYP7、11p13、MYP8、3q26、MYP9、4q12、MYP10、8p23)[18]。在这 4 个位点中,MYP10 在随后的研究中被证实[19]。在一个针对法国人群的病例对照研究中发现 MYP10 也与高度近视相关[20]。在最初的连锁分析中,位于 MYP7 位点内的 PAX6 基因被认为是需要进一步分析的候选基因。尽管 PAX6 与普通近视明显连锁,但并未在其中发现相关的 SNP。除了 PAX6 基因,在 MYP8 位点内还通过精细定位发现了 3 个与近视有关的候选基因,为 MFN1、SOX2OT 和 PSARL[40]。

2.1.5 MYP11

MYP11 是第一个在亚洲人群中发现的与近视相关的位点。2005 年,通过对一个中国常染色体显性遗传高度近视家系的连锁分析发现,4q22-q27 与高度近视连锁[21]。随后在一个基于国际合作的全基因组连锁分析研究中获得证实[5]。

2.1.6 MYP12

2005 年,在对一个美国家系进行的研究中发现了第六个与高度近视相关的位点 MYP12（2q37.1)[22],该位点经其他研究证实[5,14]。同时,该位点还被证实与普通近视连锁[23]。

2.1.7 MYP13

MYP13 是第二个与 X 连锁隐性高度近视相关的位点。一个中国家系被定位于 Xq23-q25,但该区域超出了 2006 年发现的 MYP1 位点所在区域[24]。在另一个 X 连锁隐性高度近视的中国家系中发现了一个易感基因位点 Xq25-q27.2[25]。

2.1.8 MYP14

MYP14 是与普通近视相关的第六个染色体位点。2006 年,对 49 个德裔犹太家系进行的 QTL 连锁分析表明,1p36 与屈光不正连锁[26]。随后一项研究也表明 MYP14 与高度近视连锁[5]。

2.1.9 MYP15-16

2007 年,对一个哈特家系进行的研究发现 10q21.2（MYP15)与高度近视相关[27]。该结果随后被法国的一项病例对照 GWAS 研究证实[20]。2008 年,在对 3 个中国家系的研究中发现 5p15（MYP16)可能与高度近视相关[28]。

2.1.10 MYP17

2008 年,两个研究小组同时报道了 MYP17 位点。对非洲裔美国家系中的一项 QTL 连锁分析发现 7p15 和普通近视相关[29]。同时,对法国人群开展的一项连锁分析也发现 7p15 和高度近视相关[30]。

2.1.11 MYP18

一个中国常染色体隐性遗传高度近视的连锁分析表明,14q22.1-q24.2 是一个易感的连锁位点[31],MYP18 也是第一个与常染色体隐性遗传高度近视相关的位点。

2.1.12 MYP19

2010 年,一个中国常染色体显性遗传高度近视家

系被定位于 5p13.3-5p15.1 区域[41]。

除这些 MYP 位点之外,其他一些位点也与普通近视或高度近视相关。一项国际合作全基因组连锁分析表明 9q34.11 和 12q21.2-24.12 均与高度近视连锁[5]。另一项国际合作全基因组 QTL 连锁分析表明,6q13-16.1 和 5q35.1-35.2 与近视相关[14]。通过全基因组连锁分析,在高加索家系中发现 12q24 和 4q21 与普通近视连锁,在古老的阿米什家系中发现 5qter 与普通近视连锁[42]。

通过精准定位连锁分析,发现 2q37 内与近视相关的位点与 MYP12 相邻。但在随后的病例对照研究中并未发现该区域内的 SNPs 与近视明显相关[43]。

2.2 候选基因

在 MYP 位点内有许多基因被认为与近视或高度近视相关。对 MYP 位点外的基因也进行了相关研究,并针对对照人群研究了 SNP 和普通近视或高度近视的相关性。对于关联性研究来说,可重复性非常重要。下文将单独介绍每个基因的研究情况。

2.2.1 MYP2 位点的 TGIF1 基因

除上述家系研究外,在病例对照研究中同时筛查了转化生长因子诱导因子同源盒 1 基因（TGIF1)。2003 年,一项基于中国人群（包括 71 例高度近视病例和 105 例对照)的研究表明,TGIF1 基因内的一个 SNP 与高度近视明显相关[44]。但随后基于中国[45,46]、日本[47]和高加索[48]较大人群的研究否认了该 SNP 的相关性。

2.2.2 MYP3 位点的 LUM 基因

光蛋白聚糖由 LUM 基因编码,属于一种位于巩膜细胞外基质的蛋白聚糖,与 1 型胶原蛋白结合。尽管一个家系研究否认了 LUM 与高度近视的相关性,但中国的一项病例对照研究表明 LUM 的多态性与高度近视明显相关[49]。为证明该相关性,研究小组还进行了单体型分析[50]。另外两个中国研究小组同样证实了 LUM 与高度近视明显相关[51-53]。但是,另外三项中国研究和一项韩国研究却未发现 LUM 与高度近视之间的相关性[46,54-56]。由于光蛋白聚糖可以调控胶原蛋白原纤维生成,导致近视患者巩膜内胶原蛋白重构,因此光蛋白

聚糖在一定程度上可能与高度近视进展有关，但这仍需进一步研究证实。

2.2.3 MYP3 位点的 DCN 和 EPYC 基因

核心蛋白聚糖(DCN)和骺蛋白聚糖(EPYC)，又称为皮肤素硫酸盐蛋白聚糖3(DSPG3)，是巩膜内细胞外基质的一种蛋白聚糖。通过对中国台湾地区高度近视患者进行 SNPs[49]和单体型分析[50]，发现这两个基因与高度近视不相关。中国香港地区的一项研究也表明DCN 和 EPYC 与高度近视不相关[54]。尽管一项中国研究否认了 EPYC 的相关性[57]，但另一项中国研究却表明 DCN 和高度近视明显相关[51]。

2.2.4 FMOD 和 OPTC 基因

对那些位于 MYP 位点外、编码巩膜内的其他细胞外基质蛋白聚糖基因也进行了研究。在两项中国的病例对照研究中发现纤维蛋白聚糖(FMOD)基因与高度近视不相关[54,58]。另一项中国研究发现旋光蛋白(OPTC)基因与高度近视不相关[57]。

2.2.5 MYP5 位点的 COL1A1 基因

发展为高度近视的机制之一为巩膜重构过程。由于巩膜由 1 型胶原蛋白组成，且 COL1A1 基因位于MYP5 位点，因此诸多学者对 COL1A1 基因与高度近视的相关性进行了研究。尽管中国的一项研究未能证实COL1A1 是导致高度近视的一种重要危险因素[59]，日本的研究却表明 COL1A1 是高度近视的易感基因[60]。但是，之后另一个日本研究小组却未能证实该相关性[61]。克罗地亚[62]、美国[63]和中国[64]的研究也未发现 COL1A1基因与高度近视相关。

2.2.6 COL2A1、COL11A1、COL18A1、FBN1 和 PLOD1 基因

COL2A1 基因是 1 型 Stickler 病的致病基因，COL11A1 基因是 2 型 Stickler 病的致病基因，COL18A1 基因是 1 型 Knobloch 综合征的致病基因，FBN1 基因是马方综合征的致病基因，PLOD1 基因是 4型埃勒斯-当洛综合征的致病基因。由于这五种疾病均表现为高度近视，因此这五个基因被认为是高度近视的可疑基因。

对高加索人群的两个家系研究表明 COL2A1 基因

与近视相关[63,65]，但对中国人群的病例对照研究却发现 COL2A1 基因与高度近视不相关[66]。在中国人群中发现 COL11A 和 FBN1 基因与高度近视不相关[67]。在一个高加索近视家系和一个中国高度近视病例对照研究中，未发现 COL18A1 基因与近视有关[65,67]。

2.2.7 MYP7 位点的 PAX6 基因和 MYP8 位点的 SOX2 基因

PAX6 是调控眼球发育的主要基因。PAX6 和近视的相关性研究最初在一个高加索普通近视人群中进行。尽管一个双生子全基因组连锁分析表明 PAX6 基因所在染色体区域和普通近视高度连锁[18]，但进一步的病例对照研究却未发现 PAX6 和普通近视相关[65,68]。以下研究结果均支持 PAX6 与高度近视相关。一项中国核心家庭研究最初报道了 PAX6 和高度近视相关[69]；另外两项中国病例对照研究发现，虽然 PAX6 和高度近视无关，但却与极高度近视相关[70,71]；在中国人群中进行的单体型分析[72]和启动子区域分析[73]，以及在日本人群中进行的大规模病例对照研究[74]，均支持 PAX6与高度近视相关。

PAX6 基因与 SOX2 基因共同影响眼球发育。SOX2 基因位于 MYP8 位点。目前为止，尚未确定 SOX2基因和近视的相关性[68]。

2.2.8 MYP11 位点的 FGF2(bFGF)基因

成纤维细胞生长因子 2(FGF2)，又称为基本成纤维细胞生长因子(bFGF)，是巩膜细胞外基质的成分之一。对高加索人群[65]和中国人群[58,75]开展的研究表明FGF2 和高度近视并不相关。

2.2.9 TGFB1 基因

转化生长因子 B1(TGFB1)也属于一种巩膜细胞外基质成分。TGFB1 基因仅在亚洲人群中被报道。两项中国人群的病例对照研究表明 TGFB1 和高度近视明显相关[76,77]。但其他基于中国人群的研究却未发现TGFB1 和高度近视相关[46]。日本的一项病例对照研究也未发现 TGFB1 和高度近视相关[78]。对新加坡儿童近视患者开展的研究发现二者的相关系数位于临界值[79]。虽然对 TGFB2 的报道较少，中国的一项病例对照研究表明 TGFB2 和高度近视相关[58]。

2.2.10 MMP 和 TIMP 基因

许多研究都把 MYP 位点外的基质金属蛋白酶（MMP）及其抑制剂金属蛋白酶组织抑制因子（TIMP）视为近视的候选基因。基于中国人群中研究了 MMP2 和 TIMP1-3 基因[80-82]，基于日本人群中研究了 MMP1-3 基因[83]。结果发现这些基因与高度近视均不相关。但这些基因与普通近视的相关性尚存争议。MMP3 和 MMP9 基因与英国人普通近视相关[84]，MMP1 和 MMP2 与阿米什人普通近视相关，但与德裔犹太人不相关[85]。MMP1-3、MMP8-11 和 MMP12 与澳大利亚普通近视不相关[86]。

2.2.11 HGF 和 cMET 基因

肝细胞生长因子（HGF）与其受体 cMET 共同发挥作用，而 HGF 与 MMP 和 TIMP 的生物学活性相关。对一个中国高度近视家系进行的研究证实 HGF 与近视相关[87]。但对中国人群进行的其他研究否认了该相关性，仅有一项研究表明 HGF 和玻璃体腔深度相关[46,88]。但对高加索人群的研究发现 HGF 和普通近视及高度近视均相关[89,90]。对新加坡儿童的研究发现 cMET 与近视相关[91]，但对高加索人群的研究却未证实该相关性[89]。

2.2.12 MYOC 基因

最初发现 MYOC 基因突变可导致青光眼。由于近视患者经常合并青光眼，因此 MYOC 基因也被认为是近视的可疑基因，但目前尚存争议。一项对中国高度近视家系的研究证实近视与 MYOC 相关[92]，但韩国的一项研究却否认了该相关性[56]。美国对高加索人群的研究未发现 MYOC 基因与近视之间存在任何相关性[93]，而克罗地亚的研究却支持该相关性[62]。

2.3　GWAS 和外显子测序

在完成 2003 年人类基因组计划和 2005 年国际 HapMap 计划后，利用 SNP 的 GWAS 研究变为现实。而且，随着 DNA 芯片技术的发展，在对屈光不正或眼轴较长患者进行病例对照研究或 QTL 研究时，多采用 GWAS 方法（表 2.2）。DNA 芯片技术大大增加了一次能检测的 SNP 的数量。在千人基因组（1000 Genomes）计划完成后，可予以评估的 SNP 数量也随之增加。除 SNP 外，外显子组测序技术也开始应用于近视的发病机制研究，利用这些技术发现了一些罕见的基因变异。

2.3.1　11q24.1（BLID，LOC399959）

首次利用 SNP 进行 GWAS 的研究报道是在 2009 年。该研究对日本 297 例高度近视患者（在发现阶段眼轴长度<28mm，在验证阶段眼轴长度<26mm）和 934 例正常对照进行了 411 777 个 SNP 的比较[94]。虽然在发现阶段 P 值未达到显著水平（$2.80×10^{-5}$），但在验证阶段对 537 个病例和 980 个对照进行了比较，位于 11q24.1 区域的 rs577948 的 P 值为 $1.42×10^{-5}$。在对两个阶段进行 Meta 分析时，P 值为 $2.22×10^{-7}$。rs577948 位于假设的非编码 RNALOC399959 第二内含子区内，而 BLID 基因位于 rs577948 附近。

对中国 321 个高度近视病例和 310 个正常对照的研究发现 11q24.1 与高度近视明显相关[95]。但中国另外两项更大的病例对照研究却未得出该位点的相关性[96,97]。

2.3.2　15q14（GJD2，ACTC1）和 15q25（RAS-GFR1）

2010 年，对高加索人群开展了两项大规模的 GWAS 研究。在发现阶段共对 5328 人进行了 QTL 研究，发现 15q14 与屈光无正相关。对 10 280 人进行的验证证实了该相关性[98]。在发现阶段 rs688220 的 P 值为 $1.76×10^{-8}$，在 Meta 分析时，P 值为 $2.79×10^{-11}$。15q14 位点位于 GJD2 和 ACTC1 基因之间。另一项 QTL 研究在发现阶段对 4270 人进行了调查，在验证阶段对 13 414 人进行了调查，均发现 15q25 与屈光不正相关[99]。在发现阶段，rs8027411 的 P 值为 $7.91×10^{-8}$，在 Meta 分析时 P 值为 $2.07×10^{-9}$。与相关的 SNP 连锁不平衡区域包括 RASGRF1 基因转录起始位点。

对高加索屈光不正人群进行的 QTL 分析和对东亚高度近视人群进行的病例对照研究均证实了 15q14 的相关性[100-105]。15q25 的相关性较弱且验证研究的结果不一致。在对东亚高度近视病例的对照研究中，只有在较大规模人群中才能重复这些位点的相关性[100,103]。两项研究均报道 15q25 与屈光不正不相关[101,102]，但针对

表2.2 GWAS 研究中发现的可疑近视基因

研究设计			位点	基因	
病例对照	首先:眼轴长度>28.0mm	东亚	11q24.1	BLID,LOC399959	
	其次:眼轴长度>26.0mm				
QTL	屈光不正	高加索	15q14	GJD2,ACTC1	
QTL	屈光不正	高加索	15q25	RASGFR1	
病例对照	屈光矫正度数≤-6.0D	东亚	5p15.2	CTNND2	MYP16 位点
病例对照	首先:屈光矫正度数<-8.0D	东亚	4q25	BI480957	MYP11 位点
	其次:屈光矫正度数≤-6.0D				
病例对照	屈光矫正度数≤-8.0D	东亚	13q12.12	MIPER,C1QTNF9B–AS1,C1QTNF9B	等同于 MYP20 位点
	眼轴长度≥26.0mm				
QTL	眼轴长度	东亚	1q41	ZC3H11A,SLC30A10,LYPLAL1	
QTL	屈光不正	高加索		CD55,PRSS56,CHRNG,CACNA1D, LAMA2,CHD7,TOX,ZMAT4,RORB, CYP26A1,BICC1,GRIA4,RDH5,PCCA, ZIC2,RASGRF1,MYO1D,KCNJ2,CNDP2	
		高加索和 东亚		LOC100506035,KCNQ5,TJP2,PTPRR,SIX6, RBFOX1,SHISA6,BMP2	
第一:生存 分析	近视发生	高加索		PRSS56,PDE11A,SETMAR,BMP3,LAMA2, QKI,TOX/CA8,LRRC4C,DLG2,RDH5, ZIC2,GOLGA8B/GJD2,SHISA6,NPLOC4	
第二:病例 对照	10 岁以前发生近视				

37 382 个高加索人在内的大规模全基因组范围 Meta 分析却发现 15q25 与屈光不正有关[104]。一项对 45 771 人的近视年龄分析同样支持 15q25 与近视相关[105]。

2.3.3 MYP16 位点的 CTNND2 基因

2011 年，对两个独立的新加坡人群进行的一项 GWAS 研究发现，CTNND2 基因是一个高度近视的可疑基因[106]。在发现阶段，对其中一个人群(包含 65 个病例和 238 个对照) 进行 472 048 个 SNP 的研究,并对另一个人群(包含 222 个病例和 435 个对照)进行了 462 291 个 SNP 的研究。对这两个人群进行 Meta 分析发现,CTNND2 基因内 rs6885224 的 P 值为 $1.51×10^{-5}$。此外,日本的一项研究(959 个病例和 2128 个对照)也证实了该 SNP 的相关性。

中国的一个研究小组验证了 CTNND2 基因和高度近视的相关性[107],尽管该研究发现 CTNND2 基因与近视相关，但在原报道中的风险等位基因在该研究中

却变成了近视的保护因素。另一项中国的研究发现 CTNND2 基因与高度近视相关,且风险等位基因与原报道一致[95]。由于 CTNND2 基因位于 MYP16 位点,因此应对 CTNND2 基因的相关性进行深入探讨。

2.3.4 MYP11 位点的 4q25 区域

2011 年，中国的一项 GWAS 研究发现 4q25 是高度近视的一个可疑位点[108]。在发现阶段对 102 个病例和 335 个对照进行了 681 783 个 SNP 的检测。尽管位于前三位的 SNP 的 P 值均小于 10^{-7},但其他研究均未得出相同结论。位于 4q25 区域的 rs10034228 在发现阶段的 P 值为 $9.41×10^{-5}$,在 1 期验证研究中对 2628 个病例和 9485 个对照分析所得 P 值为 $1.73×10^{-9}$。在 2 期验证研究中对 263 和病例和 586 个对照分析所得 P 值为 $6.47×10^{-3}$。Meta 分析 P 值为 $7.70×10^{-13}$。中国的另一项病例对照也证实了 4q25 的相关性[109]。由于 4q25 位于 MYP11 位点,因此该位点很可能成为近视的候选位点。

2.3.5 13q12.12 位点(=MYP20)

2011 年,另外一项对中国人群进行的 GWAS 研究发现,高度近视的可疑位点位于 13q12.12,该位点被命名为 MYP20[110]。在发现阶段对 419 个病例和 669 个对照进行了 493 947 个 SNP 检测,随后在 2803 个病例和 5642 个对照中对 32 个 P 值小于 10^{-4} 的 SNP 进行了验证。位于 13q12.12 的 rs9318086 在发现阶段 P 值为 8.14×10^{-5},合并后的 P 值为 6.32×10^{-14}。该可疑位点内包含 3 个基因:MIPER、C1QTNF9B-AS1 和 C1QT-NF9B。截至目前,尚未有其他研究对该结果进行验证。

2.3.6 1q41 位点

2012 年通过对 3 个 GWAS 研究(1860 例中国成人、929 例中国儿童和 2155 例马来成人)进行 Meta 分析发现,1q41 位点和眼轴长度相关[111],QTL 分析发现

P 值小于 10^{-8} 的 4 个 SNP 与眼轴长度相关。在 5 个高度近视的病例对照研究中对这 4 个 SNP 进行了验证。在日本、中国和马来人群中都发现了 SNP 与眼轴长度之间存在显著的相关性。该研究表明 ZC3H11A、SLC30A10 和 LYPLAL1 是高度近视的候选基因。

2.3.7 CREAM 和 23andMe 大规模 GWAS 研究发现的基因

2013 年两个大规模人群的 GWAS 研究发现了数个可能导致近视的可疑基因。屈光不正和近视联盟(CREAM)基于欧洲、美国、澳大利亚和亚洲的 32 项研究进行了屈光不正全基因组 Meta 分析[104]。此外,23andMe 公司(主要提供个人基因检测)对 54 094 人进行了一项大规模的 GWAS 研究[105]。这两个研究均发现了 PRSS56、LAMA2、TOX、RDH5、ZIC2、GJD2 和 SHISA6 基因(图 2.1)。CREAM 和 23andMe 的 1 期研究还发现

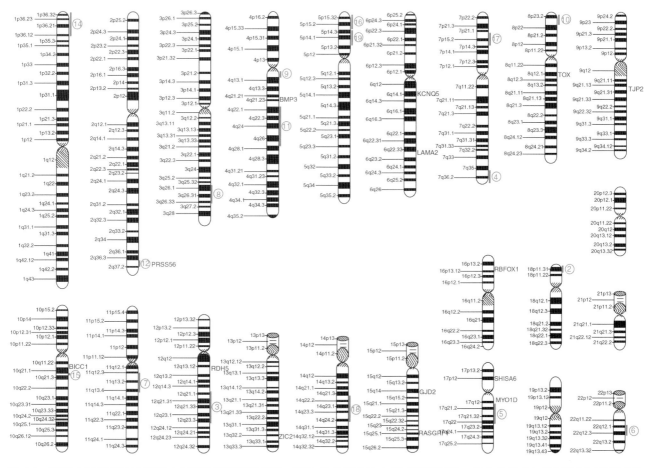

图 2.1 两项大规模 GWAS 研究中报道的近视可疑基因。MYP 位点以序号 1~19 用圆圈标注。染色体图来自美国国家医学图书馆(2013 年 6 月引用)。Available from :http://ghr.nlm.nih.gov/dynamicImages/chromomap/chr-1.jpeg to http://ghr.nlm.nih.gov/dynamicImages/chromomap/chr-22.jpeg

了 BMP3、KCNQ5、TJP2、BICC1、RASGRF1、RBFOX1 和 MYO1D 基因。

2.3.8 ZNF644 基因(=MYP21)

2011 年,外显子组测序发现了导致高度近视的新基因突变[112]。对一个中国家系(含两个高度近视患者)进行了外显子组测序,把结果同中国人群数据进行比较,发现这两个家系成员共同拥有 393 个遗传变异。在该家系其他成员中对这些变异进行筛查,发现 ZNF644 基因的一个突变与高度近视表型共分离。在美国人群中未发现相同的基因突变,但在高加索和非洲裔美国人群中发现了该基因存在两个新的单核苷酸变异[113]。

2.4 与高度近视继发脉络膜新生血管相关的基因

近视眼眼轴增长可并发脉络膜新生血管(CNV),严重危害高度近视患者的视力。近年来,年龄相关性黄斑变性继发 CNV 的遗传学研究发展较快,但高度近视 CNV 发生的遗传学机制尚不明确。基于高加索和亚洲人群检测了公认的与年龄相关性黄斑变性相关的 CFH 和 ARMS2/HTRA1 基因,二者均与高度近视继发 CNV 不相关[114,115]。在亚洲人群中,15q14、15q25 和 VEGF 基因均与 CNV 无关[100,116]。在高加索人群中 CFI 基因与高度近视 CNV 相关[117],但仍需进一步研究证实。

对 CNV 表型和遗传学的相关性也进行了相应的研究。VEGF 基因多态性可影响高度近视患者 CNV 的大小[116],同时还会影响高度近视并发 CNV 的抗 VEGF 治疗效果[118]。在光动力治疗方面,FXIIIA 和 MTHFR 基因会影响 CNV 的治疗效果[119]。未来,我们或许能够预测哪些人更容易得近视,哪些高度近视患者会继发 CNV 以及患者的治疗效果如何,进而为每位高度近视继发 CNV 患者选择最佳治疗方案。通过遗传学研究了解近视的发生机制和其并发症将带来新的眼科治疗策略。

(杜利平 张晓慧 译　雷博 校)

参考文献

1. Schwartz M, Haim M, Skarsholm D. X-linked myopia: Bornholm eye disease. Linkage to DNA markers on the distal part of Xq. Clin Genet. 1990;38:281–6.
2. Young TL, Deeb SS, Ronan SM, et al. X-linked high myopia associated with cone dysfunction. Arch Ophthalmol. 2004;122:897–908.
3. Guo X, Xiao X, Li S, Wang P, Jia X, Zhang Q. Nonsyndromic high myopia in a Chinese family mapped to MYP1: linkage confirmation and phenotypic characterization. Arch Ophthalmol. 2010;128:1473–9.
4. Ratnamala U, Lyle R, Rawal R, et al. Refinement of the X-linked nonsyndromic high-grade myopia locus MYP1 on Xq28 and exclusion of 13 known positional candidate genes by direct sequencing. Invest Ophthalmol Vis Sci. 2011;52:6814–9.
5. Li YJ, Guggenheim JA, Bulusu A, et al. An international collaborative family-based whole-genome linkage scan for high-grade myopia. Invest Ophthalmol Vis Sci. 2009;50:3116–27.
6. Young TL, Ronan SM, Drahozal LA, et al. Evidence that a locus for familial high myopia maps to chromosome 18p. Am J Hum Genet. 1998;63:109–19.
7. Young TL, Atwood LD, Ronan SM, et al. Further refinement of the MYP2 locus for autosomal dominant high myopia by linkage disequilibrium analysis. Ophthalmic Genet. 2001;22:69–75.
8. Heath S, Robledo R, Beggs W, et al. A novel approach to search for identity by descent in small samples of patients and controls from the same Mendelian breeding unit: a pilot study on myopia. Hum Hered. 2001;52:183–90.
9. Naiglin L, Gazagne C, Dallongeville F, et al. A genome wide scan for familial high myopia suggests a novel locus on chromosome 7q36. J Med Genet. 2002;39:118–24.
10. Lam DS, Tam PO, Fan DS, Baum L, Leung YF, Pang CP. Familial high myopia linkage to chromosome 18p. Ophthalmologica. 2003;217:115–8.
11. Young TL, Ronan SM, Alvear AB, et al. A second locus for familial high myopia maps to chromosome 12q. Am J Hum Genet. 1998;63:1419–24.
12. Farbrother JE, Kirov G, Owen MJ, Pong-Wong R, Haley CS, Guggenheim JA. Linkage analysis of the genetic loci for high myopia on 18p, 12q, and 17q in 51 U.K. families. Invest Ophthalmol Vis Sci. 2004;45:2879–85.
13. Nurnberg G, Jacobi FK, Broghammer M, et al. Refinement of the MYP3 locus on human chromosome 12 in a German family with Mendelian autosomal dominant high-grade myopia by SNP array mapping. Int J Mol Med. 2008;21:429–38.
14. Abbott D, Li YJ, Guggenheim JA, et al. An international collaborative family-based whole genome quantitative trait linkage scan for myopic refractive error. Mol Vis. 2012;18:720–9.
15. Paluru P, Ronan SM, Heon E, et al. New locus for autosomal dominant high myopia maps to the long arm of chromosome 17. Invest Ophthalmol Vis Sci. 2003;44:1830–6.
16. Stambolian D, Ibay G, Reider L, et al. Genomewide linkage scan for myopia susceptibility loci among Ashkenazi Jewish families shows evidence of linkage on chromosome 22q12. Am J Hum Genet. 2004;75:448–59.
17. Klein AP, Duggal P, Lee KE, Klein R, Bailey-Wilson JE, Klein BE. Confirmation of linkage to ocular refraction on chromosome 22q and identification of a novel linkage region on 1q. Arch Ophthalmol. 2007;125:80–5.
18. Hammond CJ, Andrew T, Mak YT, Spector TD. A susceptibility locus for myopia in the normal population is linked to the PAX6 gene region on chromosome 11: a genomewide scan of dizygotic twins. Am J Hum Genet. 2004;75:294–304.
19. Stambolian D, Ciner EB, Reider LC, et al. Genome-wide scan for myopia in the Old Order Amish. Am J Ophthalmol. 2005;140:469–76.

20. Meng W, Butterworth J, Bradley DT, et al. A genome-wide association study provides evidence for association of chromosome 8p23 (MYP10) and 10q21.1 (MYP15) with high myopia in the French population. Invest Ophthalmol Vis Sci. 2012;53:7983–8.

21. Zhang Q, Guo X, Xiao X, Jia X, Li S, Hejtmancik JF. A new locus for autosomal dominant high myopia maps to 4q22-q27 between D4S1578 and D4S1612. Mol Vis. 2005;11:554–60.

22. Paluru PC, Nallasamy S, Devoto M, Rappaport EF, Young TL. Identification of a novel locus on 2q for autosomal dominant high-grade myopia. Invest Ophthalmol Vis Sci. 2005;46:2300–7.

23. Chen CY, Stankovich J, Scurrah KJ, et al. Linkage replication of the MYP12 locus in common myopia. Invest Ophthalmol Vis Sci. 2007;48:4433–9.

24. Zhang Q, Guo X, Xiao X, Jia X, Li S, Hejtmancik JF. Novel locus for X linked recessive high myopia maps to Xq23-q25 but outside MYP1. J Med Genet. 2006;43:e20.

25. Zhang Q, Li S, Xiao X, Jia X, Guo X. Confirmation of a genetic locus for X-linked recessive high myopia outside MYP1. J Hum Genet. 2007;52:469–72.

26. Wojciechowski R, Moy C, Ciner E, et al. Genomewide scan in Ashkenazi Jewish families demonstrates evidence of linkage of ocular refraction to a QTL on chromosome 1p36. Hum Genet. 2006;119:389–99.

27. Nallasamy S, Paluru PC, Devoto M, Wasserman NF, Zhou J, Young TL. Genetic linkage study of high-grade myopia in a Hutterite population from South Dakota. Mol Vis. 2007;13:229–36.

28. Lam CY, Tam PO, Fan DS, et al. A genome-wide scan maps a novel high myopia locus to 5p15. Invest Ophthalmol Vis Sci. 2008;49:3768–78.

29. Ciner E, Wojciechowski R, Ibay G, Bailey-Wilson JE, Stambolian D. Genomewide scan of ocular refraction in African-American families shows significant linkage to chromosome 7p15. Genet Epidemiol. 2008;32:454–63.

30. Paget S, Julia S, Vitezica ZG, Soler V, Malecaze F, Calvas P. Linkage analysis of high myopia susceptibility locus in 26 families. Mol Vis. 2008;14:2566–74.

31. Yang Z, Xiao X, Li S, Zhang Q. Clinical and linkage study on a consanguineous Chinese family with autosomal recessive high myopia. Mol Vis. 2009;15:312–8.

32. Ibay G, Doan B, Reider L, et al. Candidate high myopia loci on chromosomes 18p and 12q do not play a major role in susceptibility to common myopia. BMC Med Genet. 2004;5:20.

33. Mutti DO, Semina E, Marazita M, Cooper M, Murray JC, Zadnik K. Genetic loci for pathological myopia are not associated with juvenile myopia. Am J Med Genet. 2002;112:355–60.

34. Zhou J, Young TL. Evaluation of Lipin 2 as a candidate gene for autosomal dominant 1 high-grade myopia. Gene. 2005;352:10–9.

35. Scavello Jr GS, Paluru PC, Zhou J, White PS, Rappaport EF, Young TL. Genomic structure and organization of the high grade Myopia-2 locus (MYP2) critical region: mutation screening of 9 positional candidate genes. Mol Vis. 2005;11:97–110.

36. Scavello GS, Paluru PC, Ganter WR, Young TL. Sequence variants in the transforming growth beta-induced factor (TGIF) gene are not associated with high myopia. Invest Ophthalmol Vis Sci. 2004;45:2091–7.

37. Majava M, Bishop PN, Hagg P, et al. Novel mutations in the small leucine-rich repeat protein/proteoglycan (SLRP) genes in high myopia. Hum Mutat. 2007;28:336–44.

38. Paluru PC, Scavello GS, Ganter WR, Young TL. Exclusion of lumican and fibromodulin as candidate genes in MYP3 linked high grade myopia. Mol Vis. 2004;10:917–22.

39. Hawthorne F, Feng S, Metlapally R, et al. Association mapping of the high-grade myopia MYP3 locus reveals novel candidates UHRF1BP1L, PTPRR, and PPFIA2. Invest Ophthalmol Vis Sci. 2013;54:2076–86.

40. Andrew T, Maniatis N, Carbonaro F, et al. Identification and replication of three novel myopia common susceptibility gene loci on chromosome 3q26 using linkage and linkage disequilibrium mapping. PLoS Genet. 2008;4:e1000220.

41. Ma JH, Shen SH, Zhang GW, et al. Identification of a locus for autosomal dominant high myopia on chromosome 5p13.3-p15.1 in a Chinese family. Mol Vis. 2010;16:2043–54.

42. Wojciechowski R, Stambolian D, Ciner E, Ibay G, Holmes TN, Bailey-Wilson JE. Genomewide linkage scans for ocular refraction and meta-analysis of four populations in the Myopia Family Study. Invest Ophthalmol Vis Sci. 2009;50:2024–32.

43. Schache M, Chen CY, Pertile KK, et al. Fine mapping linkage analysis identifies a novel susceptibility locus for myopia on chromosome 2q37 adjacent to but not overlapping MYP12. Mol Vis. 2009;15:722–30.

44. Lam DS, Lee WS, Leung YF, et al. TGFbeta-induced factor: a candidate gene for high myopia. Invest Ophthalmol Vis Sci. 2003;44:1012–5.

45. Li J, Zhang QJ, Xiao XS, et al. The SNPs analysis of encoding sequence of interacting factor gene in Chinese population. Zhonghua Yi Xue Yi Chuan Xue Za Zhi. 2003;20:454–6.

46. Wang P, Li S, Xiao X, et al. High myopia is not associated with the SNPs in the TGIF, lumican, TGFB1, and HGF genes. Invest Ophthalmol Vis Sci. 2009;50:1546–51.

47. Hasumi Y, Inoko H, Mano S, et al. Analysis of single nucleotide polymorphisms at 13 loci within the transforming growth factor-induced factor gene shows no association with high myopia in Japanese subjects. Immunogenetics. 2006;58:947–53.

48. Pertile KK, Schache M, Islam FM, et al. Assessment of TGIF as a candidate gene for myopia. Invest Ophthalmol Vis Sci. 2008;49:49–54.

49. Wang IJ, Chiang TH, Shih YF, et al. The association of single nucleotide polymorphisms in the 5'-regulatory region of the lumican gene with susceptibility to high myopia in Taiwan. Mol Vis. 2006;12:852–7.

50. Chen ZT, Wang IJ, Shih YF, Lin LL. The association of haplotype at the lumican gene with high myopia susceptibility in Taiwanese patients. Ophthalmology. 2009;116:1920–7.

51. Zhang F, Zhu T, Zhou Z, Wu Y, Li Y. Association of lumican gene with susceptibility to pathological myopia in the Northern Han ethnic Chinese. J Ophthalmol. 2009;2009:514306.

52. Lin HJ, Kung YJ, Lin YJ, et al. Association of the lumican gene functional 3'-UTR polymorphism with high myopia. Invest Ophthalmol Vis Sci. 2010;51:96–102.

53. Lin HJ, Wan L, Tsai Y, Chen WC, Tsai SW, Tsai FJ. The association between lumican gene polymorphisms and high myopia. Eye (Lond). 2010;24:1093–101.

54. Yip SP, Leung KH, Ng PW, Fung WY, Sham PC, Yap MK. Evaluation of proteoglycan gene polymorphisms as risk factors in the genetic susceptibility to high myopia. Invest Ophthalmol Vis Sci. 2011;52:6396–403.

55. Park SH, Mok J, Joo CK. Absence of an association between lumican promoter variants and high myopia in the Korean population. Ophthalmic Genet. 2013;34:43–7.

56. Dai L, Li Y, Du CY, et al. Ten SNPs of PAX6, lumican, and MYOC genes are not associated with high myopia in Han Chinese. Ophthalmic Genet. 2012;33:171–8.

57. Wang P, Li S, Xiao X, Guo X, Zhang Q. An evaluation of OPTC and EPYC as candidate genes for high myopia. Mol Vis. 2009;15:2045–9.

58. Lin HJ, Wan L, Tsai Y, et al. Sclera-related gene polymorphisms in high myopia. Mol Vis. 2009;15:1655–63.

59. Liang CL, Hung KS, Tsai YY, Chang W, Wang HS, Juo SH. Systematic assessment of the tagging polymorphisms of the COL1A1 gene for high myopia. J Hum Genet. 2007;52:374–7.

60. Inamori Y, Ota M, Inoko H, et al. The COL1A1 gene and high myopia susceptibility in Japanese. Hum Genet. 2007;122:151–7.

61. Nakanishi H, Yamada R, Gotoh N, et al. Absence of association between COL1A1 polymorphisms and high myopia in the Japanese population. Invest Ophthalmol Vis Sci. 2009;50:544–50.

62. Vatavuk Z, Skunca Herman J, Bencic G, et al. Common variant in myocilin gene is associated with high myopia in isolated population of Korcula Island, Croatia. Croat Med J. 2009;50:17–22.

63. Metlapally R, Li YJ, Tran-Viet KN, et al. COL1A1 and COL2A1 genes and myopia susceptibility: evidence of association and suggestive linkage to the COL2A1 locus. Invest Ophthalmol Vis Sci. 2009;50:4080–6.

64. Zhang D, Shi Y, Gong B, et al. An association study of the COL1A1 gene and high myopia in a Han Chinese population. Mol Vis. 2011;17:3379–83.

65. Mutti DO, Cooper ME, O'Brien S, et al. Candidate gene and locus analysis of myopia. Mol Vis. 2007;13:1012–9.

66. Wang J, Wang P, Gao Y, Li S, Xiao X, Zhang Q. High myopia is not associated with single nucleotide polymorphisms in the COL2A1 gene in the Chinese population. Mol Med Rep. 2012;5:133–7.

67. Yip SP, Leung KH, Fung WY, Ng PW, Sham PC, Yap MK. A DNA pooling-based case-control study of myopia candidate genes COL11A1, COL18A1, FBN1, and PLOD1 in a Chinese population. Mol Vis. 2011;17:810–21.

68. Simpson CL, Hysi P, Bhattacharya SS, et al. The roles of PAX6 and SOX2 in myopia: lessons from the 1958 British Birth Cohort. Invest Ophthalmol Vis Sci. 2007;48:4421–5.

69. Han W, Leung KH, Fung WY, et al. Association of PAX6 polymorphisms with high myopia in Han Chinese nuclear families. Invest Ophthalmol Vis Sci. 2009;50:47–56.

70. Tsai YY, Chiang CC, Lin HJ, Lin JM, Wan L, Tsai FJ. A PAX6 gene polymorphism is associated with genetic predisposition to extreme myopia. Eye (Lond). 2008;22:576–81.

71. Liang CL, Hsi E, Chen KC, Pan YR, Wang YS, Juo SH. A functional polymorphism at 3′UTR of the PAX6 gene may confer risk for extreme myopia in the Chinese. Invest Ophthalmol Vis Sci. 2011;52:3500–5.

72. Jiang B, Yap MK, Leung KH, et al. PAX6 haplotypes are associated with high myopia in Han Chinese. PLoS One. 2011;6:e19587.

73. Ng TK, Lam CY, Lam DS, et al. AC and AG dinucleotide repeats in the PAX6 P1 promoter are associated with high myopia. Mol Vis. 2009;15:2239–48.

74. Miyake M, Yamashiro K, Nakanishi H, et al. Association of paired box 6 with high myopia in Japanese. Mol Vis. 2012;18:2726–35.

75. An J, Hsi E, Zhou X, Tao Y, Juo SH, Liang CL. The FGF2 gene in a myopia animal model and human subjects. Mol Vis. 2012;18:471–8.

76. Lin HJ, Wan L, Tsai Y, et al. The TGFbeta1 gene codon 10 polymorphism contributes to the genetic predisposition to high myopia. Mol Vis. 2006;12:698–703.

77. Zha Y, Leung KH, Lo KK, et al. TGFB1 as a susceptibility gene for high myopia: a replication study with new findings. Arch Ophthalmol. 2009;127:541–8.

78. Hayashi T, Inoko H, Nishizaki R, Ohno S, Mizuki N. Exclusion of transforming growth factor-beta1 as a candidate gene for myopia in the Japanese. Jpn J Ophthalmol. 2007;51:96–9.

79. Khor CC, Fan Q, Goh L, et al. Support for TGFB1 as a susceptibility gene for high myopia in individuals of Chinese descent. Arch Ophthalmol. 2010;128:1081–4.

80. Liang CL, Wang HS, Hung KS, et al. Evaluation of MMP3 and TIMP1 as candidate genes for high myopia in young Taiwanese men. Am J Ophthalmol. 2006;142:518–20.

81. Leung KH, Yiu WC, Yap MK, et al. Systematic investigation of the relationship between high myopia and polymorphisms of the MMP2, TIMP2, and TIMP3 genes by a DNA pooling approach. Invest Ophthalmol Vis Sci. 2011;52:3893–900.

82. Gong B, Liu X, Zhang D, et al. Evaluation of MMP2 as a candidate gene for high myopia. Mol Vis. 2013;19:121–7.

83. Nakanishi H, Hayashi H, Yamada R, et al. Single-nucleotide polymorphisms in the promoter region of matrix metalloproteinase-1, -2, and -3 in Japanese with high myopia. Invest Ophthalmol Vis Sci. 2010;51:4432–6.

84. Hall NF, Gale CR, Ye S, Martyn CN. Myopia and polymorphisms in genes for matrix metalloproteinases. Invest Ophthalmol Vis Sci. 2009;50:2632–6.

85. Wojciechowski R, Bailey-Wilson JE, Stambolian D. Association of matrix metalloproteinase gene polymorphisms with refractive error in Amish and Ashkenazi families. Invest Ophthalmol Vis Sci. 2010;51:4989–95.

86. Schache M, Baird PN. Assessment of the association of matrix metalloproteinases with myopia, refractive error and ocular biometric measures in an Australian cohort. PLoS One. 2012;7:e47181.

87. Han W, Yap MK, Wang J, Yip SP. Family-based association analysis of hepatocyte growth factor (HGF) gene polymorphisms in high myopia. Invest Ophthalmol Vis Sci. 2006;47:2291–9.

88. Chen JH, Chen H, Huang S, et al. Endophenotyping reveals differential phenotype-genotype correlations between myopia-associated polymorphisms and eye biometric parameters. Mol Vis. 2012;18:765–78.

89. Yanovitch T, Li YJ, Metlapally R, Abbott D, Viet KN, Young TL. Hepatocyte growth factor and myopia: genetic association analyses in a Caucasian population. Mol Vis. 2009;15:1028–35.

90. Veerappan S, Pertile KK, Islam AF, et al. Role of the hepatocyte growth factor gene in refractive error. Ophthalmology. 2010;117:239–45, e231–2.

91. Khor CC, Grignani R, Ng DP, et al. cMET and refractive error progression in children. Ophthalmology. 2009;116:1469–74, 1474.e1.

92. Tang WC, Yip SP, Lo KK, et al. Linkage and association of myocilin (MYOC) polymorphisms with high myopia in a Chinese population. Mol Vis. 2007;13:534–44.

93. Zayats T, Yanovitch T, Creer RC, et al. Myocilin polymorphisms and high myopia in subjects of European origin. Mol Vis. 2009;15:213–22.

94. Nakanishi H, Yamada R, Gotoh N, et al. A genome-wide association analysis identified a novel susceptible locus for pathological myopia at 11q24.1. PLoS Genet. 2009;5:e1000660.

95. Yu Z, Zhou J, Chen X, Zhou X, Sun X, Chu R. Polymorphisms in the CTNND2 gene and 11q24.1 genomic region are associated with pathological myopia in a Chinese population. Ophthalmologica. 2012;228:123–9.

96. Zhao F, Bai J, Chen W, et al. Evaluation of BLID and LOC399959 as candidate genes for high myopia in the Chinese Han population. Mol Vis. 2010;16:1920–7.

97. Wang Q, Gao Y, Wang P, et al. Replication study of significant single nucleotide polymorphisms associated with myopia from two genome-wide association studies. Mol Vis. 2011;17:3290–9.

98. Solouki AM, Verhoeven VJ, van Duijn CM, et al. A genome-wide association study identifies a susceptibility locus for refractive errors and myopia at 15q14. Nat Genet. 2010;42:897–901.

99. Hysi PG, Young TL, Mackey DA, et al. A genome-wide association study for myopia and refractive error identifies a susceptibility locus at 15q25. Nat Genet. 2010;42:902–5.

100. Hayashi H, Yamashiro K, Nakanishi H, et al. Association of 15q14 and 15q25 with high myopia in Japanese. Invest Ophthalmol Vis Sci. 2011;52:4853–8.

101. Verhoeven VJ, Hysi PG, Saw SM, et al. Large scale international replication and meta-analysis study confirms association of the 15q14 locus with myopia. The CREAM consortium. Hum Genet. 2012;131:1467–80.

102. Schache M, Richardson AJ, Mitchell P, et al. Genetic association of refractive error and axial length with 15q14 but not 15q25 in the Blue Mountains Eye Study cohort. Ophthalmology. 2013;120:292–7.

103. Jiao X, Wang P, Li S, et al. Association of markers at chromosome 15q14 in Chinese patients with moderate to high myopia. Mol Vis. 2012;18:2633–46.

104. Verhoeven VJ, Hysi PG, Wojciechowski R, et al. Genome-wide meta-analyses of multiancestry cohorts identify multiple new susceptibility loci for refractive error and myopia. Nat Genet. 2013;45:314–8.

105. Kiefer AK, Tung JY, Do CB, et al. Genome-wide analysis points to roles for extracellular matrix remodeling, the visual cycle, and neuronal development in myopia. PLoS Genet. 2013;9:e1003299.

106. Li YJ, Goh L, Khor CC, et al. Genome-wide association studies reveal genetic variants in CTNND2 for high myopia in Singapore Chinese. Ophthalmology. 2011;118:368–75.

107. Lu B, Jiang D, Wang P, et al. Replication study supports CTNND2 as a susceptibility gene for high myopia. Invest Ophthalmol Vis Sci. 2011;52:8258–61.

108. Li Z, Qu J, Xu X, et al. A genome-wide association study reveals association between common variants in an intergenic region of 4q25 and high-grade myopia in the Chinese Han population. Hum Mol Genet. 2011;20:2861–8.

109. Gao Y, Wang P, Li S, et al. Common variants in chromosome 4q25 are associated with myopia in Chinese adults. Ophthalmic Physiol Opt. 2012;32:68–73.

110. Shi Y, Qu J, Zhang D, et al. Genetic variants at 13q12.12 are associated with high myopia in the Han Chinese population. Am J Hum Genet. 2011;88:805–13.

111. Fan Q, Barathi VA, Cheng CY, et al. Genetic variants on chromosome 1q41 influence ocular axial length and high myopia. PLoS Genet. 2012;8:e1002753.

112. Shi Y, Li Y, Zhang D, et al. Exome sequencing identifies ZNF644 mutations in high myopia. PLoS Genet. 2011;7:e1002084.

113. Tran-Viet KN, St Germain E, Soler V, et al. Study of a US cohort supports the role of ZNF644 and high-grade myopia susceptibility. Mol Vis. 2012;18:937–44.

114. Fernandez-Robredo P, Maestre SR, Zarranz-Ventura J, Mulero HH, Salinas-Alaman A, Garcia-Layana A. Myopic choroidal neovascularization genetics. Ophthalmology. 2008;115:1632, 1632.e1.

115. Nakanishi H, Gotoh N, Yamada R, et al. ARMS2/HTRA1 and CFH polymorphisms are not associated with choroidal neovascularization in highly myopic eyes of the elderly Japanese population. Eye (Lond). 2010;24:1078–84.

116. Akagi-Kurashige Y, Kumagai K, Yamashiro K, et al. Vascular endothelial growth factor gene polymorphisms and choroidal neovascularization in highly myopic eyes. Invest Ophthalmol Vis Sci. 2012;53:2349–53.

117. Leveziel N, Yu Y, Reynolds R, et al. Genetic factors for choroidal neovascularization associated with high myopia. Invest Ophthalmol Vis Sci. 2012;53:5004–9.

118. Miyake M, Yamashiro K, Akagi-Kurashige Y, et al. VEGF polymorphism and the response to anti-VEGF treatment for choroidal neovascularization in high myopia. Ophthalmology. 2013 Aug 14. doi:10.1016/j.ophtha.2013.06.043, S0161-6420(13)00580-0 [pii]. [Epub ahead of print].

119. Parmeggiani F, Gemmati D, Costagliola C, et al. Impact of coagulation-balance gene predictors on efficacy of photodynamic therapy for choroidal neovascularization in pathologic myopia. Ophthalmology. 2010;117:517–23.

第 3 章

近视的流行病学

Chen-Wei Pan，Seang-Mei Saw，Tien-Yin Wong

近视是一个全球性的重要公共卫生问题,近几十年来,近视患病率在世界范围内迅速上升[1-3]。据估计,全球约1.53亿人(5岁以上)因近视和其他屈光不正未及时矫正而导致视力受损,其中800万人因此致盲[4]。在美国,由于近视对个人和社会产生的经济负担每年高达约2.5亿美元[5]。近视是一种严重的眼部疾病,但又常常被低估。虽然近视导致的视觉损害通常能够通过视觉辅助手段如佩戴眼镜、接触镜或进行屈光手术来矫正,但未及时矫正的屈光不正仍然是世界范围内视觉损害的主要原因,至少造成33%的视觉损害[6]。此外,在东亚人群中,近视比其他眼部疾病如青光眼、白内障或糖尿病性视网膜病变更为常见。由于高度近视极有可能导致黄斑和视网膜的并发症,因此高度近视的危害极大[7-10]。

近视是一种由遗传和环境因素共同导致的一种复杂疾病[2,11-13],其中环境因素起主要作用[1,2]。该结论由动物实验支持,具体实验为:当改变环境因素(如给动物戴上负透镜),使远处物体在光感受器后面成像(远视性离焦),即可发展为最常见的透镜诱导性近视或形觉剥夺性近视[14]。通过手术缝合猕猴眼睑(即形觉剥夺)使其眼轴长度过度延长最终发展为近视[15]。此外,过去几十年中,近视患病率的快速增长并非归因于基因的变化,这也表明环境因素是导致近视的主要因素[1]。

3.1 东西方近视患病率的模式

据报道,在亚洲城市地区的中老年华人近视患病率一般较高。在新加坡,40岁以上华人(n=1232)的近视(等效球镜<-0.5D)患病率为38.7%[16],与中国香港地

区40岁以上华人(n=335)的近视患病率40%(等效球镜<-0.5D)接近[17]。然而,近视(等效球镜<-0.5D)患病率在中国农村地区明显偏低。在"邯郸眼病研究"[18]中,30岁以上农村人群近视患病率为26.7%(n=7557)。在"北京眼病研究"[19]中,超过30岁城市人群近视患病率为22.9%(n=4319)。尽管存在抽样差异,如大城市的移民倾向(教育程度较高的近视人群更有可能向大城市移居),以及中国居民和海外移民的不同特征可能导致近视患病率不同,但结果仍可以反映农村特定的环境因素对近视发病的影响。然而,亚洲地区年轻一代的近视患病率并不高。在中国城市地区(如广州),10岁儿童的近视患病率(等效球镜≤-0.5D)为30.1%,但15岁儿童的近视患病率则增至78.4%[20]。在新加坡基于学校同龄儿童进行的研究表明,7岁儿童的近视患病率(等效球镜≤-0.5D)为29.0%,8岁儿童的近视患病率为34.7%,9岁儿童的近视患病率为53.1%[21]。SCORM研究中采用的学校样本通过随意招募而非随机采集,因此很可能并不能代表整体人群。在新加坡开展的另一项基于人群的学龄前儿童研究中,5~6岁儿童的近视患病率(等效球镜≤-0.5D)为6.4%[22]。在中国某些农村地区(顺义,18%)[23]和西部一些城市地区(重庆,13.7%)近视患病率相对较低[24]。

中国和东亚其他国家,如日本、韩国相似年龄人群的近视患病率具有可比性。比如,在日本多治见市40~49岁成人中,男性的近视患病率(等效球镜<-0.5D)为70%、女性为68%[25]。新加坡华人中,男性的近视患病率为45.2%、女性为51.7%;由于日本研究开展时间较晚,研究结果有可能受时间因素的影响[16]。在青少年,最近对韩国首尔男性入伍者(n=23 616,年龄为19岁)进行的一项调查显示,近视患病率极高(96%)[26],而新

加坡男性入伍者的近视患病率则为82%（n=15 095，年龄17~19岁）[27]。考虑到韩国研究中采用了散瞳剂，而新加坡研究中未采用散瞳剂，这一差异可能会比实际更大。由于种族的基因差异，华人通常被认为最容易近视。然而，对华人、韩国人和日本人的比较发现华人可能并非最容易近视的人种。

研究表明亚洲其他国家的近视患病率并不高。在柬埔寨的金边和干丹省，12~14岁儿童（n=5527）的近视患病率（等效球镜≤-0.5D）为5.5%~6.0%[28]。在老挝首都万象，城区6~11岁儿童（n=2899）的近视患病率（等效球镜≤-0.5D）为0.8%[29]。在尼泊尔农村地区，5~15岁儿童中仅有3%患有近视（等效球镜≤-0.5D）[30]，远低于其他经济水平较高的东南亚国家（如新加坡和马来西亚）。

在印度的安得拉邦40岁以上成人的近视患病率为34.6%（n=3723）[31]。在金奈农村则为31.0%（n=2508）[32]，虽然新加坡印度人的整体近视患病率（28.0%，n=2805）[33]低于南部印度同年龄段的印度人，对于40~49岁这一年龄段在新加坡的印度人近视患病率则更高，这提示新加坡具有潜在的近视致病环境。在50岁以上的成人中，印度的印度人比新加坡的印度人近视患病率更高，因为印度的印度人可能较早发生核性白内障且更严重。基于新加坡的印度人开展的眼病研究发现，在新加坡出生和新加坡之外出生的印度人在近视患病率存在较大差异，这也是环境因素起主导作用的有力证据[34]。然而，对于新加坡印度人和新加坡华人来说，年轻一代的近视患病率不存在显著差异，尽管华人的近视患病率稍高（68.7%对82.2%）[27]。

对于种族差异导致东亚国家近视患病率高于西方国家这一观点仍存在较大争议。最近的研究显示美国白种人近视患病率迅速上升。1999—2004年美国健康和营养调查（NHANES）报道，采用更加严格的近视定义标准（即-1D），美国40岁以上白种人有33%患有近视[35-36]，这一患病率并不低于大多数基于亚洲人群研究所得出的患病率。针对老年队列进行的研究显示，新加坡老年人和美国老年人的近视患病率差异并不大。然而，对最近的出生人群的队列研究却显示出两者有巨大的差异。

总之，新加坡、中国及中国香港地区和东南亚国家的研究数据表明，亚洲人并非天生易患近视，亚洲的近视患病率因城市化而变异较大。而且，美国的近视患病率并不明显低于新加坡，反而比东南亚其他国家（如老挝和柬埔寨）要高很多，表明城市化可能在近视发病率方面起到比地域差异因素更为重要的作用。

3.2 高度近视的患病率

除了近视之外，我们还应讨论高度近视患病率的差异，因为高度近视的个体更容易出现视功能损伤和致盲。在新加坡，-5D以上高度近视的患病率为4.1%（n=2805）[33]，显著低于同龄新加坡华人的高度近视患病率（9.1%，n=1113）[16]，但要稍微高于同龄新加坡马来西亚人的高度近视患病率（3.9%，n=2974）[37]。在巴尔的摩眼病研究中，40岁以上白种人和黑人的高度近视患病率为1.4%（等效球镜<-6.0D，n=5028）[38]。蓝山眼病研究中49~97岁白种人的高度近视患病率为3.0%（等效球镜<-6.0D，n=3654）[39]。洛杉矶拉丁裔眼病研究中，40岁以上西班牙人的高度近视患病率为2.4%（等效球镜<-6.0D，n=5927）[40]。虽然一些基于人群的亚洲研究均报道高度近视的患病率较高，但很难界定其准确性。首先，这些研究的开展年代不同，因此我们应考虑研究的时间因素产生的影响，尤其要考虑到近视的患病率在快速增长。如今80多岁的人出生在20世纪30年代，而40多岁的人出生在20世纪70年代，因此难以界定年龄范围。此外，大多数研究未排除患有白内障的个体。众所周知，白内障与近视，尤其是高度近视密切相关[41,42]。但毫无疑问的是，至少在东亚地区高度近视患病率与近视患病率一样在逐渐升高。在最近的一项报道中，大约有20%的韩国男性入伍者患有高度近视。这一发现具有特别重要的意义，随着近视发病率增加，越来越多的高度近视是后天获得性近视，而不是早年的遗传性高度近视。

3.3 近视性视网膜病变的患病率

近视性视网膜病变是高度近视最常见的并发症，是不可逆性视力损害和致盲的主要原因。日本的多治见市研究指出，近视性视网膜病变是致盲的首要原因（22.4%）[43]。北京的眼病研究指出近视性视网膜病变是导致40岁以上中国成年人低视力（32.7%）和致盲

(7.7%)的第二位原因[44]。中国台湾的石牌眼病研究指出,高度近视是 65 岁以上老年人视觉损害的第二位原因(12.5%)[45]。西方的鹿特丹研究指出近视性视网膜病变是 55~75 岁人群中视觉损害的最常见原因[46]。

近视性视网膜病变的特征为后巩膜葡萄肿、漆裂纹、近视性脉络膜新生血管和后极部脉络膜萎缩等。在新加坡眼病流行病学调查(SEED)中,有很大比例的高度近视患者有近视性视网膜病变[47,48]。图 3.1 为一位患有-11D 高度近视的马来西亚女性(44 岁)的右眼眼底图。颞侧的视盘周围萎缩弧(PPA)和视盘倾斜表明存在 II 型葡萄肿(黄斑累及)。图 3.2 为一位患有等效球镜-11D 的中国女性(47 岁)的左眼,颞侧的视盘周围萎缩弧(PPA)表明存在 III 型葡萄肿(视盘周围)。由于近视性视网膜病变属于双侧、不可逆的病变,因此会导致严重的视觉损害,且常常累及青壮年近视患者[49]。据估计,近视性视网膜病变患者达到法定盲的平均年限约为 17 年,相当于糖尿病(5 年)、年龄相关性黄斑病变(5 年)和青光眼(10 年)致盲的平均年限的总和[50]。尽管近视性视网膜病变发生的原因尚不明晰,但可能与眼轴过度延长、视网膜和脉络膜变薄以及巩膜的变弱相关[1]。后巩膜葡萄肿可能会进一步拉伸视网膜和脉络膜并使其变薄,最终导致特征性损害。

表 3.1 总结了基于人群研究的近视性视网膜病变的患病率。在蓝山眼病研究中,近视性视网膜病变被定义为有葡萄肿、漆裂纹、Fuchs 斑以及脉络膜视网膜变薄或萎缩。近视性视网膜病变的总患病率约为 1.2%、葡萄肿为 0.7%、漆裂纹为 0.2%、Fuchs 斑为 0.1%、脉络膜视网膜萎缩为 0.2%。此外,蓝山眼病研究显示,屈光度与近视性视网膜病变患病率之间存在显著的高度非线性相关。近视度数>-5D 的患者近视性视网膜病变患病率为 25.3%,而与之相比,近视度数<-5D 的患者近视性视网膜病变患病率仅为 0.42%[51]。北京眼病研究采用了与蓝山眼病研究相同的近视性视网膜病变定义,接受研究的 4319 人(50 岁以上)中近视性视网膜病变患病率为 3.1%。后极部脉络膜视网膜萎缩是近视性视网膜病变最常见的特征,在该研究中近视性视网膜病变均具有此特征。后极部葡萄肿、漆裂纹、Fuchs 斑和脉络膜视网膜萎缩的患病率分别为 1.6%、0.2%、0.1%和 3.1%。随着近视性屈光不正患病率的升高,近视性视网膜病变的患病率也不断升高。对于近

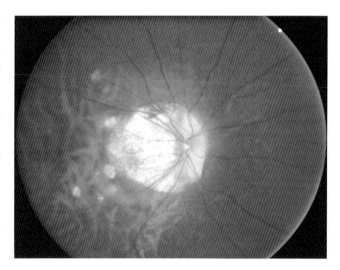

图 3.1*　一位 44 岁马来西亚女性患者的右眼眼底照片(SEED)。

视性屈光不正-4.0D 的患者该病变的患病率为 3.8%,而对于近视性屈光不正-10.0D 的患者患病率则高达 89.6%[52]。在另一项针对中国农村地区 6603 名 30 岁以上成人的研究中,近视性视网膜病变的患病率仅为 0.9%。近视性视网膜病变最常见的特征为葡萄肿(86.9%),其后依次为脉络膜视网膜萎缩(56.0%)、漆裂纹(36.9%)和 Fuchs 斑(14.3%)[53]。在日本对 1892 名 40 岁以上成人开展的一项研究中,近视性视网膜病变被定义为至少存在下述一种病灶:后极部弥漫的脉络膜视网膜萎缩、片状脉络膜视网膜萎缩、漆裂纹或黄斑萎缩。近视性视网膜病变的患病率为 1.7%,在女性

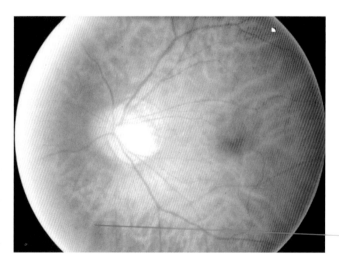

图 3.2*　一位 47 岁中国人的左眼眼底照相(SEED)。

---

* 扫描本书封底"微信公众号",关注后点击"读者"栏中"配书资源",可查看彩图。后同。

表 3.1　基于人群研究的近视性视网膜病变和高度近视(SE<-5.0D)的患病率

研究名称	病例数	年龄	近视性视网膜病的定义	近视性视网膜病变的患病率(%)	高度近视的患病率(≤-5D)(%)
蓝山眼病研究 (澳大利亚)	3653	≥49	葡萄肿 脉络膜视网膜萎缩 Fuchs 斑 漆裂纹	1.2	2.2
北京眼病研究 (中国)	4139	≥40	葡萄肿 脉络膜视网膜萎缩 Fuchs 斑 漆裂纹	3.7	3.3
邯郸眼病研究 (中国)	6603	≥30	葡萄肿 脉络膜视网膜萎缩 Fuchs 斑 漆裂纹	0.9	2.1
石牌县眼病研究(中国台湾)	1058	≥65	漆裂纹 局部深层脉络膜萎缩 黄斑脉络膜新生血管 伴高度近视的地图样萎缩	3	2.3
久山町眼病研究 (日本)	1892	≥40	弥漫性脉络膜视网膜萎缩 散落的脉络膜视网膜萎缩 漆裂纹 黄斑萎缩	1.7	5.7

和男性中的患病率分别为 2.2% 和 1.2%[54]。在中国台湾,近视性视网膜病变被定义为高度近视且存在漆裂纹、局部深层脉络膜萎缩和黄斑脉络膜新生血管或地图样萎缩。在 44 例高度近视成人患者中,有 32 例存在近视性视网膜病变的特征(72.7%),患病率为 3.0%[55]。由于近视性视网膜病变的定义不同,且研究所纳入受试者的特征也存在差异(例如年龄和男女比例差异),无法对这些研究进行直接对比。这些研究的设计和方法(如对近视性视网膜病变的定义),包括抽样策略和应答率也不尽相同。在大多数基于近视性视网膜病变人群开展的研究中,有必要对高度近视而非近视性视网膜病变进行定义。因此,在某些研究中由于成人低中度近视也可能存在视网膜病理性改变,因此近视性视网膜病变的患病率甚至比高度近视的患病率还要高,由此可能导致分类偏倚。比如,蓝山眼病研究、北京眼病研究和邯郸眼病研究将视盘周边萎缩视为近视性视网膜病变定义的标准之一,但视盘周边萎缩也可见于青光眼和其他外表正常的视网膜。

相比未出现视网膜病变的高度近视患者,伴随视网膜病变的高度近视患者的预后更差。在一项对日本人开展的自然病史研究中,对 806 名高度近视患者进行了为期 12.7 年的随访,有 327 人(40.6%)表现出近视性视网膜病变。在具有豹纹状眼底的眼中,仅有 13.4% 在随访期间表现出近视性视网膜病变。具有漆裂纹的眼中有 69.3% 表现出近视性视网膜病变,具有弥漫性萎缩的眼中有 49.2% 表现出近视性视网膜病变,具有片状脉络膜视网膜萎缩的眼中 70.3% 表现出近视性视网膜病变,具有脉络膜新生血管的眼中有 90.1% 表现出近视性视网膜病变。这些研究表明,近视性视网膜病变的发病率和类型在不同眼底损害中有所不同[56]。

3.4　近视与其他年龄相关眼病的关系

3.4.1 年龄相关性黄斑变性(AMD)

最初,仅在几项病例对照研究中涉及了屈光不正与年龄相关性黄斑变性之间的关系[57-59]，随后基于人群研究对该相关性进行了进一步评估。例如，对白种人的鹿特丹研究表明，远视性屈光的增加与年龄性黄斑变性的患病率和发病率相关[60]。澳大利亚的蓝山眼病研究表明，远视与早期年龄相关性黄斑变性呈弱相关[61]。基于亚洲人群开展的新加坡马来眼病研究和北京眼病研究均在横断面调查中发现，远视与年龄相关性黄斑变性显著相关[62-63]。然而，基于人群的纵向调查数据并不支持横断面调查得出的这种相关性。美国比弗丹（Beaver Dam）眼病研究表明，基线屈光度与早期或晚期年龄相关性黄斑变性的发病率均不相关[64,65]。蓝山眼病研究同样发现远视与早期或晚期年龄相关性黄斑变性的发病率无显著相关性[66]。但也有可能是目前基于人群的纵向调查数据不足以评估年龄相关性黄斑变性的发生率。同时，如果用屈光度而不是眼轴长度来评估纵向联系，日益增加的年龄相关性核性白内障所继发的屈光度改变（通过诱导指数近视）也有可能干扰研究结果。不同的研究设计和方法也可以解释对不同种族研究得出的结果不一致的现象。通过检查眼轴长度与年龄相关性黄斑变性之间的关系，可进一步得出远视屈光和年龄相关性黄斑变性之间的相关性及潜在机制。但到目前为止，仅有两项研究评估了眼轴长度与年龄相关性黄斑变性之间的相关性，并且研究结果并不一致。一项基于挪威人的调查未发现眼轴长度与年龄相关性黄斑变性之间存在相关性[67]。而新加坡马来眼病研究发现眼轴长度每降低1mm，早期年龄相关性黄斑变性的风险会增加29%[62]。

3.4.2 糖尿病性视网膜病变(DR)

目前屈光不正与糖尿病视网膜病变之间的相关性尚不明确。在一些基于门诊的研究中发现近视性屈光与较低的糖尿病视网膜病变风险相关[68-69]。然而，这些研究可能存在偏倚，因为近视性糖尿病可能会更多次接受常规眼科检查。迄今为止，仅有三项基于人群的研究评估了二者之间的相关性，但研究结果却不一致。威斯康星糖尿病视网膜病变流行病学调查（WESDR）表明，在单变量分析中近视与糖尿病视网膜病变的发病率并不相关；但在多变量模型中近视却可防止年轻糖尿病患者进展到增殖性糖尿

病视网膜病变[70]。在一项横断面设计的视觉损害项目中，未发现糖尿病视网膜病变与近视之间具有任何显著相关性[71]。在新加坡马来人中发现近视性屈光与低糖尿病视网膜病变相关，特别是威胁视力的糖尿病视网膜病变，但并没有任何证据表明二者之间存在一个阈值[72]。有必要进一步研究这些不一致的结果，以明确近视与糖尿病视网膜病变之间的相关性。

3.4.3 年龄相关性白内障

白内障是世界范围内首位致盲因素。美国比弗丹眼病研究对43~84岁的成年人进行了调查，结果支持横断面研究得出的近视与核性白内障之间存在相关性这一结论（OR，1.67；95% CI，1.23~2.27），但并不支持近视与白内障5年发病率之间存在相关性[73]。澳大利亚蓝山眼病研究表明，49岁以上成人的后囊下白内障与低度近视（OR，2.1；95% CI，1.4~3.5）、中度近视（OR，3.1；95% CI，1.6~5.7）和高度近视（OR，5.5；95% CI，2.8~10.9）相关，而高度近视与三种类型白内障均相关[74]。在巴巴多斯眼病研究中，通过对40~84岁成人（n=2609，随访4年）的多因素校正发现，核性白内障的发病率与近视（<-0.5D）相关（OR，2.8；95% CI，2.0~4.0），但未报道后囊下和皮质性白内障[75]。澳大利亚视觉损害项目（VIPA）对40岁以上成人（n=5147）开展了横断面研究，分析了屈光度与后囊下白内障、皮质性白内障及核性白内障之间的关系，发现仅核性白内障与近视（<-1.0D）相关[76]。一项基于新加坡华人的人群调查显示核性白内障或后囊下白内障与近视相关。该研究还表明，后囊下白内障与前房较深、较薄的晶状体及较长的玻璃体腔相关，其中玻璃体腔长度在很大程度上解释了后囊下白内障与近视之间的相关性[77]（表3.2）。

3.4.4 原发性开角型青光眼(POAG)

青光眼是一组疾病，其常见特征为进行性神经纤维层变薄及神经节细胞丢失。一项基于13个人群研究的系统评价和Meta分析总结了青光眼与近视之间的相关性[79]。我们也在表3.3中进行了汇总。然而，由于这些研究均属于病例对照研究或横断面研究，因此尚不足以明确二者之间是否存在因果关系。

表 3.2　基于人群研究中近视与年龄相关性白内障的相关性

作者(年)	研究设计	病例数	年龄	近视的定义	近视患白内障的 OR(HR)(95%CI)		
					核性	皮质性	PSC
Lim 等(1999)[74]	横断面研究	7308	49+	SE<-1.0D	1.3(1.0,1.6)	1.2(0.8,1.6)	2.5(1.6,4.7)
MeCarty(1999)[78]	横断面研究	5147	40+	SE<-1.0D	2.7(1.9,3.9)	1.8(1.3,2.4)	3.6(2.5,5.2)
wong 等(2001)[73]	人群研究	4470	43~84	SE<-1.0D	1.7(1.3,2.4)	0.9(0.6,1.2)	1.2(0.8,2.0)
Leake 等(2002)[75]	人群研究	2609	40~84	SE<-0.5D	2.8(2.0,4.9)		
Wong 等(2003)[77]	横断面研究	1029	40~79	-3D<SE<-0.5D	2.6(1.5,4.3)	1.1(0.7,1.8)	1.7(0.9,3.3)
Pan 等(2012)[3]	横断面研究	3400	40~84	SE<-0.5D	1.6(1.1,2.2)	1.1(0.8,1.3)	1.7(1.1,2.7)

3.5　近视的环境危险因素

3.5.1　近距离工作

近距离工作指从事近距离视觉活动。数项横断面研究已证明阅读/书写和使用电脑会导致近视[92-94]。例如,在澳大利亚研究中,如果儿童的阅读持续时间超过 30 分钟,则近视风险是阅读持续时间少于 30 分钟儿童的 1.5 倍(OR,1.5;95% CI,1.05~2.1)。而且,如果儿童的阅读距离小于 30cm 则近视的风险是阅读距离大于 30cm 儿童的 2.5 倍(OR,2.5;95% CI,1.7~4.0)[92]。但这项研究认为近距离工作需要的等效球镜度数(SE)并不重要。新加坡近视危险因素队列研究发现,在控制其他因素后,每周阅读两本书以上的儿童发生高度近视(SE<-3.0D)的风险是每周阅读少于两本书的儿童的 3 倍（OR,3.05;95% CI,1.80~5.18)[93]。但该结论尚未经其他研究验证。然而,近距离工作与近视相关性的横断面研究结果仍不一致。其他一些研究表明,近距离工作与近视之间不存在相关性。例如,Lu 及其同事[95]采用多因素校正方法分析了中国西昌 998 名 13~17 岁青少年的数据,发现近视(SE 至少<-0.5D)与每周阅读时间之间的 OR 为 1.27(95%CI,0.75~2.14)。同样,Saw 及其同事对新加坡一所幼儿园的 128 名儿童进行了研究[96],发现校正父母的近视和年龄后,近距离工作与近视之间的 OR 为 1.0(95%CI,0.8~1.3)。纵向的队列研究可分析环境因素暴露时间与后续的疾病风险之间的关系。然而,仅有有限的队列研究支持近距离工作是导致近视的危险因素,在亚洲[97]或非亚洲

儿童[98]中均是如此。基于现有的证据,我们仍然不能得出近距离工作是近视的独立危险因素的结论[99]。最近的动物实验为近距离工作对近视的影响提供了新的认识。Smith 等发现长时间的形觉剥夺可能被短时间的不受限视觉所平衡[100]。Norton 等针对树鼠比较了远视性离焦、最小量离焦和近视性离焦与-5D 透镜产生的近视性效应之间的相关性,发现近视性离焦在树鼠视网膜上的编码不同于远视性离焦。近视性离焦能够在某种程度上中和-5D 透镜所产生的近视效应(远视性离焦)[101]。因此,动物实验表明无论是多次短时间近距离阅读或是少次长时间阅读,均会对近视发展产生重要影响。

Jash Washman 对小鸡开展的研究进一步表明,离焦产生的效应在离焦持续的时间内迅速上升,在去除离焦时下降,其作用与离焦的持续时间和眼部结构密切相关[102]。这一发现对于预防儿童近视具有重要的意义。学龄儿童中发生的近视与阅读过程中眼睛可能产生的远视离焦有关。由于正性透镜和负性透镜在小鸡中所导致的眼部代偿消退时间明显不同,近距离工作总量有可能并不能捕获所有的时间信息来整合离焦信号。由于对学历的要求,我们不可能要求亚洲例如新加坡或中国香港的孩子花更少的时间完成家庭作业,但我们可以鼓励孩子在近距离阅读时进行多次短暂的休息并看远处。

3.5.2　户外时间

已有多个横断面研究报道了户外活动时间与近视之间的相关性。在新加坡的研究中户外活动总时间与较低的近视度数(回归系数 0.17;95% CI,0.10~0.25;

表3.3　近视与开角型青光眼的相关性

作者(年)	研究种族	研究设计	研究人群	定义	结果(比值比/P值)
Daubs 和 Crick (1981)[80]	白人	病例对照研究	一般眼科患者 (n=953)	OAG 为开角型及典型 VEF 的患眼	对比高度近视与远视,OAG 中 OR 为 3.1 (95%CI,1.6~5.8)(依据年龄、IOP、性别、家族史、季节、血压、散光、尿分析及健康调整)
Ponte 等 (1994)[81]	白人	病例对照研究	40 岁及以上者 (n=264)	病例:IOP>24mmHg 或青光眼史或 VF 提示青光眼 对照:IOP<20mmHg, CDR 0~0.2 及粉红视盘	近视(SE 至少−1.5D)患流行性青光眼的 OR 为 5.56(95%CI,1.85,16.67),依据糖尿病、高血压、激素使用、虹膜纹理调整
Mitchell 等 (1999)[82]	白人	横断面研究	49 岁及以上者 (n=3654)	OAG 为杯盘比>0.7 或杯盘侧差>0.3	对于中度至高度近视患者(SE 至少−3.0 D),流行 OAG 中 OR 为 3.3(95%CI,1.7,6.4),而对于低度近视患者(SE,−3.0 D 及>1.0D)其值为 2.3(95%CI,1.3,4.1),依据性别、家族史、糖尿病、高血压、偏头痛、激素使用及假性剥脱调整
Leske 等 (2001)[83]	非洲人后裔	先证者家族的观察研究	230 位先证者及 1056 位亲属(来源于 207 个家系)	OAG 定义包含视野标准,视神经盘标准,眼科标准	屈光不正者(<−0.5D)OAG 的 OR 为 2.82 (95%CI,1.5,5.3)
Wong 等 (2003)[77]	白人	横断面研究	43~86 岁 (n=4670)	POAG 定义为 VFD 伴随青光眼,IOP>22mmHg。CDR 为 0.8 或更高,青光眼治疗史	经年龄和性别校正,近视患者 (SE 至少−1.0D) 流行性 POAG 的 OR 值为 1.6(95%CI,1.1,2.3)
Ramakrishnan 等 (2003)[84]	印度人	横断面研究	40 岁及以上者 (n=5150)	POAG 定义为前房角镜检查为开角,青光眼性视盘改变伴随相应的视野缺损	轻度、中度、重度近视患者 POAG 的 OR 值分别为 2.9(95%CI,1.3,6.9)、2.1 (95%CI,1.0,4.6)、3.9(95%CI,1.6,9.5)
Vijaya 等 (2005)[85]	印度人	横断面研究	40 岁及以上者 (n=3934)	根据 ISGEO 分类来定义青光眼	近视患者 POAG 的 OR 值为 0.68(95% CI,0.40,1.17)。POAG 和近视不相关
Suzuki 等 (2006)[86]	日本人	横断面研究	119 位 POAG 患者及 2755 位正常人	依据视盘外观,视野结果及其他眼部结果诊断青光眼	轻度(SE>−1.0D 且 SE<−3.0D)、中度至重度近视(SE>−3.0D)患者 POAG 的 OR 值分别为 1.85(95%CI,1.03~3.31)、2.60(95%CI,1.56~4.35)
Xu 等(2007)[87]	中国人	横断面研究	40 岁及以上者 (n=5324)	伴随结构性视盘异常的视盘型青光眼,周围青光眼伴随视盘异常及倍频视野缺陷	二项对数回归分析中,青光眼的发病与近视屈光不正显著相关(P<0.001)
Casson 等 (2007)[88]	缅甸人	横断面研究	40 岁及以上者 (n=2076)	如果达到 1~3 类,静态前房角镜检查时可见>90°的后部 TM,并且无继发原因导致的青光眼,则初步诊断为开角型青光眼	单变量分析和多变量分析中,近视患者 POAG 的 OR 值分别为 2.82(95%CI, 1.28,6.25)、2.74(95%CI,1.0,7.48)
Czudowska 等 (2010)[89]	白人	人群研究	55 岁及以上者 (n=3939)	青光眼性视野丢失	多变量分析中,近视患者 POAG 的 RR 值为 1.5(95%CI,1.1,2.0)
Perera 等 (2010)[90]	马来人	横断面研究	40 岁及以上者 (n=3109)	视盘异常,且青光眼性视野丢失	多变量分析中,中度近视(SE<−4.0D)患者 POAG 的 OR 值为 2.8(95%CI,1.1,7.4)
Kuzin 等 (2010)[91]	拉丁美洲人	横断面研究	40 岁及以上者 (n=5927)	视盘异常,且青光眼性视野丢失	多变量分析中,近视 (SE<−1.0D) 患者 POAG 的 OR 值为 1.8(95%CI,1.2,2.8)

CDR,杯盘比;POAG,原发开角型青光眼;AL,眼轴长度;VFD,视野损伤;IOP,眼内压。

P<0.001)及较短的眼轴长度(回归系数20.06;95% CI,20.1~20.03;P<0.001)显著相关。活动总时间也与近视呈显著负相关(P=0.008),但室内体育活动与近视不相关(P=0.16)[103]。在悉尼近视研究中,多因素校正后发现较长户外时间与较高的远视性屈光度相关,尤其从户外活动时间中去除运动时间后这一趋势更加明显(P=0.0001)。相比之下室内活动时间与屈光不正之间不存在显著相关性(P=0.09)[104]。此外,悉尼华人儿童的近视患病率(3.1%)显著低于新加坡华人儿童(29.1%),这可能与悉尼华人儿童较长的户外活动时间相关(13.75对3.05小时/周)[105]。Sherwin等通过系统评价和Meta分析汇总了户外活动时间和儿童近视相关性的观察性研究[106]。他们检索了4个数据库(Medline,Web of Science,Embase和Cochrane)中有关户外活动时间与近视发生发展之间的相关性研究,受试者为儿童或20岁以下的年轻人。Meta分析显示每周额外增加1小时户外活动时间可降低近视患病率(OR,0.98;95%CI,0.97~0.99;P_{OR}<0.001;I^2=44.3%;$P_{heterogeneity}$=0.09)。在亚组分析中,亚洲人种(OR,0.99;95%CI,0.98~1.00;P_{OR}=0.002)相比非亚洲人种(OR,0.97;95%CI,0.94~0.99;P_{OR}=0.003)发现户外时间对近视具有更强的保护效应。该Meta分析的局限性包括纳入分析的研究均为横断面设计且所纳入研究较少。

纵向研究[98,107]已得出运动/户外活动时间与近视发生具有相关性的结论。在一项纳入1038名小学3年级不近视儿童(年龄8~9岁)的纵向队列研究中,Jones等通过为期5年的随访发现每周1小时运动/户外活动可降低近视发生的风险(OR,0.91;95% CI,0.87~0.95)。在CLEERE研究,中近视儿童在发生近视之前每周花在运动/户外活动的时间显著减少,每周减少1.1~1.8小时。最近一项基于9109名基线时为7岁的儿童开展的纵向研究,采用生存分析研究户外时间或户外活动时间是否是近视发展的保护因素,并使用了来自一个出生队列研究的多学科数据集。与归类为户外时间较长的8~9岁儿童相比,户外时间较短的同龄孩子在11~15岁期间发生近视的可能性会增加40%[108]。最近CLEERE研究对835名近视儿童进行了调查,以确定不同活动时间与近视进展率之间的关系。这项研究显示户外运动/活动与近视发生之后的近视进展不相关[109]。随机对照试验可以用

于研究户外时间与近视发生/进展之间是否具有本质上的因果关系。在广州随机对照试验的1年初步结果中(Xiang等,IOVS 2011;52 ARVO E-Abstract 3057),干预组在上学期间每天增加1小时的额外户外时间,干预组儿童比对照组儿童具有较小的近视性屈光度(−0.25D对−0.34D)和较少的眼轴长度进展(0.29mm对0.33mm),支持二者之间可能具有因果关系这一结论。

在我们为期1年的家庭激励试验(FIT)中,285名儿童被随机分配到干预组(n=147)和对照组(n=138)。干预包括系统的周末户外公园活动,并激励儿童增加行走步数,通过计步器来测量儿童每天的行走步数。图3.3显示了家庭激励试验(FIT)中对照组儿童在一周中的各项活动时间。新加坡儿童花在室内活动上的时间要远多于户外活动时间。图3.4显示了通过光度计所测量的不同种类室内和户外活动的平均光照强度。发现不同户外活动的光度计度数差异较大。户外活动(如户外运动、公园漫步或步行上学)的光度计平均度数要明显高于室内活动(如阅读、看电视和室内购物或玩耍)。研究还发现干预组儿童比对照组儿童每周增加了2.5小时的户外时间,但是两组间户外时间差异在试验结束时变小(Saw等,ARVO 2012 E-Abstract 2301)。然而,这些初步结果仍然难以进行调整,因此需要进一步开展更大样本量和更长时间随访的研究。此外,流行病学调查应采用更加系统的光线暴露监测方法,如要求受试者佩戴光度计并记录受试者的日常活动。

紫外线暴露对近视仅有有限的影响。有研究对小鸡开展了一项研究,来明确在较高亮度和紫外线照射下饲养的雏鸡是否具有正视化过程。该研究显示,只要光照度足够强,小鸡视锥细胞网络在紫外线下的空间分辨能力足以检测出光学离焦,并影响正视化反应[110]。最近一项研究拓展了之前的流行病学研究,其结果表明结膜的紫外线自发荧光对近视患病具有保护作用。更直接的紫外线暴露测量可能提供了一种光线暴露总量的替代性测量方法[111]。

对于户外时间与近视发展之间的相关性,目前尚没有完全阐明其准确的生物合理性。户外环境高强度光线可能是户外时间所产生效果的一种媒介。动物实验表明周围高强度光线可影响形觉剥夺性近视的发

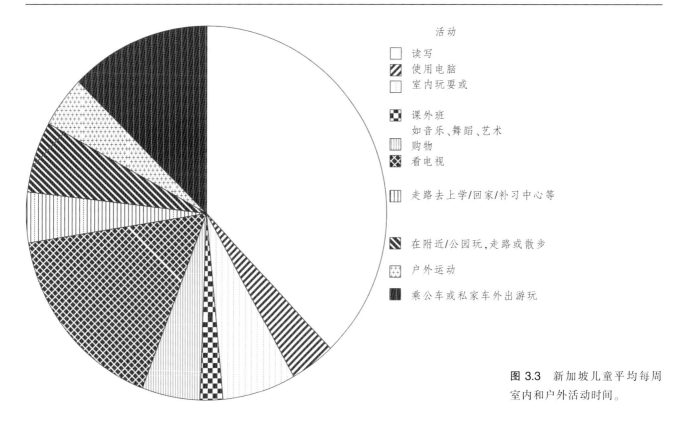

活动
☐ 读写
▨ 使用电脑
▦ 室内玩耍或

▩ 课外班
如音乐、舞蹈、艺术
▥ 购物
▨ 看电视

▥ 走路去上学/回家/补习中心等

▨ 在附近/公园玩，走路或散步

▦ 户外运动

▦ 乘公车或私家车外出游玩

图 3.3　新加坡儿童平均每周室内和户外活动时间。

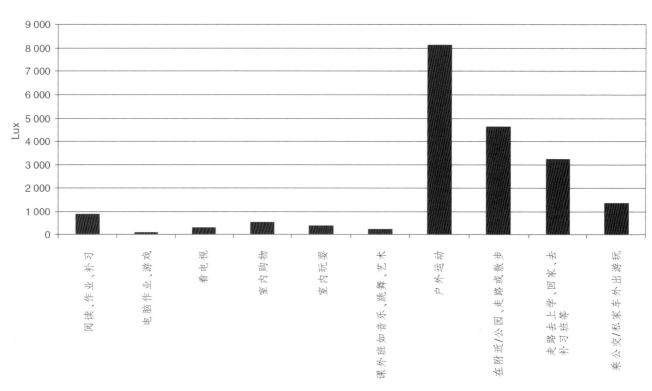

图 3.4　不同活动的平均光照强度。

生速度[112,113]，以及单眼近视性和远视性离焦的代偿速度[114]。在动物模型中与暴露于500lx的小鸡相比，每天暴露于高强度照明(15 000lx)5个小时能够显著延缓对负透镜的补偿。与500lx照明相比，高强度照明还能将形觉剥夺性近视的程度降低约60%。这一保护效应可被每天注射螺环哌啶酮(一种多巴胺受体拮抗剂)消除[112]。此外，比起正常光照水平下饲养的单眼形觉剥夺猴子，高光照条件下饲养的猴子表现出更低程度的近视性屈光参差和实验眼更低的屈光度数[113]。Mehdiza-deh和Nowroozzadeh曾建议去掉白炽灯中较多的较长波长(红色)光，因为其将产生成像于视网膜后的远视性离焦，从而促进更大程度的眼轴延伸，产生更多近视[115]。然而，这一假说仅仅是一个推论，针对3905名波兰学生开展的一项研究并不支持这一假说。该研究未发现使用白炽灯和荧光灯在影响近视方面的差异(P>0.05)[116]。在最近的综述中，Flitcroft应用计算机来模拟屈光状态下人们所看到的图像。他发现户外较室内的成像更加平坦。因此认为环境的三维空间结构可影响整个视网膜的离焦模式，从而使室内和室外环境下近视发生的概率不同[117]。然而，这也是一个未经证实的假说，目前并没有证据表明一个相对一致的屈光性环境能够稳定眼球并阻止近视发展。此外，在户外维生素D可能对近视产生影响，因为户外时间可导致维生素D的差异，而近视者比非近视者血液维生素D水平较低[118]。但是，由于缺乏相关证据，该理论不太可能成立。支持这一理论的唯一证据来自一项病例对照研究，该研究表明维生素D受体的单核苷酸多态性与低中度近视相关。无论如何，未来的研究应明确是否可重复得出该结论，并探索其与近视相关变异的生物学意义[119]。

3.6 悬而未决的问题

目前在近视的流行病学方面仍然存在一些关键问题。首先，阐明已发现的不同人群、不同年代人群之间存在近视患病率差异的原因具有公共卫生意义，尤其是在亚洲地区。近视患病率是否真正能够由近距离工作和户外时间解释？是否存在其他因素，如气候、饮食或其他生活习惯的差异等？其次，虽然长期以来人们担心日益增多且加重的近视会导致盲视人数大量增加，但我们仍不能确定真实情况是否如此。需要进一步研究以准确界定由于近视和眼轴延长而导致眼病变的范围。例如，虽然有充分的证据表明病理性近视与近视性黄斑变性、黄斑孔、视网膜劈裂和视网膜脱落等相关，但是对于影响绝大多数人的低中度近视，我们并不清楚是否也存在这种相关性。最后，基因与环境之间的相互作用对于发生近视以及屈光度和眼轴长度的影响仍不明确。

总结

总之，新的流行病数据可得出如下结论。首先，目前的研究不支持亚洲人更容易发生近视这一观点。其次，亚洲人群中的近视患病率差异很大，这与不同亚洲国家的城市化程度有关。近视患病率在城市化较高的亚洲地区比较高，如新加坡和中国香港地区，但在柬埔寨、尼泊尔和老挝等国家就较低。第三，近视性视网膜病变作为视力下降和致盲的主要原因会对1%~3%的人群造成影响。由于具有视网膜病变的高度近视患者的视力预后较差，从公共卫生健康的角度来看防止近视尤其是高度近视的进展具有重大意义。第四，目前来看户外时间是最重要也是最容易改变的影响近视的因素。因此，增加户外健康活动项目的时间或许可以预防近视的发生。通过干预延缓低度近视的进展避免其发展为高度近视，或许能够防止病理性近视并发症和其他严重疾病。第五，考虑到年轻一代近视和高度近视患病率的快速增长，在未来的几十年中可能会出现病理性近视的暴发流行。随着年轻近视一代年龄的增长，这种情况在亚洲城市中日益突出。然而，成人获得性高度近视也可能并不会像遗传性高度近视那样容易发生近视性视网膜病变。最后，由于不同研究具有不同的分级系统，我们尚不能够很好地了解近视性视网膜病变的模式和分类。应该建立标准化的视网膜病变分级系统，以便于对不同研究的数据进行比较并增进我们对疾病自然病程的了解。

(万文娟 李仕明 译 雷博 校)

参考文献

1. Morgan IG, Ohno-Matsui K, Saw SM. Myopia. Lancet. 2012;379(9827):1739–48.
2. Morgan I, Rose K. How genetic is school myopia? Prog Retin Eye Res. 2005;24(1):1–38.
3. Pan CW, Ramamurthy D, Saw SM. Worldwide prevalence and risk factors for myopia. Ophthalmic Physiol Opt. 2012;32(1):3–16.
4. Resnikoff S, Pascolini D, Mariotti SP, Pokharel GP. Global magnitude of visual impairment caused by uncorrected refractive errors in 2004. Bull World Health Organ. 2008;86(1):63–70.
5. Javitt JC, Chiang YP. The socioeconomic aspects of laser refractive surgery. Arch Ophthalmol. 1994;112(12):1526–30.
6. McCarty CA. Uncorrected refractive error. Br J Ophthalmol. 2006;90(5):521–2.
7. Inhoffen W, Ziemssen F. Morphological features of myopic choroidal neovascularization: differences to neovascular age-related macular degeneration. Ophthalmologe. 2012;109(8):749–57.
8. Takeuchi K, Kachi S, Iwata E, Ishikawa K, Terasaki H. Visual function 5 years or more after macular translocation surgery for myopic choroidal neovascularisation and age-related macular degeneration. Eye (Lond). 2012;26(1):51–60.
9. Coco Martin MB, Arranz De La Fuente I, Gonzalez Garcia MJ, Cuadrado Asensio R, Coco Martin RM. Functional improvement after vision rehabilitation in low monocular vision after myopic macular degeneration and retinal detachment. Arch Soc Esp Oftalmol. 2002;77(2):95–8.
10. Rabb MF, Garoon I, LaFranco FP. Myopic macular degeneration. Int Ophthalmol Clin. 1981 Fall;21(3):51–69.
11. Gilmartin B. Myopia: precedents for research in the twenty-first century. Clin Experiment Ophthalmol. 2004;32(3):305–24.
12. Saw SM. A synopsis of the prevalence rates and environmental risk factors for myopia. Clin Exp Optom. 2003;86(5):289–94.
13. Young TL, Metlapally R, Shay AE. Complex trait genetics of refractive error. Arch Ophthalmol. 2007;125(1):38–48.
14. Wallman J, Winawer J. Homeostasis of eye growth and the question of myopia. Neuron. 2004;43(4):447–68.
15. Wiesel TN, Raviola E. Myopia and eye enlargement after neonatal lid fusion in monkeys. Nature. 1977;266(5597):66–8.
16. Wong TY, Foster PJ, Hee J, Ng TP, Tielsch JM, Chew SJ, et al. Prevalence and risk factors for refractive errors in adult Chinese in Singapore. Invest Ophthalmol Vis Sci. 2000;41(9):2486–94.
17. Van Newkirk MR. The Hong Kong vision study: a pilot assessment of visual impairment in adults. Trans Am Ophthalmol Soc. 1997;95:715–49.
18. Liang YB, Wong TY, Sun LP, Tao QS, Wang JJ, Yang XH, et al. Refractive errors in a rural Chinese adult population the Handan eye study. Ophthalmology. 2009;116(11):2119–27.
19. Xu L, Li J, Cui T, Hu A, Fan G, Zhang R, et al. Refractive error in urban and rural adult Chinese in Beijing. Ophthalmology. 2005;112(10):1676–83.
20. He M, Zeng J, Liu Y, Xu J, Pokharel GP, Ellwein LB. Refractive error and visual impairment in urban children in Southern China. Invest Ophthalmol Vis Sci. 2004;45(3):793–9.
21. Saw SM, Carkeet A, Chia KS, Stone RA, Tan DT. Component dependent risk factors for ocular parameters in Singapore Chinese children. Ophthalmology. 2002;109(11):2065–71.
22. Dirani M, Chan YH, Gazzard G, Hornbeak DM, Leo SW, Selvaraj P, et al. Prevalence of refractive error in Singaporean Chinese children: the strabismus, amblyopia, and refractive error in young Singaporean Children (STARS) study. Invest Ophthalmol Vis Sci. 2010;51(3):1348–55.
23. Zhao J, Pan X, Sui R, Munoz SR, Sperduto RD, Ellwein LB. Refractive error study in children: results from Shunyi District, China. Am J Ophthalmol. 2000;129(4):427–35.
24. Pi LH, Chen L, Liu Q, Ke N, Fang J, Zhang S, et al. Prevalence of eye diseases and causes of visual impairment in school-aged children in Western China. J Epidemiol. 2012;22(1):37–44.
25. Sawada A, Tomidokoro A, Araie M, Iwase A, Yamamoto T. Refractive errors in an elderly Japanese population: the Tajimi study. Ophthalmology. 2008;115(2):363–70.e3.
26. Jung SK, Lee JH, Kakizaki H, Jee D. Prevalence of myopia and its association with body stature and educational level in 19-year-old male conscripts in Seoul, South Korea. Invest Ophthalmol Vis Sci. 2012;53(9):5579–83.
27. Wu HM, Seet B, Yap EP, Saw SM, Lim TH, Chia KS. Does education explain ethnic differences in myopia prevalence? A population-based study of young adult males in Singapore. Optom Vis Sci. 2001;78(4):234–9.
28. Gao Z, Meng N, Muecke J, Chan WO, Piseth H, Kong A, et al. Refractive error in school children in an urban and rural setting in Cambodia. Ophthalmic Epidemiol. 2012;19(1):16–22.
29. Casson RJ, Kahawita S, Kong A, Muecke J, Sisaleumsak S, Visonnavong V. Exceptionally low prevalence of refractive error and visual impairment in schoolchildren from Lao People's Democratic Republic. Ophthalmology. 2012;119(10):2021–7.
30. Pokharel GP, Negrel AD, Munoz SR, Ellwein LB. Refractive error study in children: results from Mechi Zone, Nepal. Am J Ophthalmol. 2000;129(4):436–44.
31. Krishnaiah S, Srinivas M, Khanna RC, Rao GN. Prevalence and risk factors for refractive errors in the South Indian adult population: the Andhra Pradesh eye disease study. Clin Ophthalmol. 2009;3:17–27.
32. Raju P, Ramesh SV, Arvind H, George R, Baskaran M, Paul PG, et al. Prevalence of refractive errors in a rural South Indian population. Invest Ophthalmol Vis Sci. 2004;45(12):4268–72.
33. Pan CW, Wong TY, Lavanya R, Wu RY, Zheng YF, Lin XY, et al. Prevalence and risk factors for refractive errors in Indians: the Singapore Indian eye study (SINDI). Invest Ophthalmol Vis Sci. 2011;52(6):3166–73.
34. Pan CW, Zheng YF, Wong TY, Lavanya R, Wu RY, Gazzard G, et al. Variation in prevalence of myopia between generations of migrant Indians living in Singapore. Am J Ophthalmol. 2012;154(2):376–381.e1.
35. Vitale S, Ellwein L, Cotch MF, Ferris 3rd FL, Sperduto R. Prevalence of refractive error in the United States, 1999–2004. Arch Ophthalmol. 2008;126(8):1111–9.
36. Vitale S, Sperduto RD, Ferris 3rd FL. Increased prevalence of myopia in the United States between 1971–1972 and 1999–2004. Arch Ophthalmol. 2009;127(12):1632–9.
37. Saw SM, Chan YH, Wong WL, Shankar A, Sandar M, Aung T, et al. Prevalence and risk factors for refractive errors in the Singapore Malay Eye Survey. Ophthalmology. 2008;115(10):1713–9.
38. Katz J, Tielsch JM, Sommer A. Prevalence and risk factors for refractive errors in an adult inner city population. Invest Ophthalmol Vis Sci. 1997;38(2):334–40.
39. Attebo K, Ivers RQ, Mitchell P. Refractive errors in an older population: the Blue Mountains eye study. Ophthalmology. 1999;106(6):1066–72.
40. Tarczy-Hornoch K, Ying-Lai M, Varma R. Myopic refractive error in adult Latinos: the Los Angeles Latino eye study. Invest Ophthalmol Vis Sci. 2006;47(5):1845–52.
41. Pan CW, Cheung CY, Aung T, Cheung CM, Zheng YF, Wu RY, et al. Differential associations of myopia with major age-related eye diseases: the Singapore Indian Eye Study. Ophthalmology. 2013;120(2):284–91.
42. Saw SM, Gazzard G, Shih-Yen EC, Chua WH. Myopia and associated pathological complications. Ophthalmic Physiol Opt. 2005;25(5):381–91.
43. Iwase A, Araie M, Tomidokoro A, Yamamoto T, Shimizu H, Kitazawa Y. Prevalence and causes of low vision and blindness in a Japanese adult population: the Tajimi Study. Ophthalmology. 2006;113(8):1354–62.

44. Xu L, Wang Y, Li Y, Cui T, Li J, Jonas JB. Causes of blindness and visual impairment in urban and rural areas in Beijing: the Beijing eye study. Ophthalmology. 2006;113(7):11341.e1–11.

45. Hsu WM, Cheng CY, Liu JH, Tsai SY, Chou P. Prevalence and causes of visual impairment in an elderly Chinese population in Taiwan: the Shihpai eye study. Ophthalmology. 2004;111(1):62–9.

46. Klaver CC, Wolfs RC, Vingerling JR, Hofman A, de Jong PT. Age-specific prevalence and causes of blindness and visual impairment in an older population: the Rotterdam Study. Arch Ophthalmol. 1998;116(5):653–8.

47. Foong AW, Saw SM, Loo JL, Shen S, Loon SC, Rosman M, et al. Rationale and methodology for a population-based study of eye diseases in Malay people: the Singapore Malay Eye Study (SiMES). Ophthalmic Epidemiol. 2007;14(1):25–35.

48. Lavanya R, Jeganathan VS, Zheng Y, Raju P, Cheung N, Tai ES, et al. Methodology of the Singapore Indian Chinese Cohort (SICC) eye study: quantifying ethnic variations in the epidemiology of eye diseases in Asians. Ophthalmic Epidemiol. 2009;16(6):325–36.

49. Steidl SM, Pruett RC. Macular complications associated with posterior staphyloma. Am J Ophthalmol. 1997;123(2):181–7.

50. Green JS, Bear JC, Johnson GJ. The burden of genetically determined eye disease. Br J Ophthalmol. 1986;70(9):696–9.

51. Vongphanit J, Mitchell P, Wang JJ. Prevalence and progression of myopic retinopathy in an older population. Ophthalmology. 2002;109(4):704–11.

52. Liu HH, Xu L, Wang YX, Wang S, You QS, Jonas JB. Prevalence and progression of myopic retinopathy in Chinese adults: the Beijing eye study. Ophthalmology. 2010;117(9):1763–8.

53. Gao LQ, Liu W, Liang YB, Zhang F, Wang JJ, Peng Y, et al. Prevalence and characteristics of myopic retinopathy in a rural Chinese adult population: the Handan eye study. Arch Ophthalmol. 2011;129(9):1199–204.

54. Asakuma T, Yasuda M, Ninomiya T, Noda Y, Arakawa S, Hashimoto S, et al. Prevalence and risk factors for myopic retinopathy in a Japanese population: the Hisayama Study. Ophthalmology. 2012;119(9):1760–5.

55. Chen SJ, Cheng CY, Li AF, Peng KL, Chou P, Chiou SH, et al. Prevalence and associated risk factors of myopic maculopathy in elderly Chinese: the Shihpai Eye Study. Invest Ophthalmol Vis Sci. 2012;53(8):4868–73.

56. Hayashi K, Ohno-Matsui K, Shimada N, Moriyama M, Kojima A, Hayashi W, et al. Long-term pattern of progression of myopic maculopathy: a natural history study. Ophthalmology. 2010;117(8):1595–611, 611.e1–4.

57. The Eye Disease Case-control Study Group. Risk factors for neovascular age-related macular degeneration. Arch Ophthalmol. 1992;110(12):1701–8.

58. Age-Related Eye Disease Study Group. Risk factors associated with age-related macular degeneration. A case–control study in the age-related eye disease study: age-related eye disease study report number 3. Ophthalmology. 2000;107(12):2224–32.

59. Chaine G, Hullo A, Sahel J, Soubrane G, Espinasse-Berrod MA, Schutz D, et al. Case-control study of the risk factors for age related macular degeneration. France-DMLA Study Group. Br J Ophthalmol. 1998;82(9):996–1002.

60. Ikram MK, van Leeuwen R, Vingerling JR, Hofman A, de Jong PT. Relationship between refraction and prevalent as well as incident age-related maculopathy: the Rotterdam Study. Invest Ophthalmol Vis Sci. 2003;44(9):3778–82.

61. Wang JJ, Mitchell P, Smith W. Refractive error and age-related maculopathy: the Blue Mountains eye study. Invest Ophthalmol Vis Sci. 1998;39(11):2167–71.

62. Lavanya R, Kawasaki R, Tay WT, Cheung GC, Mitchell P, Saw SM, et al. Hyperopic refractive error and shorter axial length are associated with age-related macular degeneration: the Singapore Malay eye study. Invest Ophthalmol Vis Sci. 2010;51(12):6247–52.

63. Xu L, Li Y, Zheng Y, Jonas JB. Associated factors for age related maculopathy in the adult population in China: the Beijing eye study. Br J Ophthalmol. 2006;90(9):1087–90.

64. Klein R, Klein BE, Jensen SC, Cruickshanks KJ. The relationship of ocular factors to the incidence and progression of age-related maculopathy. Arch Ophthalmol. 1998;116(4):506–13.

65. Wong TY, Klein R, Klein BE, Tomany SC. Refractive errors and 10-year incidence of age-related maculopathy. Invest Ophthalmol Vis Sci. 2002;43(9):2869–73.

66. Wang JJ, Jakobsen KB, Smith W, Mitchell P. Refractive status and the 5-year incidence of age-related maculopathy: the Blue Mountains eye study. Clin Experiment Ophthalmol. 2004;32(3):255–8.

67. Ulvik SO, Seland JH, Wentzel-Larsen T. Refraction, axial length and age-related maculopathy. Acta Ophthalmol Scand. 2005;83(4):419–23.

68. Hovener GT. The influence of refraction on diabetic retinopathy (author's transl). Klin Monbl Augenheilkd. 1975;167(5):733–6.

69. Grange JD, Leynaud JL. Diabetic retinopathy and severe myopia. Bull Soc Ophtalmol Fr. 1984;84(2):205–8, 11.

70. Moss SE, Klein R, Klein BE. Ocular factors in the incidence and progression of diabetic retinopathy. Ophthalmology. 1994;101(1):77–83.

71. McKay R, McCarty CA, Taylor HR. Diabetic retinopathy in Victoria, Australia: the visual impairment project. Br J Ophthalmol. 2000;84(8):865–70.

72. Lim LS, Lamoureux E, Saw SM, Tay WT, Mitchell P, Wong TY. Are myopic eyes less likely to have diabetic retinopathy? Ophthalmology. 2010;117(3):524–30.

73. Wong TY, Klein BE, Klein R, Tomany SC, Lee KE. Refractive errors and incident cataracts: the Beaver Dam eye study. Invest Ophthalmol Vis Sci. 2001;42(7):1449–54.

74. Lim R, Mitchell P, Cumming RG. Refractive associations with cataract: the Blue Mountains eye study. Invest Ophthalmol Vis Sci. 1999;40(12):3021–6.

75. Leske MC, Wu SY, Nemesure B, Hennis A. Risk factors for incident nuclear opacities. Ophthalmology. 2002;109(7):1303–8.

76. Mukesh BN, Le A, Dimitrov PN, Ahmed S, Taylor HR, McCarty CA. Development of cataract and associated risk factors: the visual impairment project. Arch Ophthalmol. 2006;124(1):79–85.

77. Wong TY, Foster PJ, Johnson GJ, Seah SK. Refractive errors, axial ocular dimensions, and age-related cataracts: the Tanjong Pagar survey. Invest Ophthalmol Vis Sci. 2003;44(4):1479–85.

78. McCarty CA, Mukesh BN, Fu CL, Taylor HR. The epidemiology of cataract in Australia. Am J Ophthalmol. 1999;128(4):446–65.

79. Marcus MW, de Vries MM, Junoy Montolio FG, Jansonius NM. Myopia as a risk factor for open-angle glaucoma: a systematic review and meta-analysis. Ophthalmology. 2011;118(10):1989–94 e2.

80. Daubs JG, Crick RP. Effect of refractive error on the risk of ocular hypertension and open angle glaucoma. Trans Ophthalmol Soc U K. 1981;101(1):121–6.

81. Ponte F, Giuffre G, Giammanco R, Dardanoni G. Risk factors of ocular hypertension and glaucoma. The Casteldaccia Eye Study. Doc Ophthalmol. 1994;85(3):203–10.

82. Mitchell P, Hourihan F, Sandbach J, Wang JJ. The relationship between glaucoma and myopia: the Blue Mountains Eye Study. Ophthalmology. 1999;106(10):2010–5.

83. Leske MC, Nemesure B, He Q, Wu SY, Fielding Hejtmancik J, Hennis A. Patterns of open-angle glaucoma in the Barbados Family Study. Ophthalmology. 2001;108(6):1015–22.

84. Ramakrishnan R, Nirmalan PK, Krishnadas R, Thulasiraj RD, Tielsch JM, Katz J, et al. Glaucoma in a rural population of southern India: the Aravind comprehensive eye survey. Ophthalmology. 2003;110(8):1484–90.

85. Vijaya L, George R, Paul PG, Baskaran M, Arvind H, Raju P, et al. Prevalence of open-angle glaucoma in a rural south Indian population. Invest Ophthalmol Vis Sci. 2005;46(12):4461–7.

86. Suzuki Y, Iwase A, Araie M, Yamamoto T, Abe H, Shirato S, et al.

Risk factors for open-angle glaucoma in a Japanese population: the Tajimi Study. Ophthalmology. 2006;113(9):1613–7.

87. Xu L, Wang Y, Wang S, Jonas JB. High myopia and glaucoma susceptibility the Beijing Eye Study. Ophthalmology. 2007;114(2): 216–20.

88. Casson RJ, Gupta A, Newland HS, McGovern S, Muecke J, Selva D, et al. Risk factors for primary open-angle glaucoma in a Burmese population: the Meiktila Eye Study. Clin Experiment Ophthalmol. 2007;35(8):739–44.

89. Czudowska MA, Ramdas WD, Wolfs RC, Hofman A, De Jong PT, Vingerling JR, et al. Incidence of glaucomatous visual field loss: a ten-year follow-up from the Rotterdam Study. Ophthalmology. 2010;117(9):1705–12.

90. Perera SA, Wong TY, Tay WT, Foster PJ, Saw SM, Aung T. Refractive error, axial dimensions, and primary open-angle glaucoma: the Singapore Malay Eye Study. Arch Ophthalmol. 2010;128(7):900–5.

91. Kuzin AA, Varma R, Reddy HS, Torres M, Azen SP. Ocular biometry and open-angle glaucoma: the Los Angeles Latino Eye Study. Ophthalmology. 2010;117(9):1713–9.

92. Ip JM, Saw SM, Rose KA, Morgan IG, Kifley A, Wang JJ, et al. Role of near work in myopia: findings in a sample of Australian school children. Invest Ophthalmol Vis Sci. 2008;49(7):2903–10.

93. Saw SM, Chua WH, Hong CY, Wu HM, Chan WY, Chia KS, et al. Near work in early-onset myopia. Invest Ophthalmol Vis Sci. 2002;43(2):332–9.

94. Mutti DO, Mitchell GL, Moeschberger ML, Jones LA, Zadnik K. Parental myopia, near work, school achievement, and children's refractive error. Invest Ophthalmol Vis Sci. 2002;43(12): 3633–40.

95. Lu B, Congdon N, Liu X, Choi K, Lam DS, Zhang M, et al. Associations between near work, outdoor activity, and myopia among adolescent students in rural China: the Xichang pediatric refractive error study report no. 2. Arch Ophthalmol. 2009;127(6): 769–75.

96. Saw SM, Chan B, Seenyen L, Yap M, Tan D, Chew SJ. Myopia in Singapore kindergarten children. Optometry. 2001;72(5):286–91.

97. Saw SM, Shankar A, Tan SB, Taylor H, Tan DT, Stone RA, et al. A cohort study of incident myopia in Singaporean children. Invest Ophthalmol Vis Sci. 2006;47(5):1839–44.

98. Jones LA, Sinnott LT, Mutti DO, Mitchell GL, Moeschberger ML, Zadnik K. Parental history of myopia, sports and outdoor activities, and future myopia. Invest Ophthalmol Vis Sci. 2007;48(8): 3524–32.

99. Mutti DO, Zadnik K. Has near work's star fallen? Optom Vis Sci. 2009;86(2):76–8.

100. Smith 3rd EL, Hung LF, Kee CS, Qiao Y. Effects of brief periods of unrestricted vision on the development of form-deprivation myopia in monkeys. Invest Ophthalmol Vis Sci. 2002;43(2):291–9.

101. Norton TT, Siegwart Jr JT, Amedo AO. Effectiveness of hyperopic defocus, minimal defocus, or myopic defocus in competition with a myopiagenic stimulus in tree shrew eyes. Invest Ophthalmol Vis Sci. 2006;47(11):4687–99.

102. Zhu X, Wallman J. Temporal properties of compensation for positive and negative spectacle lenses in chicks. Invest Ophthalmol Vis Sci. 2009;50(1):37–46.

103. Dirani M, Tong L, Gazzard G, Zhang X, Chia A, Young TL, et al. Outdoor activity and myopia in Singapore teenage children. Br J Ophthalmol. 2009;93(8):997–1000.

104. Rose KA, Morgan IG, Ip J, Kifley A, Huynh S, Smith W, et al. Outdoor activity reduces the prevalence of myopia in children. Ophthalmology. 2008;115(8):1279–85.

105. Rose KA, Morgan IG, Smith W, Burlutsky G, Mitchell P, Saw SM. Myopia, lifestyle, and schooling in students of Chinese ethnicity in Singapore and Sydney. Arch Ophthalmol. 2008;126(4):527–30.

106. Sherwin JC, Reacher MH, Keogh RH, Khawaja AP, Mackey DA, Foster PJ. The association between time spent outdoors and myopia in children and adolescents: a systematic review and meta-analysis. Ophthalmology. 2012;119(10):2141–51.

107. Jones-Jordan LA, Mitchell GL, Cotter SA, Kleinstein RN, Manny RE, Mutti DO, et al. Visual activity before and after the onset of juvenile myopia. Invest Ophthalmol Vis Sci. 2011;52(3):1841–50.

108. Guggenheim JA, Northstone K, McMahon G, Ness AR, Deere K, Mattocks C, et al. Time outdoors and physical activity as predictors of incident myopia in childhood: a prospective cohort study. Invest Ophthalmol Vis Sci. 2012;53(6):2856–65.

109. Jones-Jordan LA, Sinnott LT, Cotter SA, Kleinstein RN, Manny RE, Mutti DO, et al. Time outdoors, visual activity, and myopia progression in juvenile-onset myopes. Invest Ophthalmol Vis Sci. 2012;53(11):7169–75.

110. Hammond DS, Wildsoet CF. Compensation to positive as well as negative lenses can occur in chicks reared in bright UV lighting. Vision Res. 2012;67:44–50.

111. Sherwin JC, Hewitt AW, Coroneo MT, Kearns LS, Griffiths LR, Mackey DA. The association between time spent outdoors and myopia using a novel biomarker of outdoor light exposure. Invest Ophthalmol Vis Sci. 2012;53(8):4363–70.

112. Ashby R, Ohlendorf A, Schaeffel F. The effect of ambient illuminance on the development of deprivation myopia in chicks. Invest Ophthalmol Vis Sci. 2009;50(11):5348–54.

113. Smith 3rd EL, Hung LF, Huang J. Protective effects of high ambient lighting on the development of form-deprivation myopia in rhesus monkeys. Invest Ophthalmol Vis Sci. 2012;53(1):421–8.

114. Ashby RS, Schaeffel F. The effect of bright light on lens compensation in chicks. Invest Ophthalmol Vis Sci. 2010;51(10):5247–53.

115. Mehdizadeh M, Nowroozzadeh MH. Outdoor activity and myopia. Ophthalmology. 2009;116(6):1229–30; author reply 30.

116. Damian C, Artur M, Maciej C, Ewelina L. Myopia and night lighting. Investigations on children with negative family history. Klin Oczna. 2012;114(1):22–5.

117. Flitcroft DI. The complex interactions of retinal, optical and environmental factors in myopia aetiology. Prog Retin Eye Res. 2012;31(6):622–60.

118. Mutti DO, Marks AR. Blood levels of vitamin D in teens and young adults with myopia. Optom Vis Sci. 2011;88(3):377–82.

119. Mutti DO, Cooper ME, Dragan E, Jones-Jordan LA, Bailey MD, Marazita ML, et al. Vitamin D receptor (VDR) and group-specific component (GC, vitamin D-binding protein) polymorphisms in myopia. Invest Ophthalmol Vis Sci. 2011;52(6):3818–24.

第 4 章

实验性近视动物模型：局限性及与人类近视研究的协同性

Ian G. Morgan, Kathryn A. Rose, Regan S. Ashby

虽然长久以来人们一直对近视有极大的兴趣[1]，但直到最近才有研究人员基于动物模型对实验性近视进行了研究。随着早期两篇动物实验[2,3]论文的发表，该领域才真正发展起来。第一篇论文涉及灵长类动物的诱导性近视，由 Wiesel 和 Raviola 发表于 1977 年[4]。这属于视觉通路研究的一个分支领域，Hubel 和 Wiesel 后来由此获得了诺贝尔奖。紧随其后的另一篇论文是小鸡的实验性近视，由 Wallman 及其同事进行[5]。此后，实验性近视的研究对象逐渐扩展至其他物种，包括小鼠[6,7]和豚鼠[8,9]等常用实验动物，以及树鼩[10]等其他物种。

虽然实验性近视本身就是一个有趣的生物学问题[11]，但我们主要是通过研究实验性近视来了解人类近视。因此，理想的动物模型应该能够在决定眼屈光因素变化的过程中再现人类近视的特征，并且诱导实验性近视方法应模拟在人类近视中起重要作用的因素——即使这些研究模型并不理想，其研究结果也仍有可取之处。

4.1 儿童屈光发育和偶然近视

基于上述标准，有必要对儿童的屈光发育进行概述。婴儿的等效球镜屈光度（SER）在出生后呈正态（高斯）分布并且平均屈光度处于远视水平[12]。出生后第 1 年或第 2 年屈光状态快速变化导致 SER 分布变窄（通常描述为峰态分布），这可能由近视或者高度远视屈光不正度数下降导致[13-15]。这些变化包括角膜屈光力（CR）下降、晶状体屈光力下降和眼球轴（AL）延长。虽

然平均 SER 朝着正视方向发展，但在发育期结束时平均 SER 仍明显为远视。此后在 5~6 岁时角膜开始稳定，在所有研究目标儿童中均观察到这些典型的 SER 分布特征（平均 SER 远视和狭窄分布），甚至在后来发展成高度近视的儿童中也观察到这个特征[16]。到 5~6 岁时，AL/CR 比值也呈狭窄分布，表明该年龄段发生的变化在很大程度上涉及眼轴长度与角膜屈光力的变化，但 AL 和 CR 的基本分布仍然呈正态分布[17]。一般而言该年龄段的近视患病率较低。

在角膜稳定后，眼轴延长仍可持续长达 20 年，延长的速率似乎受到儿童生长的环境影响[18,19]。目前，在全球范围内观察到的近视患病率方面的显著差异似乎在该发育期产生[16]。直到 10~12 岁时，晶状体厚度和屈光力迅速降低[18,20]，将眼轴延长相关性近视的患病率降至最低。10~12 岁之后晶状体屈光力丧失的速率降低，并且晶状体开始变厚。Mutti 及其同事[21]报道，在即将发生近视时晶状体屈光力下降突然停止，但这一现象并未在所有研究中获得证实[22]。之后，随着晶状体屈光力下降速率减缓，眼轴延长几乎完全成为近视的原因。

需要注意的是，广泛族群中观察到的大部分近视情况发生于 5~6 岁之后[16]。在欧洲裔儿童中，5~6 岁之前的近视患病率一般低于 1%[23]。在美国的非洲裔和西班牙裔儿童中[23,24]，该年龄段之前的近视患病率更高（5%~10%）。新生儿的近视患病率较高但会随发育而降低。而该年龄段的新加坡华裔儿童中近视患病率特别高，据报道可高达 20%[25]。目前，尚不清楚这些差异

是否真正代表种族差异,是否为区域特异性,或是否由深色虹膜儿童中睫状肌麻痹剂问题导致。但应指出的是,在更多使用睫状肌麻痹剂的华裔儿童中很少检测到近视[26]。

尽管我们广泛采用"正视化"这一术语[27],但事实上人类近视的一个重要特征是屈光发育的终点并不是正视[16]。更准确地说,"正常"屈光状态是指轻度远视(+0.5~+2.00 D),因此大部分人在大约 40 岁以前可通过调节来达到正常视力[28]。在近视患病率低的人群中,如果使用睫状肌麻痹剂,这种屈光状态至少会持续至成年阶段的初期[29,30]。相比之下,在之后出现近视的人群中屈光分布向近视方向漂移,但却很少落入正视的范围。原因在于一些儿童出现正视,而其他儿童却从正视发展成近视[16]。

因此,在人类屈光发育过程中需要考虑数个不同的发育阶段,这些阶段根据屈光变化和屈光生物测量学组分变化来界定。屈光发育至少可分为 4 个阶段(图 4.1)。目前,研究人员尚未严格界定这些阶段之间的界限,但已为实验性近视研究提供了重要的参考。

4.2 实验性近视

4.2.1 实验性近视的基本模式

有学者广泛回顾了实验性近视研究的基本方法和研究结果[11]。Wiesel 和 Raviola[4]对眼睑缝合的猴子进行了一项开创性研究,该研究模拟小儿上睑下垂相关近视的情况[31]。而 Wallman 及其同事给小鸡佩戴半透明散射镜诱导近视[5]。大约 10 年后,研究人员引入了另一种实验性近视诱导技术,即把负透镜装在眼睛上,然后观察眼睛生长的代偿性变化[32]。

这些研究促使两种诱导实验性近视的模型得到广泛应用。

4.2.1.1 形觉剥夺性近视(FDM)或剥夺性近视(DM)

该模式将半透明扩散镜佩戴于实验动物的眼睛上,可使较多光线通过,光线强度一般降低不到 1 个对数单位。然而,这些扩散镜可明显降低空间对比,并且在动物移动时空间对比降低会自动转化成时间对比降低。这种方法可迅速导致近视发生。例如,在小鸡中

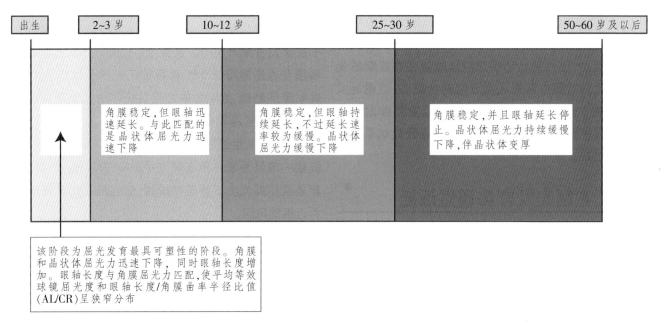

图 4.1 人类屈光发育可分为 4 个阶段。高度可塑阶段持续 2~3 年,角膜逐渐稳定。眼轴延长可持续至少 20 年,在其中某些时间段内晶状体屈光力丧失往往可最大化降低眼轴延长相关近视屈光漂移。在 10~12 岁时,晶状体屈光力丧失的速率降低,并且随后数十年均维持缓慢的速率。这导致儿童在成年后出现远视变化,不包括在老年阶段因白内障相关晶状体屈光力明显增加而导致的明显近视漂移。

20 D 的近视可在两周之内发生，但在其他动物中所需时间稍长。在人类该模式的近视发生主要因为眼轴延长，特别是玻璃体腔的延长。

4.2.1.2 透镜诱导性近视(LIM)

屈光发育的眼睛佩戴负透镜后眼睛会迅速出现代偿性生长加速，这种现象可持续直至施加的离焦被中和[32,33]。因此，在佩戴透镜时实验眼向正视眼发展，而在拿掉透镜后实验眼可出现与所佩戴透镜的屈光力相对应的屈光不正。该情况主要通过调节玻璃体深度发生。在 LIM 中发生的离焦代偿似乎很精确。

4.2.1.3 FDM 和 LIM 有什么不同？

这两种模式存在着几方面的差异。由于不受眼轴延长影响，佩戴扩散镜的眼睛无法克服空间和时间对比降低的问题。因此，持续生长并不会导致生长刺激水平降低，并且眼睛会随身体生长持续生长直至生长过程终止。调节对于 FDM 的发生似乎并没有多大作用[34,35]。因此，这是一个开环系统且未得到限制生长的反馈。

相比之下，在 LIM 中眼睛所佩戴透镜的屈光力一般在眼睛调节能力范围之内。因此，可以预见至少在某段时间内，动物可通过调节来中和所施加的离焦，从而形成聚焦图像。由于调节能力受损的眼睛会发生透镜诱导性近视，因此调节反应似乎并不是一项关键因素[36,37]。因此，一般认为生长反应受离焦程度或迹象的刺激，视网膜在某种程度上可检测到离焦迹象，但目前相应的机制尚不清楚。由眼轴延长来代偿远视离焦，随着眼球的生长对刺激生长的反应就会持续降低，当生长已代偿所施加的屈光不正时该生长过程就会终止。换句话说，这是一个闭环系统。

尽管这些动物模型在视觉输入和反馈水平上具有不同的特性，但 FDM 和 LIM 在细胞和分子水平的反应非常相似[38,39]，表明这两个系统共享多个导致眼轴延长和近视的通路。但目前仍存在争议，虽然这两个模型有许多相似之处，但并不意味着它们完全相同。

4.2.1.4 实验性近视的恢复(REC)

在引入 FDM 模式后，研究人员发现如果去掉扩散

镜年幼动物的眼睛就会做出反应，减缓眼轴延长的速率[40]。因此，在眼前段持续发育的情况下，屈光状态可恢复至正视或至少向正视发展。该过程似乎由离焦而非近视眼的不同形状驱动，因为光学纠正近视离焦可防止眼球生长的变化[41,42]。因此，与最初用于诱导近视的 FDM 模型不同，这也属于一个闭环模型。

4.2.1.5 透镜诱导性远视(LIH)

采用诱发 LIM 相同的实验设置，对正透镜的效应进行了研究[32,33]。正透镜可对眼睛施加近视离焦，这种近视离焦无法通过调节加以纠正，在这种情况下，眼轴延长的速率会变缓。由于眼前段不断发育，相关的角膜和晶状体屈光力下降会导致远视屈光漂移。如同 LIM 一样，这属于一个闭环模式，且对所施加透镜的代偿相当精确。

4.2.1.6 REC 和 LIH 模型有哪些相似性？

这两个模型可用于研究导致眼生长速率降低的过程。一般认为这两个模式主要涉及眼轴延长速率降低或停止。但近期的有力证据表明，一部分眼睛通过主动重构巩膜可使眼轴实际变得更短[43]。这些模型涉及减少眼轴延长。REC 模式用于研究眼生长速率过快的眼睛和视网膜，它们在视网膜和巩膜水平与正常眼睛的状态不同。相比之下 LIH 模型中的眼睛和视网膜实际上处于可控制状态。目前很少有研究人员基于细胞和分子水平对这些模型进行研究，但有一些证据表明这些模式可能彼此不同。

4.2.2 什么是人类近视相关刺激的最佳模式？

遗憾的是，"很可能没有"最佳模式。除了发生率非常低的先天性视力模糊相关近视外(如上睑下垂、先天性白内障或角膜瘢痕相关近视)，儿童在成长过程中眼睛并不会覆盖类似于半透明塑料眼罩的物质，因此 FDM 模型并不属于人类近视的良好模型。相比之下，一般认为 LIM 可提供更佳的模型，因为眼睛佩戴负透镜产生的强制性远视离焦可被视为类似于长时间近距离用眼对儿童眼睛施加的影响。但随着越来越多的定量研究的开展，支持近距离工作与近视相关的证据已变得越来越弱[44]。

最初认为大量近距离用眼相关的调节可能是导致

近视的重要因素。但动物研究显示在没有调节能力[34]或调节能力受实验性干扰[36]的物种中可诱导实验性近视,且阿托品可在调节能力不受阻断的物种(小鸡)中阻断眼睛生长[35]。综合来看,大量证据表明主动调节并不是近视发生的关键因素。

与这些研究结果一致,虽然有证据表明学校教育与近视存在相关性[45],但试图通过精确测量近距离用眼时间来量化这种相关性的研究并未得出确切结果。一些研究表明近距离用眼在近视发生中所起的作用可能很小[44]。此后,研究重点转变为:近距离工作期间的调节滞后而非调节本身才是导致近视的重要因素。然而,虽然近视儿童的调节不如正视屈光儿童那么准确[46],但对这种差异究竟是在近视发生之前还是之后出现的相关研究仍未得出一致结论[47-50]。总体而言,目前尚不清楚 LIM 机制是否真正与人类近视机制相似。最近,研究侧重于视网膜远视和近视离焦之间在空间和时间方面的相互作用,结果显示近视离焦似乎刺激作用更强[51-53]。但其在人体的作用机制尚不明确。

最近,研究人员发现在明暗相间(明相为 50 lx 暗光)环境中长大的小鸡会缓慢形成近视[54,55]。一些研究人员倾向于将此作为人类近视模型,但即使在近视患病率较高的地区,近视儿童一般也不会暴露于这种光暗相间的环境条件下。事实上,目前已经确定人类近视受环境因素影响,较佳的动物模型应涉及环境影响因素。

总体而言,尚无能够很好地匹配人类近视的动物模型。一个简单但有力的例证就是在 FDM 和 LIM 中[56-58],短暂去掉光学装置即可防止近视发生。相比之下,几乎可以肯定的是儿童并不经常暴露于近距离用眼或低光线强度等所谓有害环境中,并且即使不处于这些有害环境中也不会阻止近视的发生。同样,对所施加的近视离焦的强烈效应存在一个悖论:由于在 REC 模式中观察到近视离焦能够减缓眼轴延长并且可恢复,如果简单地将这些结果应用于人类近视的话,那么将表明人类近视属于一种自限性疾病,然而实际情况并非如此。

另一个重要差异是,3~5 岁儿童的典型特征即平均 SER 明显为远视。虽然 LIM 和 LIH 模型中的代偿似乎相当精确,但在人类正视中并没有同样的精确度。

因此,一些实验性近视的原则不见得可以应用于人类近视。

显然,现有的模型均不能足够代表人类的近视模型,这意味着人类流行病学将持续发挥关键的参考作用,但这并不意味着这些动物模型没有价值。不考虑诱导近视的机制,这些模型可用于研究眼睛各个组分的变化性质及基因表达和生化方面的相应变化细节,而此类研究在人类中几乎不可能进行。

4.2.3 研究人类近视的最佳物种是什么?

从某种程度上来说,进行此类研究的最佳物种是不言而喻的,即非人类灵长类动物或猴。有关猕猴眼睛屈光组分发育的详细研究表明,人与猴会出现以下共同过程:角膜屈光力早期下降,继而呈稳定状态;晶状体屈光力和厚度出现长时间下降,继而呈相对稳定状态;以及平均 SER 处于轻度远视而非正视范围[59]。研究还表明,人与猴的近视主要取决于眼轴长度的变化[60]。但是尽管变化模式相似但绝对时间却不同(表 4.1)。人角膜屈光力(曲率半径)约在 700 天稳定,猴则在 200 天左右稳定。鉴于两个物种在成熟和寿命方面存在相对差异,因此必然存在角膜屈光力稳定时间方面的差异,并且差异与变化一半(half-change)所需时间保持一致。需特别指出的是,大部分基于猴的研究通常在早期发育期即在出生后 21~140 天进行,该发育期并不对应于人发生大部分近视的发育期。

表 4.1　人与猴屈光发育的时间特征(达到出生测量值和发育高峰测量值中点的时间,假设非线性回归)[59]

	人(天)	猴(天)
眼睛组分		
屈光	276	213
角膜屈光力	251	75
眼轴长度	584	196
前房深度	384	133
玻璃体腔深度	815	258

数据来自一项基于猕猴进行的屈光发育研究。使用渐近回归模型界定达到发育高峰的半衰期。人相关的数据来自一系列人类研究。原始数据参见猕猴论文。人达到半高峰的时间长于猴。人类研究可能高估了其中一些参数,因为人类存在持续眼轴延长和发生近视的情况,而这些情况通常并不出现在猴中。

发育年龄方面的差异也适用于其他研究物种。一般而言,实验性近视研究主要在与人类新生儿发育期相对应的时期进行,原因在于我们可在这个时期观察到显著且迅速的变化。对于人类该时期存在以下变化:新生儿近视自然减少或消失、显著远视明显减少、角膜屈光力下降、晶状体屈光力明显下降,以及眼轴长度与角膜和晶状体屈光力明显匹配而产生狭窄屈光值分布。相比之下,在人类通常发生近视的时期,角膜屈光力稳定、晶状体屈光力下降减少且在 10~12 岁后丧失的速率进一步减缓。因此,调节过程方面显然会存在明显差异。例如,对于下面一个悖论,即近视离焦不能预防人发生近视而在实验性近视中确实观察到 FDM 和 LIM 恢复情况,我们可以简单予以解答:近视离焦产生的信号在后来的发育阶段较弱或并不存在。很少有实验性证据支持该观点[61],但有证据表明近视离焦在人类发育的后期阶段仍发挥一定的作用[22]。

通常用于实验性近视模型的其他物种,其发育与人类模式的偏离更明显,因此使用这些物种更具争议。在豚鼠[8,9,62]和小鼠[7,63-65]中观察到晶状体变厚的情况,与人类相反,但三项研究均观察到晶状体屈光力降低。在树鼩中观察到晶状体屈光力下降合并晶状体变薄的人类模式,但同时也观察到一个复杂的发育模式,包括一个在睁眼后缓慢的实验性近视发生时期[66,67]。

再次强调,这并不意味着使用非人灵长类动物之外的模型得出的研究结果无关紧要。猴实验在伦理、后勤和其他方面存在局限性,而其他物种则在这些方面各自具有优势。小鸡容易购买且价格低廉,并且能够极快地诱导实验性近视。小鼠也容易购买,但在近视的诱导和监测方面存在一定难度。小鼠的巨大优势在于,目前我们已详细了解了小鼠基因组及小鼠细胞和分子生化。豚鼠可作为日间活动哺乳动物模型,但眼睛组分变化很可能与人类模型存在差异。树鼩为日间活动哺乳动物模型,与灵长类动物类似,但它们的发育特征并不完全对应于人类,并且需要专业的养殖设施。然而,如果允许眼睛屈光组分存在不同反应的话,那么这些模型可在细胞和分子水平有效解答导致近视的相关基础问题。

动物模型的一个重要局限性在于大部分脊椎动物(包括鸟类)的巩膜存在两个组分,即一个纤维层和一个软骨层[68,69]。在低等脊椎动物中,巩膜的主要反应包括软骨层扩张和纤维层变得更薄。哺乳动物(包括人类)似乎已经丧失软骨层,因此巩膜反应仅包括纤维层的变薄和变弱。因此,小鸡并不是研究巩膜变化的良好模型。

4.3 实验性近视的重要特征

4.3.1 局部控制和空间定位

在实验性近视研究中最重要的发现是眼睛的生长主要由眼内控制,推测可能由视网膜和巩膜之间的相互作用影响,而中枢通路的影响则较小。在 FDM 和 LIM 中,切断视神经、切断眼睛和离心输入的联系所产生的影响很小[36,70]。同样,睫状神经损伤所产生的影响也很小[36]。

以下证据进一步支持该结论:使用局部扩散镜和透镜可导致不同的生长变化。例如,半扩散镜往往可使眼睛的一半(出现形觉剥夺的那一半)出现过度生长[71],局部透镜也可产生相同结果[72]。这些证据在机制方面存在重要的局限性,因为调节等总体过程不会以这种方式起作用。同时,尚不清楚这种空间定位的精确度如何,因为大部分实验表明相当大的区域内的控制存在差异,并且不应假设空间定位能像点对点神经通路那么精确。因此,最好应考虑通路的影响圈,就像图像中点聚焦变成一个模糊圈一样。例如,如果视网膜多巴胺能神经元释放多巴胺非常重要[39],那么通过光感受器→ON 双极细胞→多巴胺能细胞的连接通路在空间层面进行精确的调节就可控制视网膜多巴胺能神经元释放多巴胺。然而,一旦神经递质被释放,递质的弥散(包括其在视网膜和脉络膜内效应的侧向扩散)就可能产生影响圈,且其范围取决于递质或信使弥散的速度。这一原则可能适用于生长控制通路中任何通过可溶解、可弥散的信使传递信息的阶段。

4.3.2 脉络膜变化

在动物实验中(特别是小鸡实验)的另一个重要观察结果是脉络膜厚度发生明显变化:在近视离焦条件下出现增厚反应,在远视离焦条件下出现变薄反应[73,74]。在小鸡,近视离焦条件下脉络膜可增厚几百微米,但变薄的程度较小。在其他物种(包括非人灵长类动物)[75],脉络膜厚度的变化并不明显,对于人类来说也如此[76,77]。

有研究人员指出,对于小鸡近视离焦条件下出现的脉络膜增厚反应,可在施加近视离焦的几分钟至几小时内将视网膜拉向近视焦平面,从而在改变调节和眼轴长度出现变化之间的时间出现代偿性降低近视离焦水平,但这种代偿的准确性仍有待确定。由于远视离焦条件下产生的反应程度较小,因此无法实现有效的代偿。

不论原因如何,这些变化均参与生长控制信号从视网膜到巩膜的传递。一些证据表明脉络膜的变化与近视离焦条件下眼轴延长速率减缓相关[78-81]。近期有研究人员对脉络膜的作用进行了回顾[82]。

4.3.3 小结

尽管实验性动物近视模型在应用方面有诸多局限性以及应该注意的事项,动物模型研究可探讨在人类研究中无法探讨的问题——特别是,动物实验性近视模型可用于阐明详细的分子和细胞过程,从而便于进行药物干预研究。

在实验性近视研究中,最基本的局限性很可能是诱导实验性近视的发育期一般与人类近视发生的发育期不同。此外,LIM 涉及的精确水平似乎不适用于人类近视。尤其需要注意的是,LIM(和 LIH)中的代偿过程似乎非常精确,但人的屈光发育似乎相当不精确,2~5岁后的屈光度为+0.5~+2.0 D。在近视患病率低的人群中这种屈光状态会维持至成人期。

区分发育期具有重要意义。对实验性近视领域的 4 个领先实验室的数据进行汇总分析发现,在 REC 和 LIH 模式中小鸡、猴(猕猴和狨猴)和树鼩[43]的眼睛实际上可缩小,这表明存在一个较主动的重构过程,而不仅仅是一般假设的生长减缓。然而,并非所有眼睛都缩小,树鼩眼睛缩小的情况比猴更常见,研究者将此归因于树鼩的发育年龄较早。所有研究均在动物的快速发育期进行,鉴于论文中的证据表明这种主动重构随年龄增加而活跃度降低,值得怀疑的是此类现象是否会在人类近视中出现,即使已经基于发育阶段的差异研发了预防近视进展的方法。

4.4 人类近视研究和实验性近视研究之间的协同性

我们认为进一步整合人类近视研究和实验性近视研究的结果,有助于提高对近视病因学的认识,并有助于达到控制人类近视的最终目标。这两种研究之间的相互作用呈双向特征——有时从人类流行病学方面的发现开始,有时从人类近视方面的发现开始。我们将对一些案例研究进行讨论,这些研究阐明了已出现的协同性并提出了一些可在未来进一步系统探索的领域。接着,我们将提出并讨论一个有关控制屈光发育的启发式模型(图 4.2),该模型可用于现阶段研究的定位。

4.4.1 基因与环境

从近视动物模型中得出的一个最直接的结论是,通过改变视觉输入可明显改变屈光发育——这凸显了环境的潜在影响。然而,针对环境和遗传因素的近视研究之间很少有交叉。双生子研究[83]中得出的近视主要由遗传决定的结论,与表明屈光发育对环境极度敏感的证据并未形成明显反差。当然,实验性近视模型中观察到的屈光发育对环境的敏感性并不证明环境变化在人类表型变异方面发挥主要的诱导作用,两个相互矛盾的结论仍然共存。事实上,该问题自东亚和东南亚发达地区出现近视大流行之后才得到关注[45]。在东亚和东南亚,实验性近视研究大部分出现在近视患病率快速升高的时期,并且过去 10 年在近视研究方面对导致近视的基因和环境因素之间平衡的再评估得到重视[84]。

截至目前,有关人类近视显性遗传(一般为早发、重度和高度家族性)的研究仅识别了少数基因,并且明显难以重现之前的报道。这些遗传学研究仅解释了大部分人群中较低比例的近视。有研究人员对此进行了广泛回顾[85-87]。然而,候选基因研究显示了两类相关的突变,一个与巩膜成分相关,另一个与光感受器→ON-双极细胞通路的视觉信号相关,特别是与各种形式的静止性夜盲相关。同样在全基因组关联分析(GWAS)研究中,经过数年少有收获的探索,最近两项大规模队列研究识别了一组约 30 个与近视显著相关的核心基因,但这些基因只能解释不到 5%的表型变异[88,89]。也有一些可重复的研究结果:GWAS 得出的人类近视研

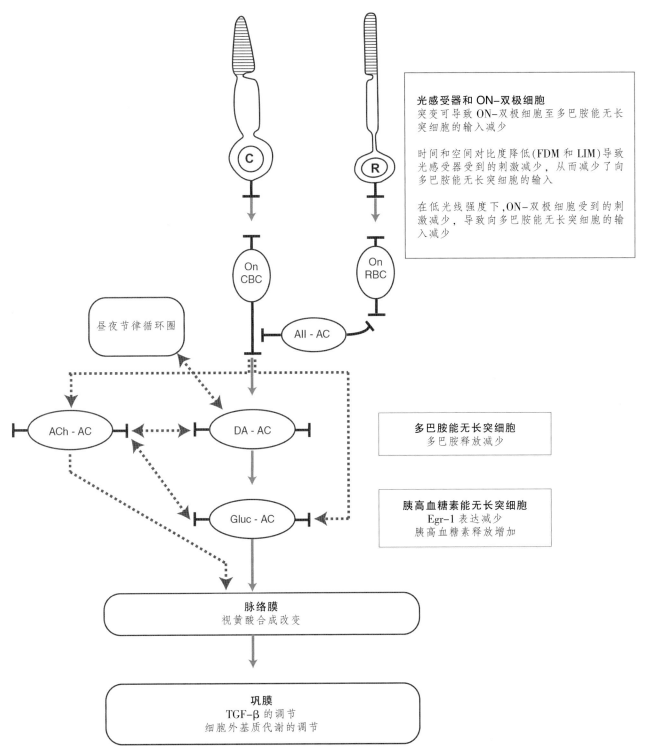

光感受器和 ON–双极细胞
突变可导致 ON–双极细胞至多巴胺能无长突细胞的输入减少

时间和空间对比度降低(FDM 和 LIM)导致光感受器受到的刺激减少,从而减少了向多巴胺能无长突细胞的输入

在低光线强度下,ON–双极细胞受到的刺激减少,导致向多巴胺能无长突细胞的输入减少

多巴胺能无长突细胞
多巴胺释放减少

胰高血糖素能无长突细胞
Egr-1 表达减少
胰高血糖素释放增加

图 4.2　在眼生长控制方面可能具有重要作用的通路示意图。一个关键元素是光感受器→ON–双极细胞→多巴胺能无长突细胞→内层视网膜之间的连接。该连接构成生长信号级联的第一阶段,生长信号级联可最终控制巩膜代谢和生长。动物研究明确表明,多巴胺能无长突细胞在生长控制方面发挥作用。近期针对儿童户外活动时间的保护作用开展的研究也表明,多巴胺可能参与人类近视的发生。C,视锥光感受器;R,视杆光感受器;On CBC,On–视锥双极细胞;On RBC,On–视杆双极细胞;All-AC,All 无长突细胞;Ach-AC,乙酰胆碱无长突细胞;DA-AC,多巴胺能无长突细胞;Gluc-AC,胰高血糖素能无长突细胞。

究结果、有关人类综合征性近视的遗传结果,以及使用微阵列技术在实验性近视动物中观察到的变化,特别是发现外层视网膜和巩膜的变化具有重要作用。

针对动物模型中这些基因表达变化的进一步研究可得出具有启发性的结果。例如,一些研究表明RASGRF1是参与近视发生的一个基因[90]。该基因编码的核交换因子可促进 Ras 家族 GTPases 的 GTP 交换成 GDP,因此该基因可能参与各种组织的一系列功能。在人眼组织中一些基因在 RPE、光感受器和脉络膜中高表达,但其作用位点尚未明确。敲除突变基因可导致光感受器出现缺陷,与其他突变类比可能与近视相关。但这些被敲除的动物还表现出其他的表型,如晶状体增大,这同样会影响屈光状态。RASGRF1 含有磷酸化位点,刺激毒蕈碱受体可导致磷酸化增加和交换活性增加[91]。

GJD2 基因[92]是另外一个范例。该基因编码连接蛋白 36(一种间隙连接蛋白),后者在视网膜的内、外丛状层中表达,并且似乎在视杆和视锥、水平细胞、无长突细胞和神经节细胞的偶联和解偶联方面发挥作用。其功能受到磷酸化作用的调节,而后者反过来又受到多巴胺控制。多巴胺可促进细胞解偶联,从而在明视条件下获得高分辨率视觉[39,93]。D1-多巴胺受体参与这一调节过程,而实验性近视中的大部分多巴胺能效应涉及 D2-多巴胺受体。

目前已经明确需要使用动物模型来揭示这两个范例中视网膜通路的复杂性。在这两个范例中,功能的调节与第二信使系统和蛋白磷酸化相关,而后者可能与 mRNA 表达的变化无关,因此难以在微阵列实验中检测到相关变化。研究人员十分关注这两个候选基因与毒蕈碱和多巴胺能机制的关联,因为这些机制涉及控制眼生长(见下文)的通路,因此应对这些机制进行进一步探索。

对实验性近视中基因表达变化进行研究有助于界定人类近视突变基因的作用位点。这些研究至少可以在基因和基因产物表达发生相关变化的情况下界定作用位点。在人类影响近视的基因突变位点与实验动物近视中发生基因表达变化的位点之间不太可能存在绝对相关性,但两者之间可能有明显的重叠。如果人类近视研究识别的基因与实验动物近视研究观察到基因表达发生的变化相吻合,那么就特别具有重要意义。

截至 2013 年 3 月,OMIM 数据库列出了 300 种具有近视症状(尽管不一定是典型症状)的遗传病,这将便于我们研究实验性近视与人类近视的相关性。

反向的研究流程也可成立。基于基因表达变化动物模型研究识别了一系列候选基因[87,94,95]。由于在近视发生期间出现的明显基因表达变化有较高的概率,应将这些动物实验中发现的基因视为人类近视研究的候选基因。然而,目前为止发现 mRNA 表达的变化相对较少且程度较低,但在未来一定会出现更具系统性的平行研究。

选择性生殖研究是一种有趣的方法。该方法不可能在人类中实施,但可在实验动物中进行。对形觉剥夺有明显或轻微反应的小鸡,在选择性生殖仅两个周期后,在 FDM 反应方面出现明显差异,表明遗传因素起着作用[96-98]。目前,尚不清楚这是否与人类近视相关;若想要在人群中分离这些特征,需要基于 FDM 易感性进行选择性交配,而这似乎不太可能。但进行选择性动物生殖对相关通路进行详细探究具有可行性。

CREAM[89]和 23andMe 研究[88]发现了一些常见的近视相关基因,下一步要探讨不同族群之间在易感性方面是否存在任何遗传学差异。目前,有限的分析表明不同族群之间并没有明显差异,这与在新加坡不同族群中观察到近视患病率相似的证据一致。该证据表明,华人、马来人和印度人的近视率均非常高。接下来需要探索的是基因和环境之间的相互作用,这涉及已知的 SNP 和环境因素,如教育、近距离工作和户外活动时间。

4.4.2 阿托品的作用位点

基于近视是由过度调节引起这一观点,阿托品被应用于控制近视的进展,并且初步成功为过度调节理论提供了强有力的支持[99]。目前阿托品仍是经验证的预防近视进展的最佳手段[99-101],并且已得到广泛应用,特别是在中国台湾地区[102]。

毒蕈碱药物用于实验性近视时可以阻断眼轴延长,该药效被认为是调节影响近视的一个强有力的证据。然而,McBrien 及其同事挑战了这一假说,他们发现在调节能力很弱的动物(如灰松鼠)中也可诱导实验性近视[34]。其他研究也发现,虽然动物的调节能力被实验手段破坏,但仍可诱导出实验性近视[36,37]。McBrien[35]

还指出,在调节受烟碱而非毒蕈碱乙酰胆碱受体控制的小鸡中,阿托品可有效控制近视。以上证据明确排除了过度调节本身在实验性近视发展中所起的作用,这对人类流行病学来说具有重要意义。

因此,研究重点转向其他的作用部位。研究发现许多毒蕈碱拮抗剂能够直接影响培养的小鸡软骨细胞与巩膜组织[103]。另一个明显的位点是视网膜本身,因为视网膜具有一个广泛的胆碱能系统,同时也具有毒蕈碱和烟碱元素。然而,目前仍没有明确的证据表明视网膜位点是否参与近视的发生。Fischer 及其同事[104]使用胆碱能毒素进行研究(胆碱能毒素可破坏小鸡视网膜中的大部分胆碱能神经元[105]),发现胆碱能系统被广泛破坏的眼睛仍可发生 FDM 和 LIM,而这可被阿托品阻断。该证据倾向于支持非视网膜(巩膜)作用位点。

然而,其他一些证据倾向于支持视网膜位点。在小鸡视网膜胰高血糖素免疫反应性无长突细胞中,Egr-1基因 mRNA 和蛋白水平出现早期一过性表达降低[106],这是光学装置诱导近视的一种最早的反应(可在 30 分钟内检测到)。应指出该部分通路可能对小鸡具有特异性,而并不适用于人类视网膜。阿托品可在佩戴扩散镜或负透镜 1 小时内逆转这种下调[38,107]。阿托品主要作用于巩膜,并反馈给视网膜。在这方面很难对这种快速效应进行解释。应对受毒蕈碱拮抗剂影响的 3个过程进行全面的药理学分析,由此对作用位点进行探索。这 3 个过程分别为:毒蕈碱拮抗剂阻断眼轴延长、阻断巩膜糖胺聚糖合成和抑制视网膜 Erg-1 下调。对于后两个过程,哪个过程复制了阻断眼轴延长的药理学作用,哪个过程就可能是作用位点。不过毒蕈碱胆碱能药理学的复杂性可能导致难以进行区别。

不管这种比较的结果如何,研究人员一直致力于对参与阻断近视发生的受体进行更详细的分析。McBrien 及其同事发现,M4 受体拮抗剂喜巴辛可阻断实验性近视[108],并且使用蛇毒素(蛇毒素对受体亚型亲和力有较大区别)得出的研究结果进一步支持 M4受体参与近视这一观点[109]。在疑似缺乏 M1 受体的小鸡中[110],参与近视的主要可能是 M4 受体。但是在哺乳动物中,似乎 M1 和 M4 受体均参与近视的发生[109]。

这些药理学研究结果具有重要意义,因为该药可导致瞳孔扩大并阻断调节(这是该药作为睫状肌麻痹剂的原理),用阿托品控制近视进展受到限制。解决该

问题的一个办法是减少阿托品的用量,以避免某些副作用[100,111-115]。另一个办法是更精确地确定相关受体,以便开发出针对性更强的药物。

4.4.3 离焦信号的相互作用

由于过度调节假说存在疑问,并有证据表明生长控制机制是眼睛的内在机制且不需要中枢输入,因此有关实验性近视的研究将重点转向强调视网膜检测离焦迹象的能力,即使远视离焦刺激 GO(或 GROW)信号和近视离焦刺激 STOP 信号的性质尚不能界定。已有对该领域进行的广泛回顾[11,51]。

已对这些信号的动力学及其空间和时间相互作用进行了广泛研究。在信号受到干扰的情况下(通过实验手段实现),如果未持续暴露于刺激的话则无法产生足够有效的 GO 信号和 STOP 信号。然而,即使短时间的刺激也能产生有效的 STOP 信号,但要产生有效的 GO信号则基本上需要持续的刺激。干扰 FDM 仅需 15 分钟就可显著降低近视的发生[56,57],并且如果在这期间增加光线强度则可明显提高降低近视发生的效果[116],但是如果将动物放置在黑暗中这种效果就会减弱[117]。此外,D2-多巴胺拮抗剂螺哌隆可阻断光照条件下移除扩散镜后产生的抑制作用,因此此类抑制作用似乎由光刺激的多巴胺释放导致。这可能与户外活动时间较长的儿童近视发生率较低有关(见下文)。

有关这些信号之间的时间相互作用的实验也表明,相对短时间暴露于近视离焦条件下能够阻断连续暴露于远视离焦条件下所产生的效应[51-53,118]。在空间相互作用方面也观察到相同结果。当仅对 25%的视野进行近视离焦时,近视程度明显降低,当对 1/3 的视野进行近视离焦时可实现远视屈光[119,120]。

不同类型的离焦之间存在高度非线性关系,这使得我们一直想要明确不同环境中人类接受的离焦暴露的类型是什么。对这一问题已有广泛的讨论[11,121],但目前尚不清楚人类环境中这方面的机制如何。例如,在阅读时眼睛需要进行大幅度调节才能将页面变成焦点,这时对远处的物体形成近视离焦,预期可预防近视发生。然而调节滞后可导致中心远视离焦。另外,在户外活动时焦点落在远处水平线上,所有较近的物体就会出现远视离焦,预期可促进眼轴延长,这与松弛调节可预防近视的假设相反。相比之下,当焦点放在较近

的户外物体上大部分其他物体出现近视离焦,预期可预防近视。由于时间和空间方面的相互作用均呈非线性,目前尚不清楚这些作用如何累加最终形成总体反应。鉴于目前侧重于研究户外活动时间对儿童的保护作用,Flitcroft[121]指出户外调节需求方面的差异比室内环境要小得多,产生的屈光空间更均一。但这一差异是否由户外活动时间的保护作用引起,目前仍处于推测阶段。从更直接的实用角度而言,目前临床试验主要采用渐进多焦点眼镜。

4.4.4 周围离焦

周围离焦在近视发生和控制中的作用是另一个研究中重点关注的领域。该观点源于一项对荷兰实习飞行员眼睛形状的研究[122]。该研究表明基线时较为扁长的眼睛(轴径大于赤道直径的眼睛)更容易形成近视,因此研究人员假设眼睛中的周围远视离焦可促进近视的发生和(或)进展。

起初有研究人员对该观点持怀疑态度,但 Smith 及其同事发表了一系列重要论文,表明猴中央视网膜损伤既不会阻止正常的正视化过程,也不会阻止 FDM 和 LIM 的发生[123-127]。这明确表明周围视网膜能够在缺乏中央信号的情况下控制中央眼轴延长,但进一步实验未能明确表明周围信号的作用可凌驾于中央信号之上。目前已有对该领域进行的回顾分析[128,129]。

研究人员从下述两方面对该领域进行了探索。第一,对偶然近视取决于远视眼睛形状的观点进行了探索。由于近视眼往往比正视眼更扁长,因此他们重点研究近视眼在近视发生前是否较为扁长。这一观点并不能站得住脚,眼睛扁长似乎是近视的结果而非导致近视的原因[130-132]。甚至有研究人员指出荷兰飞行员研究的原始论文含糊其词,其原始结果可能被曲解[133]。

然而,即使周围离焦不会导致偶然近视,但仍可能不断驱动近视进展,就如同周围近视离焦可能抑制近视发展。通过设计可降低周围远视水平或形成周围近视的眼镜或接触镜,对这些问题进行了研究[134,135]。虽然试验结果并不一致,但这些眼镜或接触镜的确在减缓近视进展方面有些作用。Zeiss 公司目前销售此类控制近视的镜片,为期 6 个月的临床试验表明此类镜片在全体样本中没有显著保护作用,但在其中父母近视的子

代患者中具有显著作用。显然,需要进行更多的综合观察(包括更长期的随访)才能验证该设计。

4.4.5 户外活动时间的保护作用

最近备受关注的一个发现是户外活动时间较长的儿童发生近视的可能性较低[136]。在考虑一系列可能性后,我们[137,138]指出,最合理的解释是户外明亮的光线刺激视网膜释放多巴胺,多巴胺抑制眼轴延长。这一结论基于既往大量的实验性近视研究(FDM 和 LIM),这些研究表明实验性近视早期由多巴胺释放被抑制所导致[139-141]。近期已对这一领域做详细回顾[39]。

研究人员立即进行实验研究对这一假设进行检验,结果表明如果动物在比饲养区常用光线(一般为 100~500 lx)更明亮的条件下(15 000~30 000 lx)养殖,则在小鸡[116]、灵长类动物[142]和树鼩中出现 FDM 的明显抑制,而在小鸡[143]和树鼩中出现 LIM 的减缓。但在灵长类动物中 LIM 减缓的效应较弱。研究还表明,明亮光线阻断 FDM 的能力可被 D2-多巴胺受体拮抗剂螺哌隆阻断[143]。但是后来的实验表明,光线阻断 LIM 的性质可能有所不同,因为光线阻断 LIM 的效应既不被 D1 拮抗剂阻断也不被 D2 拮抗剂阻断[144]。由于多巴胺激动剂对 LIM 和 FDM 均有阻断作用,因此很明显需要进行进一步探索[39]。

这些很有前景的结果需要从两个方面来看待。第一,人类生存环境中通常具有不同强度的光线。室内光线强度一般介于 200~1000 lx,动物饲养区的光线强度处于该范围的下限。户外光线强度在白天甚至阴天的波动范围较大,在低纬度地区晴天的户外光线强度最低为几千勒克斯(lx),最高可达 150 000~200 000 lx。光线的强度和持续时间可在不同纬度和季节出现较大差异。

第二,在上述实验和流行病学研究中似乎可观察到其具有相当大的保护作用。例如,CLEERE 研究的纵向数据表明,与每周户外活动时间少于 5 小时的儿童相比,每周户外活动时间超过 15 小时的儿童发生近视的风险可降低 3 倍左右[145]。并且无论父母是否近视,均观察到这一风险降低。悉尼近视研究的纵向数据也得出类似结论,户外活动时间处于前 1/3 区间的儿童近视的风险明显低于户外活动时间处于后 1/3 的儿童,风险降低系数与 CLEERE 研究相似[146]。

近距离用眼时间少且户外活动时间多的儿童(低危)与近距离用眼时间长且户外活动时间少的儿童(高危)对比更鲜明。这些研究结果也为环境影响的作用提供了佐证。

虽然结果并不完全一致,人类流行病学研究和实验性近视研究表明多巴胺能通路参与近视发生的证据是很详细的。但是在人类遗传学研究中尚未发现多巴胺能通路参与近视发生的直接证据。然而间接证据表明多巴胺能通路参与了近视的发生。影响外层视网膜信号处理的突变,特别是对光感受器和 ON-双极细胞通路,可通过改变多巴胺的释放影响近视的发生,因为 ON-双极细胞向多巴胺能细胞提供重要的输入 [149-152]。谷氨酸盐激动剂 2-氨基-4-膦酰基丁酸(2APB)可超级化 ON-双极细胞,推测可减少多巴胺释放,该药可导致小猫发生近视[153]。携带类似导致人类先天性静止性夜盲突变的小鼠[154]多巴胺池量较少并且更容易发生形觉剥夺性近视[155]。需要对人类综合征性近视中的多巴胺能功能进行更详细的分析,并使用候选基因方法进一步开展人类遗传学研究,以弥补这些方面的证据链的缺失。

第二,由于多巴胺调节由连接蛋白 36 构成的间隙连接的渗透性,编码连接蛋白 36 的 GJD2 基因的介入也提示多巴胺在近视发生中发挥一定作用[156-160],尽管这是通过调节 D1-多巴胺受体来实现。如果由于可控制多巴胺释放的光感受器→ON-双极细胞通路出现遗传缺陷[147-150]或者该通路缺乏环境光的刺激从而导致多巴胺释放减少,二者均可引起明适应下降,这样通过视杆和视锥通路的信号更弥散,并且出现在一般明适应情况下才出现的感受野狭窄减少。这在许多方面类似于 FDM 模型中出现的空间和时间刺激降低的情形。

如何在人类近视中对其进行进一步探讨是个问题。视网膜电图(ERG)提供了一种相对无创的方法来测定视网膜环路的功能[158-160]。事实上在人类近视眼 ERG 反应的研究往往观察到内层视网膜的变化(a-波正常但 b-波减少)。ERG 的振荡电位也出现较复杂的变化,也被认为与多巴胺能环路相关。适应性方面也出现变化,这可能与多巴胺能功能变化相关。该证据在一定程度上支持人类近视内层视网膜的多巴胺能功能受到抑制的假设,但仍不足以证明多巴胺能功能已经受到抑制。

为探讨户外暴露的潜在影响程度,研究者迅速进行了一些临床试验。两项小型试验得出阳性结果[161,162],而一项较大型试验的中期结果也表明增加学校儿童户外活动时间有助于预防近视屈光漂移和偶然近视的发生,尽管这种预防作用比较轻微但其具有统计学意义。

4.4.6 巩膜代谢的变化

已有对该领域的大量回顾[68,69,163]。由于眼轴长度最终由巩膜的结构和代谢决定,因此巩膜是人类和实验性近视研究的终点组织。巩膜也是葡萄肿发生的部位,葡萄肿是高度近视最具有破坏性的病理特征之一。人类近视研究表明近视眼睛的巩膜比正常眼睛更薄,胶原蛋白的含量明显降低,并且已出现巩膜糖胺聚糖。除了开发培养系统如人类巩膜成纤维细胞 (HSF)之外,对人类巩膜的研究明显受限。已采用 HSF 培养系统观察视黄酸对脑形态发生蛋白(BMP)合成的调节[164],后两者均被证实可能参与实验性近视的发生[165-167],并在人类遗传学研究中被识别为候选基因[88,89]。未来更系统地使用这种方法探讨巩膜代谢的变化或许可得出令人振奋的结果。

几项动物实验观察到巩膜胶原蛋白和糖胺聚糖发生的改变与在人类近视巩膜中观察到的结果一致。胶原蛋白和糖胺聚糖合成减少,且分解代谢增加。事实上,近视发生的其中一种早期表现为基质金属蛋白酶(MMP)活性上调[168],这在遗传学研究中也获得证实[169-171]。

进一步研究表明,肌成纤维细胞参与控制巩膜的性状[172,173]。肌成纤维细胞分化自成纤维细胞,是高度收缩性细胞,表达平滑肌蛋白 α-平滑肌肌动蛋白。在局部应激情况下可出现细胞分化过程,该过程涉及胞外基质成分合成的调节。因此,这些细胞使巩膜能够根据波动的眼内压和其他应激进行调节。细胞黏附分子(如整合素)在介导细胞-基质相互作用方面发挥关键作用。McBrien 及其同事发现整合素亚基 α1 和 α2 的表达迅速下调[174]。在近视的发生期间,这两个亚基的表达似乎被分别调节。

McBrien 指出转化生长因子-β(TGF-β)是一种关键调节因子[163]。在可诱导实验性近视和可调节胶原蛋白和糖胺聚糖生成,以及可诱导巩膜成纤维细胞分化为肌成纤维细胞的刺激下,TGF-β 的 3 个哺乳动物亚型出现迅速变化。TGF-β 见于视网膜、脉络膜和巩膜,但只有在巩膜中才会出现与导致近视刺激相关的调节。

需要指出的一点是,参与这个复杂综合反应的许多基因突变已在人类遗传学研究中被识别为候选基因,同时也已识别巩膜的其他一些成分。这表明在近视中巩膜不仅是影响胞外基质代谢和导致巩膜变弱的突变的直接作用部位,而且是在上游突变情况下或环境暴露导致多巴胺释放改变情况下影响视网膜多巴胺释放的巩膜代谢的调节部位。目前,尚不清楚视网膜多巴胺释放的改变如何传播到巩膜,仅在路径中存在一些信号。多巴胺似乎不太可能直接作用于巩膜,因为在体外实验中未检测到多巴胺激动剂对巩膜的影响(结果未发表)。但 McBrien 建立的模型表明,TGF-β 表达的调节值得进一步研究,是潜在的药物干预靶点。

4.4.7 昼夜节律和近视

研究人员对昼夜节律在近视发生中所起的潜在作用,特别是对正常黑暗期的干扰饶有兴趣[95,175]。这种兴趣在一定程度上是由一项研究结果引发,该研究发现在夜间亮光条件下睡觉的儿童发生近视的可能性较高,在房间亮灯条件下更是如此[176]。该研究观察到的近视效应非常明显,但之后进行的大部分研究并未重现这一效应。少数研究观察到的阳性效应变化则要小得多。其他来自人类流行病学的证据充其量只能为这些观点提供非常有限的支持,因为出生季节[177]或出生纬度[178]仅具有少量(尽管显著)的影响,这表明昼夜节律现象可能影响近视的发生,但也可能有其他解释。

实验性近视研究也对这一观点提供了某些支持。眼生长显示出明显的昼夜节律,在改变眼生长速率的情况下眼生长的昼夜节律会出现紊乱。有研究人员认为明相和暗相之间转变时的关键时间事件可能对于眼生长的正确调节至关重要[175,179,180]。Stone[95]指出,动物实验微阵列分析中 mRNA 表达的变化与昼夜节律基因的变化相关。但我们需谨记实验性近视中的多巴胺节律被扰乱,而在人类近视中很可能也是如此,并且这些节律(在多巴胺情况下为光驱动[140])与昼夜节律的关联非常密切[181]。目前尚不清楚这些变化是否代表了导致近视条件下出现的独立反应,或是否反映了对多巴

胺代谢的基本影响。除了在城市化不发达的爱斯基摩人群中和学校条件下观察到近视流行之外,人类流行病学并未观察到明显的昼夜节律效应[182,183],但是该领域值得进一步研究。

4.4.8 视黄酸的作用

Mertz 和 Wallman[167]发表了一篇重要的论文。该论文表明在小鸡视网膜中,脉络膜合成视黄酸的速率明显大于其他眼组织。在眼生长速率增加的条件下(FDM 和 LIM),脉络膜视黄酸合成速率明显降低。在眼生长速率降低时,脉络膜视黄酸合成速率明显增加。他们还发现视黄酸从脉络膜释放,并在巩膜细胞核成分积聚,导致巩膜糖胺聚糖合成速率降低。相比之下,他们发现视网膜的变化程度明显更小且呈相反方向,这与既往证据一致[184,185]。因此,他们指出,至少对小鸡来说,脉络膜中视黄酸合成速率的调节可能是眼生长速率调节的关键因素。这些变化在随后的小鸡试验中也得到了证实[186]。

一项早期研究表明视黄酸刺激巩膜软骨细胞增殖,但抑制巩膜成纤维细胞增殖[184]。鉴于小鸡的巩膜成分(主要为软骨细胞)不同于哺乳动物(主要为成纤维细胞),目前尚不清楚基于小鸡得出的结果是否可扩展至哺乳动物。并且一些研究表明哺乳动物的实验性近视可能与视网膜和脉络膜中视黄酸的合成和水平的增加相关[187-189]。培养的人类成纤维细胞表达多种视黄酸受体[190],且视黄酸可抑制脑形态发生蛋白(BMP)的合成[165]。脑形态发生蛋白和另一种胞外基质成分 fibulin[191]已被证实可能参与了人类近视和实验性近视的发生。

虽然实验结果不完全一致,但应探讨下述观点:视黄酸可能是视网膜或脉络膜→巩膜视觉处理过程变化的介导因素,并且这一观点与视黄酸受体和合成酶在实验性近视中发挥作用的证据一致[186,192]。近期,CREAM 和 23andMe 研究[88,89]发现近视可能涉及视黄醇脱氢酶 5 突变,但未明确表明这是否主要影响外层视网膜视黄醛的再循环,或视黄酸是否是眼生长控制的信使。实验性近视研究表明,视黄醛脱氢酶 2(将视黄醛转换成视黄酸)更可能参与近视的发生[186]。

4.4.9 成纤维细胞生长因子

基于有关 FGF-β 和 TGF-β 对胞外基质的一般调

节的研究,Rohrer 和 Stell[193]对这些生长因子可调节小鸡巩膜生长的假说进行了检验。他们发现外源性 FGF-β 可减少 FDM 的发生率,而 TGF-β 可阻断 FGF-β 的效应。之后的一篇论文[194]表明 FDM 降低视网膜多巴胺的合成速率,而强闪光可逆转这种情况,反过来使多巴胺能无长突细胞中 cfos 表达增加。他们还发现 FGF-β 并不影响 cfos 表达、酪氨酸羟化酶水平或多巴胺合成,表明其影响多巴胺能无长突细胞的下游。与之相反,Seko 及其同事发现 FGF-β 可刺激巩膜软骨细胞和成纤维细胞的增殖[195]。同样,Gentle 和 McBrien 在树鼩中发现 FGF-β 在 FDM 中并不发生变化但 FGFR-1 发生变化[196]。

后续实验未进一步阐明可能涉及的通路,但发现除了与 TGF-β 的关联之外,与 IGF 的相互作用可能也参与近视的发生[197]。尚不清楚这些相互作用是否与胰岛素和胰高血糖素对实验性近视的影响相关[198,199],也无法确定这些相互作用的重要性。不一致的证据显示 FGF[200,201]和 IGF[202-204]均参与高度近视的发生,并且有其他证据支持 IGF 在实验性近视中发挥作用[205,206]。

4.4.10 小结

这些研究说明人类流行病学和遗传学研究的证据与实验性近视研究结果相互交织。一些是从人类研究用于实验性研究,而另一些案例则从实验性研究转向人类研究。我们选择了一些例子以阐明人类研究和实验研究可有望成功整合,并认为持续研究会取得重大成果。但是这些示例还不全面,例如,动物研究发现 GABA 激动剂在预防近视方面可发挥明显作用[207,208],这似乎与多巴胺能和胆碱能系统的变化相关[209]。作用效果明显提示进行药物干预的可能性。但与此同时由于 GABA 是广泛存在于体内及眼睛和视网膜内的神经递质,因此尽管动物研究提供了强有力的证据,仍需非常谨慎地看待任何基于调节 GABA 能通路来预防近视的方法,同理也应该谨慎使用多巴胺能药物。但通过可提供保护作用的光线自然调节多巴胺的释放或可避免一些问题。

4.5 生长控制的启发式模型

基于本章的证据,我们提出了一个我们认为有助于引导未来人类和实验性近视研究的模型(图 4.2)。多巴胺能无长突细胞可发挥关键作用,其在许多以近视为特征的人类疾病,尤其是各种类型的先天性静止性夜盲中参与近视的发生。这些主要影响光感受器→ON-双极细胞通路功能的突变可在光线强度增加的情况下介导多巴胺释放减少。Nob 突变小鼠提供了一个相关的动物模型。通过环境刺激多巴胺能无长突细胞似乎也可调节多巴胺释放,明亮光线所致多巴胺释放增加可介导儿童户外活动时间增加所产生的保护作用。在 OMIM 数据库中的许多导致近视突变中,其中一些突变可能也影响这一通路——特别是那些潜在影响外层视网膜视觉信号处理的突变。在内层视网膜,实验性近视显示多巴胺能功能至少在一定程度上由 GABA 能和胆碱能无长突细胞调节,并且至少在小鸡视网膜,多巴胺、乙酰胆碱和 GABA 这 3 种递质的效应可能综合作用于胰高血糖素-免疫反应性无长突细胞,所致的即刻早期基因 Egr-1 表达降低似乎与眼生长速率增加相关。胰高血糖素可能是该通路中释放的一个重要信使,但是有关胰高血糖素-免疫反应性无长突细胞参与人类近视的证据较为有限,并且另一种无长突细胞可能在人类近视中发挥关键作用。目前为止,在人类近视中检测到的突变涉及的这些机制,没有一个在内层视网膜,但可涉及外层视网膜和巩膜。

另外,尽管可能需要视网膜色素上皮细胞和脉络膜变化才能将生长控制信号传递至巩膜,但一直未明确潜在的通路;视黄酸似乎是未来研究的最佳候选对象。McBrien 指出对巩膜的关键调节涉及转化生长因子-β 的变化,后者反过来直接或间接调节胶原蛋白和糖胺聚糖合成、基质金属蛋白酶介导的分解代谢、整合素的水平,以及成纤维细胞向肌成纤维细胞的转化。其他与近视相关的突变似乎可直接影响巩膜成分,并且一般可通过减弱巩膜来诱导近视,如同通路功能降低可导致巩膜发生变化从而促使巩膜变薄和变弱一样。这一模型未涵盖人类近视和实验性近视中观察到的所有结果,但我们认为其涵盖了相当广的范围并且能够解释目前许多有关近视的遗传学和环境控制的证据。

总结

目前已开发了许多通过实验手段诱导眼生长变化的模型，但没有任何一种能够精确匹配人类近视的特征。所有模型均在诱导近视的方法和被诱导近视的发育阶段方面存在一些问题。猴模型在眼生物测定学和屈光变化模式方面与人类最接近。可以谨慎选择任何模型来探讨分子变化的细节，因为这些研究在人类无法实现。

人类与动物研究之间存在相当的协同性，两类研究结果可以互相补充并且可对假说进行批判性检验。30年前 Curtin 出版了他的经典专著，其中指出："许多有关近视成因的理论都是纯粹推测的产物。这些理论的产生就好像在 19 世纪末的某天，某位夜不能寐的眼科医生在第二天早上起床后突然想到了一套离奇的新理论"。

现在已不必再依赖纯粹的推测，我们有能力通过人类流行病学和遗传学研究及动物研究来批判性地检验新理论。希望一些新观点，比如周围离焦的重要性和儿童户外活动时间，能够有助于研发预防策略，以控制偶然近视和近视的进展，但这仍需要在未来研究中予以验证。

（雷博 张敬学 译 雷博 校）

参考文献

1. Curtin BJ. The myopias. New York: Harper and Row; 1985.
2. Levinsohn G. Reply to criticisms of my theory on the genesis of myopia. Arch Ophthalmol. 1936;15:84.
3. Young FA. The development and retention of myopia by monkeys. Am J Optom Arch Am Acad Optom. 1961;38:545–55. Epub 1961/10/01.
4. Wiesel TN, Raviola E. Myopia and eye enlargement after neonatal lid fusion in monkeys. Nature. 1977;266(5597):66–8. Epub 1977/03/03.
5. Wallman J, Turkel J, Trachtman J. Extreme myopia produced by modest change in early visual experience. Science. 1978; 201(4362):1249–51. Epub 1978/09/29.
6. Tejedor J, de la Villa P. Refractive changes induced by form deprivation in the mouse eye. Invest Ophthalmol Vis Sci. 2003;44(1): 32–6. Epub 2002/12/31.
7. Barathi VA, Boopathi VG, Yap EP, Beuerman RW. Two models of experimental myopia in the mouse. Vision Res. 2008;48(7): 904–16. Epub 2008/02/22.
8. Howlett MH, McFadden SA. Spectacle lens compensation in the pigmented guinea pig. Vision Res. 2009;49(2):219–27. Epub 2008/11/11.
9. Howlett MH, McFadden SA. Form-deprivation myopia in the guinea pig (Cavia porcellus). Vision Res. 2006;46(1–2):267–83. Epub 2005/09/06.
10. Sherman SM, Norton TT, Casagrande VA. Myopia in the lid-sutured tree shrew (Tupaia glis). Brain Res. 1977;124(1):154–7. Epub 1977/03/18.
11. Wallman J, Winawer J. Homeostasis of eye growth and the question of myopia. Neuron. 2004;43(4):447–68. Epub 2004/08/18.
12. Cook RC, Glasscock RE. Refractive and ocular findings in the newborn. Am J Ophthalmol. 1951;34(10):1407–13. Epub 1951/10/01.
13. Mayer DL, Hansen RM, Moore BD, Kim S, Fulton AB. Cycloplegic refractions in healthy children aged 1 through 48 months. Arch Ophthalmol. 2001;119(11):1625–8. Epub 2001/11/16.
14. Mutti DO, Mitchell GL, Jones LA, Friedman NE, Frane SL, Lin WK, et al. Axial growth and changes in lenticular and corneal power during emmetropization in infants. Invest Ophthalmol Vis Sci. 2005;46(9):3074–80. Epub 2005/08/27.
15. Pennie FC, Wood IC, Olsen C, White S, Charman WN. A longitudinal study of the biometric and refractive changes in full-term infants during the first year of life. Vision Res. 2001;41(21): 2799–810. Epub 2001/10/06.
16. Morgan IG, Rose KA, Ellwein LB. Is emmetropia the natural endpoint for human refractive development? An analysis of population-based data from the refractive error study in children (RESC). Acta Ophthalmol. 2010;88(8):877–84. Epub 2009/12/05.
17. Ojaimi E, Rose KA, Morgan IG, Smith W, Martin FJ, Kifley A, et al. Distribution of ocular biometric parameters and refraction in a population-based study of Australian children. Invest Ophthalmol Vis Sci. 2005;46(8):2748–54. Epub 2005/07/27.
18. Jones LA, Mitchell GL, Mutti DO, Hayes JR, Moeschberger ML, Zadnik K. Comparison of ocular component growth curves among refractive error groups in children. Invest Ophthalmol Vis Sci. 2005;46(7):2317–27. Epub 2005/06/28.
19. Wong HB, Machin D, Tan SB, Wong TY, Saw SM. Ocular component growth curves among Singaporean children with different refractive error status. Invest Ophthalmol Vis Sci. 2010;51(3):1341–7. Epub 2009/10/31.
20. Iribarren R, Morgan IG, Chan YH, Lin X, Saw SM. Changes in lens power in Singapore Chinese children during refractive development. Invest Ophthalmol Vis Sci. 2012;53(9):5124–30. Epub 2012/07/13.
21. Mutti DO, Mitchell GL, Sinnott LT, Jones-Jordan LA, Moeschberger ML, Cotter SA, et al. Corneal and crystalline lens dimensions before and after myopia onset. Optom Vis Sci. 2012;89(3):251–62. Epub 2012/01/10.
22. Xiang F, He M, Morgan IG. Annual changes in refractive errors and ocular components before and after the onset of myopia in Chinese children. Ophthalmology. 2012;119(7):1478–84. Epub 2012/05/15.
23. Giordano L, Friedman DS, Repka MX, Katz J, Ibironke J, Hawes P, et al. Prevalence of refractive error among preschool children in an urban population: the Baltimore Pediatric Eye Disease Study. Ophthalmology. 2009;116(4):739–46, 46 e1-4. Epub 2009/02/27.
24. Multi-Ethnic Pediatric Eye Disease Study Group. Prevalence of myopia and hyperopia in 6- to 72-month-old african american and Hispanic children: the multi-ethnic pediatric eye disease study. Ophthalmology. 2010;117(1):140–7.e3. Epub 2009/11/21.
25. Dirani M, Chan YH, Gazzard G, Hornbeak DM, Leo SW, Selvaraj P, et al. Prevalence of refractive error in Singaporean Chinese children: the strabismus, amblyopia, and refractive error in young Singaporean Children (STARS) study. Invest Ophthalmol Vis Sci. 2010;51(3):1348–55. Epub 2009/11/26.
26. Chen J, Xie A, Hou L, Su Y, Lu F, Thorn F. Cycloplegic and noncycloplegic refractions of Chinese neonatal infants. Invest Ophthalmol Vis Sci. 2011;52(5):2456–61. Epub 2010/11/23.
27. Wildsoet CF. Active emmetropization–evidence for its existence and ramifications for clinical practice. Ophthalmic Physiol Opt. 1997;17(4):279–90. Epub 1997/07/01.
28. Anderson HA, Glasser A, Manny RE, Stuebing KK. Age-related changes in accommodative dynamics from preschool to adulthood. Invest Ophthalmol Vis Sci. 2010;51(1):614–22. Epub 2009/08/18.
29. Fotouhi A, Morgan IG, Iribarren R, Khabazkhoob M, Hashemi H. Validity of noncycloplegic refraction in the assessment of refractive

errors: the Tehran Eye Study. Acta Ophthalmol. 2012;90:380–6.

30. Sorsby A, Sheridan M, Leary GA, Benjamin B. Vision, visual acuity, and ocular refraction of young men: findings in a sample of 1,033 subjects. Br Med J. 1960;1(5183):1394–8. Epub 1960/05/07.

31. Hoyt CS, Stone RD, Fromer C, Billson FA. Monocular axial myopia associated with neonatal eyelid closure in human infants. Am J Ophthalmol. 1981;91(2):197–200. Epub 1981/02/01.

32. Schaeffel F, Glasser A, Howland HC. Accommodation, refractive error and eye growth in chickens. Vision Res. 1988;28(5):639–57. Epub 1988/01/01.

33. Irving EL, Callender MG, Sivak JG. Inducing myopia, hyperopia, and astigmatism in chicks. Optom Vis Sci. 1991;68(5):364–8. Epub 1991/05/01.

34. McBrien NA, Moghaddam HO, New R, Williams LR. Experimental myopia in a diurnal mammal (Sciurus carolinensis) with no accommodative ability. J Physiol. 1993;469:427–41. Epub 1993/09/01.

35. McBrien NA, Moghaddam HO, Reeder AP. Atropine reduces experimental myopia and eye enlargement via a nonaccommodative mechanism. Invest Ophthalmol Vis Sci. 1993;34(1):205–15. Epub 1993/01/01.

36. Wildsoet C. Neural pathways subserving negative lens-induced emmetropization in chicks–insights from selective lesions of the optic nerve and ciliary nerve. Curr Eye Res. 2003;27(6):371–85. Epub 2004/01/06.

37. Schaeffel F, Troilo D, Wallman J, Howland HC. Developing eyes that lack accommodation grow to compensate for imposed defocus. Vis Neurosci. 1990;4(2):177–83. Epub 1990/02/01.

38. Ashby R, Kozulin P, Megaw PL, Morgan IG. Alterations in ZENK and glucagon RNA transcript expression during increased ocular growth in chickens. Mol Vis. 2010;16:639–49. Epub 2010/04/21.

39. Feldkaemper M, Schaeffel F. An updated view on the role of dopamine in myopia. Exp Eye Res. 2013;114:106–19.

40. Wallman J, Adams JI. Developmental aspects of experimental myopia in chicks: susceptibility, recovery and relation to emmetropization. Vision Res. 1987;27(7):1139–63. Epub 1987/01/01.

41. McBrien NA, Gentle A, Cottriall C. Optical correction of induced axial myopia in the tree shrew: implications for emmetropization. Optom Vis Sci. 1999;76(6):419–27. Epub 1999/07/23.

42. Wildsoet CF, Schmid KL. Optical correction of form deprivation myopia inhibits refractive recovery in chick eyes with intact or sectioned optic nerves. Vision Res. 2000;40(23):3273–82. Epub 2000/09/29.

43. Zhu X, McBrien NA, Smith 3rd EL, Troilo D, Wallman J. Eyes in various species can shorten to compensate for myopic defocus. Invest Ophthalmol Vis Sci. 2013;54:2634–44.

44. Mutti DO, Zadnik K. Has near work's star fallen? Optom Vis Sci. 2009;86(2):76–8. Epub 2009/01/22.

45. Morgan I, Rose K. How genetic is school myopia? Prog Retin Eye Res. 2005;24(1):1–38. Epub 2004/11/24.

46. Gwiazda J, Thorn F, Bauer J, Held R. Myopic children show insufficient accommodative response to blur. Invest Ophthalmol Vis Sci. 1993;34(3):690–4. Epub 1993/03/01.

47. Goss DA. Clinical accommodation and heterophoria findings preceding juvenile onset of myopia. Optom Vis Sci. 1991;68(2):110–6. Epub 1991/02/01.

48. Drobe B, de Saint-Andre R. The pre-myopic syndrome. Ophthalmic Physiol Opt. 1995;15(5):375–8. Epub 1995/09/01.

49. Gwiazda J, Thorn F, Held R. Accommodation, accommodative convergence, and response AC/A ratios before and at the onset of myopia in children. Optom Vis Sci. 2005;82(4):273–8. Epub 2005/04/15.

50. Mutti DO, Mitchell GL, Hayes JR, Jones LA, Moeschberger ML, Cotter SA, et al. Accommodative lag before and after the onset of myopia. Invest Ophthalmol Vis Sci. 2006;47(3):837–46. Epub 2006/03/01.

51. Zhu X. Temporal integration of visual signals in lens compensation (a review). Exp Eye Res. 2013;114:69–76.

52. Zhu X, Wallman J. Temporal properties of compensation for positive and negative spectacle lenses in chicks. Invest Ophthalmol Vis Sci. 2009;50(1):37–46. Epub 2008/09/16.

53. Zhu X, Park TW, Winawer J, Wallman J. In a matter of minutes, the eye can know which way to grow. Invest Ophthalmol Vis Sci. 2005;46(7):2238–41. Epub 2005/06/28.

54. Cohen Y, Belkin M, Yehezkel O, Solomon AS, Polat U. Dependency between light intensity and refractive development under light–dark cycles. Exp Eye Res. 2011;92(1):40–6. Epub 2010/11/09.

55. Cohen Y, Peleg E, Belkin M, Polat U, Solomon AS. Ambient illuminance, retinal dopamine release and refractive development in chicks. Exp Eye Res. 2012;103:33–40. Epub 2012/09/11.

56. Napper GA, Brennan NA, Barrington M, Squires MA, Vessey GA, Vingrys AJ. The duration of normal visual exposure necessary to prevent form deprivation myopia in chicks. Vision Res. 1995;35(9):1337–44. Epub 1995/05/01.

57. Napper GA, Brennan NA, Barrington M, Squires MA, Vessey GA, Vingrys AJ. The effect of an interrupted daily period of normal visual stimulation on form deprivation myopia in chicks. Vision Res. 1997;37(12):1557–64. Epub 1997/06/01.

58. Shaikh AW, Siegwart Jr JT, Norton TT. Effect of interrupted lens wear on compensation for a minus lens in tree shrews. Optom Vis Sci. 1999;76(5):308–15. Epub 1999/06/22.

59. Qiao-Grider Y, Hung LF, Kee CS, Ramamirtham R, Smith 3rd EL. Normal ocular development in young rhesus monkeys (Macaca mulatta). Vision Res. 2007;47(11):1424–44. Epub 2007/04/10.

60. Qiao-Grider Y, Hung LF, Kee CS, Ramamirtham R, Smith 3rd EL. Nature of the refractive errors in rhesus monkeys (Macaca mulatta) with experimentally induced ametropias. Vision Res. 2010;50(18):1867–81. Epub 2010/07/06.

61. Norton TT, Amedo AO, Siegwart Jr JT. The effect of age on compensation for a negative lens and recovery from lens-induced myopia in tree shrews (Tupaia glis belangeri). Vision Res. 2010;50(6):564–76. Epub 2010/01/05.

62. Howlett MH, McFadden SA. Emmetropization and schematic eye models in developing pigmented guinea pigs. Vision Res. 2007;47(9):1178–90. Epub 2007/03/16.

63. Schaeffel F, Burkhardt E, Howland HC, Williams RW. Measurement of refractive state and deprivation myopia in two strains of mice. Optom Vis Sci. 2004;81(2):99–110. Epub 2004/05/07.

64. Zhou X, Qu J, Xie R, Wang R, Jiang L, Zhao H, et al. Normal development of refractive state and ocular dimensions in guinea pigs. Vision Res. 2006;46(18):2815–23. Epub 2006/05/26.

65. Zhou X, Shen M, Xie J, Wang J, Jiang L, Pan M, et al. The development of the refractive status and ocular growth in C57BL/6 mice. Invest Ophthalmol Vis Sci. 2008;49(12):5208–14. Epub 2008/08/12.

66. McBrien NA, Norton TT. The development of experimental myopia and ocular component dimensions in monocularly lid-sutured tree shrews (Tupaia belangeri). Vision Res. 1992;32(5):843–52. Epub 1992/05/01.

67. Marsh-Tootle WL, Norton TT. Refractive and structural measures of lid-suture myopia in tree shrew. Invest Ophthalmol Vis Sci. 1989;30(10):2245–57. Epub 1989/10/01.

68. Rada JA, Shelton S, Norton TT. The sclera and myopia. Exp Eye Res. 2006;82(2):185–200. Epub 2005/10/06.

69. McBrien NA, Gentle A. Role of the sclera in the development and pathological complications of myopia. Prog Retin Eye Res. 2003;22(3):307–38. Epub 2003/07/11.

70. Troilo D, Gottlieb MD, Wallman J. Visual deprivation causes myopia in chicks with optic nerve section. Curr Eye Res. 1987;6(8):993–9. Epub 1987/08/01.

71. Wallman J, Gottlieb MD, Rajaram V, Fugate-Wentzek LA. Local retinal regions control local eye growth and myopia. Science. 1987;237(4810):73–7. Epub 1987/07/03.

72. Diether S, Schaeffel F. Local changes in eye growth induced by imposed local refractive error despite active accommodation. Vision Res. 1997;37(6):659–68. Epub 1997/03/01.

73. Wallman J, Wildsoet C, Xu A, Gottlieb MD, Nickla DL, Marran L, et al. Moving the retina: choroidal modulation of refractive state. Vision Res. 1995;35(1):37–50. Epub 1995/01/01.

74. Wildsoet C, Wallman J. Choroidal and scleral mechanisms of compensation for spectacle lenses in chicks. Vision Res. 1995;35(9):1175–94. Epub 1995/05/01.

75. Troilo D, Nickla DL, Wildsoet CF. Choroidal thickness changes during altered eye growth and refractive state in a primate. Invest Ophthalmol Vis Sci. 2000;41(6):1249–58. Epub 2000/05/08.

76. Chakraborty R, Read SA, Collins MJ. Monocular myopic defocus and daily changes in axial length and choroidal thickness of human eyes. Exp Eye Res. 2012;103:47–54. Epub 2012/09/14.

77. Chakraborty R, Read SA, Collins MJ. Diurnal variations in axial length, choroidal thickness, intraocular pressure, and ocular biometrics. Invest Ophthalmol Vis Sci. 2011;52(8):5121–9. Epub 2011/05/17.

78. Nickla DL. Transient increases in choroidal thickness are consistently associated with brief daily visual stimuli that inhibit ocular growth in chicks. Exp Eye Res. 2007;84(5):951–9. Epub 2007/03/31.

79. Nickla DL, Damyanova P, Lytle G. Inhibiting the neuronal isoform of nitric oxide synthase has similar effects on the compensatory choroidal and axial responses to myopic defocus in chicks as does the non-specific inhibitor L-NAME. Exp Eye Res. 2009;88(6):1092–9. Epub 2009/05/20.

80. Nickla DL, Totonelly K, Dhillon B. Dopaminergic agonists that result in ocular growth inhibition also elicit transient increases in choroidal thickness in chicks. Exp Eye Res. 2010;91(5):715–20. Epub 2010/08/31.

81. Nickla DL, Wilken E, Lytle G, Yom S, Mertz J. Inhibiting the transient choroidal thickening response using the nitric oxide synthase inhibitor l-NAME prevents the ameliorative effects of visual experience on ocular growth in two different visual paradigms. Exp Eye Res. 2006;83(2):456–64. Epub 2006/04/26.

82. Nickla DL, Wallman J. The multifunctional choroid. Prog Retin Eye Res. 2010;29(2):144–68. Epub 2010/01/02.

83. Sorsby A, Sheridan M, Leary GA. Refraction and its components in twins. Memo Med Res Counc. 1961;301(Special):1–43.

84. Morgan IG, Ohno-Matsui K, Saw SM. Myopia. Lancet. 2012;379:1739–48.

85. Hawthorne FA, Young TL. Genetic contributions to myopic refractive error: insights from human studies and supporting evidence from animal models. Exp Eye Res. 2013;114:141–9.

86. Wojciechowski R. Nature and nurture: the complex genetics of myopia and refractive error. Clin Genet. 2011;79(4):301–20. Epub 2010/12/16.

87. Ashby RS, Morgan IG. Integrating data from human epidemiology and genetics with data from animal studies to define growth control pathways. Exp Eye Res. 2013; submitted for publication.

88. Kiefer AK, Tung JY, Do CB, Hinds DA, Mountain JL, Francke U, et al. Genome-wide analysis points to roles for extracellular matrix remodeling, the visual cycle, and neuronal development in myopia. PLoS Genet. 2013;9(2):e1003299. Epub 2013/03/08.

89. Verhoeven VJ, Hysi PG, Wojciechowski R, Fan Q, Guggenheim JA, Hohn R, et al. Genome-wide meta-analyses of multiancestry cohorts identify multiple new susceptibility loci for refractive error and myopia. Nat Genet. 2013;45(3):314–8. Epub 2013/02/12.

90. Hysi PG, Young TL, Mackey DA, Andrew T, Fernandez-Medarde A, Solouki AM, et al. A genome-wide association study for myopia and refractive error identifies a susceptibility Locus at 15q25. Nat Genet. 2010;42(10):902–5. Epub 2010/09/14.

91. Fernandez-Medarde A, Barhoum R, Riquelme R, Porteros A, Nunez A, de Luis A, et al. RasGRF1 disruption causes retinal photoreception defects and associated transcriptomic alterations. J Neurochem. 2009;110(2):641–52. Epub 2009/05/22.

92. Solouki AM, Verhoeven VJ, van Duijn CM, Verkerk AJ, Ikram MK, Hysi PG, et al. A genome-wide association study identifies a susceptibility locus for refractive errors and myopia at 15q14. Nat Genet. 2010;42(10):897–901. Epub 2010/09/14.

93. Witkovsky P. Dopamine and retinal function. Doc Ophthalmol. 2004;108(1):17–40. Epub 2004/04/24.

94. Stone RA, Khurana TS. Gene profiling in experimental models of eye growth: clues to myopia pathogenesis. Vision Res. 2010;50(23):2322–33. Epub 2010/04/07.

95. Stone RA, Pardue MT, Iuvone PM, Khurana TS. Pharmacology of myopia and potential role for intrinsic retinal circadian rhythms. Exp Eye Res. 2013;114:35–47.

96. Chen YP, Hocking PM, Wang L, Povazay B, Prashar A, To CH, et al. Selective breeding for susceptibility to myopia reveals a gene-environment interaction. Invest Ophthalmol Vis Sci. 2011;52(7):4003–11. Epub 2011/03/26.

97. Chen YP, Prashar A, Erichsen JT, To CH, Hocking PM, Guggenheim JA. Heritability of ocular component dimensions in chickens: genetic variants controlling susceptibility to experimentally induced myopia and pretreatment eye size are distinct. Invest Ophthalmol Vis Sci. 2011;52(7):4012–20. Epub 2011/03/26.

98. Chen YP, Prashar A, Hocking PM, Erichsen JT, To CH, Schaeffel F, et al. Sex, eye size, and the rate of myopic eye growth due to form deprivation in outbred white leghorn chickens. Invest Ophthalmol Vis Sci. 2010;51(2):651–7. Epub 2009/09/10.

99. Bedrossian RH. The effect of atropine on myopia. Ophthalmology. 1979;86(5):713–9. Epub 1979/05/01.

100. Chia A, Chua WH, Cheung YB, Wong WL, Lingham A, Fong A, et al. Atropine for the treatment of childhood myopia: safety and efficacy of 0.5%, 0.1%, and 0.01% doses (atropine for the treatment of myopia 2). Ophthalmology. 2012;119(2):347–54.

101. Chua WH, Balakrishnan V, Chan YH, Tong L, Ling Y, Quah BL, et al. Atropine for the treatment of childhood myopia. Ophthalmology. 2006;113(12):2285–91. Epub 2006/09/26.

102. Fang YT, Chou YJ, Pu C, Lin PJ, Liu TL, Huang N, et al. Prescription of atropine eye drops among children diagnosed with myopia in Taiwan from 2000 to 2007: a nationwide study. Eye (Lond). 2013;27(3):418–24. Epub 2013/01/05.

103. Lind GJ, Chew SJ, Marzani D, Wallman J. Muscarinic acetylcholine receptor antagonists inhibit chick scleral chondrocytes. Invest Ophthalmol Vis Sci. 1998;39(12):2217–31. Epub 1998/11/06.

104. Fischer AJ, Miethke P, Morgan IG, Stell WK. Cholinergic amacrine cells are not required for the progression and atropine-mediated suppression of form-deprivation myopia. Brain Res. 1998;794(1):48–60. Epub 1998/06/19.

105. Millar TJ, Ishimoto I, Boelen M, Epstein ML, Johnson CD, Morgan IG. The toxic effects of ethylcholine mustard aziridinium ion on cholinergic cells in the chicken retina. J Neurosci. 1987;7(2):343–56. Epub 1987/02/01.

106. Fischer AJ, McGuire JJ, Schaeffel F, Stell WK. Light- and focus-dependent expression of the transcription factor ZENK in the chick retina. Nat Neurosci. 1999;2(8):706–12. Epub 1999/07/21.

107. Ashby R, McCarthy CS, Maleszka R, Megaw P, Morgan IG. A muscarinic cholinergic antagonist and a dopamine agonist rapidly increase ZENK mRNA expression in the form-deprived chicken retina. Exp Eye Res. 2007;85(1):15–22. Epub 2007/05/15.

108. Cottriall CL, Truong HT, McBrien NA. Inhibition of myopia development in chicks using himbacine: a role for M(4) receptors? Neuroreport. 2001;12(11):2453–6. Epub 2001/08/10.

109. Arumugam B, McBrien NA. Muscarinic antagonist control of myopia: evidence for M4 and M1 receptor-based pathways in the inhibition of experimentally-induced axial myopia in the tree shrew. Invest Ophthalmol Vis Sci. 2012;53(9):5827–37. Epub 2012/07/28.

110. Yin GC, Gentle A, McBrien NA. Muscarinic antagonist control of myopia: a molecular search for the M1 receptor in chick. Mol Vis. 2004;10:787–93. Epub 2004/11/05.

111. Chou AC, Shih YF, Ho TC, Lin LL. The effectiveness of 0.5% atropine in controlling high myopia in children. J Ocul Pharmacol Ther. 1997;13(1):61–7.

112. Fan DS, Lam DS, Chan CK, Fan AH, Cheung EY, Rao SK.

Topical atropine in retarding myopic progression and axial length growth in children with moderate to severe myopia: a pilot study. Jpn J Ophthalmol. 2007;51(1):27–33. Epub 2007/02/14.

113. Fang PC, Chung MY, Yu HJ, Wu PC. Prevention of myopia onset with 0.025% atropine in premyopic children. J Ocul Pharmacol Ther. 2010;26(4):341–5.

114. Song YY, Wang H, Wang BS, Qi H, Rong ZX, Chen HZ. Atropine in ameliorating the progression of myopia in children with mild to moderate myopia: a meta-analysis of controlled clinical trials. J Ocul Pharmacol Ther. 2011;27(4):361–8. Epub 2011/06/09.

115. Tong L, Huang XL, Koh AL, Zhang X, Tan DT, Chua WH. Atropine for the treatment of childhood myopia: effect on myopia progression after cessation of atropine. Ophthalmology. 2009;116(3):572–9. Epub 2009/01/27.

116. Ashby R, Ohlendorf A, Schaeffel F. The effect of ambient illuminance on the development of deprivation myopia in chicks. Invest Ophthalmol Vis Sci. 2009;50(11):5348–54. Epub 2009/06/12.

117. McCarthy CS, Megaw P, Devadas M, Morgan IG. Dopaminergic agents affect the ability of brief periods of normal vision to prevent form-deprivation myopia. Exp Eye Res. 2007;84(1):100–7. Epub 2006/11/11.

118. Zhu X, Winawer JA, Wallman J. Potency of myopic defocus in spectacle lens compensation. Invest Ophthalmol Vis Sci. 2003;44(7):2818–27. Epub 2003/06/26.

119. Tse DY, Lam CS, Guggenheim JA, Lam C, Li KK, Liu Q, et al. Simultaneous defocus integration during refractive development. Invest Ophthalmol Vis Sci. 2007;48(12):5352–9. Epub 2007/12/07.

120. Tse DY, To CH. Graded competing regional myopic and hyperopic defocus produces summated emmetropization set points in chick. Invest Ophthalmol Vis Sci. 2011;52:8056–62.

121. Flitcroft DI. The complex interactions of retinal, optical and environmental factors in myopia aetiology. Prog Retin Eye Res. 2012;31(6):622–60. Epub 2012/07/10.

122. Hoogerheide J, Rempt F, Hoogenboom WP. Acquired myopia in young pilots. Ophthalmologica. 1971;163(4):209–15. Epub 1971/01/01.

123. Huang J, Hung LF, Smith 3rd EL. Effects of foveal ablation on the pattern of peripheral refractive errors in normal and form-deprived infant rhesus monkeys (Macaca mulatta). Invest Ophthalmol Vis Sci. 2011;52(9):6428–34. Epub 2011/06/23.

124. Smith 3rd EL, Hung LF, Huang J, Blasdel TL, Humbird TL, Bockhorst KH. Effects of optical defocus on refractive development in monkeys: evidence for local, regionally selective mechanisms. Invest Ophthalmol Vis Sci. 2010;51(8):3864–73. Epub 2010/03/12.

125. Smith 3rd EL, Hung LF, Huang J. Relative peripheral hyperopic defocus alters central refractive development in infant monkeys. Vision Res. 2009;49(19):2386–92. Epub 2009/07/28.

126. Smith 3rd EL, Ramamirtham R, Qiao-Grider Y, Hung LF, Huang J, Kee CS, et al. Effects of foveal ablation on emmetropization and form-deprivation myopia. Invest Ophthalmol Vis Sci. 2007;48(9):3914–22. Epub 2007/08/29.

127. Smith 3rd EL, Kee CS, Ramamirtham R, Qiao-Grider Y, Hung LF. Peripheral vision can influence eye growth and refractive development in infant monkeys. Invest Ophthalmol Vis Sci. 2005;46(11):3965–72. Epub 2005/10/27.

128. Smith 3rd EL. Prentice award lecture 2010: a case for peripheral optical treatment strategies for myopia. Optom Vis Sci. 2011;88(9):1029–44. Epub 2011/07/13.

129. Smith 3rd EL. Optical treatment strategies to slow myopia progression: effects of the visual extent of the optical treatment zone. Exp Eye Res. 2013;114:77–88.

130. Mutti DO, Hayes JR, Mitchell GL, Jones LA, Moeschberger ML, Cotter SA, et al. Refractive error, axial length, and relative peripheral refractive error before and after the onset of myopia. Invest Ophthalmol Vis Sci. 2007;48(6):2510–9. Epub 2007/05/26.

131. Sng CC, Lin XY, Gazzard G, Chang B, Dirani M, Chia A, et al. Peripheral refraction and refractive error in Singapore Chinese children. Invest Ophthalmol Vis Sci. 2011;52(2):1181–90. Epub 2010/10/12.

132. Sng CC, Lin XY, Gazzard G, Chang B, Dirani M, Lim L, et al. Change in peripheral refraction over time in Singapore Chinese children. Invest Ophthalmol Vis Sci. 2011;52(11):7880–7. Epub 2011/08/30.

133. Rosen R, Lundstrom L, Unsbo P, Atchison DA. Have we misinterpreted the study of Hoogerheide et al. (1971)? Optom Vis Sci. 2012;89(8):1235–7.

134. Sankaridurg P, Donovan L, Varnas S, Ho A, Chen X, Martinez A, et al. Spectacle lenses designed to reduce progression of myopia: 12-month results. Optom Vis Sci. 2010;87(9):631–41. Epub 2010/07/14.

135. Sankaridurg P, Holden B, Smith 3rd E, Naduvilath T, Chen X, de la Jara PL, et al. Decrease in rate of myopia progression with a contact lens designed to reduce relative peripheral hyperopia: one-year results. Invest Ophthalmol Vis Sci. 2011;52(13):9362–7. Epub 2011/11/01.

136. French AN, Ashby RS, Morgan IG, Rose KA. Time outdoors and the prevention of myopia. Exp Eye Res. 2013;114:58–68.

137. Rose KA, Morgan IG, Ip J, Kifley A, Huynh S, Smith W, et al. Outdoor activity reduces the prevalence of myopia in children. Ophthalmology. 2008;115(8):1279–85. Epub 2008/02/26.

138. Rose KA, Morgan IG, Smith W, Burlutsky G, Mitchell P, Saw SM. Myopia, lifestyle, and schooling in students of Chinese ethnicity in Singapore and Sydney. Arch Ophthalmol. 2008;126(4):527–30. Epub 2008/04/17.

139. Megaw P, Morgan I, Boelen M. Vitreal dihydroxyphenylacetic acid (DOPAC) as an index of retinal dopamine release. J Neurochem. 2001;76(6):1636–44. Epub 2001/03/22.

140. Megaw PL, Boelen MG, Morgan IG, Boelen MK. Diurnal patterns of dopamine release in chicken retina. Neurochem Int. 2006;48(1):17–23. Epub 2005/09/29.

141. Megaw PL, Morgan IG, Boelen MK. Dopaminergic behaviour in chicken retina and the effect of form deprivation. Aust N Z J Ophthalmol. 1997;25 Suppl 1:S76–8. Epub 1997/05/01.

142. Smith 3rd EL, Hung LF, Huang J. Protective effects of high ambient lighting on the development of form-deprivation myopia in rhesus monkeys. Invest Ophthalmol Vis Sci. 2012;53(1):421–8. Epub 2011/12/16.

143. Ashby RS, Schaeffel F. The effect of bright light on lens compensation in chicks. Invest Ophthalmol Vis Sci. 2010;51(10):5247–53. Epub 2010/05/07.

144. Nickla DL, Totonelly K. Dopamine antagonists and brief vision distinguish lens-induced- and form-deprivation-induced myopia. Exp Eye Res. 2011;93(5):782–5. Epub 2011/08/30.

145. Jones LA, Sinnott LT, Mutti DO, Mitchell GL, Moeschberger ML, Zadnik K. Parental history of myopia, sports and outdoor activities, and future myopia. Invest Ophthalmol Vis Sci. 2007;48(8):3524–32. Epub 2007/07/27.

146. French AN, Morgan IG, Mitchell P, Rose KA. Risk factors for incident myopia in Australian school children: the Sydney Adolescent Vascular and Eye Study. Ophthalmology. 2013; 120(10):2100–8.

147. Ben-Simon GJ, Peiss M, Anis E, Nakra T, Luski A, Spierer A. Spectacle use and reduced unaided vision in third grade students: a comparative study in different educational settings. Clin Exp Optom. 2004;87(3):175–9. Epub 2004/06/10.

148. Zylbermann R, Landau D, Berson D. The influence of study habits on myopia in Jewish teenagers. J Pediatr Ophthalmol Strabismus. 1993;30(5):319–22. Epub 1993/09/01.

149. Boelen MK, Boelen MG, Marshak DW. Light-stimulated release of dopamine from the primate retina is blocked by 1-2-amino-4-phosphonobutyric acid (APB). Vis Neurosci. 1998;15(1):97–103. Epub 1998/02/11.

150. Morgan IG, Boelen MK. Complexity of dopaminergic function in

the retinal dark–light switch. Aust N Z J Ophthalmol. 1996;24(2 Suppl):56–8. Epub 1996/05/01.

151. Morgan IG, Boelen MK. A retinal dark–light switch: a review of the evidence. Vis Neurosci. 1996;13(3):399–409. Epub 1996/05/01.

152. Morgan IG, Boelen MK. A fundamental step-transition in retinal function at low light intensities. Aust N Z J Ophthalmol. 1997;25 Suppl 1:S70–2. Epub 1997/05/01.

153. Smith 3rd EL, Fox DA, Duncan GC. Refractive-error changes in kitten eyes produced by chronic on-channel blockade. Vision Res. 1991;31(5):833–44. Epub 1991/01/01.

154. Bech-Hansen NT, Naylor MJ, Maybaum TA, Sparkes RL, Koop B, Birch DG, et al. Mutations in NYX, encoding the leucine-rich proteoglycan nyctalopin, cause X-linked complete congenital stationary night blindness. Nat Genet. 2000;26(3):319–23. Epub 2000/11/04.

155. Pardue MT, Faulkner AE, Fernandes A, Yin H, Schaeffel F, Williams RW, et al. High susceptibility to experimental myopia in a mouse model with a retinal on pathway defect. Invest Ophthalmol Vis Sci. 2008;49(2):706–12. Epub 2008/02/01.

156. Kothmann WW, Massey SC, O'Brien J. Dopamine-stimulated dephosphorylation of connexin 36 mediates AII amacrine cell uncoupling. J Neurosci. 2009;29(47):14903–11. Epub 2009/11/27.

157. Urschel S, Hoher T, Schubert T, Alev C, Sohl G, Worsdorfer P, et al. Protein kinase A-mediated phosphorylation of connexin36 in mouse retina results in decreased gap junctional communication between AII amacrine cells. J Biol Chem. 2006;281(44):33163–71. Epub 2006/09/08.

158. Chia A, Li W, Tan D, Luu CD. Full-field electroretinogram findings in children in the atropine treatment for myopia (ATOM2) study. Doc Ophthalmol. 2013;126:177–86.

159. Ho WC, Kee CS, Chan HH. Myopia progression in children is linked with reduced foveal mfERG response. Invest Ophthalmol Vis Sci. 2012;53(9):5320–5. Epub 2012/07/05.

160. Ho WC, Kee CS, Chan HH. Myopic children have central reduction in high contrast multifocal ERG response, while adults have paracentral reduction in low contrast response. Invest Ophthalmol Vis Sci. 2012;53(7):3695–702. Epub 2012/05/10.

161. Wu PC, Tsai CL, Hu CH, Yang YH. Effects of outdoor activities on myopia among rural school children in Taiwan. Ophthalmic Epidemiol. 2010;17(5):338–42. Epub 2010/09/28.

162. Yi JH, Li RR. [Influence of near-work and outdoor activities on myopia Progression in school children]. Zhongguo Dang Dai Er Ke Za Zhi. 2011;13(1):32–5.

163. McBrien NA. Regulation of scleral metabolism in myopia and the role of transforming growth factor-beta. Exp Eye Res. 2013;114:128–40.

164. Hu J, Cui D, Yang X, Wang S, Hu S, Li C, et al. Bone morphogenetic protein-2: a potential regulator in scleral remodeling. Mol Vis. 2008;14:2373–80. Epub 2008/12/23.

165. Wang Q, Zhao G, Xing S, Zhang L, Yang X. Role of bone morphogenetic proteins in form-deprivation myopia sclera. Mol Vis. 2011;17:647–57. Epub 2011/03/16.

166. Zhang Y, Liu Y, Wildsoet CF. Bidirectional, optical sign-dependent regulation of BMP2 gene expression in chick retinal pigment epithelium. Invest Ophthalmol Vis Sci. 2012;53(10):6072–80. Epub 2012/08/11.

167. Mertz JR, Wallman J. Choroidal retinoic acid synthesis: a possible mediator between refractive error and compensatory eye growth. Exp Eye Res. 2000;70(4):519–27. Epub 2000/06/24.

168. Guggenheim JA, McBrien NA. Form-deprivation myopia induces activation of scleral matrix metalloproteinase-2 in tree shrew. Invest Ophthalmol Vis Sci. 1996;37(7):1380–95. Epub 1996/06/01.

169. Hall NF, Gale CR, Ye S, Martyn CN. Myopia and polymorphisms in genes for matrix metalloproteinases. Invest Ophthalmol Vis Sci. 2009;50(6):2632–6. Epub 2009/03/13.

170. Wojciechowski R, Bailey-Wilson JE, Stambolian D. Association of matrix metalloproteinase gene polymorphisms with refractive error in Amish and Ashkenazi families. Invest Ophthalmol Vis Sci. 2010;51(10):4989–95. Epub 2010/05/21.

171. Wojciechowski R, Yee SS, Simpson CL, Bailey-Wilson JE, Stambolian D. Matrix metalloproteinases and educational attainment in refractive error: evidence of gene-environment interactions in the Age-Related Eye Disease Study. Ophthalmology. 2013;120(2):298–305. Epub 2012/10/27.

172. Jobling AI, Gentle A, Metlapally R, McGowan BJ, McBrien NA. Regulation of scleral cell contraction by transforming growth factor-beta and stress: competing roles in myopic eye growth. J Biol Chem. 2009;284(4):2072–9. Epub 2008/11/18.

173. McBrien NA, Jobling AI, Gentle A. Biomechanics of the sclera in myopia: extracellular and cellular factors. Optom Vis Sci. 2009;86(1):E23–30. Epub 2008/12/24.

174. Metlapally R, Jobling AI, Gentle A, McBrien NA. Characterization of the integrin receptor subunit profile in the mammalian sclera. Mol Vis. 2006;12:725–34. Epub 2006/07/25.

175. Nickla DL. Ocular diurnal rhythms and eye growth regulation: where we are 50 years after lauber. Exp Eye Res. 2013;114:25–34.

176. Quinn GE, Shin CH, Maguire MG, Stone RA. Myopia and ambient lighting at night. Nature. 1999;399(6732):113–4. Epub 1999/05/21.

177. McMahon G, Zayats T, Chen YP, Prashar A, Williams C, Guggenheim JA. Season of birth, daylight hours at birth, and high myopia. Ophthalmology. 2009;116(3):468–73. Epub 2009/01/23.

178. Vannas AE, Ying GS, Stone RA, Maguire MG, Jormanainen V, Tervo T. Myopia and natural lighting extremes: risk factors in Finnish army conscripts. Acta Ophthalmol Scand. 2003;81(6):588–95. Epub 2003/12/03.

179. Nickla DL, Wildsoet C, Wallman J. Visual influences on diurnal rhythms in ocular length and choroidal thickness in chick eyes. Exp Eye Res. 1998;66(2):163–81. Epub 1998/06/17.

180. Nickla DL, Wildsoet CF, Troilo D. Endogenous rhythms in axial length and choroidal thickness in chicks: implications for ocular growth regulation. Invest Ophthalmol Vis Sci. 2001;42(3):584–8. Epub 2001/02/27.

181. Cahill GM, Grace MS, Besharse JC. Rhythmic regulation of retinal melatonin: metabolic pathways, neurochemical mechanisms, and the ocular circadian clock. Cell Mol Neurobiol. 1991;11(5):529–60. Epub 1991/10/01.

182. Morgan RW, Speakman JS, Grimshaw SE. Inuit myopia: an environmentally induced "epidemic"? Can Med Assoc J. 1975;112(5):575–7. Epub 1975/03/08.

183. Young FA, Leary GA, Baldwin WR, West DC, Box RA, Harris E, et al. The transmission of refractive errors within eskimo families. Am J Optom Arch Am Acad Optom. 1969;46(9):676–85. Epub 1969/09/01.

184. Seko Y, Shimizu M, Tokoro T. Retinoic acid increases in the retina of the chick with form deprivation myopia. Ophthalmic Res. 1998;30(6):361–7. Epub 1998/09/10.

185. Seko Y, Shimokawa H, Tokoro T. In vivo and in vitro association of retinoic acid with form-deprivation myopia in the chick. Exp Eye Res. 1996;63(4):443–52. Epub 1996/10/01.

186. Rada JA, Hollaway LR, Lam W, Li N, Napoli JL. Identification of RALDH2 as a visually regulated retinoic acid synthesizing enzyme in the chick choroid. Invest Ophthalmol Vis Sci. 2012;53(3):1649–62. Epub 2012/02/11.

187. Mao JF, Liu SZ, Dou XQ. Retinoic acid metabolic change in retina and choroid of the guinea pig with lens-induced myopia. Int J Ophthalmol. 2012;5(6):670–4. Epub 2013/01/01.

188. McFadden SA, Howlett MH, Mertz JR. Retinoic acid signals the direction of ocular elongation in the guinea pig eye. Vision Res. 2004;44(7):643–53. Epub 2004/01/31.

189. Troilo D, Nickla DL, Mertz JR, Summers Rada JA. Change in the synthesis rates of ocular retinoic acid and scleral glycosaminoglycan during experimentally altered eye growth in marmosets. Invest Ophthalmol Vis Sci. 2006;47(5):1768–77. Epub 2006/04/28.

190. Yan DS, Zhou XT, Chen XY, Lu F, Wang J, Hu DN, et al. [Expression of retinoid acid receptors in human scleral fibroblasts and regulation of growth of fibroblasts by retinoic acid]. Zhonghua yan ke za zhi. 2007;43(8):750–3. Epub 2007/11/16.

191. Li C, McFadden SA, Morgan I, Cui D, Hu J, Wan W, et al. All-trans retinoic acid regulates the expression of the extracellular matrix protein fibulin-1 in the guinea pig sclera and human scleral fibroblasts. Mol Vis. 2010;16:689–97. Epub 2010/04/21.

192. Bitzer M, Feldkaemper M, Schaeffel F. Visually induced changes in components of the retinoic acid system in fundal layers of the chick. Exp Eye Res. 2000;70(1):97–106. Epub 2000/01/25.

193. Rohrer B, Stell WK. Basic fibroblast growth factor (bFGF) and transforming growth factor beta (TGF-beta) act as stop and go signals to modulate postnatal ocular growth in the chick. Exp Eye Res. 1994;58(5):553–61. Epub 1994/05/01.

194. Rohrer B, Iuvone PM, Stell WK. Stimulation of dopaminergic amacrine cells by stroboscopic illumination or fibroblast growth factor (bFGF, FGF-2) injections: possible roles in prevention of form-deprivation myopia in the chick. Brain Res. 1995;686(2):169–81. Epub 1995/07/24.

195. Seko Y, Shimokawa H, Tokoro T. Expression of bFGF and TGF-beta 2 in experimental myopia in chicks. Invest Ophthalmol Vis Sci. 1995;36(6):1183–7. Epub 1995/05/01.

196. Gentle A, McBrien NA. Retinoscleral control of scleral remodelling in refractive development: a role for endogenous FGF-2? Cytokine. 2002;18(6):344–8. Epub 2002/08/06.

197. Ritchey ER, Zelinka CP, Tang J, Liu J, Fischer AJ. The combination of IGF1 and FGF2 and the induction of excessive ocular growth and extreme myopia. Exp Eye Res. 2012;99:1–16. Epub 2012/06/15.

198. Feldkaemper MP, Neacsu I, Schaeffel F. Insulin acts as a powerful stimulator of axial myopia in chicks. Invest Ophthalmol Vis Sci. 2009;50(1):13–23. Epub 2008/07/05.

199. Zhu X, Wallman J. Opposite effects of glucagon and insulin on compensation for spectacle lenses in chicks. Invest Ophthalmol Vis Sci. 2009;50(1):24–36. Epub 2008/09/16.

200. An J, Hsi E, Zhou X, Tao Y, Juo SH, Liang CL. The FGF2 gene in a myopia animal model and human subjects. Mol Vis. 2012;18:471–8. Epub 2012/03/07.

201. Hsi E, Chen KC, Chang WS, Yu ML, Liang CL, Juo SH. A functional polymorphism at the FGF10 gene is associated with extreme myopia. Invest Ophthalmol Vis Sci. 2013;54(5):3265–71. Epub 2013/04/20.

202. Miyake M, Yamashiro K, Nakanishi H, Nakata I, Akagi-Kurashige Y, Tsujikawa A, et al. Insulin-like growth factor 1 is not associated with high myopia in a large Japanese cohort. Mol Vis. 2013;19:1074–81. Epub 2013/06/05.

203. Rydzanicz M, Nowak DM, Karolak JA, Frajdenberg A, Podfigurna-Musielak M, Mrugacz M, et al. IGF-1 gene polymorphisms in Polish families with high-grade myopia. Mol Vis. 2011;17:2428–39. Epub 2011/10/07.

204. Metlapally R, Ki CS, Li YJ, Tran-Viet KN, Abbott D, Malecaze F, et al. Genetic association of insulin-like growth factor-1 polymorphisms with high-grade myopia in an international family cohort. Invest Ophthalmol Vis Sci. 2010;51(9):4476–9. Epub 2010/05/04.

205. Penha AM, Schaeffel F, Feldkaemper M. Insulin, insulin-like growth factor-1, insulin receptor, and insulin-like growth factor-1 receptor expression in the chick eye and their regulation with imposed myopic or hyperopic defocus. Mol Vis. 2011;17:1436–48. Epub 2011/06/10.

206. Tang RH, Tan J, Deng ZH, Zhao SZ, Miao YB, Zhang WJ. Insulin-like growth factor-2 antisense oligonucleotides inhibits myopia by expression blocking of retinal insulin-like growth factor-2 in guinea pig. Clin Exp Ophthalmol. 2012;40(5):503–11. Epub 2011/09/10.

207. Stone RA, Liu J, Sugimoto R, Capehart C, Zhu X, Pendrak K. GABA, experimental myopia, and ocular growth in chick. Invest Ophthalmol Vis Sci. 2003;44(9):3933–46. Epub 2003/08/27.

208. Chebib M, Hinton T, Schmid KL, Brinkworth D, Qian H, Matos S, et al. Novel, potent, and selective GABAC antagonists inhibit myopia development and facilitate learning and memory. J Pharmacol Exp Ther. 2009;328(2):448–57. Epub 2008/11/06.

209. Schmid KL, Strasberg G, Rayner CL, Hartfield PJ. The effects and interactions of GABAergic and dopaminergic agents in the prevention of form deprivation myopia by brief periods of normal vision. Exp Eye Res. 2013;110:88–95.

第 **5** 章

巩膜及其对屈光状态的调节作用

Jody A. Summers

5.1 引言

巩膜是一种致密的、纤维化的黏弹性结缔组织，决定眼的形状。同时，巩膜为内眼的成像提供框架并且承受眼内压产生的膨胀力，保护眼内容物不受外界损伤。但是巩膜不仅仅只是一个稳定的容器。针对巩膜的生物化学和生物力学属性进行的临床与实验研究表明，巩膜参与视觉刺激的调控，通过调节眼轴长度来减少屈光不正。巩膜在整个生命时期持续进行重构，这种重构取决于巩膜纤维的表型以及细胞外间质成分，这点我们在后文还将详述。在过去 25 年中诸多研究已表明巩膜重构取决于遗传和环境因素，其中环境因素对眼球大小及屈光状况有较大影响。

5.2 发育

人巩膜由胚胎第 6 周神经管嵴和间质分化而成，其中大部分由环绕神经外胚层视杯的神经管嵴分化，而小部分颞侧巩膜由中胚层分化，同时中胚层还分化出外眼横纹肌和血管内皮[1,2]。人巩膜的分化从前到后、由内而外进行[3-5]。电镜下观察胚胎显示，巩膜在第 6 周发育开始向边缘蔓延，在第 8 周向后部到达赤道部，而在第 12 周发育到后极部[5,6]。在第 4 个月，巩膜突显现圆形排列纤维。在第 5 个月巩膜纤维环绕筛板视神经轴突[5]。第 6 周产生未成熟胶原蛋白为小片状纤维丝，第 9 周可见弹性蛋白沉淀并在第 24 周大量增加[7]。在巩膜发育过程中，细胞外间质（ECM）合成缺失可导致累及巩膜的遗传病，如马方综合征（弹性蛋白缺陷）、成骨不全（I 型胶原蛋白缺陷）和埃勒斯–当洛综合征（前胶原赖氨酸羟化酶）[8,9]。

5.3 巩膜的结构

巩膜曲率半径约为 12mm，巩膜最薄处（0.3mm）为肌腱附着点，最厚处（1.0mm）为后极部近视神经乳头。巩膜由巩膜外层、基质层和棕黑层 3 层组成，其中巩膜基质层占巩膜厚度的 90%，是表现其生物力学特性的主要部分[10]。

巩膜包含角膜后部连接处、神经血管的进出口，以及眼肌附着点等特殊位置。尽管这些位置在结构上存在差异，但巩膜必须能够在一些情况如眼动、眼调节、眼压波动等眼球形变时保持眼球形状。巩膜特有的致密不规则结缔组织基质能够确保稳定的眼屈光状态，同时保护眼球避免破裂。

巩膜基质由胶原纤维嵌合于蛋白聚糖和非胶原糖蛋白框架中构成。胶原纤维直径为 25~230nm[11]，并呈层状或交叉复合排列（图 5.1）。这种胶原纤维的排列可确保巩膜在不停地眼动与眼肌拉动过程中的强度和硬度。

巩膜成纤维细胞位于胶原板层之间，负责巩膜基质的合成与重构（图 5.1）。

巩膜细胞外间质成分是保证其硬度、强度和弹力的关键。大部分脊椎动物的巩膜分为两层：内部软骨层和外部纤维层。哺乳亚纲动物以及蛇和蜥蜴并没有软骨层，但具有表达软骨组织特异性细胞外充质的分子，如聚集蛋白聚糖、脯氨酸/富含精氨酸和富含亮氨酸的重复蛋白（PRELP）和软骨寡聚基质蛋白（COMP）[12]。这些成分均已被证实在人巩膜中表达，说明巩膜中的软骨成分在进化中保留了下来，并且在生

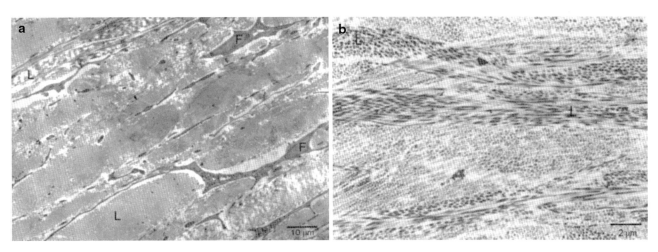

图 5.1　人巩膜的板层状结构。(a)巩膜成纤维细胞(F)在胶原板层(L)间的不规则排列。每层胶原纤维的排列方向大致相同。(b)高倍镜下的人巩膜前部,一些部位的胶原板层相互交织。(a)标尺=10μm,(b)标尺=2μm。

物化学和生物力学中起到重要作用[13-15]。同时,由于软骨成分在巩膜中表达可导致风湿病相关性巩膜炎,如类风湿性关节炎和多软骨炎[16-18]。

5.3.1 胶原蛋白

在哺乳动物中胶原蛋白占巩膜重量的 50%,以 I 型胶原蛋白为主[19]。如前所述,人巩膜胶原基质在发育第 6 周便已产生,形成小直径胶原纤维聚合体。随着进一步发育,胶原蛋白由前向后沉积,因此大部分未成熟胶原纤维位于后部巩膜。由于这种空间分布,早期胚胎发育巩膜后部较前部相比有大量短胶原纤维,这种差别在 16 周后消失[7]。到巩膜发育第 24 周胶原纤维达到成熟纤维的长度,平均为 94~102nm,整体范围为 25~250nm。由于胶原纤维直径范围较大,因此与角膜相比巩膜细胞外间充质纤维空间排列不规则。

除 I 型胶原蛋白外,人巩膜还包含 III、IV、V、VI、VIII、XII 和 XIII 型胶原蛋白[20-22]。I 型胶原蛋白是巩膜主要的胶原蛋白,约占胶原蛋白总量的 95%。值得注意的是,先天性高度近视是 Stickler 综合征的特征性症状,这种遗传疾病与 II 型胶原蛋白(COL2A1)基因突变相关,说明 II 型胶原蛋白在巩膜发育与结构中起着重要作用[23]。然而,尽管 II 型胶原蛋白在小鼠胚胎中有表达[24],且属于禽类巩膜软骨的主要胶原纤维,但在人巩膜中未检测到[12,25]。

免疫组化结果表明,在胎儿和成人巩膜组织中 I 型和 VI 型胶原蛋白表达随年龄增加而稳定增长,同时

IV、V 和 VIII 型胶原蛋白表达减少,III 型胶原蛋白表达则在胎儿至成人整个成长阶段均保持不变。使用原子显微镜可发现巩膜胶原纤维与毗邻纤维形成紧密的非连续交联桥结构[26],该结构间隔固定且在胶原纤维上每隔 67nm 存在一个此类结构。据推测交联桥结构包含蛋白聚糖聚合体联合 VI 型胶原[27,28]。

巩膜内胶原纤维不规则排列并交错呈板状(图 5.1)。这种板状排列与角膜胶原排列类似,但巩膜胶原纤维的长度变化较大,板层厚度差异较大,且因相邻板层的情况而每个板层的方向不定。根据对角膜的研究结果[28],相对于中央板层区,在巩膜成纤维细胞相邻的每层板层边缘区所包含的未成熟胶原纤维可能最多。

5.3.2 蛋白聚糖

胶原纤维的形成、纤维方向、大小和排列受一系列非胶原细胞外间充质成分的影响[29-31]。蛋白聚糖是胶原纤维聚集排列的关键调控因子,在巩膜细胞外间充质中大量表达。蛋白聚糖由一个核心蛋白携带至少一个由双糖修饰的黏蛋白(GAG)支链构成。GAG主要被分为四组:①透明质酸;②硫酸软骨素和硫酸软骨素 B;③硫酸乙酰肝素和肝素;④硫酸角质素。黏多糖在巩膜发育第 13 周出现。对巩膜组织成分分析发现整个胎儿发育过程中硫酸软骨素 B 中度染色,硫酸软骨素强染色。透明质酸在巩膜发育第 13周出现,且随发育进展而表达减少。在胎儿和成人巩膜中均发现少量硫酸乙酰肝素[20]。黏多糖在成人巩

膜ECM中分布不均匀,与前部和赤道部相比后部巩膜的硫酸软骨素和糖醛酸比例更高,而透明质酸在赤道部较后部染色更为密集[32]。

蛋白聚糖占巩膜干重的0.7%~0.9%,其中硫酸软骨素和硫酸软骨素B聚糖所占比重最高。巩膜的主要硫酸化蛋白聚糖包括聚集蛋白聚糖、核心蛋白多糖和二聚糖[14]。聚集蛋白聚糖为软骨蛋白聚糖,由核心蛋白和100个硫酸软骨素支链形成共价键。聚集蛋白聚糖的糖胺聚糖链的负电荷在巩膜细胞外间充质中隔离了水分子,保证了组织的水合作用和弹性。与小分子蛋白聚糖在巩膜中均匀分布不同,聚集蛋白聚糖在巩膜后部浓度最高,可保持后部巩膜的柔软度[33]。聚集蛋白聚糖在软骨间充质中联合透明质烷,通过连接蛋白形成水合大分子[34],但这尚未在巩膜中获得证实。

人巩膜中亦包含一个家族的一些相关核心蛋白,即小的富含亮氨酸的糖蛋白(SLRP)[15]。上文提到的核心蛋白多糖和二聚糖是SLRP家族中最著名的蛋白[35,36],这些糖蛋白在巩膜中分别包含一到两个软骨素/软骨素B支链。同时,巩膜中的SLRP核心蛋白包括:内腔蛋白、PRELP(富含脯氨酸–精氨酸,富含亮氨酸重复蛋白)、角膜蛋白、纤维调节素、DSPG-3(硫酸软骨素蛋白多糖3)、软骨蛋白和骨诱导因子[15]。所有SLRP蛋白包含一个中央结构域,由约10个富含亮氨酸的重复单位组成,形成蛋白间强联合[37]。除核心蛋白多糖和二聚糖外,巩膜中的SLRP蛋白携带较短的未硫酸化或低硫酸化GAG支链。SLRP家族中多个蛋白,包括核心蛋白多糖、纤维调节素、内腔蛋白和二聚糖,都通过中心蛋白与多个ECM组件相连接,包括I型胶原蛋白,其被认为诱导间质聚集排列的分子[29,30,38,39]。

5.3.3 弹性蛋白

巩膜成纤维细胞合成的弹力纤维是巩膜细胞外间质的重要组成部分[40]。成熟状态下的弹力纤维是纵向的线性微纤维围绕一个不定形的核心弹性蛋白,包含多个糖蛋白及原纤维蛋白,形成弹性蛋白的框架。

在巩膜发育第9周出现弹性蛋白染色,且表达随发育时间逐渐增强[7]。弹性蛋白在胎儿基质中均匀分布,并且在整个发育过程中保持均匀,进入成年后弹性蛋白浓度降低(约占干重的2%)。弹性纤维在巩膜病理中十分重要,与马方综合征引起的高度近视密切相关,属于原纤维蛋白突变引起的常染色体显性遗传病[41,42]。

5.3.4 其他糖蛋白

非胶原糖蛋白在巩膜基质中表达,可促进细胞附着于细胞外间质中。免疫染色显示粘连蛋白、玻璃粘连蛋白、层粘连蛋白在胎儿发育第13周出现,随后表达减少[7]。在成人巩膜中粘连蛋白在筛板中呈弥散性分布,玻璃粘连蛋白在筛板中以细纤维状分布而较少延伸至巩膜[43,44]。层粘连蛋白属于三聚体蛋白,由一个α链、一个β链和一个γ链构成。每个链有多种变体导致活体内有15种不同层粘连蛋白[45]。层粘连蛋白在巩膜中广泛表达,主要在血管基质层、小梁网和Schlemm管中表达[46]。同时,层粘连蛋白存在于巩膜筛板筛盘表面[47],但在非血管组织中无表达。值得注意的是层粘连蛋白的alph2a链被证实是近视眼进展的遗传位点[48](见后文)。

5.3.5 间质金属蛋白酶

与其他组织一样,巩膜的再塑是细胞外间充质合成与分解的持续动态平衡。间质金属蛋白酶(MMP)属于中和蛋白酶家族,可促进胶原蛋白和其他细胞外间充质成分降解[49]。这些蛋白有共同的关键氨基酸,在中性pH值下需要锌和钙离子激活,并被组织金属蛋白酶抑制剂(TIMP)所抑制。人巩膜成纤维细胞表达MMP-1(间质胶原酶)、MMP-2(明胶酶A)、MMP-3(间充质溶解素)[50-52]、MMP-9(明胶酶B)[53]以及MMP抑制剂TIMP-1[53,54]。

5.3.6 巩膜成纤维细胞

尽管巩膜细胞外间充质在决定其生物力学特性中起着重要作用,在眼球生长过程中巩膜细胞与间充质相互作用,在调控巩膜膨胀性中扮演重要角色。Phillips和McBrien[55]发现树鼩巩膜出现一过性眼轴增加以应对眼压升高,而在随后一小时内眼轴长度逐渐减小。因此在一小时内眼压升高与眼压升高前相比眼轴变化无显著差异。这种眼轴减小由巩膜基质中的α平滑肌肌纤维细胞介导。对人、猴及豚鼠巩膜的研究表明,肌纤维细胞构成巩膜细胞的一个亚群,其细胞数量随年龄增长[56,57]。与角膜[58]和皮肤[59]中的肌纤维细胞一样,巩膜肌纤维细胞可由非收缩性巩膜纤维细胞分化而来,也可通过对巩膜基质施加机械压力或通过激活细胞信号因子如转化生长因子-B (TGF-B)刺激而来[60]。

巩膜成纤维细胞同样可以合成并分泌大量蛋白,这些蛋白如转化生长因子-B1p、68kD(TGFB1p)可潜在调节巩膜成纤维细胞与基质之间的相互作用[61]。TGFB1p通过整合素受体 αvβ3 和 αvβ5(图 5.2)与巩膜成纤维细胞表面结合,在体外抑制巩膜细胞黏附Ⅰ型胶原蛋白。TGFB1p的抗黏附作用特异性作用于巩膜成纤维细胞,对角膜成纤维细胞和包皮成纤维细胞无抑制黏附的作用[61]。

有趣的是,在树鼩眼接受近视镜代偿时巩膜中的 Tgfb1 mRNA 表达水平增加[62]。同样情况也出现在近视发展时狨猴[63]和树鼩[64]的脉络膜。体外试验结果表明 TGFB1p 在巩膜具有抗黏附作用,可抑制成纤维细胞中与胶原蛋白黏附。因此推测 TGFB1 在巩膜的表达变化或许可以阻断成纤维细胞-基质的相互作用,在近视进展中促进巩膜板层滑动及眼轴拉长。

5.4 巩膜的年龄相关性改变

尽管人眼在 10 岁就接近成人大小[65-69],但巩膜细胞外间质成分在整个青春期和青年时期逐渐合成积累。人巩膜中蛋白聚糖的浓度从幼年时期到 40 岁稳定增加[33]。40 岁后巩膜中小分子蛋白聚糖(二聚糖和核心蛋白多糖)含量在整个巩膜区域降低。蛋白聚糖的下降从巩膜前部开始,人巩膜水合作用随年龄增长而减弱[33,70]。通过竞争性放射免疫测定法测定核心蛋白

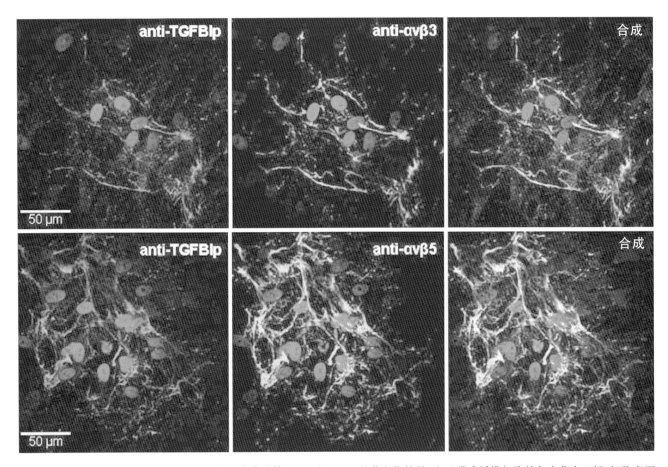

图 5.2*　人巩膜成纤维细胞内 TGFB1p 与整合素受体 αvβ3 和 αvβ5 的共定位结果。人巩膜成纤维细胞的免疫荧光双标,细胞表面的 TGFB1p(红色)和 αvβ3(绿色,上)或 αvβ5(绿色,下)。图右是叠加后的结果,黄色表示共定位区域。细胞核用 DAPI(蓝色)染色。阴性对照组只孵育二抗或使用无免疫性的鼠源 IgG,没有检测到荧光信号(无图)。(From: Shelton and Rada[61]. Reproduced with permission © Association for Research in Vision and Ophthalmology)

多糖(DS-PG II)证实,在老年巩膜中小分子蛋白聚糖的积累与软骨关节中蛋白聚糖随年龄的变化高度一致[71](图5.3)。

与小分子蛋白聚糖随年龄增长而减少的情况不同,较大的蛋白聚糖的聚集在各年龄阶段保持不变,且主要聚集在巩膜后部。巩膜后部聚集的蛋白聚糖不随年龄改变,可能是由于后部巩膜不像前部巩膜那样坚硬。由于硫酸软骨素和硫酸角质素黏多糖支链聚集蛋白聚糖与大量水分子结合,有助于保持组织的软骨弹性且能够承受压力。在巩膜中如果聚集蛋白聚糖有相似功能,其表达可能使后部巩膜有更好的顺应性,从而使睫状后血管能够更好地支持脉络膜视网膜的血液循环。后部巩膜中聚集蛋白聚糖浓度的降低可显著降低黏多糖的含量,导致巩膜硬度增加,引起隐性远视或高度近视[72]。

同时,随着年龄增长,由于胶原纤维非酶糖基化交联增加,巩膜硬度会随之增加[73,74]。这种与年龄相关的硬度变化在巩膜前部最为显著,其次在赤道部和后部也比较显著[75]。

5.5 巩膜在近视进展中的变化

近视是当今世界视力损害的首要原因[76]。绝大多数近视开始于8~14岁的儿童期[69],主要表现为眼球玻璃体腔过度拉长[77,78],导致视网膜落在眼焦平面之后。高度近视眼的巩膜显著变薄,并且在眼压作用下眼球逐渐扩大。

超微结构分析显示,高度近视眼的巩膜基质有更多的分层且呈板状结构,这与角膜相似[79-81]。高度近视巩膜的特征性改变包括:胶原蛋白纤维束变薄,胶原纤维变细,纤维平均直径小于60~70nm[79,82]。在胶原纤维异常改变的同时,还观察到不规则的黏合质和裂开或星状的纤维[77,79,82](图5.4)。近视眼巩膜的纤维结构改变提示胶原纤维的生长和排列紊乱,是由于纤维的异常生成或者巩膜的裂解或分解加重导致。然而值得注意的是,这种巩膜近视改变主要出现在时间较久的近视或高度近视捐赠者眼中。因此,胶原纤维是在近视发展之后很久发生改变的,它更可能是近视的结果而非原因。

仅有的几个研究提出了近视巩膜的细胞外基质的特征。在童年和青年时期巩膜中的蛋白聚糖合成稳定增加并不断积累[33],在该时期由于遗传和环境原因阻断巩膜蛋白聚糖积累,可能导致巩膜正常细胞外间质遭破坏而导致眼球大小变化及屈光异常。有学者发现高度近视巩膜后部黏多糖和胶原蛋白浓度减少[83],但其他相关报道未发现同样的变化[84]。这些研究同样检测了

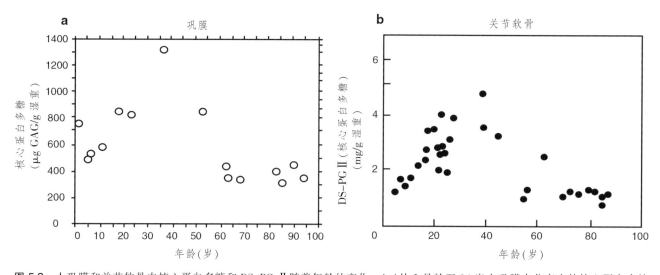

图5.3 人巩膜和关节软骨内核心蛋白多糖和DS-PG II随着年龄的变化。(a)从2月龄至94岁人巩膜内分离出的核心蛋白多糖(n=15),去除硫酸蛋白多糖后,定量为 μg GAG(黏多糖)/g 湿重。(b)从正常人软骨关节(5~86岁,n=32)内提取蛋白聚糖和DS-PG II(=核心蛋白多糖),并用放射免疫竞争法测得其含量。随着年龄增长,人巩膜和软骨关节内的核心蛋白多糖和DS-PG II的相对浓度高度一致。(From: Rada et al. [33]. Reproduced with permission © Association for Research in Vision and Ophthalmology and Sampaio et al. [71]. Reproduced with permission © the Biochemical Society)

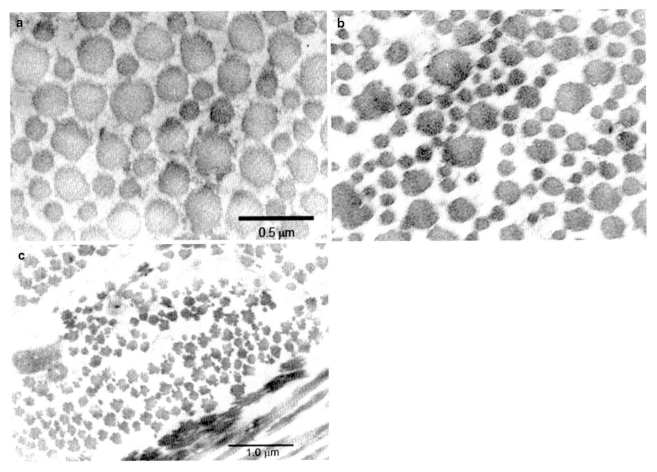

图 5.4　正常人眼和高度近视人眼巩膜内的胶原纤维。相较于正常人眼巩膜,高度近视者的巩膜内胶原纤维直径发生了很大改变,直径较小的胶原纤维数量增多(a,b)。此外,在横切面观察到不寻常的星状纤维数量增多以及不规则的黏合质相关纤维(c)。(b)标尺 =0.5μm、(c)标尺 =1μm(Adapted from: Curtin [77], pp. 256–258)

患有近视多年的老年捐赠者的巩膜。

5.5.1　基因、巩膜重构和近视

很多证据表明基因是影响眼轴和近视的决定性因素。如果父母患有近视,其子女患近视且发生眼轴延长的概率会更高[85]。双胞胎研究也表明近视具有高度遗传性,基因效应可以解释高达 88% 的近视遗传度[86,87]。然而,眼屈光受父母和兄弟姐妹们所处的环境因素影响更大。

由于眼轴长度是决定眼球屈光状态的重要因素,因此任何巩膜外基质成分的改变均可能导致巩膜形状的变化从而影响视力。已证实下述基因与近视有关:Stickler 综合征 1 型、2 型为胶原蛋白 2A1 和 11A1[23,88],Ⅵ型埃勒斯–当洛综合征为赖氨酰–本胶原羟化酶[89],Knobloch 综合征为胶原蛋白 18/A1[90],马方综合征为原

纤维蛋白[91]。这些基因都在巩膜上有表达并且可作为标志物筛查非综合征高度近视候选基因。

基于连锁分析结果,某些遗传性高度近视由巩膜细胞外间充质成分缺陷导致,包括染色体位点 17q[92]、18p(MYP2)[48]和 12q21-23(MYP3)[93]处的缺陷。这些位点内有多个巩膜表达的细胞外间充质基因,包括胶原蛋白 1A1 和软骨黏附因子(17q)、层粘连蛋白 α 亚单位(18p)、核心蛋白多糖和硫酸皮肤素蛋白聚糖(DSPG-3)(12q)。后续的连锁分析表明约 25% 的英国家庭性的高度近视与 12q 位点相关[94]。几项大规模全基因组研究筛查了人群中的近视相关基因[95-99]。这些研究发现候选基因与多种功能相关,包括神经传递、离子转运、视网膜酸代谢以及巩膜细胞外间充质重构(层粘连蛋白 α2 链和骨形成蛋白 2)。综上所述,多个基因的突变或多态性可能直接导致近视眼发展或使某些个体在环

境因素下出现近视发展的倾向(见后文讨论)。

5.5.2 巩膜重构的视觉调节

应用近视眼动物模型已对眼球大小调节、屈光、近视眼发展等机制进行了详细阐述。20世纪70年代偶然发现视觉剥夺可导致猴、鸡、树鼩及儿童产生近视[100-103]。近期研究表明同样方式可引起鼠[104,105]及豚鼠发生近视[106]。视觉剥夺会形成一种"开放式回路"机制,眼球继续延长加速了视觉剥夺,可导致眼球突出眼窝。相反,Schaeffel等[107]发现,通过使用特定屈光力的凸透镜或凹透镜雏鸡可以准确补偿由眼轴改变造成的强制性近视或远视带来的失焦。晶状体补偿随后在树鼩[108]、猴[109]、豚鼠[110]和小鼠[105]中被证实。这些动物实验表明在胎儿及少儿眼中存在依赖视觉的"正视化"机制,可以通过调节眼轴长度减少屈光不正,使视网膜处于焦平面,在光感受器细胞上聚焦成像。在童年期"正视化"机制可被视觉遮盖干扰,先天性白内障、上睑下垂、玻璃体积血或动物的视觉剥夺均会导致快速且严重的近视。

值得注意的是,动物模型实验已证明青少年的诱导性近视可以通过移除偏光片或凹透镜康复[111,112]。这种恢复指眼通过正视化过程自动减少强制性近视的失焦,纠正眼轴过度延长。然而,除了调控眼球生长恢复视力以外,同样存在内环境平衡机制使眼球恢复正常形状[113]。

这种恢复机制的关键在于,幼儿出生后眼轴仍在延长。随着偏光镜和凹透镜的移除,近视眼球停止延长,眼的光学特性进一步成熟(通过继续重构角膜及晶状体),因此焦平面渐渐移向后极部进而降低近视程度。

视网膜的位置由巩膜外壳位置决定,同时受脉络膜厚度调节[114]。因此,巩膜细胞外间质的合成、积累、更新与近视的诱发和恢复明显相关[115-117]。如前所述,哺乳动物(包括人类和灵长类,如狝猴和猕猴、树鼩)和脊椎动物(包括鸡)的巩膜结构有很大差别[118]。主要差别在于,多数脊椎动物巩膜包括内层软骨和外层与人类相似的纤维层成分。在哺乳动物中没有内层软骨,整个巩膜由纤维和I型胶原蛋白为主的细胞外间质组成。除解剖结构不同之外,哺乳类的纤维巩膜和禽类的纤维层生长类似。当眼球加速延伸时,哺乳类[116,117]和禽类[119,120]都表现为巩膜纤维变薄,物质减少。禽类的巩膜软骨层会随眼延长而增长,伴随着蛋白聚糖的合成和积累以及干重增加[115,121]。同样,当存在软骨巩膜时,所有脊椎动物通过此种调节机制控制巩膜,其他则通过调节纤维来重构巩膜。

5.5.3 与近视相关的生物力学改变

已有利用树鼩和鸡对近视发生和恢复期的巩膜进行生物力学测量的研究。在近视发展及恢复中,两者的弹性模量均无改变[122-124]。在树鼩中测量到的巩膜黏弹性被称为"蠕变率"(在类似眼压的恒定压力下持续延长),视觉剥夺眼的蠕变率显著高于对侧对照眼(图5.5)。在放置凹透镜或偏光镜诱导近视后两日内,巩膜蠕变率开始增加。黏弹性的增加使巩膜更具延展性,因此正常眼压可能造成玻璃体腔膨大。值得注意的是,当视力恢复时在移除偏光镜后两日内巩膜蠕变率较正常眼显著降低,有助于近视的恢复(图5.5)。这些结果证明了巩膜的动力活性,并促使探讨巩膜生物力学改变的分子机制。

5.5.4 近视的巩膜分子生物学改变:动物研究结果

与高度近视的巩膜后部相同,狝猴与树鼩的近视进展与巩膜变薄相关[117,122]。DNA合成减少[125],但巩膜

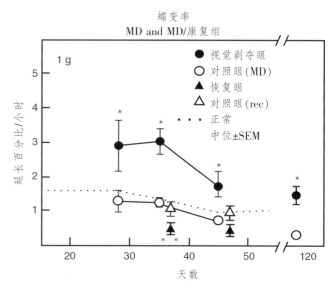

图5.5　来自形觉剥夺组(实心圆)和对照组(空心圆)眼、形觉剥夺性近视恢复眼(实心三角)和1 g张力下的对照组眼(空心三角)的树鼩巩膜条蠕变速率。绘制的数据为处理当天测量的蠕变速率(视觉经验)。虚线为正常未处理树鼩巩膜的平均蠕变速率。单星号表示处理组和正常对照组存在显著差异(P<0.05)。双星号表示恢复眼和正常对照存在显著差异(P<0.05)。(From: Siegwart and Norton [124]. Reproduced with permission © Elsevier)

中 DNA 含量不变[116]。基质网状减少,干重降低[81],且 I 型胶原蛋白总量减少[116,126]。硫酸化及未硫酸化 GAG 水平减少[116],树鼩放置凹透镜 24 小时后透明质酸表达量下降[127]。同样,在狨猴近视(加快眼球延伸)、远视(减慢眼球延伸)及正常生长模型中,蛋白聚糖的合成速度均与玻璃体腔延长速度呈负相关[117]。对小鼠的研究发现蛋白聚糖在保持巩膜结构与眼球形状中起重要作用。基膜聚糖缺陷小鼠[128]和基膜聚糖与纤维调节素双敲除小鼠[129]出现巩膜纤维直径及排列异常、巩膜变薄、眼轴增长,表明这些细胞外间充质成分在保持巩膜生物力学特性中起重要作用。

有趣的是,并非所有间充质蛋白均降低,Ⅲ型和Ⅳ型胶原蛋白相对未受影响[126]。因此,纤维巩膜的生长未获调控但出现细胞外间质减少导致的重构,且这些改变在生物力学改变之前(蠕变率增加)或至少同时发生,部分由于潜伏蛋白和 MMP-2(明胶酶 A)的增加导致[130]。

在近视发展过程中,鸡巩膜外层纤维层同样发生重构,伴随着 MMP-2 表达增高、TIMP-2(一种内生性明胶酶 A 抑制剂)[131,132]表达降低、蛋白聚糖合成速率降低[120,133],并且巩膜整体变薄[119]。

除了鸡纤维巩膜层,软骨巩膜层的 DNA 和蛋白聚糖(特别是聚集蛋白聚糖)合成积累增加,并且在近视发展过程中变厚[115,121,134]。在鸡模型中蛋白聚糖的合成在视觉剥夺开始后一日内显著增加,这些改变在玻璃体腔变长之前发生[135]。使用 β-木糖苷阻断蛋白聚糖合成可显著减慢在视觉剥夺和对照眼中眼轴延长的速度[136],表明在条件诱导性近视及孵化后眼球生长过程中,巩膜蛋白聚糖合成积累的增加发挥重要作用。在所有研究对象中后部巩膜的细胞外基质合成和降解最为显著[116,117,133],表明这些近视动物模型准确模拟了人高度近视的巩膜变化。巩膜后部的局部改变可能因巩膜纤维在此区域生长方式不同导致,或为视觉剥夺导致视网膜、脉络膜、巩膜沿眼轴延长的集中表现。然而,这些也许仅反映了巩膜的重构,因为在有些动物中(树鼩、鸡),视网膜视觉敏感度最高的区域(等同于人类中心凹)位于颞侧,而非后极部。

鸡、树鼩和狨猴在诱导性近视的康复过程中,巩膜改变是巩膜重构的逆转。树鼩和狨猴近视康复时,眼中玻璃体腔的延长与 MMP-2 活性降低有关,伴随 TIMP-2 升高以及纤维巩膜蛋白聚糖合成增加[117,137]。同时在

诱导性近视中降低的 GAG 恢复正常[127]。在鸡软骨巩膜后部,随着去除遮盖器和不受限制的视力恢复,在数小时内蛋白多糖的合成快速降低[138]。在鸡和树鼩,恢复期巩膜黏多糖合成的改变在玻璃体腔延长速度减缓之前或同时发生[127,138],表明巩膜细胞外间充质在眼轴延长重构过程中发挥重要作用。

多功能细胞因子(TGF-β)在近视导致的巩膜细胞外间充质中起调节作用。TGF-β 亚型的表达(TGF-β 1、TGF-β 2 和 TGF-β 3)在树鼩随着视觉剥夺快速减少[139]。体外实验对比原代培养巩膜纤维细胞在正常和近视巩膜两种浓度的 TGF-β 培养基中的生长状况,发现 TGF-β 亚型降低导致胶原蛋白和蛋白多糖的合成减少,这种改变与树鼩近视中所观察到的结果一致[140]。除了调控巩膜细胞外间充质改变,局部 TGF-β 亚型浓度的改变可诱导巩膜纤维中 α-平滑肌纤蛋白表达,因此促使巩膜纤维向肌纤维细胞分化(如前文所述)。

两项研究测定了哺乳动物近视巩膜的整体蛋白表达谱。Zhou 等[141]应用双向凝胶电泳对豚鼠视觉剥夺形成后 7 天和视觉剥夺后康复 4 天的眼与正常眼进行了对比。发现视觉剥夺眼与正常眼相比,18 个巩膜蛋白表达至少产生 3 倍改变。在康复过程中,16 个蛋白与正常眼存在差异。其中上调最高的蛋白是 beta A4-晶体蛋白和 Ca2+ 依赖激活蛋白分泌型亚型 b。下调最高的蛋白是抗氧化蛋白 4、在 GDP 型 B 链的人胎盘 Cdc42 GTPase 的 G12v 突变,以及 α-微管蛋白。在康复过程中,微管蛋白 α-6、肌纤蛋白细胞支架蛋白 2 以及一些晶状体基因下调,包括 βA4-晶体蛋白。在近期研究中,Frost 和 Norton[142]采用高度敏感蛋白组学技术(DI-GE)对比了树鼩透镜诱导的近视眼(LIM)、LIM 康复眼和正常眼巩膜。在近视发展组和康复组中,79 个蛋白丰度产生改变。在透镜诱导的近视中,下述蛋白出现下调:结构性蛋白(如胶原蛋白 Iα 2)、细胞间质互联相关蛋白(凝血酶敏感素、角膜蛋白)以及骨架重构蛋白(fortilin 蛋白、凝溶胶蛋白)。LIM 诱导蛋白改变或许改变了巩膜 ECM 及细胞-ECM 互联,加快了巩膜板层滑脱,因此增加了近视巩膜的蠕变率。当近视恢复时,这些 LIM 导致下调的蛋白(如胶原蛋白 Iα 2)恢复到正常水平或略微升高。据推测这些改变或许可以稳定板层间区域,使巩膜黏弹性降低至正常水平。可能由于试验物种、蛋白分析方法和(或)实验方法不同,Zhou

等[141]与 Frost 和 Norton[142]的研究结果并不一致。

5.6 巩膜生长和(或)重塑的调节

5.6.1 局部控制

巩膜细胞外基质重塑的许多方面被认为是受特异性生长因子调控的。人类巩膜蛋白聚糖合成速率的年龄相关性变化与关节软骨中观察到的变化一致(图5.3),在 40 岁达到高峰[33],表明出生以后巩膜生长像其他结缔组织一样,受全身性生长激素或其下游效应物的控制,如胰岛素样生长因子(IGF-I 和 IGF-II)[143]。然而,在过去 25 年里最有趣的发现之一是,与视觉诱导的出生后眼球生长有关的巩膜变化受到视网膜开始的局部化学级联反应事件控制,最终引起巩膜细胞外基质(ECM)重塑[144]。如果切断视神经或河豚毒素(TTX)阻断动作电位,视觉剥夺或负透镜仍然可能诱导近视[145,146]。此外,如果将遮盖物或负镜片制作成仅影响部分视野,那么仅仅是对应于被遮盖或离焦的这部分视网膜的眼球扩大或变成近视[144]。尽管在缺乏完整视神经的时候眼球趋于过度调节且变成远视,视神经切除后的眼球也可以从形觉剥夺性近视恢复[146]。出生以后的眼球生长受到眼内机制调节这一观点已经激起了大量检测球旁组织合成的巩膜生长因子的研究。

5.6.2 脉络膜:巩膜的生长调节器

作为高度血管化的组织,脉络膜主要负责合成其精细血管系统发育、生长和维持所必要的生长因子。例如,目前已发现脉络膜血管内皮细胞和间质细胞能合成血管内皮细胞生长因子(VEGF)[147]、碱性成纤维细胞生长因子(bFGF 或 FGF-2)[148,149]和肝细胞生长因子(HGF)[150]。这些生长因子对于促进和(或)抑制内皮细胞的分化、增殖和迁移,以及血管的成熟、稳定性和渗透性都是必要的。此外,目前已发现脉络膜合成基质金属蛋白酶 MMP1、MMP2 和 MMP3,这些酶位于脉络膜机制,与脉络膜毛细血管有关[151]。上述生长因子中 MMP 和 TIMP 是分泌蛋白,通过受体介导与邻近细胞产生相互作用。由此可知这些蛋白质除了能维持脉络膜血管外,可能还影响脉络膜外的细胞和组织。

Marzani 和 Wallman[120]首次证明了脉络膜分泌的分子可以抑制巩膜蛋白聚糖的合成,从而能够调节眼球延长。这项研究证明了未处理眼的巩膜与脉络膜共培养能够抑制小鸡巩膜内软骨层的蛋白聚糖的合成。而且,恢复眼分离出的脉络膜对巩膜蛋白聚糖的合成抑制作用更强。相反,共培养后发现近视眼(形觉剥夺)的脉络膜较未处理眼脉络膜而言更能增加蛋白聚糖合成。此外,在体外培养时恢复眼脉络膜分离的脉络膜上液与正常眼来源的脉络膜上液不同,表现为抑制巩膜蛋白聚糖合成的作用[152,153]。因为巩膜或巩膜上液共培养诱导的巩膜蛋白聚糖合成的变化模仿了体内相同视觉条件下观察到的巩膜变化[135],所以这些研究首次证明了脉络膜可能是视觉诱导眼球延长过程中巩膜生长调节因子的来源。

5.6.3 视黄酸

视黄酸与视网膜和巩膜间调节眼球生长的信号级联相关[154]。小鸡脉络膜较视网膜或肝脏合成更多的全反式维 A 酸(atRA),且全反式维 A 酸的合成速度受到眼屈光状态的显著影响。小鸡眼球在诱导性近视恢复过程中以及近视离焦(采用正镜片)代偿过程中脉络膜 atRA 合成增加,且在形觉剥夺性近视和远视性离焦(采用负透镜)代偿时 atRA 降低。有趣的是,脉络膜 atRA 合成[154]增加的时间进程与诱导近视恢复早期巩膜蛋白聚糖合成速率降低的时间非常相似 [138](图 5.6),这提示巩膜 atRA 的合成与巩膜蛋白聚糖合成间存在一定的因果关系。

最近,利用一种高灵敏度的量化法[LC(液相色谱)/MS(质谱)/MS],在器官培养的脉络中测量出内源性和新合成的 atRA[155]。与 Mertz 和 Wallman 的结果[154]一致,恢复 24 小时到 15 天的眼球脉络膜的浓度 atRA 较正常对照眼明显增高。此外,体外培养由脉络膜诱导的 atRA 浓度范围可以显著抑制巩膜蛋白聚糖合成[155]。总体来看,这些研究表明,视觉刺激引起的 atRA 合成可能调节巩膜蛋白聚糖的合成。豚鼠和灵长类动物在同样与蛋白聚糖合成降低有关的近视发展过程中,分别在脉络膜/巩膜[156]和 RPE/脉络膜[157]中 atRA 合成增加。然而与小鸡不同的是,哺乳动物巩膜蛋白聚糖的合成减少与眼轴增长相关[116,117]。与小鸡类似的是,目前已证明在灵长类动物巩膜中,atRA 能抑制蛋白聚糖

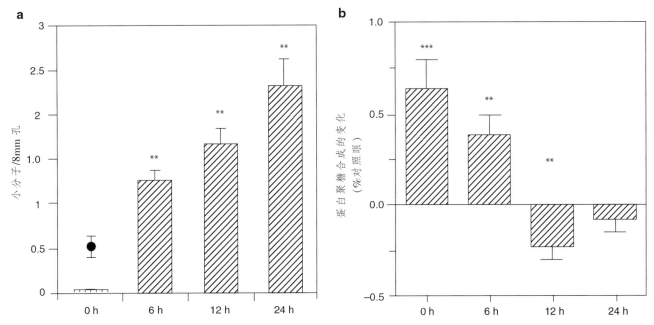

图 5.6　诱导性近视恢复过程中脉络膜视黄酸合成和巩膜蛋白聚糖合成的变化比较。(a)形觉剥夺性近视恢复眼的脉络膜全反式维 A 酸(atRA)增加时间。(b)形觉剥夺性近视恢复眼的巩膜蛋白聚糖合成降低时间。(a From: Mertz and Wallman [154]. Reproduced with permission © Elsevier and b adapted from: Summers and Hollaway [138]. Reproduced with permission © Elsevier)

的合成[157]。因此在小鸡和灵长类动物中,视觉诱导的脉络膜 atRA 合成和浓度的变化与已知的视觉诱导眼球生长过程中巩膜蛋白聚糖合成变化一致,这可能说明了进化上高度保守的视觉诱导眼球生长调节机制。同样的视觉刺激(如远视离焦)如何能够引起小鸡和灵长类脉络膜 atRA 合成的相反变化仍不清楚,但是这表明在灵长类和小鸡,视网膜和脉络膜间的级联中条件调节蛋白存在差异。

　　组织中的 atRA 浓度受到合成、分解代谢酶、结合蛋白和核受体的严格控制[158]。多项研究报道了在正常和视觉诱导眼球生长状态下视网膜、脉络膜和巩膜中的视黄酸结合蛋白、视黄酸受体(RAR)、视黄醛脱氢酶(RALDH)基因和蛋白的表达[155,159-161]。两项研究检测到在诱导性近视恢复过程中和透镜诱导性近视(+7 D 透镜)代偿过程中脉络膜 RALDH2 mRNA 表达显著增加[155,161],这表明恢复眼脉络膜 atRA 合成的增加是由于 RALDH2 酶活性的增加引起。在脉络膜内,RALDH2 存在于基质内大血管和淋巴管间的卵圆细胞和纺锤形细胞中以及邻近巩膜的细胞中[155,159](图 5.7)。atRA 和其合成酶 RALDH2 作为视觉诱导巩膜重塑和眼球大小变化的可能调节因子,为控制近视发展提供了新的分子靶点。

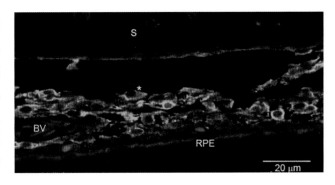

图 5.7　恢复期的小鸡脉络膜中 RALDH2 蛋白的共聚焦图像。后部眼球壁的组织切片由抗-RALDH2 抗体免疫标记并在 Alexa 荧光 488 标记的羊抗兔 IgG 中孵化(绿色荧光)。恢复期脉络膜机制的卵圆细胞中检测到活跃 RALDH2 绿色标记(星号显示)。巩膜软骨细胞(S)、血管(BV)或者 RPE 均没有发现 RALDH 标记。细胞核经 DAPI 对比染色(蓝色)。标尺=20μm。

总结

　　本章中提及的研究清楚地证明了巩膜是动态的组织,能够对视觉环境的变化快速反应而产生眼球大小和屈光状态的变化。过去十年的研究已经在包括人在内的多种动物的巩膜上发现多个与近视发展相关的基因。减缓人类巩膜细胞外基质的丢失、抑制 MMP 的活性、刺激蛋白聚糖和胶原合成，或者增加胶原交联等方法可能是减缓近视发展的合理手段。

　　许多大样本人群的研究表明近视是受多种基因和环境影响的复杂疾病。值得关注的是，视觉环境通过何种机制能够转换至巩膜而启动细胞和细胞外基质重塑，从而导致巩膜生物力学性能的显著变化。视觉诱导产生的眼球大小变化是受到眼球内局部调节这一发现，激发了更多关于视网膜、脉络膜和巩膜组织间相互作用的研究，以期确定视网膜巩膜级联反应的分子特性。体外确定调节巩膜细胞外基质重塑的局部化学信号，不仅可以阐明正视化过程中视网膜巩膜信号的级联反应，而且也为减缓儿童近视发展提供了潜在的治疗靶点。

（李华　藤羽菲　译　雷博　校）

参考文献

1. Ozanics V, Jakobiec FA. Prenatal development of the eye and its anexa. In: Tasman W, Jaeger EA, editors. Duane's foundations of clinical ophthalmology. Philadelphia: Lippincott; 1982. p. 1–93.
2. Johnston MC, Noden DM, Hazelton RD, Coulombre JL, Coulombre AJ. Origins of avian ocular and periocular tissues. Exp Eye Res. 1979;29:27–43.
3. Duke-Elder S, Cook CH. Normal and abnormal development. In: Duke-Elder S, editor. System of ophthalmology. St. Louis: CV Mosby; 1966. p. 1–77.
4. Weale RA. A biography of the eye. London: Lewis; 1982.
5. Sellheyer K, Spitznas M. Development of the human sclera. A morphological study. Graefes Arch Clin Exp Ophthalmol. 1988;226:89–100.
6. Snell RS, Lemp MA. Clinical anatomy of the eye. Boston: Blackwell Scientific Publications; 1989.
7. Foster CS, Sainz de la Maza M. The sclera. New York: Springer; 1994.
8. Wang Q, Forlino A, Marini JC. Alternative splicing in COL1A1 mRNA leads to a partial null allele and two in-frame forms with structural defects in non-lethal osteogenesis imperfecta. J Biol Chem. 1996;271:28617–23.
9. Benusiene E, Kucinskas V. COL1A1 mutation analysis in Lithuanian patients with osteogenesis imperfecta. J Appl Genet. 2003;44:95–102.
10. Grant CA, Thomson NH, Savage MD, Woon HW, Greig D. Surface characterisation and biomechanical analysis of the sclera by atomic force microscopy. J Mech Behav Biomed Mater. 2011;4:535–40.
11. Komai Y, Ushiki T. The three-dimensional organization of collagen fibrils in the human cornea and sclera. Invest Ophthalmol Vis Sci. 1991;32:2244–58.
12. Young TL, Scavello GS, Paluru PC, Choi JD, Rappaport EF, Rada JA. Microarray analysis of gene expression in human donor sclera. Mol Vis. 2004;10:163–76.
13. Coster L, Rosenberg LC, van der Rest M, Poole AR. The dermatan sulfate proteoglycans of bovine sclera and their relationship to those of articular cartilage. An immunological and biochemical study. J Biol Chem. 1987;262:3809–12.
14. Rada JA, Achen VR, Perry CA, Fox PW. Proteoglycans in the human sclera. Evidence for the presence of aggrecan. Invest Ophthalmol Vis Sci. 1997;38:1740–51.
15. Johnson JM, Young TL, Rada JA. Small leucine rich repeat proteoglycans (SLRPs) in the human sclera: identification of abundant levels of PRELP. Mol Vis. 2006;12:1057–66.
16. Sainz de la Maza M, Foster CS, Jabbur NS. Scleritis associated with rheumatoid arthritis and with other systemic immune-mediated diseases. Ophthalmology. 1994;101:1281–6. discussion 1287–1288.
17. Isaak BL, Liesegang TJ, Michet Jr CJ. Ocular and systemic findings in relapsing polychondritis. Ophthalmology. 1986;93:681–9.
18. Hakin KN, Watson PG. Systemic associations of scleritis. Int Ophthalmol Clin. 1991;31:111–29.
19. Keeley FW, Morrin J, Vesely S. Characterization of collagen from normal human sclera. Exp Eye Res. 1984;39:533–42.
20. Rada JA, Johnson JM. Sclera. In: Krachmer J, Mannis M, Holland E, editors. Cornea. St. Louis: Mosby; 2004.
21. Wessel H, Anderson S, Fitae D, Halvas E, Hempel J, SundarRaj N. Type XII collagen contributes to diversities in human corneal and limbal extracellular matrices. Invest Ophthalmol Vis Sci. 1997;38:2408–22.
22. Sandberg-Lall M, Hagg PO, Wahlstrom I, Pihlajaniemi T. Type XIII collagen is widely expressed in the adult and developing human eye and accentuated in the ciliary muscle, the optic nerve and the neural retina. Exp Eye Res. 2000;70:775–87.
23. Liberfarb RM, Levy HP, Rose PS, Wilkin DJ, Davis J, Balog JZ, Griffith AJ, Szymko-Bennett YM, Johnston JJ, Francomano CA, Tsilou E, Rubin BI. The Stickler syndrome: genotype/phenotype correlation in 10 families with Stickler syndrome resulting from seven mutations in the type II collagen gene locus COL2A1. Genet Med. 2003;5:21–7.
24. Savontaus M, Ihanamaki T, Metsaranta M, Vuorio E, Sandberg-Lall M. Localization of type II collagen mRNA isoforms in the developing eyes of normal and transgenic mice with a mutation in type II collagen gene. Invest Ophthalmol Vis Sci. 1997;38:930–42.
25. Young TL, Guo XD, King RA, Johnson JM, Rada JA. Identification of genes expressed in a human scleral cDNA library. Mol Vis. 2003;9:508–14.
26. Fullwood NJ, Hammiche A, Pollock HM, et al. Atomic force microscopy of the cornea and sclera. Curr Eye Res. 1995;14:529–35.
27. Meek KM, Fullwood NJ. Corneal and scleral collagens- a microscopist's perspective. Micron. 2001;32:261–72.
28. Birk DE, Trelstad RL. Extracellular compartments in matrix morphogenesis: collagen fibril, bundle, and lamellar formation by corneal fibroblasts. J Cell Biol. 1984;99:2024–33.
29. Rada JA, Cornuet PK, Hassell JR. Regulation of corneal collagen fibrillogenesis in vitro by corneal proteoglycan (Lumican and Decorin) core proteins. Exp Eye Res. 1993;56:635–48.
30. Vogel KG, Paulsson M, Heinegard D. Specific inhibition of type I and type II collagen fibrillogenesis by the small proteoglycan of tendon. Biochem J. 1984;223:587–97.
31. Birk DE, Lande MA. Corneal and scleral collagen fiber formation in vitro. Biochim Biophys Acta. 1981;670:362–9.
32. Trier K, Olsen EB, Ammitzboll T. Regional glycosaminoglycan composition of the human sclera. Acta Ophthalmol. 1990;68:304–6.
33. Rada JA, Achen VR, Penugonda S, et al. Proteoglycan composition in the human sclera during growth and aging. Invest Ophthalmol Vis Sci. 2000;41:1639–48.
34. Muir H. Proteoglycans as organizers of the intercellular matrix. Biochem Soc Trans. 1982;11:613–22.
35. Hocking AM, Shinomura T, McQuillan DJ. Leucine-rich repeat glycoproteins of the extracellular matrix. Matrix Biol. 1998;17:1–19.

36. Iozzo RV. The biology of the small leucine-rich proteoglycans. J Biol Chem. 1999;274:18843–6.

37. Iozzo RV. The familyl of the small leucine-rich proteoglycans: key regulators of matrix assembly and cellular growth. Crit Rev Biochem Mol Biol. 1997;32:141–74.

38. Hedbom H, Heinegard D. Binding of fibromodulin and decorin to separate sites on fibrillar collagens. J Biol Chem. 1993;268:27307–12.

39. Schonherr E, Witsch-Prehm P, Harrach B, et al. Interaction of biglycan with type I collagen. J Biol Chem. 1995;270:2776–83.

40. Marshall GE. Human scleral elastic system: an immunoelectron microscopic study. Br J Ophthalmol. 1995;79:57–64.

41. Maumenee IH. The eye in the Marfan syndrome. Trans Am Ophthalmol Soc. 1981;79:684–733.

42. Robinson PN, Booms P. The molecular pathogenesis of the Marfan syndrome. Cell Mol Life Sci. 2001;58:1698–707.

43. Fukuchi T, Ueda J, Abe H, Sawaguchi S. Cell adhesion glycoproteins in the human lamina cribrosa. Jpn J Ophthalmol. 2001;45:363–7.

44. Chapman SA, Ayad S, O'Donoghue E, Bonshek RE. Glycoproteins of trabecular meshwork, cornea and sclera. Eye (Lond). 1998;12(Pt 3a):440–8.

45. Yurchenco PD, Patton BL. Developmental and pathogenic mechanisms of basement membrane assembly. Curr Pharm Des. 2009;15:1277–94.

46. Dietlein TS, Jacobi PC, Paulsson M, Smyth N, Krieglstein GK. Laminin heterogeneity around Schlemm's canal in normal humans and glaucoma patients. Ophthalmic Res. 1998;30:380–7.

47. Hernandez MR, Luo XX, Igoe F, Neufeld AH. Extracellular matrix of the human lamina cribrosa. Am J Ophthalmol. 1987;104:567–76.

48. Young TL, Ronan SM, Drahozal LA, Wildenberg SC, Alvear AB, Oetting WS, Atwood LD, Wilkin DJ, King RA. Evidence that a locus for familial high myopia maps to chromosome 18p. Am J Hum Genet. 1998;63:109–19.

49. Woessner Jr JF. The family of matrix metalloproteinases. Ann N Y Acad Sci. 1994;732:11–21.

50. Lauhio A, Konttinen YT, Salo T, Tschesche H, Lahdevirta J, Woessner Jr F, Golub LM, Sorsa T. Placebo-controlled study of the effects of three-month lymecycline treatment on serum matrix metalloproteinases in reactive arthritis. Ann N Y Acad Sci. 1994;732:424–6.

51. Gaton DD, Sagara T, Lindsey JD, Weinreb RN. Matrix metalloproteinase-1 localization in the normal human uveoscleral outflow pathway. Invest Ophthalmol Vis Sci. 1999;40:363–9.

52. Gaton DD, Sagara T, Lindsey JD, Gabelt BT, Kaufman PL, Weinreb RN. Increased matrix metalloproteinases 1, 2, and 3 in the monkey uveoscleral outflow pathway after topical prostaglandin F(2 alpha)-isopropyl ester treatment. Arch Ophthalmol. 2001;119:1165–70.

53. Di Girolamo N, Lloyd A, McCluskey P, Filipic M, Wakefield D. Increased expression of matrix metalloproteinases in vivo in scleritis tissue and in vitro in cultured human scleral fibroblasts. Am J Pathol. 1997;150:653–66.

54. Yamaoka A, Matsuo T, Shiraga F, Ohtsuki H. TIMP-1 production by human scleral fibroblast decreases in response to cyclic mechanical stretching. Ophthalmic Res. 2001;33:98–101.

55. Phillips JR, McBrien NA. Pressure-induced changes in axial eye length of chick and tree shrew: significance of myofibroblasts in the sclera. Invest Ophthalmol Vis Sci. 2004;45:758–63.

56. Poukens V, Glasgow BJ, Demer JL. Nonvascular contractile cells in sclera and choroid of humans and monkeys. Invest Ophthalmol Vis Sci. 1998;39:1765–74.

57. Backhouse S. The impact of induced myopia on scleral properties in the guinea pig. In: McBrien NA, Morgan I, editors. Myopia: Proceedings of the 12th International Conference. 2009. p. 67–72. Optom Vis Sci.

58. Masur SK, Dewal HS, Dinh TT, Erenburg I, Petridou S. Myofibroblasts differentiate from fibroblasts when plated at low density. Proc Natl Acad Sci U S A. 1996;93:4219–23.

59. Tomasek JJ, Haaksma CJ, Eddy RJ, Vaughan MB. Fibroblast contraction occurs on release of tension in attached collagen lattices: dependency on an organized actin cytoskeleton and serum. Anat Rec. 1992;232:359–68.

60. McBrien NA, Jobling AI, Gentle A. Biomechanics of the sclera in myopia: extracellular and cellular factors. Optom Vis Sci. 2009;86:E23–30.

61. Shelton L, Rada JA. Inhibition of human scleral fibroblast cell attachment to collagen type I by TGFBIp. Invest Ophthalmol Vis Sci. 2009;50:3542–52.

62. Gao H, Frost MR, Siegwart Jr JT, Norton TT. Patterns of mRNA and protein expression during minus-lens compensation and recovery in tree shrew sclera. Mol Vis. 2011;17:903–19.

63. Shelton L, Troilo D, Lerner MR, Gusev Y, Brackett DJ, Rada JS. Microarray analysis of choroid/RPE gene expression in marmoset eyes undergoing changes in ocular growth and refraction. Mol Vis. 2008;14:1465–79.

64. He L, Frost MR, Siegwart JT, Norton TT. Gene expression signatures in tree shrew choroid during lens-induced myopia, recovery, and plus-lens wear. Invest Ophthalmol Vis Sci. 2012; 53:ARVO E-Abstract, 3454.

65. Larsen JS. The sagittal growth of the eye. IV. Ultrasonic measurement of the axial length of the eye from birth to puberty. Acta Ophthalmol (Copenh). 1971;49:873–86.

66. Larsen JS. The sagittal growth of the eye. 3. Ultrasonic measurement of the posterior segment (axial length of the vitreous) from birth to puberty. Acta Ophthalmol (Copenh). 1971;49:441–53.

67. Larsen JS. The sagittal growth of the eye. II. Ultrasonic measurement of the axial diameter of the lens and the anterior segment from birth to puberty. Acta Ophthalmol (Copenh). 1971;49:427–40.

68. Larsen JS. The sagittal growth of the eye. 1. Ultrasonic measurement of the depth of the anterior chamber from birth to puberty. Acta Ophthalmol (Copenh). 1971;49:239–62.

69. Zadnik K, Satariano WA, Mutti DO, Sholtz RI, Adams AJ. The effect of parental history of myopia on children's eye size. JAMA. 1994;271:1323–7.

70. Brown CT, Vural M, Johnson M, Trinkaus-Randall V. Age-related changes of scleral hydration and sulfated glycosaminoglycans. Mech Ageing Dev. 1994;77:97–107.

71. Sampaio Lde O, Bayliss MT, Hardingham TE, Muir H. Dermatan sulphate proteoglycan from human articular cartilage. Variation in its content with age and its structural comparison with a small chondroitin sulphate proteoglycan from pig laryngeal cartilage. Biochem J. 1988;254:757–64.

72. Friedman E. Aging changes of the sclera. In: Albert DM, Jakobiec FA, editors. Principles and practice of ophthalmology: basic sciences. Philadelphia: WB Saunders; 1994. p. 726–8.

73. Coudrillier B, Tian J, Alexander S, Myers KM, Quigley HA, Nguyen TD. Biomechanics of the human posterior sclera: age- and glaucoma-related changes measured using inflation testing. Invest Ophthalmol Vis Sci. 2012;53:1714–28.

74. Schultz DS, Lotz JC, Lee SM, Trinidad ML, Stewart JM. Structural factors that mediate scleral stiffness. Invest Ophthalmol Vis Sci. 2008;49:4232–6.

75. Geraghty B, Jones SW, Rama P, Akhtar R, Elsheikh A. Age-related variations in the biomechanical properties of human sclera. J Mech Behav Biomed Mater. 2012;16:181–91.

76. Wojciechowski R. Nature and nurture: the complex genetics of myopia and refractive error. Clin Genet. 2011;79:301–20.

77. Curtin BJ. The myopias: basic science and clinical management. Philadelphia: Harper & Row; 1985.

78. Tong L, Wong EH, Chan YH, Balakrishnan V. A multiple regression approach to study optical components of myopia in Singapore

school children. Ophthalmic Physiol Opt. 2002;22:32–7.

79. Curtin BJ, Teng CC. Scleral changes in pathological myopia. Trans Am Acad Ophthalmol Otolaryngol. 1958;62:777–88. discussion 788–790.

80. Funata M, Tokoro T. Scleral change in experimentally myopic monkeys. Graefes Arch Clin Exp Ophthalmol. 1990;228:174–9.

81. McBrien NA, Cornell LM, Gentle A. Structural and ultrastructural changes to the sclera in a mammalian model of high myopia. Invest Ophthalmol Vis Sci. 2001;42:2179–87.

82. Curtin BJ, Iwamoto T, Renaldo DP. Normal and staphylomatous sclera of high myopia. An electron microscopic study. Arch Ophthalmol. 1979;97:912–5.

83. Avetisov ES, Savitskaya NF, Vinetskaya MI, Iomdina EN. A study of biochemical and biomechanical qualities of normal and myopic eye sclera in humans of different age groups. Metab Pediatr Syst Ophthalmol. 1983;7:183–8.

84. Blach RK, Jay B, Macfaul P. The concept of degenerative myopia. Proc R Soc Med. 1965;58:109–12.

85. Kurtz D, Hyman L, Gwiazda JE, Manny R, Dong LM, Wang Y, Scheiman M. Role of parental myopia in the progression of myopia and its interaction with treatment in COMET children. Invest Ophthalmol Vis Sci. 2007;48:562–70.

86. He M, Hur YM, Zhang J, Ding X, Huang W, Wang D. Shared genetic determinant of axial length, anterior chamber depth, and angle opening distance: the Guangzhou Twin Eye Study. Invest Ophthalmol Vis Sci. 2008;49:4790–4.

87. Lopes MC, Andrew T, Carbonaro F, Spector TD, Hammond CJ. Estimating heritability and shared environmental effects for refractive error in twin and family studies. Invest Ophthalmol Vis Sci. 2009;50:126–31.

88. Annunen S, Korkko J, Czarny M, et al. Splicing mutations of 54-bp exons in the COL11A1 gene cause Marshall syndrome, but other mutations cause overlapping Marshall/Stickler phenotypes. Am J Hum Genet. 1999;65:974–83.

89. Heikkinen J, Toppinen T, Yeowell H, Krieg T, Steinmann B, Kivirikko KI, Myllyla R. Duplication of seven exons in the lysyl hydroxylase gene is associated with longer forms of a repetitive sequence within the gene and is a common cause for the type VI variant of Ehlers-Danlos syndrome. Am J Hum Genet. 1997;60:48–56.

90. Mahajan VB, Olney AH, Garrett P, Chary A, Dragan E, Lerner G, Murray J, Bassuk AG. Collagen XVIII mutation in Knobloch syndrome with acute lymphoblastic leukemia. Am J Med Genet A. 2010;152A:2875–9.

91. Kainulainen K, Karttunen L, Puhakka L, Sakai L, Peltonen L. Mutations in the fibrillin gene responsible for dominant ectopia lentis and neonatal Marfan syndrome. Nat Genet. 1994;6:64–9.

92. Paluru P, Ronan SM, Heon E, Devoto M, Wildenberg SC, Scavello G, Holleschau A, Makitie O, Cole WG, King RA, Young TL. New locus for autosomal dominant high myopia maps to the long arm of chromosome 17. Invest Ophthalmol Vis Sci. 2003;44:1830–6.

93. Young TL, Ronan SM, Alvear AB, Wildenberg SC, Oetting WS, Atwood LD, Wilkin DJ, King RA. A second locus for familial high myopia maps to chromosome 12q. Am J Hum Genet. 1998;63:1419–24.

94. Farbrother JE, Kirov G, Owen MJ, Pong-Wong R, Haley CS, Guggenheim JA. Linkage analysis of the genetic loci for high myopia on 18p, 12q, and 17q in 51 U.K. families. Invest Ophthalmol Vis Sci. 2004;45:2879–85.

95. Solouki AM, Verhoeven VJ, van Duijn CM, et al. A genome-wide association study identifies a susceptibility locus for refractive errors and myopia at 15q14. Nat Genet. 2010;42:897–901.

96. Shi Y, Qu J, Zhang D, et al. Genetic variants at 13q12.12 are associated with high myopia in the Han Chinese population. Am J Hum Genet. 2011;88:805–13.

97. Li Z, Qu J, Xu X, et al. A genome-wide association study reveals association between common variants in an intergenic region of 4q25 and high-grade myopia in the Chinese Han population. Hum Mol Genet. 2011;20:2861–8.

98. Hysi PG, Young TL, Mackey DA, et al. A genome-wide association study for myopia and refractive error identifies a susceptibility locus at 15q25. Nat Genet. 2010;42:902–5.

99. Verhoeven VJ, Hysi PG, Wojciechowski R, et al. Genome-wide meta-analyses of multiancestry cohorts identify multiple new susceptibility loci for refractive error and myopia. Nat Genet. 2013;45:314–8.

100. Sherman SM, Norton TT, Casagrande VA. Myopia in the lid-sutured tree shrew (Tupaia glis). Brain Res. 1977;124:154–7.

101. Wiesel TN, Raviola E. Myopia and eye enlargement after neonatal lid fusion in monkeys. Nature. 1977;266:66–8.

102. Wallman J, Turkel J, Trachtman J. Extreme myopia produced by modest change in early visual experience. Science. 1978;201:1249–51.

103. O'Leary DJ, Millodot M. Eyelid closure causes myopia in humans. Experientia. 1979;35:1478–9.

104. Barathi VA, Boopathi VG, Yap EP, Beuerman RW. Two models of experimental myopia in the mouse. Vision Res. 2008;48:904–16.

105. Tkatchenko TV, Shen Y, Tkatchenko AV. Mouse experimental myopia has features of primate myopia. Invest Ophthalmol Vis Sci. 2010;51:1297–303.

106. Howlett MH, McFadden SA. Form-deprivation myopia in the guinea pig (Cavia porcellus). Vision Res. 2006;46:267–83.

107. Schaeffel F, Glasser A, Howland HC. Accommodation, refractive error and eye growth in chickens. Vision Res. 1988;28:639–57.

108. Norton TT, Amedo AO, Siegwart Jr JT. The effect of age on compensation for a negative lens and recovery from lens-induced myopia in tree shrews (Tupaia glis belangeri). Vision Res. 2010;50:564–76.

109. Smith 3rd EL, Hung LF, Huang J, Blasdel TL, Humbird TL, Bockhorst KH. Effects of optical defocus on refractive development in monkeys: evidence for local, regionally selective mechanisms. Invest Ophthalmol Vis Sci. 2010;51:3864–73.

110. Howlett MH, McFadden SA. Spectacle lens compensation in the pigmented guinea pig. Vision Res. 2009;49:219–27.

111. Siegwart Jr JT, Norton TT. The susceptible period for deprivation-induced myopia in tree shrew. Vision Res. 1998;38:3505–15.

112. Wallman J, Adams JI. Developmental aspects of experimental myopia in chicks: susceptibility, recovery and relation to emmetropization. Vision Res. 1987;27:1139–63.

113. Wallman J, Winawer J. Homeostasis of eye growth and the question of myopia. Neuron. 2004;43:447–68.

114. Wallman J, Wildsoet C, Xu A, Gottlieb MD, Nickla DL, Marran L, Krebs W, Christensen AM. Moving the retina: choroidal modulation of refractive state. Vision Res. 1995;35:37–50.

115. Rada JA, Thoft RA, Hassell JR. Increased aggrecan (cartilage proteoglycan) production in the sclera of myopic chicks. Dev Biol. 1991;147:303–12.

116. Norton TT, Rada JA. Reduced extracellular matrix in mammalian sclera with induced myopia. Vision Res. 1995;35:1271–81.

117. Rada JA, Nickla DL, Troilo D. Decreased proteoglycan synthesis associated with form deprivation myopia in mature primate eyes. Invest Ophthalmol Vis Sci. 2000;41:2050–8.

118. Walls G. The vertebrate eye and its adaptive radiations. Bloomfield Hills: The Cranbrook Press; 1942.

119. Gottlieb MD, Joshi HB, Nickla DL. Scleral changes in chicks with form-deprivation myopia. Curr Eye Res. 1990;9:1157–65.

120. Marzani D, Wallman J. Growth of the two layers of the chick sclera is modulated reciprocally by visual conditions. Invest Ophthalmol Vis Sci. 1997;38:1726–39.

121. Christensen AM, Wallman J. Evidence that increased scleral growth underlies visual deprivation myopia in chicks. Invest

Ophthalmol Vis Sci. 1991;32:2143–50.

122. Phillips JR, Khalaj M, McBrien NA. Induced myopia associated with increased scleral creep in chick and tree shrew eyes. Invest Ophthalmol Vis Sci. 2000;41:2028–34.

123. Phillips JR, McBrien NA. Form deprivation myopia: elastic properties of sclera. Ophthalmic Physiol Opt. 1995;15:357–62.

124. Siegwart Jr JT, Norton TT. Regulation of the mechanical properties of tree shrew sclera by the visual environment. Vision Res. 1999;39:387–407.

125. Gentle A, McBrien NA. Modulation of scleral DNA synthesis in development of and recovery from induced axial myopia in the tree shrew. Exp Eye Res. 1999;68:155–63.

126. Gentle A, Liu Y, Martin JE, Conti GL, McBrien NA. Collagen gene expression and the altered accumulation of scleral collagen during the development of high myopia. J Biol Chem. 2003;278:16587–94.

127. Moring AG, Baker JR, Norton TT. Modulation of glycosaminoglycan levels in tree shrew sclera during lens-induced myopia development and recovery. Invest Ophthalmol Vis Sci. 2007;48:2947–56.

128. Austin BA, Coulon C, Liu CY, Kao WW, Rada JA. Altered collagen fibril formation in the sclera of lumican-deficient mice. Invest Ophthalmol Vis Sci. 2002;43:1695–701.

129. Chakravarti S, Paul J, Roberts L, Chervoneva I, Oldberg A, Birk DE. Ocular and scleral alterations in gene-targeted lumican-fibromodulin double-null mice. Invest Ophthalmol Vis Sci. 2003;44:2422–32.

130. Guggenheim JA, McBrien NA. Form-deprivation myopia induces activation of scleral matrix metalloproteinase-2 in tree shrew. Invest Ophthalmol Vis Sci. 1996;37:1380–95.

131. Rada JA, Perry CA, Slover ML, Achen VR. Gelatinase A and TIMP-2 expression in the fibrous sclera of myopic and recovering chick eyes. Invest Ophthalmol Vis Sci. 1999;40:3091–9.

132. Rada JA, Brenza HL. Increased latent gelatinase activity in the sclera of visually deprived chicks. Invest Ophthalmol Vis Sci. 1995;36:1555–65.

133. Rada JA, Matthews AL, Brenza H. Regional proteoglycan synthesis in the sclera of experimentally myopic chicks. Exp Eye Res. 1994;59:747–60.

134. Rada JA, Matthews AL. Visual deprivation upregulates extracellular matrix synthesis by chick scleral chondrocytes. Invest Ophthalmol Vis Sci. 1994;35:2436–47.

135. Rada JA, McFarland AL, Cornuet PK, Hassell JR. Proteoglycan synthesis by scleral chondrocytes is modulated by a vision dependent mechanism. Curr Eye Res. 1992;11:767–82.

136. Rada JA, Johnson JM, Achen VR, Rada KG. Inhibition of scleral proteoglycan synthesis blocks deprivation-induced axial elongation in chicks. Exp Eye Res. 2002;74:205–15.

137. McBrien NA, Gentle A. Role of the sclera in the development and pathological complications of myopia. Prog Retin Eye Res. 2003;22:307–38.

138. Summers Rada JA, Hollaway LR. Regulation of the biphasic decline in scleral proteoglycan synthesis during the recovery from induced myopia. Exp Eye Res. 2011;92:394–400.

139. Jobling AI, Nguyen M, Gentle A, McBrien NA. Isoform-specific changes in scleral transforming growth factor-beta expression and the regulation of collagen synthesis during myopia progression. J Biol Chem. 2004;279:18121–6.

140. McBrien NA. Regulation of scleral metabolism in myopia and the role of transforming growth factor-beta. Exp Eye Res. 2013;114:128–40.

141. Zhou X, Ye J, Willcox MD, Xie R, Jiang L, Lu R, Shi J, Bai Y, Qu J. Changes in protein profiles of guinea pig sclera during development of form deprivation myopia and recovery. Mol Vis. 2010;16:2163–74.

142. Frost MR, Norton TT. Alterations in protein expression in tree shrew sclera during development of lens-induced myopia and recovery. Invest Ophthalmol Vis Sci. 2012;53:322–36.

143. Van Wyk JJ, Smith EP. Insulin-like growth factors and skeletal growth: possibilities for therapeutic interventions. J Clin Endocrinol Metab. 1999;84:4349–54.

144. Wallman J, Gottlieb MD, Rajaram V, Fugate-Wentzek LA. Local retinal regions control local eye growth and myopia. Science. 1987;237:73–7.

145. Norton TT, Essinger JA, McBrien NA. Lid-suture myopia in tree shrews with retinal ganglion cell blockade. Vis Neurosci. 1994;11:143–53.

146. Troilo D, Wallman J. The regulation of eye growth and refractive state: an experimental study of emmetropization. Vision Res. 1991;31:1237–50.

147. Saint-Geniez M, Maldonado AE, D'Amore PA. VEGF expression and receptor activation in the choroid during development and in the adult. Invest Ophthalmol Vis Sci. 2006;47:3135–42.

148. Frank RN, Amin RH, Eliott D, Puklin JE, Abrams GW. Basic fibroblast growth factor and vascular endothelial growth factor are present in epiretinal and choroidal neovascular membranes. Am J Ophthalmol. 1996;122:393–403.

149. Ogata N, Matsushima M, Takada Y, Tobe T, Takahashi K, Yi X, Yamamoto C, Yamada H, Uyama M. Expression of basic fibroblast growth factor mRNA in developing choroidal neovascularization. Curr Eye Res. 1996;15:1008–18.

150. Grierson I, Heathcote L, Hiscott P, Hogg P, Briggs M, Hagan S. Hepatocyte growth factor/scatter factor in the eye. Prog Retin Eye Res. 2000;19:779–802.

151. Steen B, Sejersen S, Berglin L, Seregard S, Kvanta A. Matrix metalloproteinases and metalloproteinase inhibitors in choroidal neovascular membranes. Invest Ophthalmol Vis Sci. 1998;39:2194–200.

152. Rada JA, Huang Y, Rada KG. Identification of choroidal ovotransferrin as a potential ocular growth regulator. Curr Eye Res. 2001;22:121–32.

153. Rada JA, Palmer L. Choroidal regulation of scleral glycosaminoglycan synthesis during recovery from induced myopia. Invest Ophthalmol Vis Sci. 2007;48:2957–66.

154. Mertz JR, Wallman J. Choroidal retinoic acid synthesis: a possible mediator between refractive error and compensatory eye growth. Exp Eye Res. 2000;70:519–27.

155. Rada JA, Hollaway LY, Li N, Napoli J. Identification of RALDH2 as a visually regulated retinoic acid synthesizing enzyme in the chick choroid. Invest Ophthalmol Vis Sci. 2012;53:1649–62.

156. McFadden SA, Howlett MH, Mertz JR. Retinoic acid signals the direction of ocular elongation in the guinea pig eye. Vision Res. 2004;44:643–53.

157. Troilo D, Nickla DL, Mertz JR, Summers Rada JA. Change in the synthesis rates of ocular retinoic acid and scleral glycosaminoglycan during experimentally altered eye growth in marmosets. Invest Ophthalmol Vis Sci. 2006;47:1768–77.

158. Napoli JL. Physiological insights into all-trans-retinoic acid biosynthesis. Biochim Biophys Acta. 2011;1821:152–67.

159. Fischer AJ, Wallman J, Mertz JR, Stell WK. Localization of retinoid binding proteins, retinoid receptors, and retinaldehyde dehydrogenase in the chick eye. J Neurocytol. 1999;28:597–609.

160. Bitzer M, Feldkaemper M, Schaeffel F. Visually induced changes in components of the retinoic acid system in fundal layers of the chick. Exp Eye Res. 2000;70:97–106.

161. Simon P, Feldkaemper M, Bitzer M, Ohngemach S, Schaeffel F. Early transcriptional changes of retinal and choroidal TGFbeta-2, RALDH-2, and ZENK following imposed positive and negative defocus in chickens. Mol Vis. 2004;10:588–97.

第 **6** 章

病理性近视对公共卫生的影响

Peggy Pei-Chia Chiang, Eva Fenwick, Chiu Ming Gemmy Cheung, Ecosse L. Lamoureux

6.1 病理性近视的负担

如前几章中所述,病理性近视(亦称为"恶性近视")已成为越来越严重的全球性公共卫生问题[1,2]。该疾病在亚洲及中东国家尤其广泛存在[3]。临床可知,病理性近视与眼球持续性过度增长相关,并伴随巩膜、脉络膜、Bruch 膜、视网膜色素上皮和神经视网膜的退行性病变[4,5]。眼球延长引起近视屈光度发展并导致相关的并发症[6]。近期研究表明,40 岁以上的病理性近视患者眼轴仍然不断增长[6]。一项前瞻性公共卫生研究表明,病理性近视会导致视力减退、视觉障碍及特定方面的生活质量(QoL)下降[7],如工作效率、运动能力和日常生活活动受限[8]。另外,病理性近视还会导致致盲性的眼部并发症,如青光眼、视网膜脱离、近视性黄斑病变、近视性视网膜病变及早发白内障[2]。高度依赖角膜接触镜的病理性近视会引起角膜接触镜源性的并发症[9]。尽管目前已有非常多的近视相关报道,但在病理性近视这一特殊领域循证研究的数据却十分罕见。研究者通常基于已知的近视(特别是高度近视)情况来推断和(或)估计病理性近视。

6.2 病理性近视的社会决定因素

世界卫生组织(WHO)将健康的社会决定因素(SDH)定义为"人们出生、成长、生活、工作和养老的环境"。这种环境因家庭、社会和国际、国内以及地区的资金、权利、资源分配不同而具有不同的特征,并且受不同水平的政策选择的影响[10]。病理性近视对于公共健康的影响也受到健康社会决定因素的制约。表 6.1 总结了影响病理性近视发病和患病率的主要健康社会决定因素。

6.3 病理性近视对公共健康的影响

6.3.1 对人口的影响

目前,近视的发病率逐渐增加且严重程度逐渐提高[38]。病理性近视已成为许多发达国家的主要致盲性眼病之一[5,39-43]。目前尚不清楚这种退行性近视在世界范围内的分布情况。50 多年前 Fuchs[44]对 15 个国家的调查显示,埃及的病理性近视发病率最低(0.2%),而西班牙最高(9.6%)[44]。

近期的研究表明,病理性近视的患病率在各个地区存在较大差异,但很多国家的环境条件影响着大部分患者人群[11,12,45-48]。患病率之间的差异提示近视受地理环境或种族的影响:澳大利亚蓝山研究报道患病率为 1%~3%[49]。然而,在相同的条件下亚洲的患病率高达 5%[42,48,50]。美国高度近视患者中有 27%~33%表现为病理性近视,由此可以推算出病理性近视的患病率为1.7%~2%[47]。

病理性近视可导致其他眼部并发症的高发风险。例如,病理性近视发生黄斑部脉络膜新生血管的概率比正常人高 9 倍,而中度近视发生黄斑部脉络膜新生血管的概率比正常人高 2 倍[49,51,52]。同样,蓝山研究发现与正常眼相比,4.4%的病理性近视患者患有青光眼[53]。另外,病理性近视的年视网膜脱离发病率约为3.2%[54-56]。病理性近视的发病率及其并发症可详见第 3 章。

表6.1 病理性近视的健康社会决定因素

社会决定因素	描述
种族	亚洲人种患病率最高,如日本人[7]、新加坡人[12]、中国人[13](包括台湾人[11])。非洲人和太平洋群岛人患病率较亚洲人低[14],白人患病率高于非洲裔美国人和(或)墨西哥裔美国人[15]
年龄	中年或更年轻的患者也能出现明显的临床病理性改变[16]。病理性体征的发生率和严重程度随年龄增长而提高。例如,随着年龄增加,高度近视患者视力明显下降,这可能由并发症导致,包括漆裂纹、黄斑区下出血、Fuchs 斑和脉络膜萎缩[17]
性别	女性患病率高于男性[15,17]
社会群体	儿童(特别在亚洲)[18,19]、青年以及从事专业性工作的成年人发病率较高[20,21]
地理分布	工业化/发达国家患病率较高[22,23] 同一国家存在城乡差异,即市区人群的患病率高于郊区人群[20]
生活方式	与户外活动时间相关,如户外时间总量多可降低近视发生率,与室内运动、阅读或者参与运动无关[24,25]
教育程度	教育程度/学术成就高的人患病率高[21,26,27]
职业	与室内工作有关的职业[28]。例如,在职业生涯中无论培训还是工作,需要大量阅读者(如律师、医生、显微镜操作者和编辑)近视程度较高[29-33]
家族性(父母屈光度)	具有潜在的遗传倾向——父母与孩子之间近视存在正相关[34-37],特别是父母双方均存在近视时[19]

6.3.2 病理性近视对健康相关生存质量的影响

健康相关生存质量(HRQoL)属于一个多维度的概念,世界卫生组织对其描述如下:

个体对其所在的文化和价值体系中的定位,以及对目的、期待、标准和关注的认识。这是一个广义的受诸多因素影响的概念,包括个人健康、精神状态、独立程度、社会关系、个人信仰以及与环境的关系[57]。

由于相关报道较少,尚无法明确病理性近视的HRQoL 及经济负担。此外,有并发症的病理性近视和没有并发症的病理性近视可能导致不同的 HRQoL 和经济负担[58]。由于并发症常在患者年龄较大时出现,因此病理性近视在生命的不同时期会导致不同的HRQoL 和经济负担[58]。

Takashima 及其同事使用 32 项问卷(研究者未详细说明)进行研究[59],发现日本病理性近视患者的HRQoL 相比没有眼部疾病和轻度屈光不正的对照组明显下降[60]。值得一提的是,他们发现病理性近视在"视觉相关日常工作""社会影响力""眼睛满意度""生活满意度"方面得分较低,而在"眼部疾病的了解程度"方面得分较高。然而,在"良好的情感表现""休闲和支持"以及一般生活状态量表(GWBS),病理性近视与对照组没有差别。病理性近视患者在"社会生活及角色受限"和"失能"方面得分较低,但在"支持"方面得分较高。总之,使用视觉生活质量问卷和两种全球通用的眼及生活满意度量表可得出病理性近视影响 HRQoL 的结论。

同样,英国的一项研究发现高度近视患者(较差眼屈光度≥-10.00 D,较好眼屈光度≥-8.00 D)的视觉功能(使用 VF-14 评估[61])和生存质量(使用视觉质量相关生存质量问卷,VQoL 评估[62]),比中度近视(较差眼屈光度-4.00~-9.75 D)和低度近视(较差眼屈光度-1.50~-3.75 D,较好眼至少存在-1.00 D 近视)患者的视觉功能和生存质量明显更差[63]。然而,高度近视和圆锥角膜患者的视觉功能、生存质量没有差别,表明这两组以患者为核心的影响程度相同[63]。该研究还采用了定性回顾来探讨近视对 HRQoL 的影响。证据表明高度近视对心理、美观、实践和经济状况均存在影响。患者感觉高度近视自儿童期就产生影响,会导致他们缺乏自信,难以在社会交往中建立关系并产生社会脱离感,同时也难以参加运动,尤其是游泳。高度近视患者每天都需要依赖光学矫正即佩戴厚厚的眼镜来提高视力,这便成为一种社会生活障碍。高度近视患者还指出他们佩戴隐形眼镜会产生不适感[63]。一项基于大量中国青少年的调查显示近视度数越高则视功能越差[64]。屈光不正≥−0.5 D 的儿童自我报告视功能平均为82.6±13.9,而屈光不正<−5.5 D 的儿童自我报告视功能下降为57.6±15.5[64]。

考虑到病理性近视及其并发症常导致视力下降,因此视觉相关生存质量可能与低视力患者的视觉相关生存质量类似。世界卫生组织将低视力定义为:视力≤6/18 且使用常规眼镜、接触镜或者手术治疗不能矫正至正常视力水平,排除采用各种矫正方法后视力恢复到正常限度内的患者[65,66]。总体来说,低视力导致视功能与生存质量下降而增加情绪压力[67]。一项使用VF-14 问卷进行的低视力(主要是年龄相关性黄斑病变、青光眼和糖尿病视网膜病变)横断面研究发现视功能明显低下[68]。同样,使用美国国立眼科研究所视觉功能 51 条问卷时,患者主要在一般健康、一般视力、近距离活动能力、远距离活动能力、视力期待、依赖视力的能力障碍、驾驶视力及周边视力得到低的平均分[68]。另外,低视力患者的得分比 75 岁以上正常视力者的得分低。对充血性心力衰竭和抑郁症患者使用 SF-36(包括 36 个问题的健康调查表)考察生理功能对生存质量的影响,发现生理健康问题和心理健康均会影响生存质量[68]。

6.3.3 病理性近视对经济的影响

尽管近视会对经济造成一定的影响,但目前有关病理性近视对经济影响的数据罕见。1990 年全球近视相关成本达到约 46 亿美元[69]。在澳大利亚,社会和个人在近视方面的花费十分巨大,仅框架眼镜、接触镜和屈光手术每年就消耗了数亿美元[70]。在新加坡,估计每年仅框架眼镜的开销就高达 9 千万美元 [38]。新加坡13~19 岁人群中每年近视的直接开销估计达到 2500万美元[71]。这些经济学评估还不包括近视的间接影响,如工作时间减少、能力受限时间、提供护理的开销、近视未纠正造成的痛苦和近视相关的医学研究。另外,这些计算也不包括其他医学花费,如近视不断进展而导致的一些疾病发病率的增加,尤其是病理性近

视的发病率,导致视网膜脱离、青光眼、白内障、视觉障碍和致盲发病率增加;同时,由于接触镜使用量增多,接触镜相关的并发症如潜在的角膜感染和瘢痕也在增加[38,71]。新加坡每年治疗近视相关并发症的费用估计为 200 万~250 万美元。新加坡公立医院每年约行 300 例视网膜脱离复位手术(尽管不全由近视引起)[72],在两年内治疗了 950 例接触镜并发症[73]。病理性近视及其眼部并发症造成的直接及间接开销需要进一步研究。

6.4 减少病理性近视影响的公共卫生策略

尽管大多数近视为低度或中度近视,但仍有一部分会发展为病理性近视[74]。控制近视进展的临床方法包括佩戴眼镜、隐形眼镜(如夜戴型角膜塑形镜)等光学治疗工具[75]、屈光手术,后巩膜加固术[76],以及药物干预[76,77]。然而,这些治疗方案的疗效并不稳定,例如,长期使用光学方法干预会导致其保护作用消失[77]。屈光手术只能改变眼前部表面的形态而不能阻止眼球拉长及减少相关视网膜并发症发生的风险[77]。抗胆碱能类药物(如阿托品)是一种可阻断中枢神经系统和周围神经系统乙酰胆碱神经递质的药物,在眼部具有散瞳的作用,目前已被应用于联合双光镜减少调节并控制近视的进展。然而,最新的研究结果并不理想,大多数研究结果表明这种治疗方法对控制近视的进展仅有很小的临床意义[74,78]。所有这些干预措施仍需要进一步的验证和分析[77]。

目前,病理性近视的确切发病机制尚不清楚,环境和遗传因素都可能会导致其发生[78,79]。对能有效减缓近视进展的干预措施进行的相关研究进展缓慢[78,80]。然而有证据表明,即使是最小幅度地减少近视进展,对非临床期的个体也能带来潜在的益处[77]:几项研究表明治疗后患者的 HRQoL 均得到改善。例如,Leong 团队应用屈光矫正者生存质量量表(QIRC)进行的研究发现,与佩戴隐形眼镜相比,接受眼内镜植入的患者拥有明显更好的 HRQoL,尤其是在旅行和运动中可免于依赖屈光矫正手段[81]。同样,接受前房型屈光性人工晶体(pIOL)植入术的高度近视患者在数个方面的生存质量都得到明显改善[使用屈光状态与视觉(RSVP)问

卷],包括视觉关注度、驾驶、眩光、成像问题、生理/社会功能、矫正眼镜相关问题和眼部症状[82]。高度近视患者 LASIK 术后其重要功能和生存质量也得到了改善[83]。

病理性近视的确切发病机制仍在研究中,公共卫生策略的主要目标应该是减少近视的发病率,减少近视发展成为病理性近视。公共卫生方法还应旨在预防、降低、维持或改善已经受到影响的个体健康。因此我们推荐以下五种方案来降低病理性近视对公众健康的影响:

6.4.1 方案 1:健康行为干预计划

最近一个对 23 项儿童和青少年近视研究进行的系统性回顾和 Meta 分析发现,户外运动可有助于减少近视的患病率,并由此可能减缓其发展为病理性近视[84]。健康行为干预计划应专注于鼓励年轻人和儿童平衡户外运动和近距离用眼(如阅读)[74,78,80]。目前,两项试验正在中国(NCT00848900)和新加坡(NCT01388205)调查学校和家庭分别进行额外的户外活动对减少近视发生和发展的影响。试验结果预计在 2013 年底或 2014 年得出。重要的是,无论研究或试验目标是近视还是病理性近视,在发展为病理性近视之前进行早期干预可能会减缓近视发展到病理性阶段的进程。

6.4.2 方案 2:健康促进计划和筛查以提高健康意识

高度近视患者(等效球镜至少-6.0 D/-8.0 D/-10.0 D)往往并未意识到眼部损害可以发展到复杂阶段并出现其他眼部并发症[2,77]。因此,国家、地区或社区的健康促进活动应尝试通过公共卫生宣传活动提高这种意识。此外,医疗健康从业者应告知并指导患者如何早期发现近视开始向病理性阶段进展的信号,并且及时告知他们需要进一步的眼科检查和评估[77]。

6.4.3 方案 3:定期检测视觉状况和视觉相关生存质量

病理性近视的高危人群,如高度近视和具有一种或多种可发展成为病理性近视社会决定性因素的人群(表 6.1),可以定期看保健医生、验光师或眼科医生进行临床筛查和专门的视功能监测。在两次常规体检之间可以选择合适的时间通过专业眼科检查获得个性化的建议。筛查项目应包括眼底照相和光学相干断层扫描(OCT)。前者可以检查出黄斑及视网膜损害,而后者能够进行更详细的解释并提供更敏感的探查[85],进而对脉络膜新生血管(CNV)的患者进行治疗[85,86]。患者的视觉相关功能和生存质量也应该由保健医生定期监测,从而评估他们的日常生活能力、情感和行为能力是否出现下降等情况[87]。一些功能和生存质量评估方法,如目前使用的 VF-14 问卷[88]和 IVI[87],已经通过现代心理测量理论,如 Rasch 分析法得到证实。

6.4.4 方案 4:低视力保健和康复

病理性近视及其眼部并发症(如青光眼、白内障以及巩膜、脉络膜和视网膜色素上皮退行性病变)通常会导致患者发展为低视力[39]。例如,90%的 CNV 患者中多数在患近视 5 年后视力≤6/60[85,86]。因此我们强烈推荐患者接受低视力保健和康复治疗,研究已证明这种处理方式能够明显改善患者的近视情况[67,68,89]。低视力服务包括临床治疗、康复服务和使用适宜的技术。临床上低视力保健包括由眼科医生和(或)视光师进行复杂的眼部和视力检查,同时还包括视功能评估。康复服务指日常生活能力辅助、心理辅导、导向和移动训练、团结互助组、社区和社会服务、倡议(支持团队和组织)、教育、就业和培训[89]。

6.4.5 方案 5:开展公共卫生研究计划

最后,需要对创新性公共卫生相关的病理性近视研究进行投资。目前的文献报道内容局限于预防和阻止病理性近视发展的实际干预手段。未来应研究有效的行为干预方法以及在初级保健及社区设施方面的健康促进活动。还需要开展研究来阐明病理性近视发病机制中遗传、环境因素的相互作用,从而确定 SDH 对各种近视形成模式的影响。了解病理性近视患者的 SDH 有助于我们对个体进行风险预测,并采取干预手段阻止其发展为高度近视,从而使这些个体受益。

总结

病理性近视及其眼部并发症可引起严重的视力损伤,大幅度降低患者与视觉相关的生存质量。这对公共卫生的影响较大,具体由某些健康社会决定因素(SDH)决定。由于近视的患病率和严重程度持续上升(尤其在亚洲),病理性近视成为许多发达国家致盲的主要原因之一。高度近视可明显降低患者的活动能力、情感和社会行为能力等生存质量,这通常由低视力导致。尽管目前没有数据支持(因此有必要在该领域进行进一步研究),仍能通过现有近视的一般花费推断出病理性近视的直接和间接花费是十分巨大的。在研究和确定目前治疗长期效果的同时,应采用公共卫生策略来降低近视(尤其是高度近视)的发病率并控制近视发展成为病理性近视。我们提出了五项具体的公共卫生策略来实现这些目标,包括制订和实施健康行为干预计划、执行健康促进计划和检测以提高社会健康意识的创新活动、引导定期监测视力状态和视觉相关生存质量、提供高质量的低视力保健和康复,以及公共卫生研究以进一步加强和完善前述四项策略。病理性近视的公共卫生问题越来越突出,但实施以循证医学为基础的公共卫生干预措施可以应对其中的一些挑战。

(乔利亚 李华 译 雷博 校)

参考文献

1. Tano Y. Pathologic myopia: where are we now? Am J Ophthalmol. 2002;134(5):645–60.
2. Saw SM, Gazzard G, Shih-Yen EC, Chua WH. Myopia and associated pathological complications. Ophthalmic Physiol Opt. 2005; 25(5):381–91.
3. Curtin B. Basic science and clinical management. In: Curtin B, editor. The myopias. Philadelphia: Harper & Row; 1985. p. 237–45.
4. D-E S. Pathological refractive errors: system of ophthalmology, ophthalmic optics, and refraction. St. Louis: Mosby; 1970.
5. Young TL. Molecular genetics of human myopia: an update. Optom Vis Sci. 2009;86(1):8–22.
6. Saka N, Moriyama M, Shimada N, et al. Changes of axial length measured by IOL master during 2 years in eyes of adults with pathologic myopia. Graefes Arch Clin Exp Ophthalmol. 2013; 251(2):495–9.
7. Tokoro T. On the definition of pathologic myopia in group studies. Acta Ophthalmol Suppl. 1988;185:107–8.
8. Saw SM. How blinding is pathological myopia? Br J Ophthalmol. 2006;90(5):525–6.
9. Jones D, Luensmann D. The prevalence and impact of high myopia. Eye Contact Lens. 2012;38(3):188–96.
10. Commission on Social Determinants of Health. Closing the gap in a generation: health equity through action on the social determinants of health. Geneva: World Health Organization; 2008.
11. Lin LL-K, Chen C-J, Hung P-T, Ko L-S. Nation-wide survey of myopia among schoolchildren in Taiwan, 1986. Acta Ophthalmol. 1988;66(S185):29–33.
12. Wilson A, Woo G. A review of the prevalence and causes of myopia. Singapore Med J. 1989;30(5):479–84.
13. Edwards MH, Lam CSY. The epidemiology of myopia in Hong Kong. Ann Acad Med Singapore. 2004;33(1):34–8.
14. McCarty CA, Livingston PM, Taylor HR. Prevalence of myopia in adults: implications for refractive surgeons. J Refract Surg. 1997; 13(3):229–34.
15. Vitale S, Ellwein L, Cotch MF, Ferris 3rd FL, Sperduto R. Prevalence of refractive error in the United States, 1999–2004. Arch Ophthalmol. 2008;126(8):1111–9.
16. Cohen SY, Laroche A, Leguen Y, Soubrane G, Coscas GJ. Etiology of choroidal neovascularization in young patients. Ophthalmology. 1996;103(8):1241–4.
17. Mo Y, Wang MF, Zhou LL. Risk factor analysis of 167 patients with high myopia. Int J Ophthalmol. 2010;3(1):80–2.
18. Logan N, Gilmartin B. Myopia development and control in children. Optom Pract. 2005;6:149–62.
19. Gwiazda J, Hyman L, Dong LM, et al. Factors associated with high myopia after 7 years of follow-up in the Correction of Myopia Evaluation Trial (COMET) Cohort. Ophthalmic Epidemiol. 2007; 14(4):230–7.
20. Ip JM, Rose KA, Morgan IG, Burlutsky G, Mitchell P. Myopia and the urban environment: findings in a sample of 12-year-old Australian school children. Invest Ophthalmol Vis Sci. 2008;49(9): 3858–63.
21. Sun J, Zhou JB, Zhao PQ, et al. High prevalence of myopia and high myopia in 5060 Chinese university students in Shanghai. Invest Ophthalmol Vis Sci. 2012;53(12):7504–9.
22. Burton TC. The influence of refractive error and lattice degeneration on the incidence of retinal detachment. Trans Am Ophthalmol Soc. 1989;87:143–55; discussion 55–7.
23. Lin LL, Hung PT, Ko LS, Hou PK. Study of myopia among aboriginal school children in Taiwan. Acta Ophthalmol Suppl. 1988;185:34–6.
24. Rose KA, Morgan IG, Ip J, et al. Outdoor activity reduces the prevalence of myopia in children. Ophthalmology. 2008;115(8): 1279–85.
25. Dirani M, Tong L, Gazzard G, et al. Outdoor activity and myopia in Singapore teenage children. Br J Ophthalmol. 2009;93(8):997–1000.
26. Rosner M, Belkin M. Intelligence, education, and myopia in males. Arch Ophthalmol. 1987;105(11):1508–11.
27. Young FA. Reading, measures of intelligence and refractive errors. Am J Optom Arch Am Acad Optom. 1963;40:257–64.
28. Kinge B, Midelfart A, Jacobsen G, Rystad J. The influence of near-work on development of myopia among university students. A three-year longitudinal study among engineering students in Norway. Acta Ophthalmol Scand. 2000;78(1):26–9.
29. Wong TY, Foster PJ, Hee J, et al. Prevalence and risk factors for refractive errors in adult Chinese in Singapore. Invest Ophthalmol Vis Sci. 2000;41(9):2486–94.
30. Tay MT, Au Eong KG, Ng CY, Lim MK. Myopia and educational attainment in 421,116 young Singaporean males. Ann Acad Med Singapore. 1992;21(6):785–91.
31. Saw SM, Nieto FJ, Katz J, Schein OD, Levy B, Chew SJ. Factors related to the progression of myopia in Singaporean children. Optom Vis Sci. 2000;77(10):549–54.
32. Teasdale TW, Goldschmidt E. Myopia and its relationship to education, intelligence and height. Preliminary results from an on-going study of Danish draftees. Acta Ophthalmol Suppl. 1988;185:41–3.
33. Dunphy EB, Stoll MR, King SH. Myopia among American male graduate students. Am J Ophthalmol. 1968;65(4):518–21.
34. Goss DA, Jackson TW. Clinical findings before the onset of myopia

in youth. 4. Parental history of myopia. Optom Vis Sci. 1996;73(4): 279–82.

35. Lam DSC, Fan DSP, Lam RF, et al. The effect of parental history of myopia on children's eye size and growth: results of a longitudinal study. Invest Ophthalmol Vis Sci. 2008;49(3):873–6.

36. Pacella R, McLellan J, Grice K, Del Bono EA, Wiggs JL, Gwiazda JE. Role of genetic factors in the etiology of juvenile-onset myopia based on a longitudinal study of refractive error. Optom Vis Sci. 1999;76(6):381–6.

37. Zadnik K. Myopia development in childhood. Optom Vis Sci. 1997;74(8):603–8.

38. Seet B, Wong TY, Tan DT, et al. Myopia in Singapore: taking a public health approach. Br J Ophthalmol. 2001;85(5):521–6.

39. Resnikoff S, Pascolinia D, Mariott SP, Pokharel GP. Global magnitude of visual impairment caused by uncorrected refractive errors in 2004. Bull World Health Organ. 2008;86(1):63–70.

40. Xu L, Wang YX, Li YB, et al. Causes of blindness and visual impairment in urban and rural areas in Beijing – the Beijing eye study. Ophthalmology. 2006;113(7):1134–41.

41. Burton TC. The influence of refractive error and lattice degeneration on the incidence of retinal-detachment. Int Ophthalmol. 1985; 8(2):109.

42. Katz J, Tielsch JM, Sommer A. Prevalence and risk factors for refractive errors in an adult inner city population. Invest Ophthalmol Vis Sci. 1997;38(2):334–40.

43. Zylbermann R, Landau D, Berson D. The influence of study habits on myopia in Jewish teenagers. J Pediatr Ophthalmol Strabismus. 1993;30(5):319–22.

44. Fuchs A. Frequency of myopia gravis. Am J Ophthalmol. 1960; 49:1418–9.

45. Curtin B. Myopia: a review of its etiology, pathogenesis and treatment. Surv Ophthalmol. 1970;15:1–17.

46. Fledelius H. Myopia prevalence in Scandinavia. A survey with emphasis on factors of relevance of epidemiological refraction studies in general. Acta Ophthalmol Scand. 1988;185:44–50.

47. Kempen AH, Mitchell P, Lee KE, et al. The prevalence of refractive errors among adults in the United States, Western Europe, and Australia. Arch Ophthalmol. 2004;122(4):495–505.

48. Tokoro T, Sato A. Results of investigation of pathologic myopia in Japan: report of myopia chorioretinal atrophy. Tokyo: Ministry of Health and Welfare; 1982.

49. Vongphanit J, Mitchell P, Wang JJ. Prevalence and progression of myopic retinopathy in an older population. Ophthalmology. 2002; 109(4):704–11.

50. Sawada A, Tomidokoro A, Araie M, Iwase A, Yamamoto T, Tajimi Study Group. Refractive errors in an elderly Japanese population – The Tajimi study. Ophthalmology. 2008;115(2):363–70.

51. Avila MP, Weiter JJ, Jalkh AE, Trempe CL, Pruett RC, Schepens CL. Natural history of choroidal neovascularization in degenerative myopia. Ophthalmology. 1984;91(12):1573–81.

52. Steidl SM, Pruett RC. Macular complications associated with posterior staphyloma. Am J Ophthalmol. 1997;123(2):181–7.

53. Mitchell P, Hourihan F, Sandbach J, Wang JJ. The relationship between glaucoma and myopia: the Blue Mountains eye study. Ophthalmology. 1999;106(10):2010–5.

54. Arevalo JF, Azar-Arevalo O. Retinal detachment in myopic eyes after laser in situ keratomileusis. Am J Ophthalmol. 2000;129(6):825.

55. Arevalo JF, Ramirez E, Suarez E, et al. Rhegmatogenous retinal detachment in myopic eyes after laser in situ keratomileusis – frequency, characteristics, and mechanism. J Cataract Refract Surg. 2001;27(5):674–80.

56. Arevalo JF, Ramirez E, Suarez E, Cortez R, Ramirez G, Yepez JB. Retinal detachment in myopic eyes after laser in situ keratomileusis. J Refract Surg. 2002;18(6):708–14.

57. WHOQOL Group. Measuring quality of life. Geneva: The World Health Organisation; 1997. p. 1–13.

58. Hayashi K, Ohno-Matsui K, Shimada N, et al. Long-term pattern of

59. Dupay H. The general well-being schedule. In: McDowell I, Newell C, editors. Measuring health: a guide to rating scales and questionnaire. 2nd ed. Oxford University Press; 1977. p. 206–13.

60. Takashima T, Yokoyama T, Futagami S, et al. The quality of life in patients with pathologic myopia. Jpn J Ophthalmol. 2001;45(1):84–92.

61. Steinberg E, Tielsch J, Schein O, et al. The VF-14. An index of functional impairment in patients with cataract. Arch Ophthalmol. 1994;112(5):630–8.

62. Frost N, Sparrow J, Durant J, Donovan J, Peters T, Brookes S. Development of a questionnaire for measurement of vision-related quality of life. Ophthalmic Epidemiol. 1998;5(4):185–210.

63. Rose K, Harper R, Tromans C, et al. Quality of life in myopia. Br J Ophthalmol. 2000;84(9):1031–4.

64. Congdon N, Wang YF, Song Y, et al. Visual disability, visual function, and myopia among rural Chinese secondary school children: the Xichang Pediatric Refractive Error Study (X-PRES) – report 1. Invest Ophthalmol Vis Sci. 2008;49(7):2888–94.

65. World Health Organization. International classification of impairments, disabilities, and handicaps: a manual of classification relating to the consequences of disease. Geneva: World Health Organization; 1980.

66. World Health Organization. Change the definition of blindness. 2008. http://www.who.int/blindness/Change%20the%20Definition%20 of%20Blindness.pdf. Accessed 6 Oct 2008.

67. Stelmack J. Quality of life of low-vision patients and outcomes of low-vision rehabilitation. Optom Vis Sci. 2001;78(5):335–42.

68. Scott IU, Smiddy WE, Schiffman J, Feuer WJ, Pappas CJ. Quality of life of low-vision patients and the impact of low-vision services. Am J Ophthalmol. 1999;128(1):54–62.

69. Javitt JC, Chiang YP. The socioeconomic aspects of laser refractive surgery. Arch Ophthalmol. 1994;112(12):1526–30.

70. Rose K, Smith W, Morgan I, Mitchell P. The increasing prevalence of myopia: implications for Australia. Clin Exp Ophthalmol. 2001;29(3):116–20.

71. Lim MCC, Gazzard G, Sim EL, Tong L, Saw SM. Direct costs of myopia in Singapore. Eye. 2009;23(5):1086–9.

72. Wong TY, Tielsch JM, Schein OD. Racial difference in the incidence of retinal detachment in Singapore. Arch Ophthalmol. 1999;117(3):379–83.

73. Teo L, Lim L, Tan DTH, Chan TK, Jap A, Ming LH. A survey of contact lens complications in Singapore. Eye Contact Lens. 2011;37(1):16–9.

74. Fredrick DR. Myopia. BMJ. 2002;324(7347):1195–9.

75. Walline JJ, Lindsley K, Vedula SS, Cotter SA, Mutti DO, Twelker JD. Interventions to slow progression of myopia in children. Cochrane Database Syst Rev. 2011;(12):1–122.

76. Ganesan P, Wildsoet CF. Pharmaceutical intervention for myopia control. Expert Rev Ophthalmol. 2010;5(6):759–87.

77. Morgan IG, Ohno-Matsui K, Saw SM. Myopia. Lancet. 2012;379(9827):1739–48.

78. Leo SW, Young TL. An evidence-based update on myopia and interventions to retard its progression. J AAPOS. 2011;15(2): 181–9.

79. Lopes MC, Andrew T, Carbonaro F, Spector TD, Hammond CJ. Estimating heritability and shared environmental effects for refractive error in twin and family studies. Invest Ophthalmol Vis Sci. 2009;50(1):126–31.

80. Gwiazda J. Treatment options for myopia. Optom Vis Sci. 2009;86(6):624–8.

81. Leong A, Rubin GS, Allan BDS. Quality of life in high myopia implantable Collamer lens implantation versus contact lens wear. Ophthalmology. 2009;116(2):275–80.

82. Lane SS, Waycaster C. Correction of high myopia with a phakic intraocular lens: interim analysis of clinical and patient-reported outcomes. J Cataract Refract Surg. 2011;37(8):1426–33.

83. McGhee CNJ, Craig JP, Sachdev N, Weed KH, Brown AD. Functional, psychological, and satisfaction outcomes of laser in situ keratomileusis for high myopia. J Cataract Refract Surg. 2000; 26(4):497–509.

84. Sherwin JC, Reacher MH, Keogh RH, Khawaja AP, Mackey DA, Foster PJ. The association between time spent outdoors and myopia in children and adolescents: a systematic review and meta-analysis. Ophthalmology. 2012;119(10):2141–51.

85. Bernardino RC, Lee JK, Materin MA, Mayer HR, Salchow DJ. Oxford American handbook of ophthalmology. Oxford: Oxford University Press, Inc.; 2011.

86. Neelam K, Cheung CM, Ohno-Matsui K, Lai TY, Wong TY. Choroidal neovascularization in pathological myopia. Prog Retin Eye Res. 2012;31(5):495–525.

87. Lamoureux EL, Pallant JF, Pesudovs K, et al. Assessing participation in daily living and the effectiveness of rehabilitation in age related macular degeneration patients using the impact of vision impairment scale. Ophthalmic Epidemiol. 2008;15(2):105–13.

88. Chiang PPC, Fenwick E, Marella M, Finger RP, Lamoureux EL. Validation and reliability of the VF-14 questionnaire in a German population. Invest Ophthalmol Vis Sci. 2011;52(12):8919–26.

89. Chiang PPC, O'Connor PM, Keeffe JE. Low vision service provision: a global perspective. Expert Rev Ophthalmol. 2007;2(5): 861–74.

第 **7** 章

病理性近视的病理学进展

Alia Rashid，Hans E. Grossniklaus

7.1 引言

在许多发达国家，尤其是在亚洲和中东地区，病理性近视是首要的致盲原因[1-3]。对于病理性近视已经有几种不同定义方式，但通常都纳入了高度屈光不正和退行性改变。Duke-Elder 把病理性近视定义为伴有退行性改变的近视(主要是眼后极部)[4]。在日本，病理性近视占总近视人群的 6%~18%，病理性近视的诊断标准是>-8 屈光度(D)[5]。高度近视通常与眼球扩大或延长相关，与眼球扩大相关的机械拉伸力可以导致几种不同类型的眼底变化，这些眼底变化可能导致不同程度的视觉退化。

已有大量研究描述了近视眼最常见的组织病理学发现。最近的一篇综述对 308 只病理性近视眼的组织病理学表现进行了全面的描述[6]。这些组织病理学改变包括豹纹状眼底、漆裂纹、RPE 和脉络膜地图状萎缩、后巩膜葡萄肿、脉络膜新生血管(也被称为 Fuchs 斑)、近视时视神经乳头形态的变化包括视乳头周围的变化、黄斑裂孔，以及视网膜破裂或脱离、玻璃体变性、鹅卵石和格子样变性(见表 7.1)。

研究表明，遗传和环境因素均导致和影响病理性近视的发展[7-10]。最近对近视眼的基因组研究已成功地鉴定了新的位点，这些位点可能与病理性近视的病理过程相关。病理性近视对患者的影响尚未完全明了但却非常显著，对近视眼患者基因组和早期病理改变的识别可能有助于采取早期干预和适当的替代疗法来改善这些患者的生活质量。近年来，尝试了多种干预方法来控制儿童近视的进展，包括应用抗胆碱或散瞳眼药、使用双光镜片、RGPCL，以及降眼压药物。根据

表 7.1　308 例近视眼组织病理学发现

发现	百分比
近视性视神经乳头改变	37.7
葡萄肿	35.4
玻璃体变性(液化、脱离)	35.1
鹅卵石样变性	14.3
近视性视网膜变性	11.4
视网膜脱离	11.4
视网膜凹陷、裂孔、撕裂	8.1
视网膜下新生血管	5.2
格子样变性	4.9
Fuchs 斑	3.2
漆裂纹	0.6

最近的一项回顾，临床试验结果最有希望应用于临床的是局部应用抗胆碱药物。双光镜片和角膜表面塑型镜也被认为很有希望，但仍需要临床试验进一步证实[11]。了解病理性近视的组织病理学，是研发干预措施使之惠及大多数患者重要的一步。

7.2 病理性近视的病理学发现

7.2.1 漆裂纹

漆裂纹是由 Bruch 膜出现线性断裂而形成。断裂发生在眼球后极部，临床表现为视网膜下出现纵横交错和黄白色不规则网状细小线型病变，其与视网膜出血以及视网膜下新生血管相关[12,13]。覆盖其上的神经视网膜一般正常。漆裂纹的出现可能与由于眼球扩大作用在眼组织上的机械力有关，而眼球扩大是高度近

视的典型表现[6,14]。在严重近视眼中有 1.6%~4.3% 的眼可见病理性漆裂纹形成[6,15]。Curtin 等发现眼球轴的长度与漆裂纹的发生有一定的相关性,当眼球轴长度大于 26.5mm 时有 4.3% 的眼出现漆裂纹,当眼球轴长度等于或大于 31.5mm 时漆裂纹的发病率最高[16]。Klein 等发现漆裂纹的存在和程度与视力的恶化有明显的相关性[15]。组织病理学显示漆裂纹是由于 Bruch 膜上出现明显缺损,导致毛细血管状血管通过缺损向内部延伸至视网膜色素上皮细胞。有时这些线性的缺损可由视网膜神经胶质细胞增生填充缺损而愈合。视网膜色素上皮增生也可以通过缺损延伸到脉络膜。临床观察中这种 RPE 增生可以表现为漆裂纹区域出现色素变化。因此造成 Bruch 膜弹力层延伸并断裂的机械力可导致脉络膜新生血管膜的形成,而后者又可引起出血,最终导致瘢痕形成和 RPE 萎缩。

Ohno-Matsui 等的一项研究发现,无近视性 CNV 时视网膜下出血预示着漆裂纹的发展[17]。这一前瞻性研究包括 19 例患者的 22 只有视网膜下出血的高度近视眼。用检眼镜和眼底荧光血管造影对视网膜下的出血范围进行了评估。视网膜下出血 2~6 个月(平均 4 个月)后,有 17 只眼(77%)出现漆裂纹。同一个研究团队的另一项研究对 66 只漆裂纹眼进行了平均为期 73 个月的随访[18]。37 只眼(56.1%)出现漆裂纹加重,其中有 37% 表现为漆裂纹数目增加,68% 演变成其他近视眼底改变如斑状萎缩、弥漫性萎缩和 Fuchs 斑。我们知道 RPE 和脉络膜毛细血管之间的 Bruch 膜发生破损时形成了漆裂纹。用于治疗 CNV 以及视网膜裂孔的激光光凝也会对 RPE-Bruch 膜-脉络膜毛细血管复合体造成损害。因此,有理由相信激光光凝可以导致漆裂纹的形成。Johnson 等回顾了 5 只经激光光凝治疗近视性 CNV 的眼,发现光凝后 10 天至 3 个月间原有的漆裂纹扩大[19]。此外,漆裂纹可成为近视性 CNV 复发或进展的通道。Ohno-Matsui 等评估了 325 只高度近视眼,发现 29.4% 有裂纹漆的眼继发了近视 CNV,表明漆裂纹是一种重要的 CNV 高发危险因素[20]。

7.2.2 RPE 与脉络膜地图样萎缩(弥漫性/局灶性)

高度近视的退行性改变在早期可引起脉络膜毛细血管和视网膜色素上皮萎缩。视网膜色素上皮和脉络膜毛细血管萎缩可导致视网膜营养供给减少,进而造成视网膜萎缩。萎缩导致脉络膜血管透明度升高,表现出"棋盘样"或"豹纹状"眼底。

脉络膜视网膜变性是病理性近视最常见的临床表现[8]。病变进展从早期的豹纹状眼底、漆裂纹、葡萄肿形成,逐渐进展为局灶性脉络膜萎缩、弥漫性萎缩,最后仅残留裸露的巩膜[21,22]。Ohno-Matsui 等研究回顾了 325 例眼的近视眼底改变,这些病例的病程均在 3 年或以上,发现伴有弥漫性视网膜脉络膜萎缩的眼球中有 3.7% 并发 CNV,而伴有局灶性视网膜脉络膜萎缩的眼球中有 20% 并发 CNV[20]。

Kobayashi 等回顾分析了高度近视儿童的眼底特征,发现仅 16.3% 的眼球出现轻度脉络膜视网膜萎缩且萎缩位于视盘周围。儿童中未发生地图样萎缩表明除机械张力外,年龄是影响近视性脉络视网膜变性的一项重要因素[23]。

一项针对 429 名高度近视患者(806 只眼)的长期研究(5~32 年,平均 12.7 年)发现,对于近视性黄斑病变包括棋盘样眼底、弥漫性或局灶性脉络膜视网膜萎缩、CNV、黄斑萎缩,约 40% 眼球的病变随时间进展[24]。此外,伴有后巩膜葡萄肿的眼球更容易发生黄斑病变。

Grossniklaus 等开展的组织病理学研究发现病变区域 RPE 呈大片萎缩,值得注意的是该区域还出现了脉络膜黑色素细胞缺失[6](图 7.1 至图 7.8)。显微镜下观察发现,随着脉络膜毛细血管阻塞加重,脉络膜毛细血管层进行性变薄[25]。一项对近视性黄斑病变眼球的黄斑区脉络膜厚度的评估发现,黄斑区脉络膜厚度越薄,黄斑病变的程度越重,发生漆裂纹的风险越高,最佳矫正视力越差[26]。最近一项关于高度近视眼与正视眼脉络膜厚度的对照研究证实了该结论[27]。采用光学相干断层扫描深度增强成像技术(EDI-OCT)检查 25 例高度近视眼和 25 例正常眼发现,与正常组相比,高度近视组的黄斑区脉络膜厚度显著变薄($P<0.0001$)。

另一个常见的临床特征是萎缩区边缘出现色素团块。近视动物模型显示,超微结构变化包括脉络膜毛细血管密度减少,以及不规则的毛细血管间网状结构减少[28]。

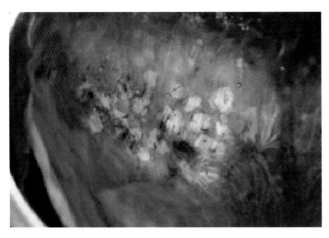

图 7.1 鹅卵石样变性的大体观。周边 RPE 及外层视网膜弥漫性或局灶性萎缩形成鹅卵石样变性。

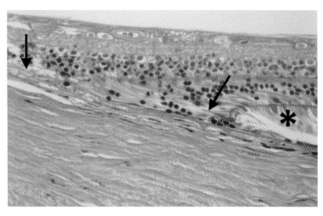

图 7.4 鹅卵石样变性。可见萎缩的 RPE 及其上方萎缩的外层视网膜(箭之间)。变性区周围的光感受器外节完整(星号),HE×100。

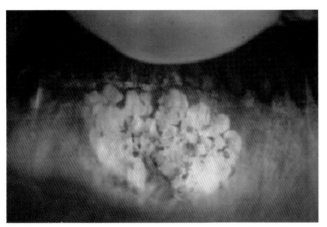

图 7.2 鹅卵石样变性融合的大体观。

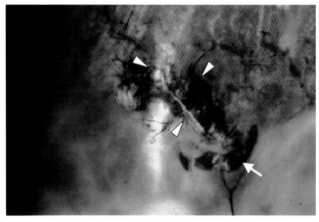

图 7.5 格子样变性(箭头)的大体观。变性区可见视网膜裂孔(箭)。

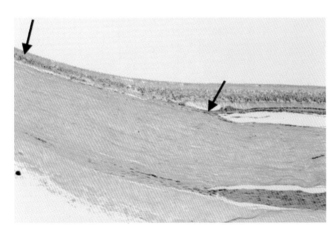

图 7.3 鹅卵石样变性。外层视网膜萎缩。图示外层视网膜和 RPE 萎缩(箭之间),HE×25。

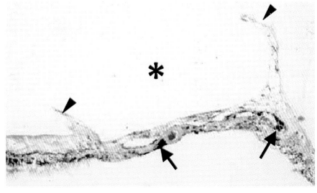

图 7.6 格子样变性。可见萎缩的内层视网膜及其上方液化的玻璃体(星号),由视网膜胶质细胞丛(箭头)包绕,RPE 细胞肥大增生,血管硬化(箭),HE×100。

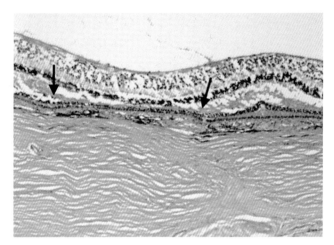

图 7.7　外层视网膜萎缩（箭之间）。仅残留变薄的外核层，*HE×25*。

中约有 19% 伴有后巩膜葡萄肿[16]（见图 7.9 和图 7.10）。Grossniklaus 的研究表明葡萄肿是第二大常见的组织病理学改变，在 369 例病理性近视眼中的发生率为 33%[6]，表明葡萄肿可能在临床诊断中被低估。葡萄肿最常见于后极部[32]。病理性近视眼球的巩膜会有异常改变。组织病理学检查发现，巩膜的胶原纤维束变薄，胶原条纹减少，巩膜板层的结构出现类似于角膜基质层的改变[33]（见图 7.6 至图 7.11）。对超微结构的研究发现病理性近视的巩膜胶原纤维排列较疏松，外观上类似于星形胶原纤维，其纤维直径减小、数量减少、纤维分离增加[34]。动物研究实验表明，这些改变主要由于胶原转向加速以及胶原合成减少导致[35]。巩膜组织超

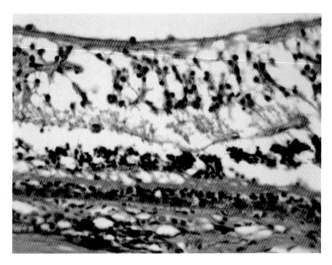

图 7.8　外层视网膜萎缩。仅残留变薄的外核层，*HE×100*。

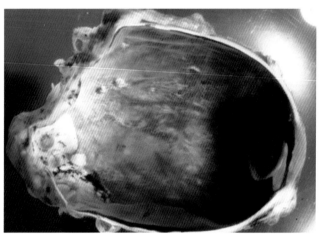

图 7.9　高度近视后巩膜葡萄肿的大体观。葡萄肿由极薄的巩膜、萎缩的脉络膜、RPE 和视网膜构成。

　　一项早期研究观察了 1437 例近视眼的周边视网膜，发现眼轴长度与非压迫白、色素变性、铺路石（鹅卵石）样变性以及格子样变性显著相关[29]，该研究结果已被许多研究证实。Celorio 等发现格子样变性在高度近视眼中的发生率为 33%，而在眼轴为 26~26.9mm 的眼球中发生率最高（40.9%），在眼轴 32mm 以上的眼球中发生率最低（7%）[30]。日本的一项研究表明，不考虑眼轴的因素，格子样变性在不伴有后巩膜葡萄肿的眼球中发生率更高，因此推断眼轴增长类型（不论是否伴有后巩膜葡萄肿）与格子样变性的形成相关[31]。

7.2.3　后巩膜葡萄肿

　　临床上可见，眼轴大于 26.5mm 的高度近视眼球

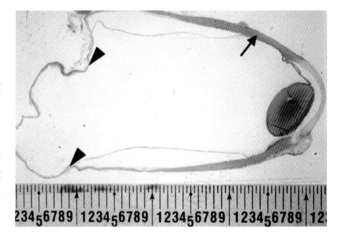

图 7.10　高度近视后巩膜葡萄肿。此例高度近视眼的前后径约为 40mm，前部巩膜正常（箭），后部葡萄肿区域巩膜扩张变薄（箭头之间），*HE×2*。

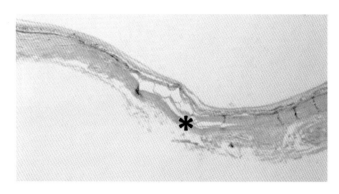

图 7.11 葡萄肿。相应区域巩膜变薄(星号),HE×10。

微结构的变化使巩膜结构变薄,因此巩膜更容易受机械应力的影响而变形。Grossniklaus 通过组织学评估发现病理性近视眼的平均前后径大于水平径和垂直径(分别为 26.5mm 对 25.5mm 和 25mm),眼球似"蛋形",在前后径上承受的机械应力/变形最大[6]。这一发现与绝大多数葡萄肿发生于后极部的结论相一致。牵拉力在后极部发挥最大的机械效应,导致巩膜扩张和葡萄肿形成。

Curtin 于 1977 年提出了一套后巩膜葡萄肿的分级法,即根据葡萄肿的位置、大小,以及严重程度进行分级[36]。该方法共将后巩膜葡萄肿分为 10 种类型:Ⅰ~Ⅴ型为单纯的葡萄肿,而Ⅵ~Ⅹ型为复合型葡萄肿。Hsiang 等对 108 位病理性近视患者的 209 只眼进行了 B 超检查并评估其后巩膜葡萄肿的情况[37]。发现 90% 的眼球伴有后巩膜葡萄肿,年龄越大葡萄肿的发生率越高,且严重程度和分级也越高。最常见的为Ⅱ型葡萄肿,其发生率为 52.7%,Ⅰ型次之(23.4%),随后是Ⅸ型 (17%)。Ⅸ型在重度视网膜变性中的发病率为 71.9%,Ⅰ型和Ⅲ型均为 50%,Ⅱ型 46.5%,Ⅱ型与Ⅸ型的差异具有统计学意义(P=0.01)。与Ⅱ型葡萄肿相比,Ⅸ型眼轴更长,发生漆裂纹的概率更大。随着眼轴变长和年龄增大,葡萄肿及脉络膜视网膜萎缩的发生率增高,该结论已被其他研究所证实[38]。

病理性近视黄斑病变的一种表现为病理性近视葡萄肿,其具有许多临床特征,如视网膜劈裂、裂孔、脱离、CNV、萎缩等均可见于葡萄肿[39-44]。Henaine-Berra 等发现,高度近视眼的黄斑病变如中心凹劈裂、血管阻塞、视网膜前膜等,更易发生于后巩膜葡萄肿的眼球(P=0.0001)。后巩膜葡萄肿中有 53.65% 并发黄斑病变[45]。Wu 等发现不伴有黄斑裂孔的中心凹劈裂和脱

离与后巩膜葡萄肿显著相关(P=0.0003)[46],该结果已被 Takano 等证实[47]。Oie 等研究了高度近视后巩膜葡萄肿对黄斑裂孔和视网膜脱离(MHRD)形成的影响,发现 MHRD 与后巩膜葡萄肿的类型相关[48]。高度近视伴 MHRD 组的葡萄肿发生率显著高于不伴 MHRD 的高度近视组(P<0.001)。而且,MHRD 组中更容易发生Ⅱ型葡萄肿(P=0.01)。

7.2.4 CNV/Fuchs 斑

黄斑区脉络膜新生血管(CNV),在晚期被称为 Fuchs 斑,已报道在病理性近视中的发生率为 5%~10%[49]。CNV 是造成高度近视患者视力下降的最常见原因[12,50]。一项研究表明 50 岁以下的患者 62% 的 CNV 与近视有关[51]。高度近视并发 CNV 与典型的病理改变有关,如漆裂纹和局灶性萎缩。玻璃膜疣和色素上皮脱离常见于年龄相关性 CNV,但在近视性 CNV 中较为少见[52]。与年龄相关性 CNV 相比,近视性 CNV 的面积和渗漏范围较小,由此造成的相应部位的萎缩区也较小。但是研究发现近视并发的萎缩区和瘢痕区有逐渐增大的趋势,这种现象被称为"萎缩性蠕变",被公认为是激光治疗病理性近视的后遗症。一些研究表明采用不同波长的激光治疗近视,90% 以上的眼球会出现激光斑扩大的现象[53-56]。另一种解释是高度近视眼球的脉络膜视网膜复合体受到机械牵拉,脉络膜视网膜复合体变薄,伴随葡萄肿形成,致使近视性 CNV 难以在早期发现[52]。退行性 CNV 的周围常伴有脉络膜视网膜萎缩,据报道在 CNV 发生后的 5~10 年内脉络膜视网膜萎缩的发生率可高达 96%[57]。

CNV 更多发生于脉络膜视网膜萎缩区及漆裂纹区[24,58,59]。Ohno-Matsui 等发现伴有脉络膜视网膜萎缩的眼球中仅仅有 3.7% 进展为 CNV,而伴有局灶性萎缩的眼球中有 20% 进展为 CNV,伴有漆裂纹的眼球中有 29.4% 进展为 CNV[20]。

近视性 CNV 的特征与年龄相关,年轻患者(<55 岁)CNV 病灶比年长患者 CNV 病灶小(P<0.05)[60]。年轻患者的近视性 CNV 更接近中心凹。一项研究表明 83% 的近视性 CNV 表现为一个小的"经典"病灶[61]。Yoshida 等报道近视性 CNV 较少发生于中心凹外,仅约 20% 的 CNV 位于中心凹外[62]。老年患者更多形成大范围的渗出性 CNV,在后期可发展为大的盘状瘢痕,

这易与年龄相关性黄斑变性引起的 CNV 相混淆[62]。二者的发展过程在组织病理学上很容易区分,大多数情况下近视性 CNV 位于视网膜神经上皮层与 RPE 之间为 2 型 CNV;而绝大多数 AMD 相关的 CNV 属于 1 型 CNV,病变位于 RPE 下[63]。近视性 CNV 存在下述特征性表现:通常 Bruch 膜不会弥漫增厚、RPE 与 Bruch 膜内胶原层不分离导致色素上皮脱离、不会出现大量的细胞外基质沉积[64]。视网膜出血较少见,神经上皮脱离的高度通常较 AMD 相关 CNV 浅。视网膜下及视网膜内液体积聚非常有限,通常不明显[64]。一旦近视性 CNV 开始退化则可见色素沉着,最终导致瘢痕纤维化,随后脉络膜视网膜复合体变薄、萎缩。在最晚期阶段,脉络膜视网膜重度萎缩可致巩膜暴露。

近视性 CNV 在光镜下表现为 RPE 上方的薄层纤维血管膜,膜组织基质中含有小胶原纤维、成纤维细胞以及紊乱排列的小血管。通常不伴有炎症细胞浸润或血栓形成[65](见图 7.12 和图 7.13)。

近视性 CNV 其中一个有趣的亚型是弧周 CNV,该亚型位于中心凹之外近视萎缩弧旁。Nagaoka 等分析了 260 例近视性 CNV,其中弧周 CNV 仅占 4.2%[66]。弧周 CNV 多发生于伴有较大近视萎缩弧的眼球中,伴有弧周 CNV 的眼球明显大于有中心凹下 CNV 的眼球。眼轴和近视程度与弧周 CNV 的形成无关,表明眼球的空间特征对该部位的 CNV 形成没有影响。研究发现仅有不到一半的弧周 CNV 患者经历了突然的退行性变,而其他患者的 CNV 经过单独治疗后治愈。其中

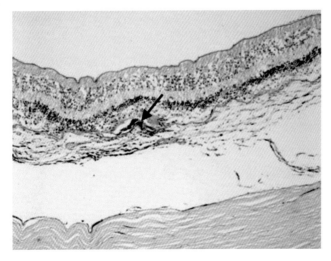

图 7.12　Fuchs 斑。由增殖的 RPE 围绕的局限性 CNV（箭），*PAS×25*。

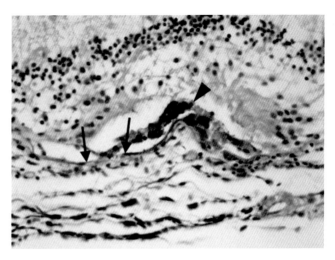

图 7.13　Fuchs 斑。Bruch 膜破裂（箭之间），由 RPE 围绕的 CNV 延伸至破裂处（箭头），*PAS×100*。

3 只眼(27%)发生了脉络膜视网膜萎缩。

7.2.5 视网膜和黄斑裂孔/劈裂/脱离

在高度近视的眼球后极部玻璃体视网膜界面的异常改变可导致黄斑裂孔,进而引起视网膜脱离。眼轴增长引起的矢量力或葡萄肿形成、加重的玻璃体液化、脉络膜视网膜复合体萎缩,这些因素共同促使黄斑裂孔的形成。

Gass 在非近视眼球研究了黄斑裂孔的形成机制,发现玻璃体后皮质与玻璃体视网膜界面相结合,若存在牵拉易形成裂孔及玻璃体后脱离[67]。据此推测,玻璃体后脱离形成的间隙会产生一个负压,导致液化的玻璃体移动,通过裂孔进入视网膜下进而引起视网膜脱离。

黄斑区视网膜脱离整个过程的中心凹或黄斑区变化分为 4 期:视网膜前膜、黄斑劈裂、黄斑板层裂孔/全层裂孔(伴或不伴 PVD)、后极部黄斑区视网膜脱离(图 7.14 至图 7.17)。对 214 只并发葡萄肿的病理性近视眼球进行的研究发现,其中 56.8% 的眼球存在玻璃体视网膜的异常改变[68]。

Sayanagi 等应用 FD-OCT 对近视性黄斑劈裂的病理特征进行了研究[69],在中心凹处视网膜脱离的 6 只眼中 3 只眼(50%)有光感受器内外节缺失,在中心凹处视网膜劈裂的 11 只眼中 2 只眼(18%)有 IS/OS 层缺失。近视性黄斑劈裂伴弥漫性萎缩的发生率为 24%,伴局灶萎缩的发生率为 24%。

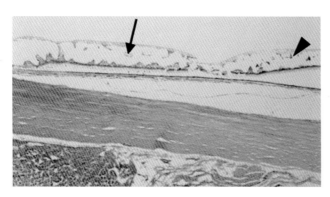

图 7.14 视网膜劈裂。劈裂(箭)周围可见典型的囊样变性(箭头),HE×10。

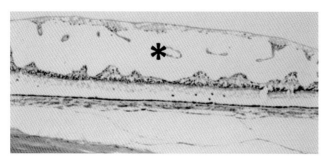

图 7.15 视网膜劈裂。高倍镜下显示劈裂区(星号)Müller 细胞形成的桥样连接中断,HE×25。

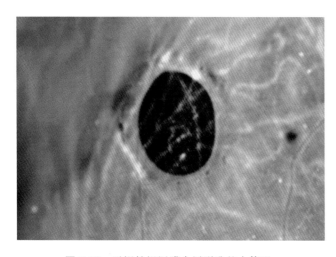

图 7.16 近视性视网膜全层裂孔的大体观。

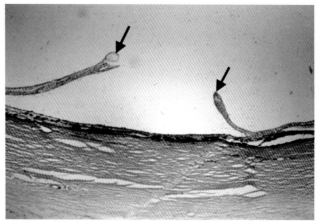

图 7.17 视网膜裂孔。裂孔(箭)边缘钝圆,HE×100。

为 100~150μm。该研究表明,黄斑裂孔并不是高度近视伴后巩膜葡萄肿患者发生视网膜劈裂或视网膜脱离的必要条件。而后巩膜葡萄肿的拉力可能会引起牵拉性视网膜劈裂,从而导致中心凹视网膜脱离。由于后部牵拉力量的持续作用,促进黄斑区视网膜与玻璃体皮质分离,中心凹视网膜脱离可进一步发展为黄斑裂孔。

近视牵拉性黄斑病变的 OCT 研究同样发现黄斑部的牵拉可导致劈裂,表明高度近视眼轴增长对视网膜前/外的牵拉力量可能是黄斑劈裂的原因[70,71]。另一项研究回顾了黄斑裂孔在高度近视患者中的患病率,发现患病率为 6.26%[72]。与黄斑裂孔相关的玻璃体视网膜异常改变中劈裂最为常见,发生于 75% 的黄斑裂孔患者。20.8% 的黄斑裂孔患者在随访期间(平均 30.2 个月)发生病情进展,包括裂孔扩大、后部视网膜脱离。

Grossniklaus 等的研究观察了 369 只眼,视网膜凹陷、裂孔或组织切片上所见撕裂的发生率为 8.4%[6]。既往研究已证实近视眼可增加视网膜裂孔风险 [73,74],视网膜脱离与高度近视显著相关[75]。Grossniklaus 等发现视网膜脱离的发生率为 12.2%,但作者认为该研究部分眼历经了视网膜脱离修复的过程,这使得本组高度近视患者视网膜脱离的发生率增加为 20%。另一项研究发现近视和视网膜脱离还与其他一些因素相关,包括格子样变性、无症状视网膜破裂、玻璃体后脱离率增加以及玻璃体液化[76]。

苏格兰的一项大样本研究募集了 1202 例视网膜脱离患者,18.7% 的患者有格子样变性[77]。其中孔源性视网膜脱离患者(35.7%)显著多于马蹄孔视网膜脱离患者(19.3%),且多发生于近视患者中。85% 以上的视

Takano 等观察了 19 例高度近视伴后巩膜葡萄肿患者的 32 只眼[47]。OCT 检查发现 11 只眼(34%)发生中心凹视网膜劈裂或脱离,其中 8 只眼同时存在中心凹视网膜劈裂和脱离。1 只眼仅存在视网膜脱离而另外 2 只眼仅存在视网膜劈裂。其余未发生中心凹视网膜劈裂或脱离的 21 只眼均存在黄斑变薄,中心凹厚度

网膜脱离与 PVD 牵拉相关。以上结果与英国的另一项研究相符,孔源性视网膜脱离多发于高度近视的年轻人(平均年龄 28.9 岁,平均屈光度−5.5 D,范围−1~−18 D),而约一半的患者存在格子样变性[78]。

7.2.6 近视性视乳头改变(包括盘周改变)

在美国,Grossniklaus 对高度近视进行的组织病理学研究发现,最常见的症状为近视性视乳头改变,其发生率为 40%[6]。新加坡对病理性近视眼底改变进行的临床研究发现最常见的改变为盘周萎缩(81.2%),其次为视盘倾斜(57.4%)。进一步研究发现盘周萎缩在青少年高度近视患者中较成人患者和中国患者发生率更高[38]。这种近视改变在临床上表现为视盘倾斜,同时视网膜、RPE、脉络膜延伸至视盘鼻侧,导致视盘颞侧视网膜缺失,视盘颞侧形成新月形的萎缩弧,少数情况下也可位于视盘鼻侧或下方,约 10% 环绕视盘全周[22,79]。组织病理学检查可以清晰显示以上改变。此外,盘周的巩膜往往被牵拉,伴有硬膜下间隙和蛛网膜下隙增宽(图 7.18 至图 7.22)。如果葡萄肿累及视乳头,视乳头会呈现典型性扩大。

Jonas 等比较了高度近视眼球与正常眼球的视盘改变[79],发现高度近视眼球的视盘明显大于正常眼球的视盘,且呈椭圆形(P<0.000 001),表明高度近视眼球的视盘可被视为继发性获得性大视盘。视盘的大小与屈光度和年龄相关。

Fulk 等进行了类似研究,他们试图探究视盘萎缩弧与眼轴长度和屈光度之间的关系[80],结果发现萎缩

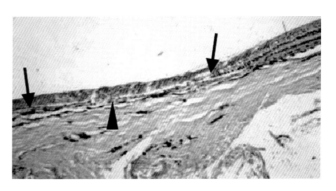

图 7.19 近视变性。视盘周围近视弧形斑,对应区域视网膜萎缩,形成一层薄的胶质带(箭之间),其下视网膜色素上皮和脉络膜萎缩(箭头),HE×100。

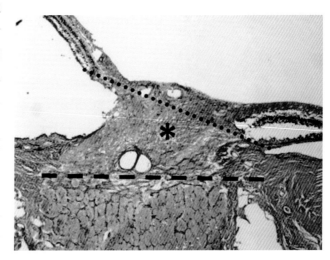

图 7.20 视神经乳头倾斜。与筛板(线虚线)相比,视神经乳头(星号)以斜角(点虚线)进入眼球,HE×10。

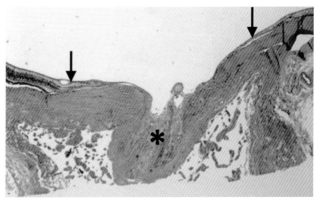

图 7.21 近视弧形斑。近视弧形斑对应区域广泛的视盘周围萎缩并变薄(箭)。可见暴露的巩膜包绕萎缩的视神经(星号),HE×10。

弧大小与以上两个因素显著相关(P=0.02)[80]。对于宽度≥0.2mm 的萎缩弧,眼轴每增加 1mm 近视度数平均增长 1.26 D;而对于宽度<0.2mm 的萎缩弧,眼轴每增

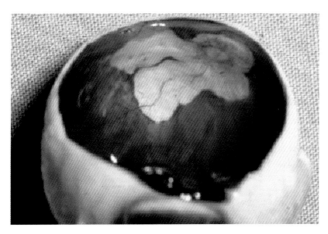

图 7.18 近视性视乳头退行性变大体观。视盘周围可见近视萎缩弧,该处盘周视网膜脉络膜萎缩、巩膜变薄。

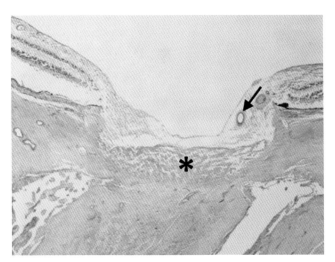

图 7.22 视神经变性。视神经萎缩主筛板（星号），仅余在萎缩组织中的残留血管（箭），PAS×5。

加 1mm 近视度数仅相应增长 0.66 D。该研究也发现男性和屈光度与大视盘萎缩弧直接相关。

Nakazawa 等进行了一项长期研究，评估近视眼视神经新月形萎缩弧的改变情况[81]。他们发现视盘倾斜的程度与近视进展显著相关（P<0.0001）。大多数情况下视盘随近视进展向鼻侧移位，进而在视盘颞侧形成新月形的盘周萎缩弧。

近视退行性变可累及筛板[82,83]。高度近视及青光眼改变均与筛板变薄显著独立相关[82]。此外，研究表明高度近视盘周的视网膜神经纤维层发生了改变[84-86]。采用 OCT 扫描高度近视眼的视神经和盘周区域，发现在视盘倾斜的眼球中 RNFL 通常在颞侧增厚，而在鼻侧变薄[86]。另外，较厚的 RNFL 一般对应较轻的近视程度、较大的视盘和盘沿面积[85]。近视眼与正视眼的视盘上下方 RNFL 厚度则无显著差异[84]。

Jonas 等回顾了高度近视眼盘周区域的组织病理学改变，发现视神经边界与硬脑膜之间的间隙（也称为巩膜缘）随着眼轴增长而显著增宽，而随着巩膜缘厚度增加而变窄[87]。他们还发现高度近视眼球中有 42% 在视神经边界与 Bruch 膜起始点之间存在一个 >0.5mm 的间隙。此处巩膜缘拉长变薄，球后的脑脊液通道延伸至球后盘周区域。需要注意的是，这些眼球的盘周区域仅有 RNFL 或其残端，未见 Bruch 膜或脉络膜。

高度近视眼盘周区域也可有其他改变，如空腔或凹陷。Wei 等通过 OCT 检查评估盘周脉络膜内的空腔，发现这些空腔在眼底表现为隆起的淡黄色斑片状病灶[88]。病灶在 OCT 上表现为位于 RPE 下的脉络膜空腔。他们还在近一半的患眼中观察到连接玻璃体与脉络膜空腔的通道，25% 的患眼中观察到脉络膜破裂。Wei 等假设这些盘周病变可以代表空腔或者脉络膜劈裂，因此得出结论：它们有可能参与相同的病理过程。

对于高度近视眼的视神经和盘周区域来说，凹陷样结构属于另一种变化。研究表明，在 16.2% 的高度近视眼的视神经边界或盘周区域可观察到凹陷。与不伴凹陷的高度近视眼相比，这些眼球的近视度数更高、视盘更大、眼轴更长[89]。其中 1/3 患眼的凹陷位于视盘上方或下方盘缘，而 2/3 患眼的凹陷位于盘周萎缩弧。萎缩弧的凹陷与 IX 型葡萄肿相关，凹陷在视神经边界与巩膜脊之间较为明显，由葡萄肿所致的劈裂发展而来。

7.2.7 玻璃体变性

玻璃体浓缩发生于近视早期，随着近视进展其范围逐渐扩大且程度逐渐加重[90]。玻璃体液化和玻璃体后脱离是病理性近视常见的临床表现。近视扩张的眼球使眼内容积增大，促进了玻璃体变性的进展[91]。Grossniklaus 的组织病理学研究发现所有近视眼中均出现了中央玻璃体液化，33% 的眼球出现了玻璃体后脱离[6]。在多数情况下仅有玻璃体皮质保持完整（见图 7.23），而在某些情况下后部玻璃体的牵拉可导致视网膜裂孔、囊样变性以及视网膜破裂。虽然年龄增长可能会导致玻璃体后脱离，但一项对 224 例高度近视眼（≥-6 D）与正视眼的比较发现，近视组 PVD 的发生率在所有年龄段均高于对照组[92]。

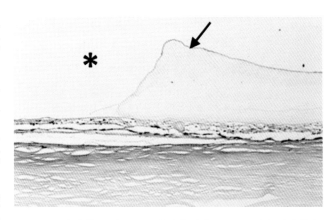

图 7.23 玻璃体后脱离。后玻璃体液化（星号），前部玻璃体被拖向前（箭），PAS×100。

动物实验模型发现内界膜(ILM)和玻璃体蛋白编码错误导致眼球在4天内增大了50%,且只能通过重建内界膜来减慢该进程[93]。研究表明玻璃体视网膜界面的完整性影响先天性高度近视的发展。Chuo等的研究发现近视屈光度与玻璃体后脱离之间存在显著相关性(OR,4.32;$P<0.0005$)[94]。

Stirpe等观察了496例有视网膜脱离手术史的高度近视患者[95],归纳出玻璃体视网膜的5种特征性表现:①均匀PVD(21.8%);②PVD蔓延至上象限(46.5%);③玻璃体基底部的广泛液化和浓缩(10.2%);④玻璃体后间隙(17.5%);⑤非常局限的PVD(3.8%)。其中玻璃体后间隙组近视度数更高,葡萄肿也更明显。

总结

病理性近视的组织病理学对于我们理解病理性近视的发病机制至关重要。目前已对高度近视开展了很多出色且广泛的组织病理学研究。近年来其他一些成像技术,如OCT、荧光血管造影、ICG也逐渐广泛应用于临床,以阐明疾病的病理过程和本质。因此,重要的是应将这些成像技术与组织病理学描述相结合,以更好地理解病理性近视的进展过程。

(雷博 项晓琳 译 雷博 校)

参考文献

1. Foster PJ. Myopia in Asia. Br J Ophthalmol. 2004;88(4):443–4. PubMed PMID: 15031147. Pubmed Central PMCID: 1772076.
2. Ghafour IM, Allan D, Foulds WS. Common causes of blindness and visual handicap in the west of Scotland. Br J Ophthalmol. 1983;67(4):209–13. PubMed PMID: 6830738. Pubmed Central PMCID: 1040020.
3. Sperduto RD, Seigel D, Roberts J, Rowland M. Prevalence of myopia in the United States. Arch Ophthalmol. 1983;101(3):405–7. PubMed PMID: 6830491.
4. Duke Elder S. Pathological refractive errors. In: Ophthalmic optics and refraction, System of ophthalmology, vol. V. St. Louis: Mosby; 1970. p. 297–373.
5. Tokoro T. On the definition of pathologic myopia in group studies. Acta Ophthalmol Suppl. 1988;185:107–8. PubMed PMID: 2853512.
6. Grossniklaus HE, Green WR. Pathologic findings in pathologic myopia. Retina. 1992;12(2):127–33. PubMed PMID: 1439243. Epub 1992/01/01.
7. Curtin BJ. The etiology of myopia. In: The myopias: basic science and clinical management. Philadelphia: Harper and Row; 1985. p. 61–113.
8. Curtin BJ. Physiologic vs pathologic myopia: genetics vs environment. Ophthalmology. 1979;86(5):681–91. PubMed PMID: 397448.
9. Zejmo M, Forminska-Kapuscik M, Pieczara E, Filipek E, Mrukwa-Kominek E, Samochowiec-Donocik E, et al. Etiopathogenesis and management of high myopia. Part II. Med Sci Monit. 2009;15(11):RA252–5. PubMed PMID: 19865068.
10. Zejmo M, Forminska-Kapuscik M, Pieczara E, Filipek E, Mrukwa-Kominek E, Samochowiec-Donocik E, et al. Etiopathogenesis and management of high-degree myopia. Part I. Med Sci Monit. 2009;15(9):RA199–202. PubMed PMID: 19721411.
11. Walline JJ, Lindsley K, Vedula SS, Cotter SA, Mutti DO, Twelker JD. Interventions to slow progression of myopia in children. Cochrane Database Syst Rev. 2011(12):CD004916. PubMed PMID: 22161388.
12. Avila MP, Weiter JJ, Jalkh AE, Trempe CL, Pruett RC, Schepens CL. Natural history of choroidal neovascularization in degenerative myopia. Ophthalmology. 1984;91(12):1573–81. PubMed PMID: 6084222.
13. Klein RM, Green S. The development of lacquer cracks in pathologic myopia. Am J Ophthalmol. 1988;106(3):282–5. PubMed PMID: 3421288.
14. Pruett RC, Weiter JJ, Goldstein RB. Myopic cracks, angioid streaks, and traumatic tears in Bruch's membrane. Am J Ophthalmol. 1987;103(4):537–43. PubMed PMID: 3565514.
15. Klein RM, Curtin BJ. Lacquer crack lesions in pathologic myopia. Am J Ophthalmol. 1975;79(3):386–92. PubMed PMID: 1121996.
16. Curtin BJ, Karlin DB. Axial length measurements and fundus changes of the myopic eye. Am J Ophthalmol. 1971;71(1 Pt 1):42–53. PubMed PMID: 5099937.
17. Ohno-Matsui K, Ito M, Tokoro T. Subretinal bleeding without choroidal neovascularization in pathologic myopia. A sign of new lacquer crack formation. Retina. 1996;16(3):196–202. PubMed PMID: 8789857. Epub 1996/01/01.
18. Ohno-Matsui K, Tokoro T. The progression of lacquer cracks in pathologic myopia. Retina. 1996;16(1):29–37. PubMed PMID: 8927806. Epub 1996/01/01.
19. Johnson DA, Yannuzzi LA, Shakin JL, Lightman DA. Lacquer cracks following laser treatment of choroidal neovascularization in pathologic myopia. Retina. 1998;18(2):118–24. PubMed PMID: 9564691. Epub 1998/06/27.
20. Ohno-Matsui K, Yoshida T, Futagami S, Yasuzumi K, Shimada N, Kojima A, et al. Patchy atrophy and lacquer cracks predispose to the development of choroidal neovascularisation in pathological myopia. Br J Ophthalmol. 2003;87(5):570–3. Pubmed Central PMCID: 1771643. Epub 2003/04/26.
21. Noble KG, Carr RE. Pathologic myopia. Ophthalmology. 1982;89(9):1099–100. PubMed PMID: 7177575.
22. Rabb MF, Garoon I, LaFranco FP. Myopic macular degeneration. Int Ophthalmol Clin. 1981 Fall;21(3):51–69. PubMed PMID: 6169677.
23. Kobayashi K, Ohno-Matsui K, Kojima A, Shimada N, Yasuzumi K, Yoshida T, et al. Fundus characteristics of high myopia in children. Jpn J Ophthalmol. 2005;49(4):306–11. PubMed PMID: 16075331.
24. Hayashi K, Ohno-Matsui K, Shimada N, Moriyama M, Kojima A, Hayashi W, et al. Long-term pattern of progression of myopic maculopathy: a natural history study. Ophthalmology. 2010;117(8):1595–611, 611.e1–4. PubMed PMID: 20207005.
25. Okabe S, Matsuo N, Okamoto S, Kataoka H. Electron microscopic studies on retinochoroidal atrophy in the human eye. Acta Med Okayama. 1982;36(1):11–21. PubMed PMID: 7064730.
26. Wang NK, Lai CC, Chu HY, Chen YP, Chen KJ, Wu WC, et al. Classification of early dry-type myopic maculopathy with macular choroidal thickness. Am J Ophthalmol. 2012;153(4):669–77, 77.e1–2. PubMed PMID: 22071232.
27. Ohsugi H, Ikuno Y, Oshima K, Tabuchi H. 3-D choroidal thickness maps from EDI-OCT in highly myopic eyes. Optom Vis Sci. 2013;90:599–606. PubMed PMID: 23604298.
28. Hirata A, Negi A. Morphological changes of choriocapillaris in experimentally induced chick myopia. Graefes Arch Clin Exp

Ophthalmol. 1998;236(2):132–7. PubMed PMID: 9498124.

29. Karlin DB, Curtin BJ. Peripheral chorioretinal lesions and axial length of the myopic eye. Am J Ophthalmol. 1976;81(5):625–35. PubMed PMID: 1275043.

30. Celorio JM, Pruett RC. Prevalence of lattice degeneration and its relation to axial length in severe myopia. Am J Ophthalmol. 1991;111(1):20–3. PubMed PMID: 1985485.

31. Yura T. The relationship between the types of axial elongation and the prevalence of lattice degeneration of the retina. Acta Ophthalmol Scand. 1998;76(1):90–5. PubMed PMID: 9541442.

32. Curtin BJ. Posterior staphyloma development in pathologic myopia. Ann Ophthalmol. 1982;14(7):655–8. PubMed PMID: 6982020.

33. Curtin BJ, Teng CC. Scleral changes in pathological myopia. Trans Am Acad Ophthalmol Otolaryngol. 1958;62(6):777–88; discussion 88–90. PubMed PMID: 13625324.

34. Curtin BJ, Iwamoto T, Renaldo DP. Normal and staphylomatous sclera of high myopia. An electron microscopic study. Arch Ophthalmol. 1979;97(5):912–5. PubMed PMID: 444126.

35. Gentle A, Liu Y, Martin JE, Conti GL, McBrien NA. Collagen gene expression and the altered accumulation of scleral collagen during the development of high myopia. J Biol Chem. 2003;278(19):16587–94. PubMed PMID: 12606541.

36. Curtin BJ. The posterior staphyloma of pathologic myopia. Trans Am Ophthalmol Soc. 1977;75:67–86. PubMed PMID: 613534. Pubmed Central PMCID: 1311542.

37. Hsiang HW, Ohno-Matsui K, Shimada N, Hayashi K, Moriyama M, Yoshida T, et al. Clinical characteristics of posterior staphyloma in eyes with pathologic myopia. Am J Ophthalmol. 2008;146(1):102–10. PubMed PMID: 18455142.

38. Chang L, Pan CW, Ohno-Matsui K, Lin X, Cheung GC, Gazzard G, et al. Myopia-related fundus changes in Singapore adults with high myopia. Am J Ophthalmol. 2013;155:991–999.e1. PubMed PMID: 23499368.

39. Moriyama M, Ohno-Matsui K, Futagami S, Yoshida T, Hayashi K, Shimada N, et al. Morphology and long-term changes of choroidal vascular structure in highly myopic eyes with and without posterior staphyloma. Ophthalmology. 2007;114(9):1755–62. PubMed PMID: 17368542.

40. Quaranta M, Brindeau C, Coscas G, Soubrane G. Multiple choroidal neovascularizations at the border of a myopic posterior macular staphyloma. Graefes Arch Clin Exp Ophthalmol. 2000;238(1):101–3. PubMed PMID: 10664062.

41. Mehta P, Dinakaran S, Squirrell D, Talbot J. Retinal pigment epithelial changes and choroidal neovascularisation at the edge of posterior staphylomas; a case series and review of the literature. Eye. 2006;20(2):150–3. PubMed PMID: 15776012.

42. Ohno-Matsui K, Akiba M, Moriyama M, Ishibashi T, Hirakata A, Tokoro T. Intrachoroidal cavitation in macular area of eyes with pathologic myopia. Am J Ophthalmol. 2012;154(2):382–93. PubMed PMID: 22541655.

43. Leys AM, Cohen SY. Subretinal leakage in myopic eyes with a posterior staphyloma or tilted disk syndrome. Retina. 2002;22(5):659–65. PubMed PMID: 12441740.

44. Gaucher D, Erginay A, Lecleire-Collet A, Haouchine B, Puech M, Cohen SY, et al. Dome-shaped macula in eyes with myopic posterior staphyloma. Am J Ophthalmol. 2008;145(5):909–14. PubMed PMID: 18342827.

45. Henaine-Berra A, Zand-Hadas IM, Fromow-Guerra J, Garcia-Aguirre G. Prevalence of macular anatomic abnormalities in high myopia. Ophthalmic Surg Lasers Imaging Retina. 2013;44(2):140–4. PubMed PMID: 23438042.

46. Wu PC, Chen YJ, Chen YH, Chen CH, Shin SJ, Tsai CL, et al. Factors associated with foveoschisis and foveal detachment without macular hole in high myopia. Eye. 2009;23(2):356–61. PubMed PMID: 18064059.

47. Takano M, Kishi S. Foveal retinoschisis and retinal detachment in severely myopic eyes with posterior staphyloma. Am J Ophthalmol. 1999;128(4):472–6. PubMed PMID: 10577588.

48. Oie Y, Ikuno Y, Fujikado T, Tano Y. Relation of posterior staphyloma in highly myopic eyes with macular hole and retinal detachment. Jpn J Ophthalmol. 2005;49(6):530–2. PubMed PMID: 16365803.

49. Tano Y. Pathologic myopia: where are we now? Am J Ophthalmol. 2002;134(5):645–60. PubMed PMID: 12429239.

50. Neelam K, Cheung CM, Ohno-Matsui K, Lai TY, Wong TY. Choroidal neovascularization in pathological myopia. Prog Retin Eye Res. 2012;31(5):495–525. PubMed PMID: 22569156.

51. Cohen SY, Laroche A, Leguen Y, Soubrane G, Coscas GJ. Etiology of choroidal neovascularization in young patients. Ophthalmology. 1996;103(8):1241–4. PubMed PMID: 8764794.

52. Inhoffen W, Ziemssen F. Morphological features of myopic choroidal neovascularization: differences to neovascular age-related macular degeneration. Ophthalmologe. 2012;109(8):749–57. PubMed PMID: 22911352. Morphologische Charakteristika der myopen choroidalen Neovaskularisation: Unterschiede zur neovaskularen altersabhangigen Makuladegeneration.

53. Jalkh AE, Weiter JJ, Trempe CL, Pruett RC, Schepens CL. Choroidal neovascularization in degenerative myopia: role of laser photocoagulation. Ophthalmic Surg. 1987;18(10):721–5. PubMed PMID: 2448722.

54. Brancato R, Pece A, Avanza P, Radrizzani E. Photocoagulation scar expansion after laser therapy for choroidal neovascularization in degenerative myopia. Retina. 1990;10(4):239–43. PubMed PMID: 1708513.

55. Pece A, Brancato R, Avanza P, Camesasca F, Galli L. Laser photocoagulation of choroidal neovascularization in pathologic myopia: long-term results. Int Ophthalmol. 1994;18(6):339–44. PubMed PMID: 7543889.

56. Morgan CM, Schatz H. Atrophic creep of the retinal pigment epithelium after focal macular photocoagulation. Ophthalmology. 1989;96(1):96–103. PubMed PMID: 2919053.

57. Yoshida T, Ohno-Matsui K, Yasuzumi K, Kojima A, Shimada N, Futagami S, et al. Myopic choroidal neovascularization: a 10-year follow-up. Ophthalmology. 2003;110(7):1297–305. PubMed PMID: 12867382.

58. Kim YM, Yoon JU, Koh HJ. The analysis of lacquer crack in the assessment of myopic choroidal neovascularization. Eye. 2011;25(7):937–46. PubMed PMID: 21527958. Pubmed Central PMCID: 3178161.

59. Ikuno Y, Sayanagi K, Soga K, Sawa M, Gomi F, Tsujikawa M, et al. Lacquer crack formation and choroidal neovascularization in pathologic myopia. Retina. 2008;28(8):1124–31. PubMed PMID: 18779719.

60. Leveziel N, Caillaux V, Bastuji-Garin S, Zmuda M, Souied EH. Angiographic and optical coherence tomography characteristics of recent myopic choroidal neovascularization. Am J Ophthalmol. 2013;155(5):913–9 e1. PubMed PMID: 23352343.

61. Verteporfin in Photodynamic Therapy Study Group. Photodynamic therapy of subfoveal choroidal neovascularization in pathologic myopia with verteporfin. 1-year results of a randomized clinical trial – VIP report no. 1. Ophthalmology. 2001;108(5):841–52. PubMed PMID: 11320011.

62. Yoshida T, Ohno-Matsui K, Ohtake Y, Takashima T, Futagami S, Baba T, et al. Long-term visual prognosis of choroidal neovascularization in high myopia: a comparison between age groups. Ophthalmology. 2002;109(4):712–9. PubMed PMID: 11927428.

63. Grossniklaus HE, Gass JD. Clinicopathologic correlations of surgically excised type 1 and type 2 submacular choroidal neovascular membranes. Am J Ophthalmol. 1998;126(1):59–69. PubMed PMID: 9683150.

64. Baba T, Ohno-Matsui K, Yoshida T, Yasuzumi K, Futagami S, Tokoro T, et al. Optical coherence tomography of choroidal neovas-

cularization in high myopia. Acta Ophthalmol Scand. 2002;80(1):82–7. PubMed PMID: 11906310.

65. Scupola A, Ventura L, Tiberti AC, D'Andrea D, Balestrazzi E. Histological findings of a surgically excised myopic choroidal neovascular membrane after photodynamic therapy. A case report. Graefes Arch Clin Exp Ophthalmol. 2004;242(7):605–10. PubMed PMID: 14986008.

66. Nagaoka N, Shimada N, Hayashi W, Hayashi K, Moriyama M, Yoshida T, et al. Characteristics of periconus choroidal neovascularization in pathologic myopia. Am J Ophthalmol. 2011;152(3):420–7 e1. PubMed PMID: 21696698.

67. Gass JD. Idiopathic senile macular hole: its early stages and pathogenesis. 1988. Retina. 2003;23(6 Suppl):629–39.

68. Ripandelli G, Rossi T, Scarinci F, Scassa C, Parisi V, Stirpe M. Macular vitreoretinal interface abnormalities in highly myopic eyes with posterior staphyloma: 5-year follow-up. Retina. 2012;32(8):1531–8. PubMed PMID: 22614742.

69. Sayanagi K, Ikuno Y, Soga K, Tano Y. Photoreceptor inner and outer segment defects in myopic foveoschisis. Am J Ophthalmol. 2008;145(5):902–8. PubMed PMID: 18342829.

70. Robichaud JL, Besada E, Basler L, Frauens BJ. Spectral domain optical coherence tomography of myopic traction maculopathy. Optometry. 2011;82(10):607–13. PubMed PMID: 21840263.

71. Konidaris V, Androudi S, Brazitikos P. Myopic traction maculopathy: study with spectral domain optical coherence tomography and review of the literature. Hippokratia. 2009;13(2):110–3. PubMed PMID: 19561782. Pubmed Central PMCID: 2683149.

72. Coppe AM, Ripandelli G, Parisi V, Varano M, Stirpe M. Prevalence of asymptomatic macular holes in highly myopic eyes. Ophthalmology. 2005;112(12):2103–9. PubMed PMID: 16225922.

73. Ripandelli G, Coppe AM, Parisi V, Stirpe M. Fellow eye findings of highly myopic subjects operated for retinal detachment associated with a macular hole. Ophthalmology. 2008;115(9):1489–93. PubMed PMID: 18439680.

74. Tsujikawa A, Kikuchi M, Ishida K, Nonaka A, Yamashiro K, Kurimoto Y. Fellow eye of patients with retinal detachment associated with macular hole and bilateral high myopia. Clin Exp Ophthalmol. 2006;34(5):430–3. PubMed PMID: 16872338.

75. Tornquist R, Stenkula S, Tornquist P. Retinal detachment. A study of a population-based patient material in Sweden 1971–1981. I. Epidemiology. Acta Ophthalmol (Copenh). 1987;65(2):213–22.

76. Michels RG, Wilkinson CP, Rice TA. Retinal detachment. St. Louis: Mosby; 1990. p. 76–84.

77. Mitry D, Singh J, Yorston D, Siddiqui MA, Wright A, Fleck BW, et al. The predisposing pathology and clinical characteristics in the Scottish retinal detachment study. Ophthalmology. 2011;118(7):1429–34. PubMed PMID: 21561662.

78. Williams KM, Dogramaci M, Williamson TH. Retrospective study of rhegmatogenous retinal detachments secondary to round retinal holes. Eur J Ophthalmol. 2012;22(4):635–40. PubMed PMID: 22081671.

79. Jonas JB, Gusek GC, Naumann GO. Optic disk morphometry in high myopia. Graefes Arch Clin Exp Ophthalmol. 1988;226(6):587–90. PubMed PMID: 3209086.

80. Fulk GW, Goss DA, Christensen MT, Cline KB, Herrin-Lawson GA. Optic nerve crescents and refractive error. Optom Vis Sci. 1992;69(3):208–13. PubMed PMID: 1565418.

81. Nakazawa M, Kurotaki J, Ruike H. Long term findings in peripapillary crescent formation in eyes with mild or moderate myopia. Acta Ophthalmol. 2008;86(6):626–9. PubMed PMID: 18577184.

82. Jonas JB, Berenshtein E, Holbach L. Lamina cribrosa thickness and spatial relationships between intraocular space and cerebrospinal fluid space in highly myopic eyes. Invest Ophthalmol Vis Sci. 2004;45(8):2660–5. PubMed PMID: 15277489.

83. Kubena K, Rehak S. Collagen architecture of the lamina cribrosa of the human eye in glaucoma and severe myopia. Cesk Oftalmol. 1984;40(2–3):73–8. PubMed PMID: 6488366. Kolagenni architektura lamina cribrosa lidskeho oka pri glaukomu a tezke myopii.

84. Hsu SY, Chang MS, Ko ML, Harnod T. Retinal nerve fibre layer thickness and optic nerve head size measured in high myopes by optical coherence tomography. Clin Exp Optom. 2013;96:373–8. PubMed PMID: 23561012.

85. Hwang YH, Kim YY. Correlation between optic nerve head parameters and retinal nerve fibre layer thickness measured by spectral-domain optical coherence tomography in myopic eyes. Clin Exp Ophthalmol. 2012;40(7):713–20. PubMed PMID: 22429807.

86. Hwang YH, Yoo C, Kim YY. Characteristics of peripapillary retinal nerve fiber layer thickness in eyes with myopic optic disc tilt and rotation. J Glaucoma. 2012;21(6):394–400. PubMed PMID: 21946540.

87. Jonas JB, Jonas SB, Jonas RA, Holbach L, Panda-Jonas S. Histology of the parapapillary region in high myopia. Am J Ophthalmol. 2011;152(6):1021–9. PubMed PMID: 21821229.

88. Wei YH, Yang CM, Chen MS, Shih YF, Ho TC. Peripapillary intrachoroidal cavitation in high myopia: reappraisal. Eye. 2009;23(1):141–4. PubMed PMID: 17721499.

89. Ohno-Matsui K, Akiba M, Moriyama M, Shimada N, Ishibashi T, Tokoro T, et al. Acquired optic nerve and peripapillary pits in pathologic myopia. Ophthalmology. 2012;119(8):1685–92. PubMed PMID: 22494632.

90. Soubrane G, Coscas G, Kuhn D. Myopia. In: Retina-vitreous-macula [internet]. Philadelphia: WB Saunders Co; 1999. p. 189–205.

91. Curtin BJ. Pathology. In: The myopias: basic science and clinical management [internet]. Philadelphia: Harper and Row; 1985. p. 247–67.

92. Akiba J. Prevalence of posterior vitreous detachment in high myopia. Ophthalmology. 1993;100(9):1384–8. PubMed PMID: 8371928.

93. Halfter W, Winzen U, Bishop PN, Eller A. Regulation of eye size by the retinal basement membrane and vitreous body. Invest Ophthalmol Vis Sci. 2006;47(8):3586–94. PubMed PMID: 16877433. Epub 2006/08/01.

94. Chuo JY, Lee TY, Hollands H, Morris AH, Reyes RC, Rossiter JD, et al. Risk factors for posterior vitreous detachment: a case–control study. Am J Ophthalmol. 2006;142(6):931–7. PubMed PMID: 17157578. Epub 2006/12/13.

95. Stirpe M, Heimann K. Vitreous changes and retinal detachment in highly myopic eyes. Eur J Ophthalmol. 1996;6(1):50–8. PubMed PMID: 8744851. Epub 1996/01/01.

第 **8** 章
巩膜及近视引起的巩膜异常

Richard F. Spaide

眼球主要结构成分是巩膜,这是一种坚韧、半透明的纤维层,可以使眼球维持一定的形状和体积,并能够保护眼内容物免受外伤和机械力的伤害。巩膜是由嵌入在低增生基质的胶原纤维(主要为I型)互相交织而成。巩膜和充气的轮胎有些相似。胶原纤维类似于轮胎的内层,是嵌于伸展性较强的基质中相对伸展性弱的纤维。充气轮胎充气后膨胀,而巩膜由眼内压支撑。这种布局具有高强度、无脆性、高硬度等力学优势,并对血液供应和细胞转换的要求较低。由于眼球结构坚固,其长度和形状不会随眼球运动而改变。另一方面,即使没有内部或外部损伤,眼球在日常生活中也容易变形。不同管径的血管和神经穿行在巩膜中,并且巩膜开口的特殊设计可以避免眼内容物的流失。巩膜上附着虹膜和睫状体的肌肉以及控制眼球运动的眼外肌。巩膜占眼球表面积90%以上[1],其前部与光学透明的特化结构角膜相融合。

高度近视可导致巩膜发生许多改变,本章将重点介绍这些改变及其所引发的异常。大多数高度近视眼在胚胎期和婴幼儿期时通常正常发育,但随后出现进展性巩膜变薄和眼球扩张。基于基础解剖和眼球扩张引发的改变,我们容易理解近视相关的异常改变。本章将首先概述巩膜的胚胎发育、解剖以及机械功能。然后将介绍近视过程中所发生的特征性变化,以及这些变化所导致的巩膜及其相关结构发生的临床可识别改变的成因。葡萄肿属于一种特殊的重要诱发性改变,鉴于其病变及治疗的复杂性,请详见"葡萄肿"相关两章。

8.1 巩膜的胚胎学和发育

胚胎第4周,视泡开始外翻;胚胎第5周,视泡内陷形成视杯。表皮外胚层增厚形成晶状体板,晶状体板在这段时间发育并且最终将内陷形成晶状体始基。巩膜由神经嵴以及少量中胚层衍生而来,在胚胎第6周由侵入细胞在视杯上聚集形成(图8.1)。后巩膜需要色素上皮层和葡萄膜诱导而形成。胚裂的不完全关闭会导致眼组织缺损,且这些缺损会影响新生巩膜的发育。巩膜由前往后、由内而外发育[2]。在随后几个月内,胶原纤维不断增厚,其厚度在胚胎第24周时是第6.2周的3倍。正常眼的前部巩膜在2岁时达到成人水平,而后部巩膜在13岁才达到成人水平。足月儿的眼轴长度大约为17mm,在13岁时达到23mm[3]。若将眼球看作一个球体,其体积在这段时间扩大了2.5倍。眼睛发育阶段的一个显著特征是尽管眼内各组织以各自的速度增长,但眼睛仍可以保持正视状态。

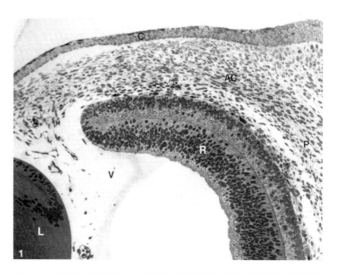

图 8.1 胚胎发育到6.4周时在视杯周围出现间质的凝聚(AC)。这部分间质里的细胞密度比后方(P)的稍低。视网膜(R)正在分化并与玻璃体(V)接触。左下方可见晶状体(L)。(Derived from Sellheyer and Spitznas[2])

8.2　正视眼巩膜大体解剖

在正视眼中,巩膜的直径大约为 24mm,表面积大约为 17cm[2][1]。巩膜没有淋巴或细胞边界。非近视眼巩膜的厚度在不同部位有差异,围绕视神经的巩膜最厚(稍大于 1mm),直肌附着点处最薄(约 0.3mm)。正常眼黄斑下的巩膜厚约为 0.9mm(图 8.2)。巩膜基质层的外层为巩膜表层,这是一层疏松结缔组织。巩膜表层富含毛细血管丛,但不含淋巴丛。巩膜外包裹眼球筋膜囊,这是一种双层纤维组织,与眼球以一层光滑的内界分隔开,两者之间的潜在间隙偶尔通过巩膜表层的透明突起相通[4]。眼球筋膜囊在后极与视神经和肌腱附着部位的硬脑膜相融合。巩膜内层为含有黑素细胞的薄层,呈棕色,由此命名为"棕黑层"。

巩膜的前部终止于角膜的后界,称为前巩膜孔。角巩膜缘形成巩膜和角膜间的过渡区。巩膜后部最大的开口为巩膜孔,后巩膜孔是视神经通过的孔道。视网膜神经纤维层在视神经管内口处弯曲而改变方向,视神经管内口由 Bruch 膜和巩膜环向后延续离开眼球结构。视神经管内开口的直径约为 1.8mm。视神经管中央的前部是由纤维组成的筛样网,称为筛板,该结构在管口处十字交叉。筛板的开口(或筛孔)在筛板层内以纤维为分界。正视非青光眼的筛孔呈圆形或椭圆形,且在层间呈垂直排列,接近一条直线,在接近筛板边

缘的部位除外。神经纤维经由筛孔末端离开眼球。筛孔孔道在筛板中央比周围的直径更大,是视网膜中央动静脉的通道。筛板上方和下方的筛孔最大,大多数神经纤维由此进入视神经管[5]。神经胶质细胞在该区域提供额外的结构和新陈代谢支持[6,7]。视神经穿过筛板处包绕着 Elschnig 边缘组织。视神经管后部的直径有所增加以适应球后视神经的较大直径,与视神经的球内段不同,球后视神经存在髓鞘。后部视神经管的直径约为 3.5mm。视神经由硬脑膜覆盖。外 2/3 的巩膜胶原与硬脑膜的纤维相融合。

动静脉和神经从巩膜较小的开口中穿过,这些较小的开口通常以一定的角度进入巩膜深处,这样可以减少眼内压增加导致眼内容物丢失的可能。15~20 支后短动脉分支聚集在视神经和黄斑处。借助可以深部成像的相干光断层成像技术(OCT),通常可以观察到巩膜后部血管的分支。因此,至少存在与巩膜后部小开口数目相同的巩膜内部小开口。大多数后极部小开口中穿行睫状后短动脉,为脉络膜提供血供。来源于睫状后短动脉的分支与脉络膜循环共同形成了一个通常不完整的环,围绕于视神经筛板前区,被称为 Zinn-Haller 环。该环在正常眼位于距视神经球外段平均 403μm 处。血管的平均直径为 123μm,波动范围为 20~230μm[7]。Zinn-Haller 环的位置深度不同,但可深达巩膜表层内 345μm[8]。据报道该结构可以通过血管造影观察[9,10]。睫状后长动脉在视神经的鼻侧和颞侧进入巩膜,在赤道部时才完全穿透巩膜的内层。脉络膜的主要静脉回流通过涡静脉,其壶腹出现于眼球的赤道部。涡静脉斜穿过巩膜离开眼后极到达赤道部。睫状前动脉与直肌的附着点相关,并为睫状体供血。这些血管的表浅分支形成了巩膜上表层循环。这里还分布着丰富的神经,是巩膜外伤或者炎症时发生疼痛的原因。

8.3　巩膜的精细解剖

巩膜由不同尺寸的胶原纤维组成,其内部纤维(约 62nm)比外部纤维(约 125nm)更细小[11](图 8.3)。原纤维由 I 型胶原纤维组成,因此含有较高比例的脯氨酸、羟脯氨酸和羟赖氨酸。羟赖氨酸的存在为分子交联提供了可能性,可增加巩膜的拉伸强度及机械稳定性。

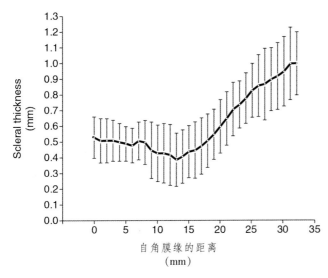

图 8.2　正常眼的巩膜厚度图示,从角膜缘(左)向视神经(右)延伸(Derived from Olsen 等[11])。

当刚性消耗增强时这些结构会发生重构。胶原纤维嵌于由蛋白多糖组成的原纤维间基质中。蛋白多糖有一个蛋白核心附着于不同数量的糖胺聚糖,糖胺聚糖是一个由糖亚单位组成的长分子。蛋白多糖依据核心蛋白质的性质和附着糖胺聚糖的数量和种类而分类。巩膜的两种主要糖胺聚糖包括硫酸软骨素和硫酸皮质素,它们可单独或联合组成主要的蛋白多糖、二聚糖、聚集蛋白聚糖和核心蛋白聚糖[13]。需要注意的是,得益于糖胺聚糖成分蛋白聚糖可以留住大量水分。这使得蛋白聚糖能以低干重取得较大体积。起主要作用的糖胺聚糖看起来会随巩膜位置的变化而改变[14]。对巩膜各组成部分比例的估计不尽相同,但大体认为巩膜是由大约 68% 的水、24% 的胶原、1.5% 的弹性蛋白、1.5% 的蛋白聚糖和其他成分,如成纤维细胞、神经组织、血管和盐组成。巩膜内层(即棕黑层)存在大量弹性纤维[15]。弹性蛋白主要由疏水性氨基酸组成,并有少量羟脯氨酸和羟赖氨酸。弹性蛋白含有锁链素,这是一种赖氨酸衍生物参于形成弹性纤维间的十字交叉。巩膜也包含基质金属蛋白酶,这是一种能降解蛋白多糖和胶原的酶。这些酶以静态储存,在炎症和生长情况下被激活。

筛板纤维的核心由胶原纤维周围的弹性蛋白组成。筛板区域的视神经由同心排列的弹性纤维所包绕[16]。在弹性纤维的外表面,呈环状融入巩膜。筛板弹性纤维融入周围弹性蛋白纤维的内侧部。神经胶质细胞参与了从筛板延伸进入同心弹性纤维的过程,同时也似乎参与了筛板的铆定。弹性纤维的排列似乎可以作为抵抗眼内压迅速变化所致伤害的缓冲。另一方面层状排列可能导致该层裂开或分离。

巩膜的诸多分子可随年龄而变化。相邻胶原纤维间的交联增加,糖基化和晚期糖化终产物的累积也增加[17]。随着年龄的增长,I 型胶原量减少,胶原纤维的直径增加,纤维大小的改变更为明显[18](图 8.3)。核心蛋白聚糖、二聚糖以及巩膜水化都随年龄的增长而减少[19,20]。弹性蛋白的数量随着年龄的增长而减少。随着年龄增长,这些因素导致了巩膜生物力学特性的改变,尤其是硬度增加[20-23]。筛板处胶原蛋白的数量增加,胶原蛋白交联的比例也同样增加[24]。

与透明的角膜相比,巩膜相对不透明的白色属性与更多随机定向、更大直径的胶原纤维及更大量的结合水有关。在视网膜脱离手术中常常可以看到巩膜的局部干燥使得下方的脉络膜可见。给予复水补液后巩膜会变白及不透明。

8.4　巩膜的机械特性

巩膜是一层具有黏弹性的物质。在小范围拉力或压力作用下巩膜会延长或拉紧[25](图 8.4)。在作用一段时间后释放压力巩膜标本的长度出现反弹。如果将相同的负荷施加更长时间,则会导致组织延展而非弹性

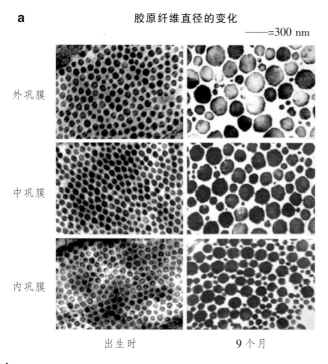

a　胶原纤维直径的变化

——=300 nm

外巩膜　　中巩膜　　内巩膜

出生时　　　　9 个月

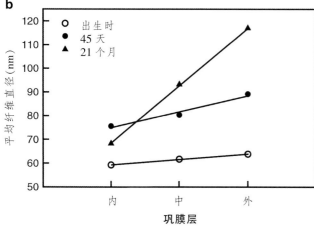

图 8.3 (a)在出生及出生后 9 个月时,外、中、内层巩膜胶原纤维的横截面厚度。(b)树鼩在出生时、出生后 45 天和 21 个月时巩膜胶原纤维的平均截面直径。(Derived from McBrien 等[12])

延伸。该类变化被称为黏弹性组织的蠕变速率(图8.5)。关于巩膜黏弹性的一个常见实例为手术后巩膜扣带的高度随时间延长而增加。扣带效应最初来自弹性压力,然而随后因黏弹性巩膜的慢性蠕变扣带效应逐渐加强。

可以采用压力和张力之间的关系来测量物质的硬度。巩膜的硬度随年龄的增长而增加。婴儿的巩膜可高度扩张,眼球可膨胀并可呈现先天性青光眼(从而引发"牛眼"外观)。在生命周期中巩膜会丧失一些非必要的特性,而有趣的是巩膜硬度的变化取决于其在眼球中所处的位置。Geragthy 等研究发现,随年龄的增长前巩膜的硬度改变比后巩膜更显著,并且仅前巩膜的改变具有显著的统计学意义[21]。眼球的压力负荷似乎可以引起不同程度的眼球硬度的增加。

后部巩膜对增强的压力所表现出的生物力学行为因人而异,但其是非线性和非均质性的[26]。分离眼球实验可能夸大了某些诱导的眼球生物力学特性,因为在正常情况下眼球是悬浮在眼外组织中的,眼外组织有其自身的压力。眶外压约为眼内压的 20%。这意味着横跨巩膜的压力梯度比眼眶后部眼内压要低,但在眼球外的前表面并非如此。

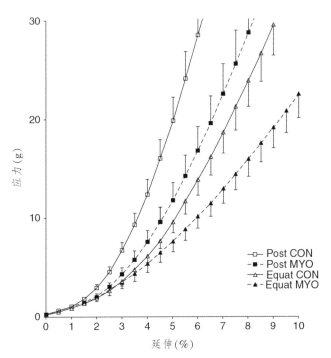

图 8.4　巩膜的弹性特性。图示正常眼 (CON) 及高度近视眼(MYO)的后极部(Post)和赤道部(Equat)的巩膜张力与承受负荷之间的关系图。(Derived from McBrien 等[12])

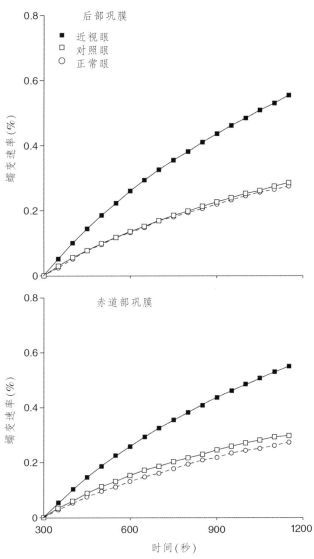

图 8.5　巩膜的黏弹特性。在恒定的负荷下,随着时间的推移巩膜张力越来越大。这种缓慢的扩展称为蠕变。注意近视眼与正常或对侧对照眼相比,蠕变量是增加的。上图示后部巩膜的蠕变速率,下图示赤道部巩膜的蠕变速率(Derived from McBrien 等[12])。

穿越角膜的水和大分子的通道阻力的主要来源为角膜上皮[27]。角膜内皮也是阻力的主要来源之一,但比角膜上皮要低。巩膜既不具有上皮细胞也不具有内皮细胞,因此流动的水及较大分子能完全渗透通过巩膜[28,29]。眼球内含脉络膜,它是一种无淋巴系统的密集血管层。因此当蛋白质、液体和其他血管内成分渗漏到脉络膜血管外,其并非通过脉络膜血管的重吸收来清除,而是向后通过巩膜弥散进入 Tenon 囊。

巩膜基质在外部从巩膜表层和 Tenon 囊吸收氧气和养分。有趣的是,基质在内部从脉络膜中吸收氧气。

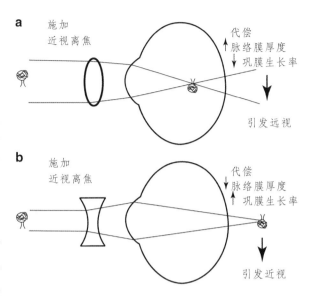

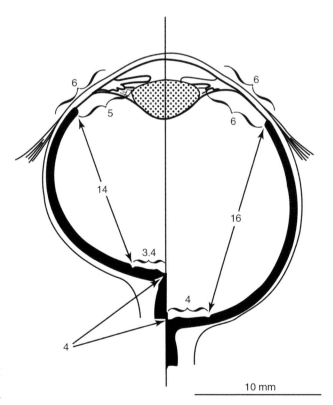

从脉络膜循环被动扩散的蛋白质是少量基质成纤维细胞构建模块的来源。液体排出量可能与脉络膜的厚度和脉络膜血管的渗透性相关。巩膜流出阻力可能取决于巩膜本身的厚度和确切的成分。葡萄膜渗漏综合征患眼的脉络膜和巩膜变厚[30]。胶原纤维的直径更粗且更多变[31]，这导致葡萄膜渗漏眼中大分子物质(如白蛋白)不易通过巩膜进行扩散[32]。当切薄部分巩膜后，可见液体从切薄的巩膜窗口渗出。

8.5 正视化和近视化

从婴儿期到成人期眼轴长度约增加 35%[3,33]，眼的各个成分对屈光度变化有轻微不同的影响速率[34-37]，这些成分符合高斯分布规律。尽管通过计算各自变异总数的函数总变异被预测呈高斯分布，但实际上通过测量表明屈光度呈高峰(即尖峰)分布，具体表现为大量正视眼和轻微远视眼。尽管成分构成不断变化，但在大多数情况下，这些成分的协同作用可最大限度减少屈光不正的发生。明显例外的是该曲线向近视性屈光不正呈一定的倾斜趋势。尽管正视化效果惊人，但它却是进化的合理结果：如果视力带来便利，那么更佳的视力则尤其有益。

正视化过程是主要由脉络膜和巩膜改变介导的主动过程[38](图 8.6)。视觉遮蔽、形觉剥夺和置入折射透镜均能导致动物眼出生后屈光能力改变。对鱼、鸟、茶隼、松鼠、小鼠、豚鼠、猫、树鼩和猴的研究证明了形觉剥夺和透镜诱导的屈光改变，对于人类也同样如此[39-56]。最先出现的变化是脉络膜厚度变化[54,57-59]。与远视眼相比，近视越来越严重的眼睛的脉络膜会变得越来越薄。去除刺激因素能够终止屈光不正诱导的改变。脉络膜厚度的变化趋势和变化方向始终是在一个既定的方向[57-60]。

长期形觉剥夺和透镜诱发的视觉误差均伴随眼轴长度的变化，远视眼的轴长变短而近视眼的轴长变长(图 8.7)。这些均属于可逆性改变，去除刺激因素可以加速或阻碍眼球增长，直到眼球随着时间增加接近正视眼。截断视神经或破坏睫状神经不会阻止实验性近视眼的发生[40,42,61]。半视野的形觉剥夺可导致相关半视野的眼球膨胀[55,62,63]。这些发现均支持了下述假说，即眼球重塑由眼内局部效应引发，始于视网膜和脉络膜

图 8.6 由强制配镜诱导的代偿性改变可作为主动正视化的证据。(a)强制佩戴正镜使得物像位于视网膜前。作为代偿，眼球表现为脉络膜厚度增加。这在鸟类中尤其明显，可占早期代偿性反应的 1/2。最终巩膜的增长率下降。(b)负镜片将焦面移至视网膜后方，而眼球表现为脉络膜厚度的减少及包括后部巩膜快速增长在内的巩膜重塑。在不同情况下，眼球特性的改变都使得视网膜水平移向由透镜和眼球屈光机制共同形成的焦面。此外，去除眼镜片可以导致完全相反的诱导效果。例如，除去正镜将导致脉络膜变薄，眼球朝正常大小扩张[38]。

图 8.7 猴子眼睑缝合导致后部巩膜扩张(与左边正常的相比，右侧明显扩张)，前部巩膜几乎没有变化。(From Wiesel 和 Raviola[52])

的信号,并最终影响巩膜。

实验性近视可导致一些巩膜成分的改变,通常可见胶原和蛋白聚糖丢失。起初会导致Ⅰ型胶原纤维合成进行性减少,并且现存的胶原和蛋白聚糖会被基质金属蛋白酶降解[64-66]。经过一系列近视性发育改变,胶原纤维(特别是巩膜外部的胶原纤维)的直径变小[64]。胶原减少和改变会导致巩膜发生生物力学特性改变[12,67]。近视眼的巩膜随着时间推移会变得更有弹性,更具黏弹性(图8.3和图8.4)。这表明眼内压力会引起眼球的被动扩张。然而噻吗洛尔可降低眼内压,但对小鸡模型近视眼的形成没有影响[68]。这意味着可能有一个调控机制驱动眼轴的延长,从而导致了近视发展。

8.6 人类近视

从流行病学角度看待近视眼是一个与现代社会日益相关的问题。从农村到城市人口,屈光不正的类型发生了彻底改变[69-73]。城市儿童花大量时间在室内进行近距离活动,而较少在室外活动[74-77]。在20世纪早、中期,爱斯基摩人群的屈光不正类型从远视转变为近视,与引入学校教育的时间一致[78,79]。尽管近视受一定遗传因素的影响[80],但近视眼的最主要预测因子为年轻时的近距离用眼以及室外活动减少[75,77]。在户外眼睛暴露在一个可使屈光范围下降的环境,并且增加了比室内光波长更短的光的暴露。

高度近视的发展似乎受到不理想的正视化过程的驱动,从而对远视产生了一个完全错误的屈光不正。另一方面,近距离用眼属于一种高危因素,似乎是一种适应机制。眼睛的感光区被移动到焦点平面。因为近距离用眼与调节相关,将阻止调节可减缓近视进展的观点近百年来一直被接受。1876年,Loring讨论了近视眼形成的可能机制和阿托品药物治疗的潜在效果[81]。1891年,Taylor推荐将阿托品、蓝光镜和过滤器作为进行性近视的治疗方法[82]。1979年,Bedrossian报道阿托品治疗眼与未治疗眼相比未出现近视进展[83]。McBrien及其同事最近证明,阿托品可以减弱近视眼的形觉剥夺,其机制与调节无关[84]。

人类近视化的过程中,后巩膜和玻璃体腔扩张。越来越多的近视眼与脉络膜变薄相关[85-87],但在动物模型中,脉络膜变薄先于巩膜扩张出现。巩膜相关的调节机制由脉络膜介导或者说至少受脉络膜影响。这就出现一个问题,即脉络膜异常是否会导致近视进展?该问题十分重要,因为进行性近视发展中可能出现不良的反馈环路。事实上近视与可导致脉络膜、视网膜异常的多种疾病相关,其次近视与无脉络膜症、回旋状萎缩、色素性视网膜炎、先天性静止性夜盲症、K-S综合征、进行性双焦视网膜脉络膜萎缩、全色盲和眼底黄色斑点症相关[88-95]。在近视进展过程中,脉络膜普遍变薄,或呈斑片状缺失。这些缺失斑块将越来越大,最终融合为脉络膜缺失的白色区域,同时其上覆盖的视网膜色素上皮以及视网膜外层也会出现缺失。上述眼睛通常在巩膜呈现明显病变[96]。若将脉络膜作为病变的最后征象,相关的信号是否起始于脉络膜仍不得而知。

近视眼诱导的眼后极的扩张和伸展会影响巩膜的各个方面,包括壁厚变薄、曲率变化、血管开口变宽,巩膜管变宽和倾斜、弯曲。眼球扩张的局部变化表现为局部外膨出即葡萄肿。我们将在后面章节对这些改变的临床表现加以阐述。

8.7 眼球形状

形状、位置、旋转、大小均属于物体的基本特征。我们很难描述眼球的形状,但其大致为一个椭圆球体,因此更容易被塑形。最准确的描述是数学公式,但是数学公式很难用日常用语表达。通常使用简化的语言来对形状进行描述,但有时因过分简化而不准确。在大多数刊物中眼球形状的三维特征被简化为平面描述和分析。这些平面的分析在测量线性长度和形状的拟合曲线的角度上有不同。描述椭球体的常用方法为用长椭球和扁椭球进行描述。扁椭球可以通过椭圆体沿短轴旋转而获取。这种眼球形状的后极会变得扁平,赤道部会变得凸出。鸡蛋的扁平侧即呈扁椭球状。长椭球可以通过椭圆体沿长轴旋转而获取,因此其直径可作为长度测量的标准,鸡蛋的尖侧呈长椭球状。我们可采用两种方法来测量眼球的形状。第一种使用计算机轴向断层扫描或磁共振成像进行测量,这种方法似乎更为精确。第二种通过测量屈光度并借助测量值推测眼球的形状。宽视野屈光不正的测量能提供与影响近视形成的生理过程相关的有用信息。如下文所述，视网膜扩张引起的屈光不正经证实具有极其重要的意义，而这些文章中提及的尺寸大小并不十分重要(图 8.8)。

Cheng 及其同事[97]采用多层磁共振技术测量了眼球在矢状面、冠状面和水平面方向的直径。远视眼和正视眼的形状相似，冠状面的直径均大于水平面和矢状面的直径。近视患者眼球的基本形状类似，但似乎每个眼球的半径都更大。Atchison 及其同事[98]基于核磁共振成像测量的正视眼和近视眼的水平和矢状位图像，经拟合制作了对称的椭圆体。他们发现眼球形状出现了大幅度变化，但大多数正视眼呈扁椭球形，即后极部呈扁平状的椭球形。近视眼显示当扁平率减小时，眼球的各个方面都会增大。然而仅少部分近视眼呈纯粹的扁长形。

Lim 及其同事[99]对一组新加坡人口普查收录的新加坡籍中国男孩进行了研究，并以三维模型评估了他们的眼球形状，同时还记录了主轴线上直径的数值。正如所料，近视眼眼球的体积和表面积更大。眼球会沿纵轴增大，其水平面直径也会增大，但是显然冠状面直径不会增大。近视眼在轴向平面呈扁长形。即使在年轻人当中眼球的大小和形状均不同。Ohno-Matsui 及其同事[96]对近视眼进行了评估，并根据眼球后极的曲度将眼球分为四种类型。前三种分别是以视神经、黄斑中心凹或黄斑中央偏颞侧为尖端的扁长形，但并未将葡萄肿的出现与否作为影响因素。第四种形状由于没有平滑的曲率被描述为"不规则形"。通常眼球具有不规则曲率的人年纪较大，并且更容易出现近视相关的眼底病变。但我们尚不明确近视相关的眼底病变是否与不规则形状或者是轴长和年纪的增长相关。

断层扫描能展示眼球的大致形状，但是要决定局部的屈光效应则需要进一步了解角膜形状和不同径线的晶状体的折射能力情况，而断层成像并不能准确呈现这些内容。普通的屈光调节和眼球的去焦和散光调节均为了在黄斑上成像，也就是说中央凹处的准确度最佳。成像系统中理想的透镜是能在焦点上形成一个平面图像，但透镜形成的图像实际呈弯曲状。场曲率使刚性平面传感器(如数字传感器)难以呈现跨越整个区

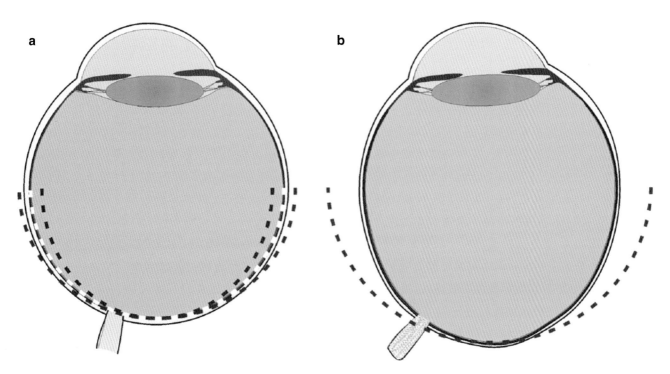

图 8.8　(a)显示正视眼的横截面及其典型的轻微的扁形状。虚线所示为三个不同的图像平面，所有这些虚线在中心凹后方相交。白色虚线落在周边视网膜上。与后极部相比，蓝色虚线显示周边的图像平面呈相对近视状态。在正视眼这很常见，尤其是有调节的情况下。红色虚线显示图像平面位于周边视网膜后面。在这种情况下，与后极部相比周边相对远视。(b)高度近视眼的眼球形状扁长，导致周边部呈远视状态，在高度近视中很常见。这种情况的重要性体现在正视化过程中，尽管通常认为中央凹视力是最重要的，但正视化似乎是在通过减小整个眼球的屈光不正来达到某种平衡。周边远视可能加重后极部近视。

域的清晰图像。眼球在解剖上有其固有的曲率,因此应考虑其潜在的场曲率。当然,应重点考虑与眼球屈光机制相关的场曲率是否和眼球解剖曲率相匹配(图8.8)。在许多正视眼中周边相对近视化,且这种相对近视化随调节逐渐加重[100]。高度近视眼的眼轴延长,因此与赤道部位相比,从眼球节点到后极之间距离差异更大。这就意味着与高度近视眼的后极进行比较时,其周边呈典型的相对远视化。由于近视眼在轴向上不存在对称性扩张,因此相对远视化的程度随近视眼的加重而加深。当眼球变得愈发扁长,屈光不正就愈发明显[101-106]。许多大型研究记录了这种周边相对远视的现象[101-109]。

动物近视模型表明,离焦和形觉剥夺均可导致近视,甚至是中央凹消融[110-113]。将中央凹消融的猴模型配备可造成周边形觉剥夺的限光器,发现近视程度与没有中央凹消融但有周边剥夺的近视程度相似[110]。中央凹消融的动物并没有阻止正视化[111],并且广泛的形觉剥夺仍会导致近视。中央凹消融眼球的周边屈光状态变化与那些没有消融的眼球类似[112]。即使存在中央凹消融,周围视网膜离焦也能诱导近视[113]。这些发现表明,眼周围部分对形觉剥夺近视的形成具有重要作用。对暴露于不同屈光程度同心双区透镜饲养的小鸡的正视化程度进行评估[114]。眼球后部似乎参与了眼球的整体屈光,与其表面积成正比。总结一下本章中所提出的这一新理论,眼球具有可以影响自身生长的局部机制,但似乎存在一些更有效的机制将这些对局部区域生长的影响延伸至眼球后部。就表面积而言,周围视网膜发挥最重要的作用,但在日常生活中眼屈光最佳部位是中央凹。相同的光学校准也许会引起周围视网膜更大的远视离焦。基于表面积权衡周围视网膜和后极,正视化驱动过程与整个眼球有相关性。因此当眼球体积变大,黄斑会出现近视性的屈光不正,因为眼球形状和场曲率的缘故周边视网膜仍然是远视状态(图8.8)。这可能会加重近视发展的倾向。

由于周边视网膜对轴性近视发展的重要作用,一些研究验证了周边视网膜的远视改变先于或至少是轴性近视形成的前兆这一假说。但是即使存在这效应,也相对较小。针对605名儿童进行的为期8年的前瞻性研究发现,相关的周边视网膜的远视化先于轴向视化的形成[104]。但针对105名儿童进行的为期1.26年的研究并未得出相同的结论,尽管该项研究的统计功

效有限[115]。Mutti针对1~8年级的774名近视学生进行的大型研究发现,周围视网膜的远视化可作为近视的适度预测因素[109]。但这种风险因种族而异。该论证的局限性在于周边视网膜的成像质量受很多因素的影响,如离焦、斜轴散光、球面像差、彗形像差和色像差[116-119]。看起来就像是周边图像质量下降引起近视形成,但单纯的离焦仅仅是众多可能引起图像质量下降的因素之一。事实上周边视网膜权衡因径向和切向散光所形成的影像模糊的程度,提供了一种反馈信号[103,120]。

表现为巩膜扩张的眼球形状是导致近视的关键。人类最近才开展的动物实验很可能是解开近视谜团的关键方法。动物实验结果运用于人类时会有局限性。如果黄斑中心凹参与了有关眼球表面积的扩张的调控信号,那么外周部将更为重要。第二个重点是人类普遍依靠黄斑中心凹视力来进行阅读和其他近距离工作,因此人类眼球外周部在近视发展中所占的相对比例与猴不同。不过值得关注的是,本章提及的一系列与近视相关的脉络膜视网膜病变大多数都是起初就影响周边视力的疾病。因此对周边视觉功能的评价,应是未来近视研究的重要领域。

8.8　巩膜微小单元的形状改变

在对眼球的大致形状进行评估后,将对巩膜微小单元进行局部变化评估。眼球形状的明显局部变化为眼向外膨出,这些膨出就是大家熟知的葡萄肿。葡萄肿和一般的眼球体积增大影响相同的部位,即眼后极部。与葡萄肿相关的眼部异常包括视网膜下积液[121,122]、脉络膜新生血管[123]、息肉状脉络膜血管病变[124]、视网膜脱落[125]、近视性黄斑劈裂[126,127]、视乳头旁脉络膜空泡[128]、黄斑脉络膜空泡[129]、凹陷[130]、脉络膜褶皱[131]以及视神经倾斜。上述大部分眼部异常都将在葡萄肿相关章节进行讨论。本章讨论视神经倾斜部分内容,但大部分内容将在"视神经"一章讨论。

眼球不均衡的机械膨胀使视神经平面从指向玻璃体腔的几何中心转变为指向后极部椭圆形状的最近焦点。由于高度近视眼球的后极部呈扁长形,因此视神经曲面点相比普通近视眼球更往后移。与正视眼相比,水平面方向的前缘较后缘更向前移动。这种方向上的改变由眼球体积频繁增大导致,并与视盘颞下方一个大

致三角形(被称作"弧形斑")内脉络膜和视网膜色素上皮萎缩共存。

　　用于描述视盘倾斜的术语并不理想。视神经可能会沿三种轴向旋转,基于航空类比每种旋转都有其各自的名称。如图 8.9 所示,分别为"偏航""旋转"和"倾斜"。视神经的倾斜翻译过来与"偏航"相一致。视神经的长轴可能旋转,通常其顶部发生暂时的倾斜,这通常被描述为视神经的扭转(与飞机的"旋转"相同),但术语"倾斜"通常同时包含倾斜和扭转的含义。没有相关术语描述视神经的上部在底部的前方还是在后方,但通常使用航空术语"倾斜"一词。

　　眼后部膨胀的相关效应也可能引起巩膜更小单元可识别的显著变化。

8.8.1 巩膜膨胀及与血管开口相关的巩膜空腔

　　随着眼球体积的增大巩膜变得越来越薄。导血管通常斜着穿过眼球途经巩膜到达脉络膜。随着巩膜的变薄这些通路变得更短。导血管的内开口因拉伸而变大(图 8.10 至图 8.12)。同时,由小动脉供血的组织如脉络膜变薄,且某些部位出现阻塞。随后,为这些组织供血的血管也变得更细。因漏斗状凹陷和巩膜深部发出的细长血管,可以很明显观察到导血管开口。由于导血管以小角度进入巩膜,因此导血管开口本身可以倾斜。在脉络膜、视网膜色素上皮层及其上的视网膜萎缩的状态下,这些开口更引人注意。在一些情况下可发展为视网膜的全层缺陷。连续 OCT 扫描穿过这些开口显示出视网膜组织,同时也显示出越过这些通道的作为接近漏斗内缘区域的巩膜内部结构。视网膜组织覆盖形成一个密闭空间,即一个三面位于巩膜中、顶部为视网膜的空腔。这些扩张的开口见于有大量导血管开放、明显萎缩和眼球显著扩张的部位,因此最常见于视神经附近[130]。然而如图 8.10 所示,该状况也可能在远离视神经的地方发现。

8.8.2 变薄巩膜的不规则性

　　随着眼球体积的增大,巩膜在拉伸和重塑的共同作用下会逐渐变薄。巩膜变薄并不会带来一致的影响。借助可观察深部结构的 OCT,发现在许多高度近视眼球中巩膜的最终厚度有很大差异(图 8.13)。

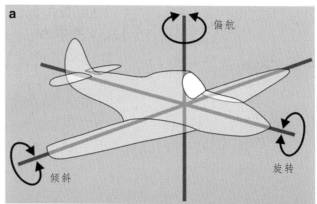

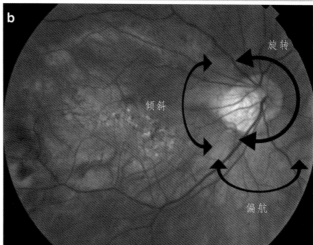

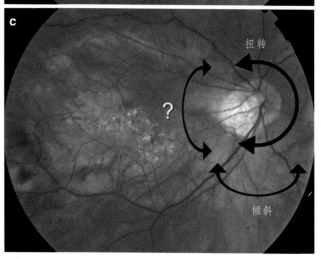

图 8.9　用来描述旋转轴向的术语。(a)飞机围绕其三条轴的运动分别称为偏航、旋转、倾斜。(b)在视神经上运用飞机轴运动术语来突出这三条轴的旋转。(c)在眼科运用飞机轴运动术语,"倾斜"表示"偏航","扭转"表示"旋转"。目前在眼科还没有用来表示类似飞机倾斜的术语。由于缺乏精确术语,许多作者用"倾斜"来描述不同的运动。

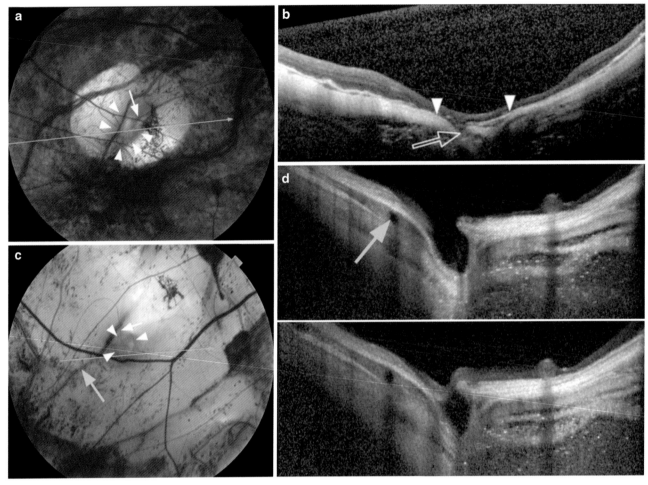

图 8.10 巩膜导管及其开口扩张。(a)该患者有一个椭圆形的凹陷区(箭头)可使血管通过(箭)。(b)相应区域的 OCT 扫描显示凹陷区位于箭头之间,并且也显示了导管的扩张(空心箭),这样就能看到巩膜的全层缺损。注意缺口颞侧的巩膜很薄。(c)该眼的圆形凹陷区由箭头标出轮廓,注意该处脉络膜缺失及可见的深部血管(箭)。(d)c 图中绿箭头所示区域 OCT 显示了深部的凹陷和巩膜的扩张。蓝色箭所指血管和 c 图中所示为同一血管。下图 OCT 图像比上图 OCT 采图位置稍偏下,显示了跨越巩膜缺口的视网膜覆盖。

8.9 小结

本章回顾了正常眼巩膜的胚胎学、解剖学和生理功能,并探讨了近视进展引起的改变及其并发症。正视化和近视化反馈环路中的巩膜似乎是近视进展的基础。更详细地了解这些过程将有助于采取药物手段来预防近视,以及改善其结局。

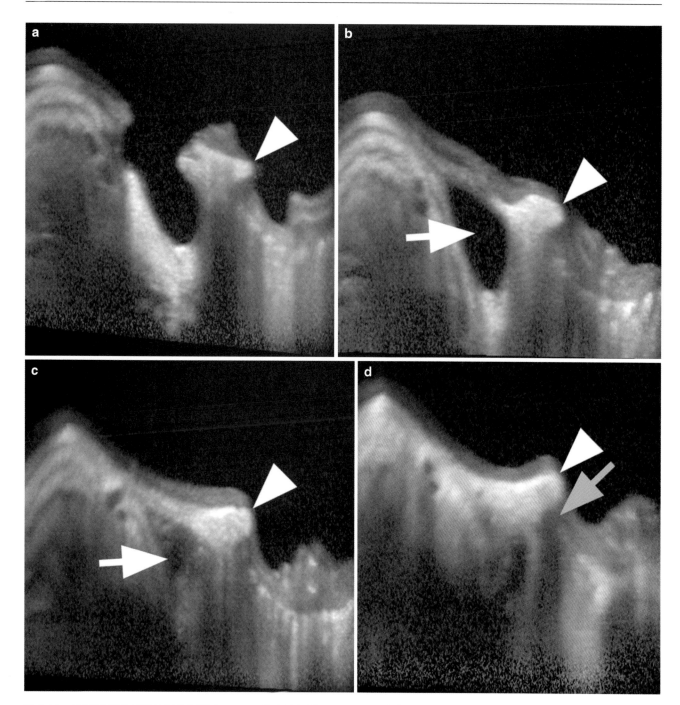

图 8.11 高度近视眼近视神经处间距为 300μm 的连续扫描。(a)此图及其余图片中,箭头所指为视神经边界处的巩膜环。其任意一边都是凹陷状的凹陷。左边的凹陷与导管相关,而右边则是视神经处获得性的凹陷。(b)位于图 a 下方 300μm 处的扫描显示了导管(箭)上方的视网膜组织条带。(c)图 b 下方 OCT 扫描显示导管上方巩膜组织出现了一个巩膜内腔隙。(d)图 c 下方 OCT 扫描显示导管暴露于外部巩膜。注意在筛板处的撕裂(蓝绿箭)。

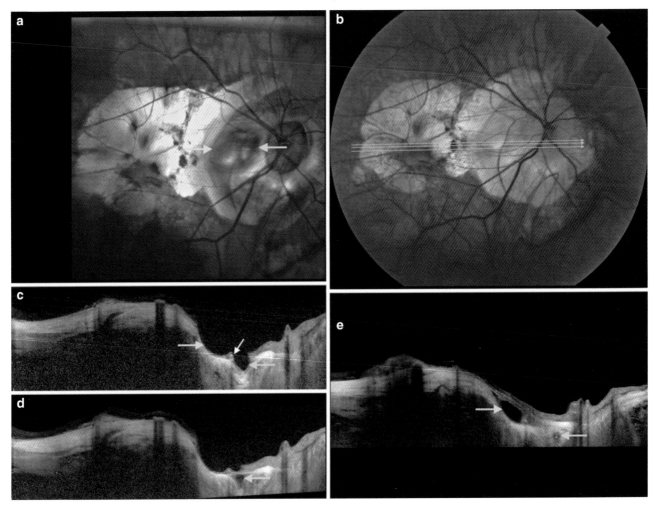

图 8.12　(a)激光扫描眼底图显示该眼在视神经颞侧有一个复杂的凹陷,其有两个主要的部分(黄色和蓝绿色箭)。(b)对应彩色眼底图由绿色箭标示出扫描线。(c)图 c 为图 b 中最上方那条扫描线对应的图像,显示了两个凹陷。颞侧凹陷较宽阔(黄色箭),其与较小凹陷分离,较小凹陷是一个陡峭(白色箭)的凹陷(蓝绿色箭)。(d)图 b 中间那条扫描线所对应的图像显示出鼻侧凹陷(蓝绿色箭)上有组织覆盖,而颞侧凹陷始终存在。(e)在 d 图稍下方位置进行扫描可立即见到完整的视网膜覆盖在颞侧凹陷上(黄色箭)。注意蓝绿箭头所示的图 d 中的空腔,延续成为图 e 中的巩膜内空穴。图 e 中较大的空腔可被误认为脉络膜内空腔,但在图 e 中空腔周围没有脉络膜组织的存在,而且形成机制也不同。

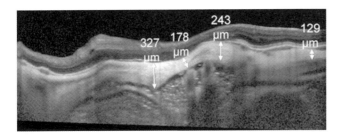

图 8.13　高度近视眼在眼球拉伸和重塑过程中后部巩膜变薄。其余的巩膜厚度存在很大差异。

（王冰松　漆剑 译　雷博 校）

参考文献

1. Olsen TW, Aaberg SY, Geroski DH, Edelhauser HF. Human sclera: thickness and surface area. Am J Ophthalmol. 1998;125(2):237–41.
2. Sellheyer K, Spitznas M. Development of the human sclera: a morphological study. Graefes Arch Clin Exp Ophthalmol. 1988;226: 89–100.
3. Fledelius HC, Christensen AC. Reappraisal of the human ocular growth curve in fetal life, infancy, and early childhood. Br J Ophthalmol. 1996;80:918–21.
4. Kakizaki H, Takahashi Y, Nakano T, Asamoto K, Ikeda H, Ichinose A, Iwaki M, Selva D, Leibovitch I. Anatomy of tenons capsule. Clin Experiment Ophthalmol. 2012;40(6):611–6.

5. Quigley HA, Addicks EM. Regional differences in the structure of the lamina cribrosa and their relation to glaucomatous optic nerve damage. Arch Ophthalmol. 1981;99(1):137–43.

6. Anderson DR. Ultrastructure of human and monkey lamina cribrosa and optic nerve head. Arch Ophthalmol. 1969;82(6):800–14.

7. Ko MK, Kim DS, Ahn YK. Morphological variations of the peri-papillary circle of Zinn-Haller by flat section. Br J Ophthalmol. 1999;83(7):862–6.

8. Gauntt CD. Peripapillary circle of Zinn-Haller. Br J Ophthalmol. 1998;82(7):849.

9. Ko MK, Kim DS, Ahn YK. Peripapillary circle of Zinn-Haller revealed by fundus fluorescein angiography. Br J Ophthalmol. 1997;81(8):663–7.

10. Ohno-Matsui K, Futagami S, Yamashita S, Tokoro T. Zinn-Haller arterial ring observed by ICG angiography in high myopia. Br J Ophthalmol. 1998;82(12):1357–62.

11. Spitznas M. The fine structure of human scleral collagen. Am J Ophthalmol. 1971;71(1 Pt 1):68.

12. McBrien NA, Jobling AI, Gentle A. Biomechanics of the sclera in myopia: extracellular and cellular factors. Optom Vis Sci. 2009; 86(1):E23–30.

13. Rada JA, Achen VR, Perry CA, Fox PW. Proteoglycans in the human sclera. Evidence for the presence of aggrecan. Invest Ophthalmol Vis Sci. 1997;38(9):1740–51.

14. Trier K, Olsen EB, Ammitzbøll T. Regional glycosaminoglycans composition of the human sclera. Acta Ophthalmol (Copenh). 1990;68(3):304–6.

15. Watson PG, Hazleman BL, McCluskey P, Pavesio CE. Anatomical, physiological, and comparative aspects. In: Watson PG, Hazleman BL, McCluskey P, Pavesio CE, editors. The sclera and systemic disorders. 3rd. London: JP Medical Publishers; 2012, p. 11–45.

16. Hernandez MR, Luo XX, Igoe F, Neufeld AH. Extracellular matrix of the human lamina cribrosa. Am J Ophthalmol. 1987;104(6):567–76.

17. Beattie JR, Pawlak AM, McGarvey JJ, Stitt AW. Sclera as a surrogate marker for determining AGE-modifications in Bruch's membrane using a Raman spectroscopy-based index of aging. Invest Ophthalmol Vis Sci. 2011;52(3):1593–8.

18. Watson PG, Young RD. Scleral structure, organisation and disease. A review. Exp Eye Res. 2004;78(3):609–23.

19. Rada JA, Achen VR, Penugonda S, Schmidt RW, Mount BA. Proteoglycan composition in the human sclera during growth and aging. Invest Ophthalmol Vis Sci. 2000;41(7):1639–48.

20. Brown CT, Vural M, Johnson M, Trinkaus-Randall V. Age-related changes of scleral hydration and sulfated glycosaminoglycans. Mech Ageing Dev. 1994;77(2):97–107.

21. Geraghty B, Jones SW, Rama P, Akhtar R, Elsheikh A. Age-related variations in the biomechanical properties of human sclera. J Mech Behav Biomed Mater. 2012;16:181–91.

22. Girard MJ, Suh JK, Bottlang M, Burgoyne CF, Downs JC. Scleral biomechanics in the aging monkey eye. Invest Ophthalmol Vis Sci. 2009;50(11):5226–37.

23. Elsheikh A, Geraghty B, Alhasso D, Knappett J, Campanelli M, Rama P. Regional variation in the biomechanical properties of the human sclera. Exp Eye Res. 2010;90(5):624–33.

24. Albon J, Karwatowski WS, Avery N, Easty DL, Duance VC. Changes in the collagenous matrix of the aging human lamina cribrosa. Br J Ophthalmol. 1995;79(4):368–75.

25. Curtin BJ. Physiopathologic aspects of scleral stress–strain. Trans Am Ophthalmol Soc. 1969;67:417–61.

26. Girard MJ, Suh JK, Bottlang M, Burgoyne CF, Downs JC. Biomechanical changes in the sclera of monkey eyes exposed to chronic IOP elevations. Invest Ophthalmol Vis Sci. 2011;52(8): 5656–69.

27. Prausnitz MR, Noonan JS. Permeability of cornea, sclera, and conjunctiva: a literature analysis for drug delivery to the eye. J Pharm Sci. 1998;87:1479–88.

28. Ambati J, Canakis CS, Miller JW, Gragoudas ES, Edwards A, Weissgold DJ, Kim I, Delori FC, Adamis AP. Diffusion of high molecular weight compounds through sclera. Invest Ophthalmol Vis Sci. 2000;41(5):1181–5.

29. Anderson OA, Jackson TL, Singh JK, Hussain AA, Marshall J. Human transscleral albumin permeability and the effect of topographical location and donor age. Invest Ophthalmol Vis Sci. 2008;49(9):4041–5.

30. Harada T, Machida S, Fujiwara T, Nishida Y, Kurosaka D. Choroidal findings in idiopathic uveal effusion syndrome. Clin Ophthalmol. 2011;5:1599–601.

31. Stewart 3rd DH, Streeten BW, Brockhurst RJ, Anderson DR, Hirose T, Gass DM. Abnormal scleral collagen in nanophthalmos. An ultrastructural study. Arch Ophthalmol. 1991;109(7): 1017–25.

32. Jackson TL, Hussain A, Salisbury J, Sherwood R, Sullivan PM, Marshall J. Transscleral albumin diffusion and suprachoroidal albumin concentration in uveal effusion syndrome. Retina. 2012;32(1): 177–82.

33. Mayer DL, Hansen RM, Moore BD, Kim S, Fulton AB. Cycloplegic refractions in healthy children aged 1 through 48 months. Arch Ophthalmol. 2001;119:1625–8.

34. Jones LA, Mitchell GL, Mutti DO, Hayes JR, Moeschberger ML, Zadnik K. Comparison of ocular component growth curves among refractive error groups in children. Invest Ophthalmol Vis Sci. 2005;46:2317–27.

35. Stenstrom S. Investigation of the variation and the correlation of the optical elements of human eyes. Am J Optom Arch Am Acad Optom. 1948;25:496–504.

36. Sorsby A, Leary GA, Fraser GR. Family studies on ocular refraction and its components. J Med Genet. 1966;3:269–73.

37. Zadnik K, Manny RE, Yu JA, Mitchell GL, Cotter SA, Quiralte JC, Shipp M, Friedman NE, Kleinstein RN, Walker TW, Jones LA, Moeschberger ML, Mutti DO. Ocular component data in schoolchildren as a function of age and gender. Optom Vis Sci. 2003;80: 226–36.

38. Wildsoet CF. Active emmetropization – evidence for its existence and ramifications for clinical practice. Ophthalmic Physiol Opt. 1997;17(4):279–90.

39. Shen W, Vijayan M, Sivak JG. Inducing form-deprivation myopia in fish. Invest Ophthalmol Vis Sci. 2005;46(5):1797–803.

40. Wildsoet CF, Schmid KL. Optical correction of form deprivation myopia inhibits refractive recovery in chick eyes with intact or sectioned optic nerves. Vision Res. 2000;40(23):3273–82.

41. Wallman J, Adams JI. Developmental aspects of experimental myopia in chicks: susceptibility, recovery and relation to emmetropization. Vision Res. 1987;27:1139–63.

42. Troilo D, Gottlieb MD, Wallman J. Visual deprivation causes myopia in chicks with optic nerve section. Curr Eye Res. 1987;6: 993–9.

43. McBrien NA, Moghaddam HO, New R, Williams LR. Experimental myopia in a diurnal mammal (Sciurus carolinensis) with no accommodative ability. J Physiol. 1993;469:427–41.

44. Andison ME, Sivak JG, Bird DM. The refractive development of the eye of the American kestrel (Falco sparverius): a new avian model. J Comp Physiol A. 1992;170:565–74.

45. Tejedor J, de la Villa P. Refractive changes induced by form deprivation in the mouse eye. Invest Ophthalmol Vis Sci. 2003;44: 32–6.

46. Howlett MH, McFadden SA. Form-deprivation myopia in the guinea pig (Cavia porcellus). Vision Res. 2006;46:267–83.

47. Kirby AW, Sutton L, Weiss H. Elongation of cat eyes following neonatal lid suture. Invest Ophthalmol Vis Sci. 1982;22: 274–7.

48. Sherman SM, Norton TT, Casagrande VA. Myopia in the lid-sutured tree shrew (Tupaia glis). Brain Res. 1977;124:154–7.

49. Norton TT, Essinger JA, McBrien NA. Lid-suture myopia in tree shrews with retinal ganglion cell blockade. Vis Neurosci. 1994; 11(1):143–53.

50. Siegwart Jr JT, Norton TT. The susceptible period for deprivation-induced myopia in tree shrew. Vision Res. 1998;38:3505–15.

51. McBrien NA, Lawlor P, Gentle A. Scleral remodeling during the development of and recovery from axial myopia in the tree shrew. Invest Ophthalmol Vis Sci. 2000;41:3713–9.

52. Wiesel TN, Raviola E. Myopia and eye enlargement after neonatal lid fusion in monkeys. Nature. 1977;266:66–8.

53. Smith III EL, Hung LF, Harwerth RS. Effects of optically induced blur on the refractive status of young monkeys. Vision Res. 1994;34:293–301.

54. Hung LF, Wallman J, Smith 3rd EL. Vision-dependent changes in the choroidal thickness of macaque monkeys. Invest Ophthalmol Vis Sci. 2000;41:1259–69.

55. Smith III EL, Hung LF, Huang J, Blasdel TL, Humbird TL, Bockhorst KH. Effects of optical defocus on refractive development in monkeys: evidence for local, regionally selective mechanisms. Invest Ophthalmol Vis Sci. 2010;51:3864–73.

56. von Noorden GK, Lewis RA. Ocular axial length in unilateral congenital cataracts and blepharoptosis. Invest Ophthalmol Vis Sci. 1987;28(4):750–2.

57. Wallman J, Wildsoet C, Xu A, et al. Moving the retina: choroidal modulation of refractive state. Vision Res. 1995;35:37–50.

58. Nickla DL, Wildsoet C, Wallman J. Compensation for spectacle lenses involves changes in proteoglycan synthesis in both the sclera and choroid. Curr Eye Res. 1997;16(4):320–6.

59. Troilo D, Nickla DL, Wildsoet CF. Choroidal thickness changes during altered eye growth and refractive state in a primate. Invest Ophthalmol Vis Sci. 2000;41:1249–58.

60. Zhu X, Park TW, Winawer J, Wallman J. In a matter of minutes, the eye can know which way to grow. Invest Ophthalmol Vis Sci. 2005;46(7):2238–41.

61. Schmid KL, Wildsoet CF. Effects on the compensatory responses to positive and negative lenses of intermittent lens wear and ciliary nerve section in chicks. Vision Res. 1996;36(7):1023–36.

62. Smith 3rd EL, Huang J, Hung LF, Blasdel TL, Humbird TL, Bockhorst KH. Hemiretinal form deprivation: evidence for local control of eye growth and refractive development in infant monkeys. Invest Ophthalmol Vis Sci. 2009;50(11):5057–69.

63. Diether S, Schaeffel F. Local changes in eye growth induced by imposed local refractive error despite active accommodation. Vision Res. 1997;37:659–68.

64. Gentle A, Liu Y, Martin JE, Conti GL, McBrien NA. Collagen gene expression and the altered accumulation of scleral collagen during the development of high myopia. J Biol Chem. 2003;278(19): 16587–94.

65. Rada JA, Brenza HL. Increased latent gelatinase activity in the sclera of visually deprived chicks. Invest Ophthalmol Vis Sci. 1995;36(8):1555–65.

66. Guggenheim JA, McBrien NA. Form-deprivation myopia induces activation of scleral matrix metalloproteinase-2 in tree shrew. Invest Ophthalmol Vis Sci. 1996;37(7):1380–95.

67. Rada JA, Shelton S, Norton TT. The sclera and myopia. Exp Eye Res. 2006;82(2):185–200.

68. Schmid KL, Abbott M, Humphries M, Pyne K, Wildsoet CF. Timolol lowers intraocular pressure but does not inhibit the development of experimental myopia in chick. Exp Eye Res. 2000; 70(5):659–66.

69. Lin LL, Shih YF, Hsiao CK, Chen CJ, Lee LA, Hung PT. Epidemiologic study of the prevalence and severity of myopia among schoolchildren in Taiwan in 2000. J Formos Med Assoc. 2001;100(10):684–91.

70. Saw SM. A synopsis of the prevalence rates and environmental risk factors for myopia. Clin Exp Optom. 2003;86(5):289–94.

71. Lin LL, Shih YF, Hsiao CK, Chen CJ. Prevalence of myopia in Taiwanese schoolchildren: 1983 to 2000. Ann Acad Med Singapore. 2004;33(1):27–33.

72. He M, Zheng Y, Xiang F. Prevalence of myopia in urban and rural children in mainland China. Optom Vis Sci. 2009;86(1):40–4.

73. Shih YF, Chiang TH, Hsiao CK, Chen CJ, Hung PT, Lin LL. Comparing myopic progression of urban and rural Taiwanese schoolchildren. Jpn J Ophthalmol. 2010;54(5):446–51.

74. Saw SM, Hong RZ, Zhang MZ, Fu ZF, Ye M, Tan D, Chew SJ. Near-work activity and myopia in rural and urban schoolchildren in China. J Pediatr Ophthalmol Strabismus. 2001;38(3):149–55.

75. Ip JM, Rose KA, Morgan IG, Burlutsky G, Mitchell P. Myopia and the urban environment: findings in a sample of 12-year-old Australian school children. Invest Ophthalmol Vis Sci. 2008;49(9): 3858–63.

76. Guo Y, Liu LJ, Xu L, Lv YY, Tang P, Feng Y, Meng M, Jonas JB. Outdoor activity and myopia among primary students in rural and urban regions of Beijing. Ophthalmology. 2013;120(2):277–83. doi:10.1016/j.ophtha.2012.07.086.

77. Guggenheim JA, Northstone K, McMahon G, Ness AR, Deere K, Mattocks C, Pourcain BS, Williams C. Time outdoors and physical activity as predictors of incident myopia in childhood: a prospective cohort study. Invest Ophthalmol Vis Sci. 2012;53(6):2856–65.

78. Young FA, Leary GA, Baldwin WR, West DC, Box RA, Goo FJ, Harris E, Johnson C. Refractive errors, reading performance, and school achievement among Eskimo children. Am J Optom Arch Am Acad Optom. 1970;47(5):384–90.

79. Young FA, Leary GA, Baldwin WR, West DC, Box RA, Harris E, Johnson C. The transmission of refractive errors within eskimo families. Am J Optom Arch Am Acad Optom. 1969;46(9):676–85.

80. Tsai MY, Lin LL, Lee V, Chen CJ, Shih YF. Estimation of heritability in myopic twin studies. Jpn J Ophthalmol. 2009;53(6):615–22.

81. Loring EG. Are progressive myopia and conus (posterior staphyloma) due to hereditary predisposition or can they be induced by defect of refraction acting through the influence of the ciliary muscle? In: Shahurst Jr J, editor. Tansactions of the International medical congress of Philadelphia. Philadelphia: Collins, Printer; 1877. p. 923–41.

82. Taylor CB. Lectures on diseases of the eye. London: Kegan Paul Trench and Co; 1891. p. 110.

83. Bedrossian RH. The effect of atropine on myopia. Ophthalmology. 1979;86(5):713–9.

84. McBrien NA, Moghaddam HO, Reeder AP. Atropine reduces experimental myopia and eye enlargement via a nonaccommodative mechanism. Invest Ophthalmol Vis Sci. 1993;34(1):205–15.

85. Fujiwara T, Imamura Y, Margolis R, Slakter JS, Spaide RF. Enhanced depth imaging optical coherence tomography of the choroid in highly myopic eyes. Am J Ophthalmol. 2009;148:445–50.

86. Ikuno Y, Tano Y. Retinal and choroidal biometry in highly myopic eyes with spectral-domain optical coherence tomography. Invest Ophthalmol Vis Sci. 2009;50(8):3876–80.

87. Nishida Y, Fujiwara T, Imamura Y, Lima LH, Kurosaka D, Spaide RF. Choroidal thickness and visual acuity in highly myopic eyes. Retina. 2012;32:1229–36.

88. Burke MJ, Choromokos EA, Bibler L, Sanitato JJ. Choroideremia in a genotypically normal female. A case report. Ophthalmic Paediatr Genet. 1985;6(3):163–8.

89. Hayasaka S, Shiono T, Mizuno K, Sasayama C, Akiya S, Tanaka Y, Hayakawa M, Miyake Y, Ohba N. Gyrate atrophy of the choroid and retina: 15 Japanese patients. Br J Ophthalmol. 1986;70(8):612–4.

90. Sieving PA, Fishman GA. Refractive errors of retinitis pigmentosa patients. Br J Ophthalmol. 1978;62(3):163–7.

91. Pruett RC. Retinitis pigmentosa: clinical observations and correlations. Trans Am Ophthalmol Soc. 1983;81:693–735.

92. Nemet P, Godel V, Lazar M. Kearns-Sayre syndrome. Birth Defects Orig Artic Ser. 1982;18(6):263–8.

93. Godley BF, Tiffin PA, Evans K, Kelsell RE, Hunt DM, Bird AC. Clinical features of progressive bifocal chorioretinal atrophy: a retinal dystrophy linked to chromosome 6q. Ophthalmology. 1996;103(6):893–8.

94. Haegerstrom-Portnoy G, Schneck ME, Verdon WA, Hewlett SE. Clinical vision characteristics of the congenital achromatopsias. I. Visual acuity, refractive error, and binocular status. Optom Vis Sci. 1996;73(7):446–56.

95. Doka DS, Fishman GA, Anderson RJ. Refractive errors in patients with fundus flavimaculatus. Br J Ophthalmol. 1982;66(4):227–9.

96. Ohno-Matsui K, Akiba M, Modegi T, Tomita M, Ishibashi T, Tokoro T, Moriyama M. Association between shape of sclera and myopic retinochoroidal lesions in patients with pathologic myopia. Invest Ophthalmol Vis Sci. 2012;53(10):6046–61.

97. Cheng HM, Singh OS, Kwong KK, Xiong J, Woods BT, Brady TJ. Shape of the myopic eye as seen with high-resolution magnetic resonance imaging. Optom Vis Sci. 1992;69(9):698–701.

98. Atchison DA, Pritchard N, Schmid KL, Scott DH, Jones CE, Pope JM. Shape of the retinal surface in emmetropia and myopia. Invest Ophthalmol Vis Sci. 2005;46(8):2698–707.

99. Lim LS, Yang X, Gazzard G, Lin X, Sng C, Saw SM, Qiu A. Variations in eye volume, surface area, and shape with refractive error in young children by magnetic resonance imaging analysis. Invest Ophthalmol Vis Sci. 2011;52(12):8878–83.

100. Lundström L, Mira-Agudelo A, Artal P. Peripheral optical errors and their change with accommodation differ between emmetropic and myopic eyes. J Vis. 2009;917:1–11.

101. Schmid GF. Variability of retinal steepness at the posterior pole in children 7–15 years of age. Curr Eye Res. 2003;27(1):61–8.

102. Atchison DA, Jones CE, Schmid KL, Pritchard N, Pope JM, Strugnell WE, Riley RA. Eye shape in emmetropia and myopia. Invest Ophthalmol Vis Sci. 2004;45(10):3380–6.

103. Faria-Ribeiro M, Queirós A, Lopes-Ferreira D, Jorge J, González-Méijome JM. Peripheral refraction and retinal contour in stable and progressive myopia. Optom Vis Sci. 2013;90(1):9–15. doi:10.1097/OPX.0b013e318278153c.

104. Mutti DO, Sholtz RI, Friedman NE, Zadnik K. Peripheral refraction and ocular shape in children. Invest Ophthalmol Vis Sci. 2000;41(5):1022–30.

105. Mutti DO, Hayes JR, Mitchell GL, Jones LA, Moeschberger ML, Cotter SA, Kleinstein RN, Manny RE, Twelker JD, Zadnik K, CLEERE Study Group. Refractive error, axial length, and relative peripheral refractive error before and after the onset of myopia. Invest Ophthalmol Vis Sci. 2007;48(6):2510–9.

106. Logan NS, Gilmartin B, Wildsoet CF, Dunne MCM. Posterior retinal contour in adult human anisomyopia. Invest Ophthalmol Vis Sci. 2004;45:2152–62.

107. Seidemann A, Schaeffel F, Guirao A, Lopez-Gil N, Artal P. Peripheral refractive errors in myopic, emmetropic and hyperopic young subjects. J Opt Soc Am A. 2002;19:2363–73.

108. Sng CC, Lin XY, Gazzard G, Chang B, Dirani M, Chia A, Selvaraj P, Ian K, Drobe B, Wong TY, Saw SM. Peripheral refraction and refractive error in Singapore Chinese children. Invest Ophthalmol Vis Sci. 2011;52(2):1181–90.

109. Mutti DO, Sinnott LT, Mitchell GL, Jones-Jordan LA, Moeschberger ML, Cotter SA, Kleinstein RN, Manny RE, Twelker JD, Zadnik K, CLEERE Study Group. Relative peripheral refractive error and the risk of onset and progression of myopia in children. Invest Ophthalmol Vis Sci. 2011;52(1):199–205.

110. Smith III EL, Kee CS, Ramamirtham R, Qiao-Grider Y, Hung LF. Peripheral vision can influence eye growth and refractive development in infant monkeys. Invest Ophthalmol Vis Sci. 2005;46: 3965–72.

111. Smith 3rd EL, Ramamirtham R, Qiao-Grider Y, Hung LF, Huang J, Kee CS, Coats D, Paysse E. Effects of foveal ablation on emmetropization and form-deprivation myopia. Invest Ophthalmol Vis Sci. 2007;48(9):3914–22.

112. Huang J, Hung LF, Smith 3rd EL. Effects of foveal ablation on the pattern of peripheral refractive errors in normal and form-deprived infant rhesus monkeys (Macaca mulatta). Invest Ophthalmol Vis Sci. 2011;52(9):6428–34.

113. Smith 3rd EL, Hung LF, Huang J. Relative peripheral hyperopic defocus alters central refractive development in infant monkeys. Vision Res. 2009;49(19):2386–92.

114. Tse DY, To CH. Graded competing regional myopic and hyperopic defocus produce summated emmetropization set points in chick. Invest Ophthalmol Vis Sci. 2011;52(11):8056–62.

115. Sng CC, Lin XY, Gazzard G, Chang B, Dirani M, Lim L, Selvaraj P, Ian K, Drobe B, Wong TY, Saw SM. Change in peripheral refraction over time in Singapore Chinese children. Invest Ophthalmol Vis Sci. 2011;52(11):7880–7.

116. Ferree CE, Rand G. Interpretation of refractive conditions in the peripheral field of vision. Arch Ophthalmol. 1933;9:925–37.

117. Williams DR, Artal P, Navarro R, McMahon MJ, Brainard DH. Off-axis optical quality and retinal sampling in the human eye. Vision Res. 1996;36:1103–14.

118. Guirao A, Artal P. Off-axis monochromatic aberrations estimated from double pass measurements in the human eye. Vision Res. 1999;39:4141–4.

119. Gustafsson J, Terenius E, Buchheister J, Unsbo P. Peripheral astigmatism in emmetropic eyes. Ophthalmic Physiol Opt. 2001;21: 393–400.

120. Rosén R, Lundström L, Unsbo P. Sign-dependent sensitivity to peripheral defocus for myopes due to aberrations. Invest Ophthalmol Vis Sci. 2012;53(11):7176–82.

121. Cohen SY, Quentel G, Guiberteau B, Delahaye-Mazza C, Gaudric A. Macular serous retinal detachment caused by subretinal leakage in tilted disc syndrome. Ophthalmology. 1998;105:1831–4.

122. Nakanishi H, Tsujikawa A, Gotoh N, et al. Macular complications on the border of an inferior staphyloma associated with tilted disc syndrome. Retina. 2008;28(10):1493–501.

123. Quaranta M, Brindeau C, Coscas G, Soubrane G. Multiple choroidal neovascularizations at the border of a myopic posterior macular staphyloma. Graefes Arch Clin Exp Ophthalmol. 2000;238:101–3.

124. Becquet F, Ducournau D, Ducournau Y, Goffart Y, Spencer WH. Juxtapapillary subretinal pigment epithelial polypoid pseudocysts associated with unilateral tilted optic disc: case report with clinicopathologic correlation. Ophthalmology. 2001;108(9):1657–62.

125. Baba T, Ohno-Matsui K, Futagami S, Yoshida T, Yasuzumi K, Kojima A, Tokoro T, Mochizuki M. Prevalence and characteristics of foveal retinal detachment without macular hole in high myopia. Am J Ophthalmol. 2003;135(3):338–42.

126. Dałkowska A, Smogulecka E, Dziegielewska J. Retinoschisis in myopic eye. Klin Oczna. 1979;81(1):17–9.

127. Takano M, Kishi S. Foveal retinoschisis and retinal detachment in severely myopic eyes with posterior staphyloma. Am J Ophthalmol. 1999;128(4):472–6.

128. Spaide RF, Akiba M, Ohno-Matsui K. Evaluation of peripapillary intrachoroidal cavitation with swept source and enhanced depth imaging optical coherence tomography. Retina. 2012;32(6): 1037–44.

129. Ohno-Matsui K, Akiba M, Moriyama M, Ishibashi T, Hirakata A, Tokoro T. Intrachoroidal cavitation in macular area of eyes with pathologic myopia. Am J Ophthalmol. 2012;154(2):382–93.

130. Ohno-Matsui K, Akiba M, Moriyama M, Shimada N, Ishibashi T, Tokoro T, Spaide RF. Acquired optic nerve and peripapillary pits in pathologic myopia. Ophthalmology. 2012;119(8):1685–92.

131. Cohen SY, Quentel G. Chorioretinal folds as a consequence of inferior staphyloma associated with tilted disc syndrome. Graefes Arch Clin Exp Ophthalmol. 2006;244:1536–8.

第 9 章

脉络膜

Richard F. Spaide

脉络膜位于巩膜与 Bruch 膜之间,主要由血管构成,70%的眼内血流流经脉络膜[1]。光感受器是机体耗氧量最高的组织(以单位重量计)[2],氧主要用于光感受器内节的线粒体代谢活动。视网膜的血液循环占眼内血液循环的 5%,主要供应内层视网膜,而外层视网膜(包括光感受器内节)的血氧供应则来自脉络膜。黄斑中央无血管区的血氧供应均来自脉络膜。除血氧供应外,脉络膜还具有散热[3]、吸收散射光线、参与免疫反应和宿主防御[4]、参与正视化过程[5]等功能。尽管人们早在一百多年前就已对高度近视的眼部表现有一定的认识,然而直到最近才认识到高度近视中脉络膜的变化。高度近视通常伴随着脉络膜的巨大改变,且这些改变会涉及许多病变(损伤视力)的病理机制。影像学技术的发展使得我们能直观地观察到脉络膜,从而提高了我们对脉络膜的病理和生理认识。

9.1 脉络膜的胚胎学与解剖学

9.1.1 胚胎学

眼泡构成前脑的外翻部分,眼泡内凹形成双层视杯,视杯内层将会发育成视网膜,而视杯外层则会发育成视网膜色素上皮细胞(RPE)。视杯下部有裂口形成脉络膜裂,透明动脉由此处进入眼睛,裂口最终闭合。葡萄膜由中胚层及移位的环绕视杯的神经外胚层发育而来。中胚层细胞在 RPE 出现的同时分化为血管组织。脉络膜毛细血管在胚胎发育第 5~6 周开始形成,在第 6 周前,Bruch 膜在 RPE 及脉络膜毛细血管的基底层之间生成[6]。在其他脉络膜血管层生成前,脉络膜毛细血管形成管腔并互连成毛细血管网络。孕 8 周后,睫状动脉进入脉络膜,但直至第 22 周睫状动静脉才发展成熟。孕第一个月末黑色素细胞前体细胞从神经脊迁移到脉络膜原基,但直至孕 7 个月才开始分化。脉络膜色素化从视神经开始向前延伸至锯齿缘。该过程在孕 9 个月左右时结束[7]。巩膜来源于间叶组织浓缩,在第 12 周时从前向后发展完成。

9.1.2 脉络膜解剖

脉络膜主要由血管组成,同时还包含结缔组织、黑色素细胞及内在的脉络膜神经。在鸟类的脉络膜中有液体填充的腔隙起到淋巴管的功能[8]。虽然人类的眼睛没有淋巴管系统,Schroedl 等发现人眼脉络膜中存在巨细胞样细胞,这些细胞使淋巴管内皮细胞特异性标记物——淋巴内皮细胞透明质酸受体呈阳性[9]。人眼脉络膜也存在非血管平滑肌样成分[10,11]。这些细胞分布于睫状后血管和神经进入脉络膜的部位、后极部脉络膜血管以及黄斑中央凹下。据推测,这些含有肌动蛋白收缩成分的细胞分布特征有助于在眼睛调节时稳定黄斑的位置[12]。人眼脉络膜内含脉络膜神经,从理论上来说这些神经可能参与脉络膜血流的自身调节[13]。脉络膜通过一些条带状的结缔组织与巩膜相连,但这种连接并不牢固,因此会在脉络膜与巩膜之间形成潜在腔隙即脉络膜上腔。

睫状后短动脉的血流进入眼睛后流经脉络膜内的小动脉分支,最终进入脉络膜。传统认为脉络膜血管从外向内可分为三层:Hallers 层、Sattlers 层及脉络膜毛细血管层。Hallers 层包含管径较大的脉络膜血管;Sattlers 层包含中等大小血管,并进一步向内分支供应脉络膜毛细血管。然而在 Hallers 层和 Sattlers 层之间并无明确的分界,且在大管径血管、中等管径血管方面也没有明确的定义。实际上,Sattler 认为在人类脉络膜中间层中存在毯状(膜状)残存物,Sattlers 层最初并不特指脉络膜血管。血液流经 Sattlers 层后进入脉络膜毛细血管——这是一层致密且相互融合的毛细血管,管壁上有较大的穿通孔。后极部脉络膜毛细血管网紧凑排列,而在周边则相对疏松。在脉络膜毛细血管中由RPE 分泌的血管内皮生长因子(VEGF)维持其活性[14]。脉络膜毛细血管的结构具有两极性[15],内、外层不同,其内表面有多发局部毛细血管壁变薄呈窗样通透。这些变薄的区域有助于物质从毛细血管流出并流向 RPE,黄斑下的脉络膜毛细血管开窗多位于中周部及较远的周边部[16]。同样管径的视网膜毛细血管壁无开窗。可溶的VEGF 是形成脉络膜毛细血管壁开窗的必要条件[14],去除 VEGF 后这些开窗随即消失[17]。在实验性近视眼球中(图 9.1)脉络膜毛细血管密度下降、管腔缩小、管壁开窗消失[18]。且在近视眼球中脉络膜比正视眼球薄,且脉络膜大血管管径变小。

脉络膜小静脉收集脉络膜毛细血管血流流入外层大静脉中,然后进一步流向涡静脉壶腹。涡静脉通常斜行穿过巩膜,在巩膜壁内走行约 4.5mm 后出眼。前部脉络膜也有部分血液通过睫状前静脉流入睫状体。通常每只眼睛有 4 条涡静脉,其壶腹部位于眼球赤道部,但涡静脉数量可变异为 3~8 条不等[19]。在高度近视眼中涡静脉数量通常多于 4 条,且后涡静脉通常被称为睫状鞘静脉,该静脉从视神经孔或其临近处穿出眼球(图 9.2)[20]。近视眼的涡静脉数量及形态均与非近视眼不同,由于近视随时间发展,近视眼中多出的涡静脉很可能是获得性的。涡静脉流入上眼或下眼静脉[21]。

9.2 脉络膜内的血流

Hayreh 通过观察人与猴的眼球发现了很多脉络膜血流的特征[22]。脉络膜动脉表现为终末动脉,相互之间并无吻合。睫状后动脉之间及脉络膜内的小动脉之间并无直接吻合支。在脉络膜毛细血管之间血流可能会随局部压力变化而出现流动变化。一旦血液离开脉络膜毛细血管层,即进入独立的脉络膜静脉(相互之间无吻合支)。动静脉系统的分级不相同。

在荧光造影早期,常见相邻脉络膜区域的充盈速度不一。血压在睫状后短动脉约下降 75%,兔的脉络膜毛细血管血压比眼内压高 5~9.5mmHg[23]。脉络膜毛细血管流入和流出的血管压力差推动血液呈小叶状流动。血流特征主要取决于压力梯度而非毛细血管的解剖结构[24]。如果某区域脉络膜的充盈晚于视网膜静脉层流期,则称之为分水带充盈缺损[25]。常见的分水带区是一个 1 至数毫米宽的垂直条带,位于视盘颞侧盘沿区域,该区域脉络膜荧光强度低于临近区域[22]。这一分水带区通常认为是鼻侧和颞侧睫状后动脉供血的分界。有两条以上睫状后动脉的眼睛通常分水带也更多,其垂直条带包含视神经区和大量从神经延伸出的辐射带,且具体数目取决于睫状后动脉的实际个数。静脉分水带呈十字交叉状,其中心临近视盘颞侧盘沿位置[22]。当脉络膜灌注降低时,由于分水带区位于血流的边界,因此其血流受影响最大。由于视盘旁脉络膜血管床的血流对于前部视神经和视盘的血供来说至关重要,因此该血管床是很重要的区域[26]。

9.3 脉络膜血流的调节

尽管身体的大部分组织都具有某种形式的自我调节功能,但对于脉络膜血流的自我调节却充满争议和矛盾。有些研究表明当提高眼内压而降低灌注压梯度时脉络膜血流无自我调节功能[27,28]。有些研究则表明脉络膜血流会根据眼内压、灌注压[29]、内源性一氧化氮[30]和脉络膜神经节细胞分泌血管收缩活性物质的情况[31]发生变化。许多研究均表明当改变眼血流灌注压时脉络膜血流具有一定的自我调节能力[32-34]。此外,Polska 等发现人类脉络膜血流的自我调节功能对于动脉压变化的补偿优于对眼压变化的补偿[32]。血流的自我调节通常将氧分压维持在一个相对较低的水平,而内层脉络膜的氧分压则较高,脉络膜血流很可能还受其他因素调节。比如,CD-36 是RPE 基底表达的清道夫受体。Houssier 等的研究表明,CD-36 表达不足的小鼠无法诱导 PRE 合成 COX-2 及VEGF,从而导致进行性脉络膜毛细血管退变[35]。因此,在正常光感受器外节吞噬过程中发生的 CD-36与RPE 结合,似乎是维持内层脉络膜血管的一个重要因素。

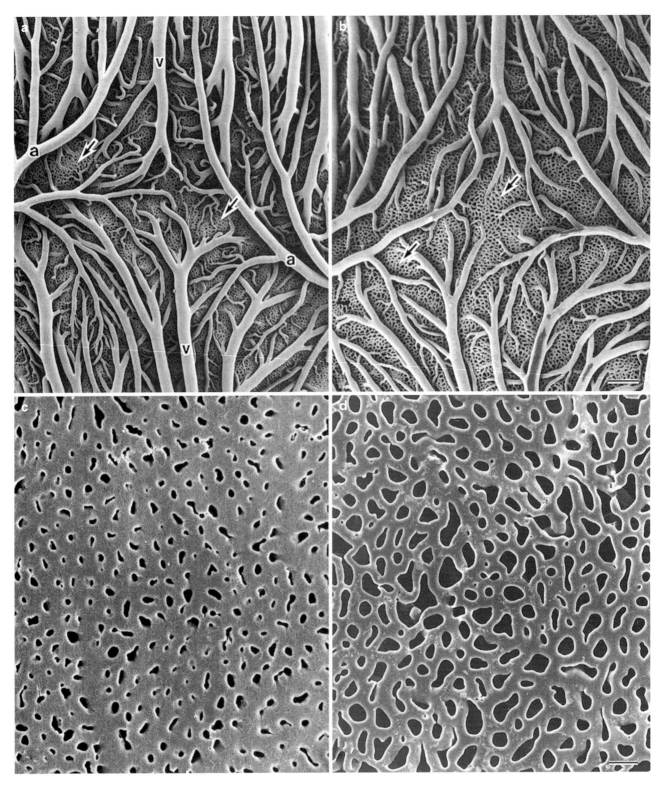

图 9.1 鸡近视眼与对照组第 4 周脉络膜血管铸型标本的扫描电镜图像。(a,b)对照眼(左侧)相比近视眼具有更多的大血管密度供应脉络膜毛细血管(箭)。以动脉(a)和静脉(v)进行标注。(c)对照组脉络膜毛细血管正面图可见血管密度高。(d)在代表性近视眼中脉络膜毛细血管密度较小,血管管腔较狭窄,具有更多的管样结构。(Derived from Hirata and Negi [18])

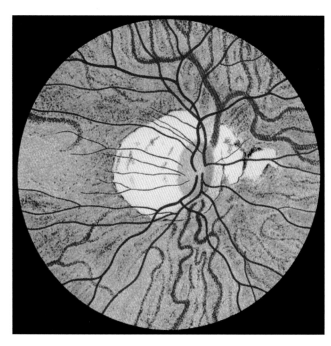

图 9.2　杰出的瑞士眼科学者 Otto Haab 描述了高度近视眼中的后部静脉引流并将其命名为后部涡静脉,这一名称沿用至今。这张彩图采用自第三版 Haab's 图谱,一根明显的静脉位于视神经鼻上方。两根稍小的静脉位于视神经的下缘。这张图较精确地反应了高度近视人群中后部静脉回流的情况。与外周部典型的涡静脉不同后部涡静脉没有壶腹部和喷嘴系统。

脉络膜血流似乎不具备完整的自我调节功能,可能的原因之一是脉络膜血流比其他组织的流速高得多以及血氧消耗相对较少。血流的自我调节是根据局部组织需要而形成的适应性补偿机制,脉络膜血流的高氧分压和低氧耗似乎表明脉络膜血流的供应远远大于 RPE 和脉络膜局部组织的需求。另一方面,外层视网膜的氧气供应主要用于光感受器内节的线粒体代谢。临床上导致急性损伤外层视网膜的疾病并不伴随脉络膜厚度的变化,表明光感受器内节的血氧消耗与脉络膜毛细血管之间可能并不存在直接的反馈调节机制[36],但却很可能存在目前尚未揭示的某种间接营养调节机制。

9.4　脉络膜的其他功能

脉络膜较大血流量可能不仅仅为满足血氧供应的需要, 还能调节局部温度。入射到视网膜的光线强度并不足以引起局部温度升高,因此这种可能性不大[37]。但外层视网膜的高代谢率极有可能引起局部产生大量

热量,这就需要通过某种机制来降低局部温度,较快的脉络膜血流可以起到带走热量、调节局部温度的作用。脉络膜黑色素细胞可以吸收更多的散射光线从而改善局部光学环境,并且可以间接对抗氧化损伤。这些黑色素细胞处于高氧分压环境中且由于光暴露的存在,可能增加恶变为黑色素瘤的风险。视网膜色素上皮细胞的黑色素细胞富含锌,因此其可能起到储存锌的作用[38-40]。

9.5　脉络膜影像

由于脉络膜位于富含色素的 RPE 层及纤维致密的不透明巩膜之间,因此脉络膜难以采用传统方式进行影像学检查。由于 RPE 和脉络膜色素的遮挡,应用反射光(如照相)和生成荧光的方法均难以显示脉络膜结构。传统的 OCT 也受黑色素及血流和血管散射的影响而难以清楚呈现脉络膜。脉络膜的解剖学位置较深,对检测的敏感性也有一定的影响。

9.5.1　血管造影

荧光素通常被波长为 465~490nm 的蓝光激发释放出绿光,发射光谱曲线的峰值通常为 520~530nm,发射光谱的范围可扩展到 600nm 左右。其激发光和发射光都会被黑色素遮挡,从而降低脉络膜的可视性。荧光素可迅速从脉络膜毛细血管渗出,并在血管外间隙发出荧光,这也导致难以辨认脉络膜血管的边界。应用荧光素血管造影分析脉络膜的另一个局限性在于 RPE 和脉络膜的色素及脉络膜血液均吸收并散射光线。脉络膜的灌注和脉络膜灌注缺损均可通过荧光造影进行粗略评估。有些引起动脉炎的疾病(如巨细胞动脉炎或韦氏肉芽肿等)可引起脉络膜局部灌注减低,然而通过荧光造影并不能清楚地分辨脉络膜的血管。因此,无法准确评估脉络膜血管密度。不过,荧光素血管造影又是评估视网膜血管异常及许多脉络膜新生血管(CNV),特别是典型性脉络膜新生血管的理想手段。

吲哚菁绿(ICG)吸收光线的峰值在 790~805nm,并且发射出波长更长的荧光,具体取决于吸收光的蛋白和局部环境的 pH 值。由于吲哚菁绿吸收和发射光的波长比荧光素血管造影的光线更长,因而对眼部色

素的穿透性比较好。RPE 和脉络膜的色素可吸收 75%
的蓝光(用于荧光素血管造影),但仅可吸收 38% 的近
红外光(ICG 血管造影)[41]。98% 的 ICG 在体内与蛋白
相结合,其中 80% 与大分子蛋白如球蛋白或 α-1 脂蛋
白结合[42,43]。ICG 产生的荧光波长远低于荧光血管造影
中荧光素产生的荧光,并且其发射的荧光为近红外光。
由于照相胶片对近红外光不敏感,因此直到数字显影
技术(CCD)商业化应用方才在临床上首次获得 ICG 血
管造影图像。

由于 ICG 与血液中蛋白结合紧密,因而该染色较
少从血管中渗漏。在 ICG 血管造影早期,脉络膜血管
清晰可见。由于不同层次脉络膜血管影重叠在一起,
因而难以分辨不同层次的脉络膜血管。随着时间延长,
有些血管外组织尤其是 Bruch 膜着染,使得深层血管
影变得模糊。这意味着 ICG 血管造影早期影像可用于
评估脉络膜血流,但晚期影像则由于组织着染而无法
用于评估脉络膜血流。

在 ICG 血管造影技术出现以后,人们便采用该技
术研究了许多疾病,并得出了许多荧光素血管造影无
法提供的新信息。此类新信息主要供研究使用,但无
临床实用性。在现实中 ICG 血管造影的最大作用在于
协助诊断和评估息肉样脉络膜血管病变(PCV)以及中
心性浆液性脉络膜视网膜病变。其次在于评估脉络膜
炎症性疾病、血管样条纹和脉络膜肿瘤,并且还可用于
粗略评估脉络膜血流。自发荧光技术及光相干断层扫
描(OCT)技术在出现后被广泛用于评估脉络膜,在很
大程度上代替了 ICG 血管造影技术。

9.5.2 超声检查法

在接触性 B 超检查中通常将 10 MHz 探头放于眼
睑上。该探头内含一种压电晶体,可以在电流刺激下
发生震动。反射回来的声波可引起晶体震荡进而通过
压电效应产生电流。由于中间组织引起声波的散射和
衰减,声波强度随传播距离的增加而降低,因此反射回
来的声波随眼组织深度的不同而有所差异。为了弥补
声波信号随时间衰减,随着检测的进行可增加检测头
的放大增益。深度信息可直接从声波反射时间及所穿
透组织的声波传播速度获得。探头内的马达可轻微改
变晶体的方向,从而建立二维影像,即 B 超图像。

尽管 A 型扫描结果以细线形式记录于 B 超图像

上,但实际情形完全不同。压电晶体有一定的聚焦能
力,但实际上传统 B 超探头的压电晶体产生的声波由
一个主波和数个副波构成[44]。主波在视网膜前的投射
直径也仅为 1mm,而副波在眼内散射使反射图像更加
模糊。考虑到眼球是一个弯曲的结构,宽探头发射声
波从眼球后部产生回声,回声随着时间延长而变得模
糊。理论上超声波的波长决定了其轴向分辨率大约为
150μm, 但实际临床使用的超声分辨率要低得多。例
如,典型的视乳头 B 超由于测量范围较大而分辨率不
足以显示视杯,除非杯盘比较大。另外一个问题是超
声无法确定探测图像的确切位置,因此只能通过探头
朝向和周边结构来大致估计探测部位。

在无病理改变的情况下无法区分脉络膜及其上的
视网膜和其下的巩膜。在高度近视的眼球中脉络膜变
薄,低于 B 超的分辨率,因而不可能通过 B 超来评估
高度近视眼球的脉络膜。但可采用接触性 B 超评估眼
球壁的形态和后巩膜葡萄肿。

9.6 光学相干断层扫描(OCT)

9.6.1 干涉测量法

声波在干燥空气中的传播速度是 342.2m/s,而在
有晶体眼中的平均速度可达 1555m/s[45]。因此很容易得
出声波穿过眼轴为 24mm 的眼球平均需要 15.4 微秒。
但是由于光速极快(3×10⁸m/s),因此不可能利用设备
测量出光在微米距离上的传播延迟时间。光传播 1μm
的时间和电子在电路中传播 1μm 的时间相当或可能
更少。通过探头电路测量光反射时间差所需要的电路
传播时间远远长于光反射时间差本身,因而无法测量
这种光反射时间差。然而光波有其自身的内在重复性,
可利用内在的光波特征作为内在标准测量光线传播特
定距离所需的时间。通过检测光波的时相差可测量光
传播的时间,这就是 Michelson 干涉测量法,通过样品
反射的运行时间与参考反射的已知时间进行对比得到
微米量级的分辨率,这种对比是通过干涉发现光波的
相位差来实现的。

光的相干性是用来测量一束光波长与另一束光波
长相关性的指标。时间相干性是测量不同时间产生的
一束光与另一束光之间的相关性。相干长度指在相干

时间内光通过的距离。由于一束光与之前或之后产生的光特性相似,因此传统激光产生的光有较长的相干时间;但也可能产生短相干长度的光。在这种情况下同一时间产生的所有光波形完全相同,但不同时间产生的光波形则不同。这样,基本上每一种光波形都有其独特的时间特征。低相干光分裂成一束参照光,而这一参照光仅和传播长度相同或相似的光相干。

在时域 OCT 中一次取样一个组织点。探照光照亮组织,但在每一时间点仅获取一小部分组织的信息。这意味着时域 OCT 在一定光照量内获取组织信息的效率较低。由于安全标准限制对组织的光照总量有限。频域 OCT(SD-OCT)从干涉测量仪提取光信息,然后传到一个光栅从而分离光波组成信息。通过傅立叶转换有可能测出同一时间从组织中不同部位反射的不同强度的光线,从而在每一个 A 型扫描中获取所有层次的组织信息。效率的增加大大提高了扫描速度,比如频域 OCT 扫描眼球的速度通常比时域 OCT 快 100 倍。但 SD 频域技术也存在一些内在问题。深层组织产生较高频信号,但光栅及检测器检测到的这种频率变化并非线性。高频信息比低频信息更大程度地结合在一起,并且检测的敏感度随频率的升高而下降,这使得频域 OCT 测量的敏感性和分辨率随着测量深度的增加而降低。

测量敏感性的下降导致应用传统频域 OCT 无法测量正视眼脉络膜。高度近视眼球的脉络膜相对较薄并且相对脱色素,因而使用传统频域 OCT 往往可检测到脉络膜全层。由于使用了傅立叶转换,从干涉信号可产生两个共轭的图像,而在实际操作中仅显示其中一幅图像且通常显示为视网膜朝上。如果高峰敏感部位后移至巩膜内层,则脉络膜等深层结构清晰可见。脉络膜颠倒共轭像可以被观察到,但眼眶内结构的正位像由于缺乏反射的影像信息却是空白的。这种方法称为增强深层扫描(EDI)[46]。现在,可以很方便使用频域 OCT 进行深层扫描模式检查,通常仅需在软件中选择深层扫描模式即可。为了提高信噪比以提高图像质量,可以平均并叠加多幅 B 型扫描,通常使用 50~100幅 B 型扫描图像进行平均。OCT 图像的分层分析可以检测到眼睛不同层次组织。在高度近视眼中,脉络膜可以变得极薄,因而很难进行准确的分层扫描。

扫频源 OCT(SS-OCT)使用扫频光源和扫频检测器来检测干涉输出作为时间函数[47,48]。其灵敏度同样也受扫描深度的影响,但其灵敏度的衰减并没有 SD-OCT 那么明显。扫频源 OCT 使用较长的光波长作为检测光源提高了组织穿透性,因而可以同时获取玻璃体和脉络膜的图像,无需在检查时选择其中一个进行检测。必须注意的是扫频源 OCT 也有其缺点,尽管长波长光有较大的组织穿透深度,但水对长波长光吸收性较高。由于玻璃体大部分成分为水,这便限制了该方法检测眼组织的波长范围。增加波长往往会导致分辨率下降,水对长波长光的吸收在很大程度上限制了对 1μm 检测光源带宽的扩展,因为带宽增加会导致分辨率下降。目前正在开发新的短波长光源 OCT,这些短波长光源可以避免水吸收光所带来的问题。例如,使用中央波长为 850nm 的宽带光源的扫频源 OCT 进行检测能够获得高速、高分辨率的影像,并且与频域 OCT 相比其灵敏度不会随着深度的增加而出现较大的下降。

无论采用何种扫描模式,用 OCT 检查高度近视均有一定难度。高度近视的眼轴延长很难获得清晰图像。高度近视的后极部往往有后巩膜葡萄肿,眼球壁的形态和曲线往往在 OCT 中被进一步放大。大多数商业化 OCT 设备的范围大约为 2mm,高度近视眼球的广角扫描范围往往超过了其 2mm 的设定值。2mm 以外的图像往往为颠倒的共轭图像。这便产生了折叠或镜像伪迹。然而对高度近视的影像学检查可提供其他的机会:由于脉络膜较薄且色素较少,应用深层扫描模式或扫频源 OCT 扫描往往可以探测到全层巩膜甚至视神经周围的蛛网膜上腔组织(图 9.3)。

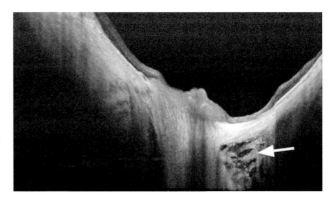

图 9.3 如果视盘旁出现萎缩尤其是在弧形斑的区域,扫频 OCT 可见蛛网膜上腔[99]。注意可见组织的光束(箭)。

9.7 脉络膜厚度测量及其可重复性

人工脉络膜厚度测量具有良好的系统间[49,50]、观察者间和随访间可重复性[50]。对于海德堡 EDI-OCT[16,46,50,51]、蔡司高清 OCT[49,52]、Optovue OCT[16] 及扫频源 OCT[50,53]，观察者间可重复性较好。研究评估了 EDI-OCT 及扫频源 OCT[50] 之间的可重复性，以及三种不同频域 OCT：蔡司高清 OCT、海德堡 EDI 及 RTVue OCT 间的可重复性[49]。Tan 等发现，观察者间可重复性检测的组内相关系数为 0.994。通过对 12 个健康人的 24 只眼的脉络膜厚度进行测量发现，评估者间的平均差别仅为 2μm[51]。这一差异低于人类脉络膜厚度的昼夜节律变异[51]。自动分层分析通常可快速完成，但不同软件准确性差异较大并且和观察者密切相关。目前大范围的厚度地形图和容积计算公式正在测试阶段，估计在不远的未来就会问世。

9.8 正常中央凹下脉络膜厚度

Margolis 和 Spaide 应用 EDI-OCT 对 54 个平均年龄为 50.4 岁的非近视正常人进行了检测，发现中央凹下脉络膜的平均厚度为 287μm（图 9.4a）[54]。正常人指无显著视网膜或脉络膜病变、无未控制糖尿病和高血压、屈光度等效球镜度数在 6 D 以下的受试者。该研究中所有受试者的脉络膜巩膜的交界都被准确确认[54]。研究表明在任意检测点，年龄的增长与脉络膜厚度减少显著相关，年龄每增长 10 岁中央凹下脉络膜厚度下降 15.6μm[54]。Ikuno 等使用 SS-OCT 研究了 86

名平均年龄为 39.4 岁的无近视健康日本人，发现中央凹下脉络膜的平均厚度为 354μm，并且年龄每增长 10 岁中央凹下脉络膜厚度下降 14μm[55]。中央凹下脉络膜厚度在不同研究中各不相同，在平均年龄为 65 岁的 31 只眼中平均厚度为 203.6μm[53]，而在平均年龄为 36 岁的 22 只眼中平均厚度为 448.5μm[56]。在进行脉络膜厚度比较时必须考虑屈光度和年龄以及昼夜节律变化的影响，因而很难直接对比不同研究的数值。此外，某些研究无法区分所有眼球的脉络膜巩膜交界，更无法对相关数值进行比较。在一项对 34 只眼的病例系列研究中 SD-OCT 仅能在 74% 的眼中分辨出脉络膜巩膜交界[52]。有些研究排除了眼病患者[52-54]，有些研究排除了眼病及全身疾病患者[55,57]，而有些研究则仅排除患有可能对脉络膜厚度产生影响的全身疾病的患者[53,54]。尽管有些研究报道测量的是正常眼脉络膜厚度，但在研究中却纳入了度数超过–6 D 的高度近视眼[53,57,58]。

脉络膜厚度随年龄增长而下降可能与以下因素有关，如脉络膜毛细血管丢失、脉络膜毛细血管直径下降、脉络膜大血管直径下降和脉络膜中层缩减等[52,59,60]。对眼库尸眼组织病理学研究发现，随年龄增长脉络膜厚度每年下降 1.1μm，这一数值低于活体测量的数值[54]。这种差异可能与测量技术相关，病理检查在尸检的眼睛中进行无血液灌流，而脉络膜则是有血流灌注的组织[59-61]。

脉络膜的厚度也随着人眼的离焦发生变化[62]。现已知维持正视眼需要依赖于感知模糊图像后通过包括移动视网膜来减少图像模糊及永久改变眼球大小来改善图像质量的机制。首先改变的是脉络膜厚度，来调节视网膜的位置，这在小鸡[63,64]和灵长类动物[65,66]的实验中均已得到证实。Read 等的研究表明在人眼中也存在类似的改变，短暂离焦后脉络膜厚度会发生相应变化[62]。近视离焦中脉络膜增厚而在远视离焦中脉络膜变薄[67]。人类的脉络膜厚度呈现昼夜变化节律[51,68]，这一变化与基线脉络膜厚度及收缩压相关[51]。

9.9 脉络膜厚度的地形图

正视眼的脉络膜后极部厚度在不同部位不同：中央凹下最厚，鼻侧方向迅速变薄，下方脉络膜厚度薄于

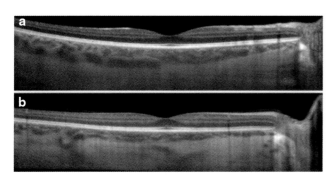

图 9.4 31 岁正视眼（a）及 29 岁近视眼（b）的脉络膜厚度。除相对年轻外，近视眼的黄斑下方脉络膜厚度较正视眼明显变薄。

上方脉络膜[52,53,55,57]。视盘下方脉络膜厚度比视盘周围其他部位脉络膜厚度薄[69,70]。这种区域差异的原因尚不清楚,但可能与眼球的胚胎发育相关。胚胎发育上视裂位于视杯下方,是胚眼最后闭合的区域。另一个可能的解释是该区域往往是脉络膜血液循环的分水带所在。Ho等的研究表明,在正常眼球中脉络膜厚度在视神经周围各方向呈放射状逐渐增加,最后达到一个稳定值[69]。

9.10 脉络膜内部结构影像

脉络膜毛细血管的基底层构成 Bruch 膜的外层,Bruch 膜的柱状突起将脉络膜毛细血管相互隔开。OCT 上视网膜外层高反光带被认为是 RPE 层,该层实际上也包括 Bruch 膜和脉络膜毛细血管层。Fong 等提出 Bruch 膜下高反光点代表脉络膜小动脉和小静脉的横截面[71]。大管径脉络膜血管由低反射的内腔和高反射的血管壁构成。影像中管腔直径可能与实际管腔直径成一定比例,但不一定完全相同。血流最外层有可能在影像上被认为是血管壁的一部分。

9.11 高度近视眼的脉络膜

脉络膜厚度与年龄及近视程度呈负相关,年龄越大、近视程度越高,脉络膜则越薄(表 9.1 和表 9.2;图 9.4b)。脉络膜厚度也与眼轴呈负相关,回归模型与厚度与屈光度的关系相似。可能门诊诊断的高度近视大都是轴性近视,因此这一特点未必在所有高度近视眼中都符合(也许在非轴性近视中不符合)。在高度近视的发展过程中,眼球扩张但并不产生更多的组织(即组织并不增殖)。例如,在实验性近视眼中巩膜胶原的重量并不随近视的发生而加重,反而随之减轻。在近视的进展过程中脉络膜也可能被牵拉变薄,但并不生长出更多的血管组织。这一点尚未在研究中证实,因为需要借助全眼的扩张模型加以研究而无法仅仅通过有限面积的 OCT 扫描来证实。高度近视眼的脉络膜厚度变薄现象被称为近视性脉络膜变薄(图 9.5)。眼球的扩张似乎也可引起视网膜光感受器密度下降[72],但视力却能保持不变,因为眼轴延长同时也引起相应的视

表 9.1　145 例不伴黄斑病变的高度近视眼黄斑中心凹下脉络膜厚度的预测因素。每年脉络膜厚度约下降 1.55μm,而每个近视屈光度约下降 8.13μm。

参数估计							
			95% Wald 置信区间		假设检验		
参数	B	标准误差	下限值	上限值	Wald 卡方检验	df	Sig.
(截距)	310.693	27.3223	257.142	364.244	129.309	1	<0.001
年龄	−1.550	0.4064	−2.347	−0.754	14.553	1	<0.001
屈光	8.133	1.8408	4.525	11.741	19.520	1	<0.001

From Nishida et al.[79]

因变量=黄斑中心凹下脉络膜厚度

表 9.2　145 例高度近视眼视力 log MAR 的预测因素。只有黄斑中心凹下脉络膜厚度可作为预测因子。

参数估计							
			95% Wald 可信区间		假设检验		
参数	B	标准误	下限值	上限值	Wald 卡方检验	df	Sig.
(截距)	0.287	0.0630	0.163	0.410	20.689	1	<0.001
黄斑中心凹下脉络膜厚度	−0.0011	0.0003	−0.002	0.000	13.397	1	<0.001

From Nishida et al.[79]

因变量=log MAR

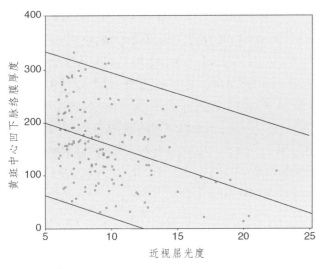

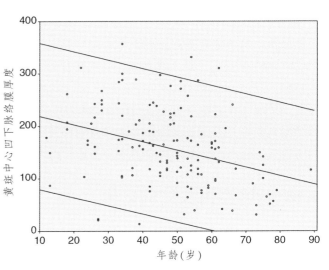

图 9.5　145 例无黄斑病变的高度近视患者黄斑中心凹下脉络膜厚度与近视屈光度的相关性。趋势线显示脉络膜厚度减少与增加与近视屈光度相关,上下两条边界线代表趋势线 95% 的可信区间范围。Y 轴以 μm 显示脉络膜厚度。

图 9.7　145 例无黄斑病变的高度近视患者黄斑中心凹下脉络膜厚度与年龄的相关性。趋势线显示出脉络膜厚度减少与年龄相关,上下两条边界线代表 95% 可信区间。Y 轴以 μm 显示脉络膜厚度。

标在眼底影像扩大。尽管脉络膜变薄,但由于光感受器的密度下降,单位面积外层视网膜氧耗需求可能也相应下降(图 9.6)。但是,脉络膜厚度随年龄变薄在近视和非近视眼球中比较明显。有意思的是,在高度近视和非高度近视眼球中,脉络膜厚度随年龄增加而变薄的绝对量大致相似(图 9.7)[73]。脉络膜在高度近视开始时变薄,之后则显著变薄甚至完全缺失。脉络膜薄变到一定程度可能会引起血氧供应不足,此时可称为高度近

视脉络膜萎缩[73]。在非高度近视的老年人中脉络膜有可能变薄,这被称为年龄相关性脉络膜萎缩(ARCA)[74]。这些患者的眼轴长度正常,但眼底呈豹纹状与高度近视老年人相似,同时还可以出现视盘旁 β 萎缩区。年龄相关性脉络膜萎缩眼睛容易出现假性玻璃膜疣,但高度近视眼却几乎从未出现假性玻璃膜疣。在以人群为基础的研究中,年龄相关性脉络膜萎缩被定义为脉络膜厚度低于 125μm,但近视性脉络膜萎缩缺乏此类数据定

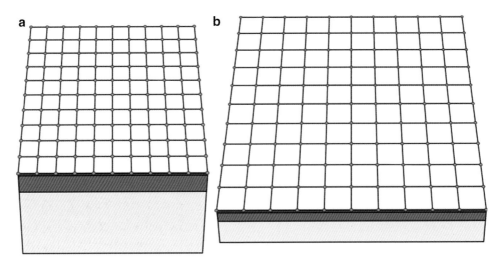

图 9.6　脉络膜变薄及其对视网膜供氧和代谢影响的虚构示意图。(a)正视眼中光感受器(蓝点)具有一定的集合密度,其位于视网膜色素上皮细胞(褐色层面)之上,之后依次为脉络膜(橘红色层面)。巩膜被描绘为灰色。高度近视眼(b)后极部被拉伸,光感受器集合密度减少,脉络膜比正视眼变薄。但在高度近视眼中脉络膜供氧和代谢与光感受器的集合密度的比例可能并不成负相关,因为至少在年轻时患者的视觉功能仍正常。随着年龄的增长脉络膜变薄,之后可能由于脉络膜萎缩造成视觉功能的衰退。

义。

目前仍很缺乏对高度近视眼的病理学研究，尚未获得早期高度近视眼组织病理学数据。动物模型研究发现近视眼脉络膜毛细血管的直径和密度均下降[18]，然而在动物模型中却缺乏年龄相关的重要数据。ICG血管造影研究也显示高度近视眼脉络膜血管发生了改变[75,76]。彩色多普勒超声研究显示高度近视眼脉络膜血循环减少[77]。高度近视患者的脉络膜比正常眼显著变薄[73,78]。由于脉络膜向视网膜色素上皮细胞和外层视网膜提供血氧，因此脉络膜血循环下降可能会(至少部分地)导致高度近视眼视网膜功能受损及视力损伤。

9.12 脉络膜生物计量学及其临床意义

用频域 OCT 对 18 名(31 只眼)平均年龄 52 岁的高度近视患者(平均近视−15.5 D)进行研究，发现平均脉络膜厚度仅 100.5μm，且年龄越大及后巩膜葡萄肿高度更大的患者脉络膜厚度越薄[91]。研究者对后巩膜葡萄肿高度的定义为从中央凹下 RPE 水平到鼻侧、颞侧、上方及下方 OCT 图像边缘 4 个垂直测量值的总和[78]。但研究者没有提及如何明确是否有后巩膜葡萄肿，及其形态和位置。根据定义葡萄肿是眼球壁的局部膨出，局部曲率急剧加大。无论近视与否，任何眼球都不是一个平面结构，而且正如 SD-OCT 所测量的，其本身就具有一定的"高度"。因此该研究中测量的高度实际上只反映了眼球后部的曲率，而并不意味着局部膨出(后巩膜葡萄肿)。由于脉络膜显著变薄，应用传统的 SD-OCT 可以在高度近视眼中清楚观察到脉络膜和巩膜的交界面[78]。Ikuno 等认为当脉络膜厚度超过 300μm 时常规 SD-OCT 无法辨认脉络膜巩膜交界面[78]。是否可观察到脉络膜巩膜交界面也取决于 RPE 和脉络膜的色素。在另外一组 31 名平均年龄 60 岁，平均近视度数为−11.9 D 的高度近视患者(55 只眼)，EDI-OCT 发现平均中央凹下脉络膜厚度为 93.2μm，且脉络膜厚度与年龄($P=0.006$)及近视屈光度($P<0.001$)呈负相关[73]，有 CNV 病史的眼脉络膜也较薄($P=0.013$)。然而因该组患者进行了 PDT 治疗而可能会损伤脉络膜[73]。在该 EDI-OCT 研究中，年龄每增长 10 岁中央凹下脉络膜厚度变薄 12.7μm，近视度数每增加一个屈光度脉络膜厚度变薄 8.7μm。Nishida 等对 145 只高度近视患

眼进行的研究发现脉络膜厚度每 10 年下降 15.5μm，每增加一个屈光度脉络膜厚度下降 8.13μm[79]。

与近视度数相比，高度近视患者的视功能似乎与年龄的关系更密切[80,81]，表明除了近视度数以外视力还受其他因素的影响。考虑到脉络膜厚度随年龄和近视度数的增加而减少，一些研究人员研究了无其他病理性改变的高度近视眼中影响视力的因素。他们分别分析了两组来自纽约和日本的患者，然后又进行了综合分析[79]。两个独立的阅片人对 OCT 进行了设盲的多参数测量，最后分析发现唯一影响视力的因素是黄斑区中心凹下脉络膜厚度，两组患者单独和综合分析得出的结果一致。尽管一些脉络膜明显变薄的患者视力中轻度下降，但总的情况是脉络膜越薄视力就越差。有意思的是在测量视功能时发现，即使轻度视力下降也会引起视觉功能不成比例的丧失。比如，视力从 1.0 下降到 0.5 与视力从 0.5 下降到 0.1 时，对有用视力的影响程度可能相当。

对高度近视，我们常常对发生视网膜脱离或脉络膜新生血管的少数患者印象深刻，因为他们的视力会突然丧失。许多高度近视眼患者视力损伤较此二者轻，因此对个体影响不甚明显。然而受累的眼睛数量非常庞大，所以对社会的整体影响很大。这类似于世界某些地方的人群缺乏碘的摄入，这些区域的少部分人罹患克汀病(呆小症)，而更多的人则表现为心智功能的小幅下降。克汀病就是活生生的例子，少部分人失去了更多功能。然而从社会学的观点来看，更多的人都失去一小部分同样非常重要。

9.13 高度近视眼的脉络膜视网膜萎缩

回归分析显示脉络膜厚度与近视度数及年龄呈负线性关系(图 9.5 和图 9.7)。总体来说这种线性回归关系成立，但有一个小的局限性是理论上再薄的脉络膜仍具有一定功能。血细胞有一定体积，转运这些血细胞的血管肯定要大于血细胞。在高度近视眼的 OCT 图像中，脉络膜的厚度可仅为 15μm 左右(图 9.8)。脉络膜变得如此薄的眼睛有显著的色素改变，包括色素斑块形成及其周边色素丢失。这些脉络膜极度变薄的区域与完全丢失脉络膜的区域相邻。在脉络膜完全丢失的区域眼底呈白色，且由于完全缺失 RPE 和脉络膜可直

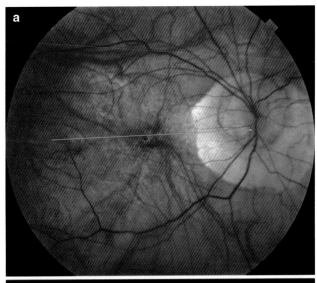

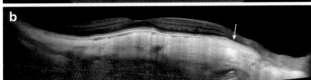

图 9.8 一例 70 岁高度近视女性。(a)眼底图像显示脉络膜血管减少。注意黄斑中央区有一个相对无血管区。该患者有轻度的色素沉着，没有明显的棋盘样眼底改变。可见视盘旁萎缩灶。绿色箭显示(b)所示扫描层面定位。(b)EDI-OCT 显示脉络膜明显变薄，黄斑中心凹下脉络膜厚度为 14μm。注意脉络膜在正常脉络膜与视盘旁萎缩灶的边界处陡然终止(箭)。

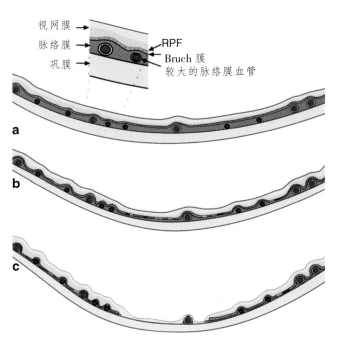

图 9.9 脉络膜变薄和萎缩示意图。(a)高度近视患者脉络膜变薄，似乎脉络膜中间部尤其明显。较大的脉络膜血管可以占有大部分脉络膜的厚度。(b)随着脉络膜逐渐变薄，较大的脉络膜血管靠近上覆的单层 RPE。(c)老年高度近视患者的脉络膜似乎变得非常薄，以至于上覆的视网膜和视网膜色素上皮细胞不再具有活力，其自身也不再具有活力。在缺乏外层视网膜、视网膜色素上皮细胞的区域可以透见脉络膜。残余组织实质上是内层视网膜。由于其透明而下方组织是巩膜，因此这些区域显示为白色。

接透见其下的巩膜(图 9.9 至图 9.11)。这些区域的视网膜也变薄，被称为脉络膜视网膜萎缩或斑状萎缩(斑状萎缩这个术语实际上有一定的误导，因为实际上其周边区域脉络膜也出现萎缩)。在脉络膜视网膜萎缩边界脉络膜并不一定逐渐萎缩到消失，脉络膜通常变得极薄然后突然消失。这一现象可能与脉络膜的解剖结构有关，脉络膜血管可能有少量残余或完全缺失。随着脉络膜的萎缩，其供氧和代谢能力下降，残留的脉络膜基质、其上的 RPE 及外层视网膜也会随之萎缩。

9.14 脉络膜内空腔

高度近视眼视盘下方有时会出现一种黄白色病变[82-89]，该病变曾被称为病理性近视视盘旁脱离，因为有人认为这种病变由视网膜和 RPE 隆起导致。Shimada 等报道高度近视眼患者视盘旁脱离的概率为 4.9%[83]。下方近视弧可见一个陡峭的凹陷毗邻视盘周围脱离[84]。关于此病变概念的修订突显了与已知的视

网膜色素上皮细胞脱离的病理解剖所不同的方面——病变似乎是一个腔，但是位于脉络膜[85,86]。Tateno 等认为 RPE 并未从脉络膜分离，而是脉络膜的劈裂形成了一个空腔[85]。Toranzo 等在病例报告中描述，"脉络膜下方出现了深层的低反射，像是一个把视网膜色素上皮和巩膜分开的位于脉络膜内的空腔"[86]。因此他们将视盘旁脱离改称为视盘旁脉络膜内空腔(ICC)[86]。Wei 等扩展了视盘旁脉络膜内空腔这一概念，提出巩膜向后扩张力、玻璃体牵拉力及玻璃体液化流动决定了空腔病变的大小和形态[87]。对 16 例视盘旁脉络膜内空腔进行的 EDI-OCT 和 SS-OCT 检查发现了一个有趣的解剖特征[90]，即近视萎缩弧区域的巩膜向后移位并一直延伸到脉络膜内空腔区域，而该区域的视网膜、RPE 及 Bruch 膜的形态位置相对保持不变。空腔的产生是由于巩膜内表面和 Bruch 膜后表面之间距离的扩大。也似乎是由于巩膜后移产生的视神经周围解剖结构的改变(图 9.12)。约 1/4 的患眼在近视萎缩弧边缘出现视

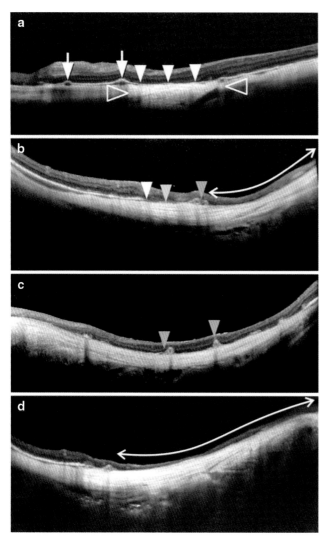

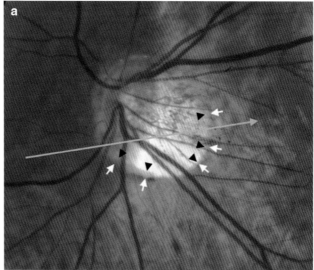

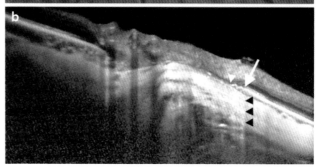

图 9.11　高度近视眼的视盘倾斜和近视弧。红外扫描激光成像投影到彩图上以便能准确定位(绿色箭所示的扫描线)。(a)此眼呈现视盘倾斜和视盘颞下方明显的近视弧萎缩灶。近视弧外侧边界是由两个同心圆曲线之间构成的区域。区域外侧(白色箭)是橙色终止的地方。内侧是位于外侧和近视弧内部强烈反射区边界之间细小的延续阴影区,边界由黑色箭头所示。(b)橙色终止线对应于白色箭。注意该区域后部的光通透性增加,如黑色箭头所示。这些征象表明 RPE 的止端,或至少在此处变薄。在鼻侧有较薄的弯曲结构终止(白色箭头)。这种结构似乎是 Bruch 膜的止端。该止端对应于彩图黑色箭头所示的界线。

图 9.10　OCT 显示高度近视晚期脉络膜萎缩。(a)脉络膜变薄,可以看到两根上抬 RPE 的较大脉络膜血管(箭)。一些研究者将这些隆起称为"脉络膜微皱",但这显然不正确。因为脉络膜并没有皱褶。在 RPE 缺失的区域更多的光传入到深层(空心箭头)。这个区域内似乎也可以看到 Bruch 膜(箭头)。(b)随着脉络膜缺失更明显,RPE 终止端留下了 Bruch 膜的痕迹(白色箭头)和残余的 Bruch 膜(黄色箭头)。较大脉络膜血管周围似乎有脉络膜基质的残余部分(蓝色箭头)。两端白色箭头显示没有任何可见血管的脉络膜后极部。注意上方视网膜内实质和分层结构的缺失。(c)该眼在 OCT 扫描区内脉络膜几乎完全缺失。这里可以看到两根遗留的伴有少量脉络膜组织残留的较大脉络膜血管(蓝色箭头)。(d)随着眼部脉络膜的慢性缺损,如两端白色箭头所示,上覆的视网膜变得相当薄。

网膜全层缺损。

　　眼内压使眼球有向外扩张的趋势,而眼球壁则是限制其膨胀的屏障。眼球壁对抗眼球变形的能力与其弹性及厚度相关。在正常情况下,眼球壁包括视网膜、

RPE、Bruch 膜、脉络膜及巩膜。在近视萎缩弧区没有脉络膜、RPE 及外层视网膜,内层视网膜也往往变得很薄。高度近视眼的巩膜变薄在萎缩弧区域尤其明显,此区域相对薄的巩膜承受的眼内压造成的压强和眼球其他区域一致,因而与其他各层组织完整区域相比,此处由于上述的组织萎缩甚至缺失而易于往外膨突。由于巩膜有一定的弹性,膨突累及周边正常组织而形成巩膜与 Bruch 膜的分离,进而形成脉络膜内空腔。高度近视眼后巩膜葡萄肿在颞下方区域似乎更为显著,可能这也解释了为什么视盘旁脉络膜空腔常见于视盘下方[90]。

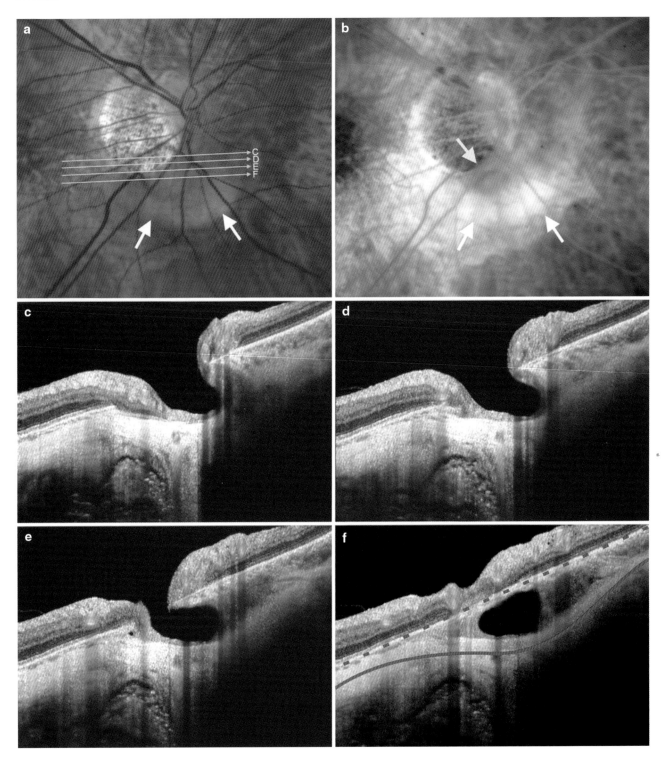

图9.12 (a)彩图示橘黄色区域的脉络膜内空腔(白色箭头)。绿色箭头显示光学相干断层扫描(OCT)分层的位置。(b)荧光血管造影显示了空腔中晚期荧光积存。注意视网膜缺损的边界比在彩图中更为清晰。(c–f)扫频OCT进行连续分层扫描显示内层视网膜缺损及空腔扩张进入脉络膜。在空腔的边界可见遮蔽组织延伸。在(f)注意对应视网膜色素上皮的高反射条带几乎是笔直的,如蓝色虚线所示。巩膜在中心点厚度显现出向后外翻,以红线标记。

这种机械性缺损也可能存在于其他区域,这可以解释高度近视眼中出现的黄斑区脉络膜空腔。这些空腔通常出现在后极部,与脉络膜和RPE萎缩缺失区域相邻[91]。后巩膜向后移位累及相对正常的区域从而引起脉络膜空腔。将近1/4有脉络膜内空腔的眼在视网膜变薄区域和其周围正常视网膜区域之间存在视网膜缺损。由于玻璃体液体流到视网膜下,某些患者的眼球会出现局部视网膜脱离。

9.15 局灶性脉络膜凹陷

近视眼通常会随近视的程度出现巩膜厚度变薄。其中有一组特殊患者出现局部脉络膜内空腔,这些患者伴有黄斑区脉络膜局部减少[92-94]。患者通常都患有近视,其中有些为高度近视。受累眼有局部色素改变,但在眼底检查时很难发现空腔结构。OCT检查可发现脉络膜空腔(图9.13)。这些区域在荧光造影及吲哚菁绿血管造影时呈现为低荧光,自发荧光检查也呈现为局部低荧光。对一组10只眼中的6只眼进行EDI-OCT检查发现,外凹区域周边脉络膜异常增厚[94]。外凹区脉络膜变薄但脉络膜–巩膜交界面未见异常。这些凹陷被认为是局灶性再塑功能低下的区域。

9.16 未来研究方向

脉络膜在近视中的作用有待于进一步研究。高度近视眼的正视化过程会发生偏差或异常,正视化过程部分受脉络膜调节。然而在高度近视眼中脉络膜变得越来越不正常。但并不清楚此类改变对近视进展的影响。由于最近才应用OCT来检测脉络膜厚度,因而缺乏长期随访数据。高度近视后极部改变的分类完全依赖于眼底镜检查,由于脉络膜厚度对视功能及保留相关组织都有显著影响,因此将脉络膜厚度整合到分类系统中有其生物学上的合理性。脉络膜灌注的下降也和高度近视继发的病变如CNV密切相关。

大量研究试图延缓近视进展,但减少近视引起的脉络膜改变将首先消除许多引起视力丧失的原因。脉络膜增厚见于炎性疾病[95]及中心性浆液性脉络膜视网膜病变[96]。可以通过使用药物来影响脉络膜厚度。口服西地那非可增加正常志愿者的脉络膜厚度[97,98]。糖皮质激素和中浆相关,可能引起脉络膜增厚。对一名老年高度近视患者进行的影像学检查发现其脉络膜增厚,有趣的是该患者之前曾做过肾移植并多年口服糖皮质激素(图9.14)。

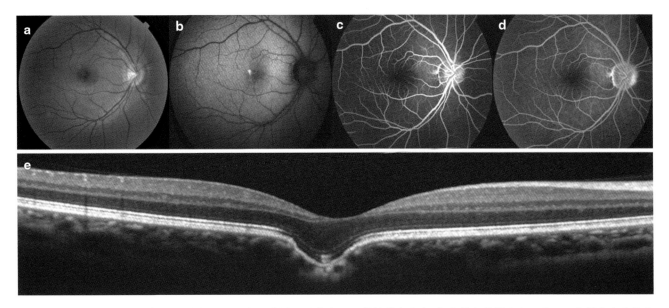

图9.13 局灶性脉络膜凹陷的33岁男子。(a)右眼彩图显示旁中心凹的淡黄色斑点,与小的卵黄样病变一致。(b)右眼底自身荧光显示一个局灶性与卵黄样改变对应的增强的自发荧光区。静脉晚期(c)和再循环期(d)的荧光血管造影图显示偏黄斑中心凹颞上方的局灶性高荧光点。(e)频域OCT通过黄斑中央凹扫描显示与卵黄样病变位置一致,伴小面积外层视网膜高反射的明确局灶性脉络膜凹陷。(From Vance et al.[98])

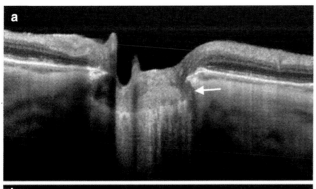
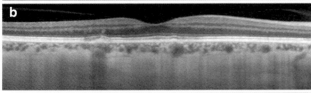
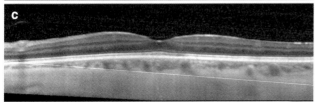

图 9.14 (a)66 岁高度近视女性表现出高度近视的典型特点,包括扫频 OCT 扫描看到的筛状板裂隙(箭)。但她的脉络膜出乎意料地增厚。(b,c)考虑到她的年龄和眼轴,其黄斑中心凹下脉络膜厚度预计约为 50μm,但她的脉络膜厚度实际约 200um。她曾有肾移植病史并使用口服强的松多年以防止排斥反应。皮质类固醇是中心性浆液性脉络膜视网膜病变的危险因素,可引起脉络膜增厚。但是该患者的脉络膜血管数量似乎是正常的,这与典型的老年高度近视患者通常出现脉络膜血管数量减少不同(如图 9.10)。一个案例并不能说明什么,但这些发现提示了有趣的可能性。

9.16.1 使用脉络膜厚度对近视性眼底改变进行分级

流行病学研究采用分级系统进行眼底病变分级,从而定量分析人群中近视性眼底病变的严重程度和发病率。任何有用的分级系统都包含下述几个关键属性:能全面涵盖疾病谱、应基于客观信息以及疾病进程进行分级、分级结果应准确且可重复。目前的近视分级系统基于眼底特征如豹纹状眼底、弥漫性萎缩、斑状萎缩、漆裂纹、Fuchs 斑等确定,但并未囊括所有可能的病变,分级比较主观,且发病率依赖于所研究的人群。例如,豹纹状眼底指由透见眼底脉络膜大血管和脉络膜外层的色素而导致的条纹状眼底。具有豹纹状眼底的眼睛脉络膜薄于正常眼底的眼睛。脉络膜变薄主要

发生于中层,导致可透见深层脉络膜。血管和色素之间的对比度取决于色素的含量。色素多的人会呈现为以血管为边界的黑色区域,而北欧裔(白色人种,色素少)则该区域可能并不明显。所以在脉络膜改变相似的情况下,色素多的人脉络膜豹纹状眼底更明显。Fuchs斑指色素包裹的 CNV 瘢痕,白色人种的 CNV 很少发展为色素性瘢痕,并且经过抗 VEGF 治疗的眼睛也较少发生瘢痕。因此,不管是豹纹状眼底还是 Fuchs 斑,其分类并不能反映疾病的严重程度,而疾病严重程度需要依赖其他因素(比如不同人种色素的多少)确定。当前临床上可以评估脉络膜厚度的唯一手段是 OCT,因此相关临床病理的研究将大有裨益。

(漆剑 游启生 译 雷博 校)

参考文献

1. Parver LM, Auker C, Carpenter DO. Choroidal blood flow as a heat dissipating mechanism in the macula. Am J Ophthalmol. 1980;89(5):641–6.
2. Wangsa-Wirawan ND, Linsenmeier RA. Retinal oxygen: fundamental and clinical aspects. Arch Ophthalmol. 2003;121(4):547–57.
3. Parver LM, Auker C, Carpenter DO. Choroidal blood flow as a heat dissipating mechanism in the macula. Am J Ophthalmol. 1980;84:641–6.
4. Yuan X, Gu X, Crabb JS, et al. Quantitative proteomics: comparison of the macular Bruch membrane/choroid complex from age-related macular degeneration and normal eyes. Mol Cell Proteomics. 2010;9:1031–46.
5. Nickla DL, Wallman J. The multifunctional choroid. Prog Retin Eye Res. 2010;29(2):144–68.
6. Sellheyer K. Development of the choroid and related structures. Eye (Lond). 1990;4(Pt 2):255–61.
7. Mund ML, Rodrigues MM, Fine BS. Light and electron microscopic observations on the pigmented layers of the developing human eye. Am J Ophthalmol. 1972;73(2):167–82.
8. Meriney SD, Pilar G. Cholinergic innervation of the smooth muscle cells in the choroid coat of the chick eye and its development. J Neurosci. 1987;7(12):3827–39.
9. Schroedl F, Brehmer A, Neuhuber WL, et al. The normal human choroid is endowed with a significant number of lymphatic vessel endothelial hyaluronate receptor 1 (LYVE-1)-positive macrophages. Invest Ophthalmol Vis Sci. 2008;49(12):5222–9.
10. May CA. Non-vascular smooth muscle cells in the human choroid: distribution, development and further characterization. J Anat. 2005;207(4):381–90.
11. Poukens V, Glasgow BJ, Demer JL. Nonvascular contractile cells in sclera and choroid of humans and monkeys. Invest Ophthalmol Vis Sci. 1998;39(10):1765–74.
12. Flugel-Koch C, May CA, Lutjen-Drecoll E. Presence of a contractile cell network in the human choroid. Ophthalmologica. 1996;210(5):296–302.
13. de Hoz R, Ramirez AI, Salazar JJ, et al. Substance P and calcitonin gene-related peptide intrinsic choroidal neurons in human choroidal whole-mounts. Histol Histopathol. 2008;23(10):1249–58.
14. Saint-Geniez M, Kurihara T, Sekiyama E, et al. An essential role

for RPE-derived soluble VEGF in the maintenance of the choriocapillaris. Proc Natl Acad Sci U S A. 2009;106(44):18751–6.

15. Bernstein MH, Hollenberg MJ. Fine structure of the choriocapillaris and retinal capillaries. Invest Ophthalmol. 1965;4(6):1016–25.

16. Federman JL. The fenestrations of the choriocapillaris in the presence of choroidal melanoma. Trans Am Ophthalmol Soc. 1982;80:498–516.

17. Peters S, Heiduschka P, Julien S, et al. Ultrastructural findings in the primate eye after intravitreal injection of bevacizumab. Am J Ophthalmol. 2007;143(6):995–1002.

18. Hirata A, Negi A. Morphological changes of choriocapillaris in experimentally induced chick myopia. Graefes Arch Clin Exp Ophthalmol. 1998;236:132–7.

19. Rutnin U, Schepens CL. Fundus appearance in normal eyes. II. The standard peripheral fundus and developmental variations. Am J Ophthalmol. 1967;64(5):840–52.

20. Haab O. Atlas und Grundriss der Ophthalmoscopie und ophthalmoscopischen Diagnostik. 3rd ed. Munchen Verlag von J. F. Lehmann. 1900, Figure 80, p. 90, hintere Vortexvenen.

21. Guyer DR, Schachat AP, Green WR. The choroid: structural considerations. In: Ryan SJ, editor. Retina. 4th ed. Philadelphia: Mosby; 2006. p. 34–41.

22. Hayreh SS. In vivo choroidal circulation and its watershed zones. Eye (Lond). 1990;4(Pt 2):273–89.

23. Maepea O. Pressures in the anterior ciliary arteries, choroidal veins and choriocapillaris. Exp Eye Res. 1992;54(5):731–6.

24. Flower RW, Fryczkowski AW, McLeod DS. Variability in choriocapillaris blood flow distribution. Invest Ophthalmol Vis Sci. 1995;36:1247–58.

25. Chen JC, Fitzke FW, Pauleikhoff D, Bird AC. Functional loss in age-related Bruch's membrane change with choroidal perfusion defect. Invest Ophthalmol Vis Sci. 1992;33:334–40.

26. Hayreh SS. The blood supply of the optic nerve head and the evaluation of it – myth and reality. Prog Retin Eye Res. 2001;20(5):563–93.

27. Alm A, Bill A. Ocular and optic nerve blood flow at normal and increased intraocular pressures in monkeys (Macaca irus): a study with radioactively labelled microspheres including flow determinations in brain and some other tissues. Exp Eye Res. 1973;15(1):15–29.

28. Friedman E. Choroidal blood flow. Pressure-flow relationships. Arch Ophthalmol. 1970;83(1):95–9.

29. Kiel JW, van Heuven WA. Ocular perfusion pressure and choroidal blood flow in the rabbit. Invest Ophthalmol Vis Sci. 1995;36(3):579–85.

30. Polak K, Luksch A, Berisha F, et al. Altered nitric oxide system in patients with open-angle glaucoma. Arch Ophthalmol. 2007;125(4):494–8.

31. Lutjen-Drecoll E. Choroidal innervation in primate eyes. Exp Eye Res. 2006;82(3):357–61.

32. Polska E, Simader C, Weigert G, et al. Regulation of choroidal blood flow during combined changes in intraocular pressure and arterial blood pressure. Invest Ophthalmol Vis Sci. 2007;48(8):3768–74.

33. Riva CE, Titze P, Hero M, et al. Choroidal blood flow during isometric exercises. Invest Ophthalmol Vis Sci. 1997;38(11):2338–43.

34. Riva CE, Titze P, Hero M, Petrig BL. Effect of acute decreases of perfusion pressure on choroidal blood flow in humans. Invest Ophthalmol Vis Sci. 1997;38(9):1752–60.

35. Houssier M, Raoul W, Lavalette S, et al. CD36 deficiency leads to choroidal involution via COX2 down-regulation in rodents. PLoS Med. 2008;5(2):e39.

36. Fujiwara T, Imamura Y, Giovinazzo VJ, Spaide RF. Fundus autofluorescence and optical coherence tomographic findings in acute zonal occult outer retinopathy. Retina. 2010;30(8):1206–16.

37. Geiser MH, Bonvin M, Quibel O. Corneal and retinal temperatures under various ambient conditions: a model and experimental approach. Klin Monbl Augenheilkd. 2004;221(5):311–4.

38. Biesemeier A, Schraermeyer U, Eibl O. Chemical composition of melanosomes, lipofuscin and melanolipofuscin granules of human RPE tissues. Exp Eye Res. 2011;93:29–39.

39. Ulshafer RJ, Allen CB, Rubin ML. Distributions of elements in the human retinal pigment epithelium. Arch Ophthalmol. 1990;108:113–7.

40. Biesemeier A, Julien S, Kokkinou D, Schraermeyer U, Eibl O. A low zinc diet leads to loss of Zn in melanosomes of the RPE but not in melanosomes of the choroidal melanocytes. Metallomics. 2012;4:323–32.

41. Geeraets WJ, Berry ER. Ocular spectral characteristics as related too hazards from lasers and other light sources. Am J Ophthalmol. 1968;66:15–20.

42. Ketterer SG, Wiegand BD. Hepatic clearance of indocyanine green. Clin Res. 1959;7:289.

43. Hayashi K, Hasegawa T, Tokoro T, Delaey JJ. Value of indocyanine green angiography in the diagnosis of occult choroidal neovascular membrane. Jpn J Ophthalmol. 1988;42:827–9.

44. Hewick SA, Fairhead AC, Culy JC, Atta HR. A comparison of 10 MHz and 20 MHz ultrasound probes in imaging the eye and orbit. Br J Ophthalmol. 2004;88(4):551–5.

45. Hoffer KJ. Ultrasound velocities for axial eye length measurement. J Cataract Refract Surg. 1994;20(5):554–62.

46. Spaide RF, Koizumi H, Pozzoni MC. Enhanced depth imaging spectral-domain optical coherence tomography. Am J Ophthalmol. 2008;146(4):496–500.

47. Chinn SR, Swanson EA, Fujimoto JG. Optical coherence tomography using a frequency-tunable optical source. Opt Lett. 1997;22(5):340–2.

48. Choma M, Sarunic M, Yang C, Izatt J. Sensitivity advantage of swept source and Fourier domain optical coherence tomography. Opt Express. 2003;11(18):2183–9.

49. Branchini L, Regatieri CV, Flores-Moreno I, et al. Reproducibility of choroidal thickness measurements across three spectral domain optical coherence tomography systems. Ophthalmology. 2012;119:119–23.

50. Ikuno Y, Maruko I, Yasuno Y, et al. Reproducibility of retinal and choroidal thickness measurements in enhanced depth imaging and high-penetration optical coherence tomography. Invest Ophthalmol Vis Sci. 2011;52(8):5536–40.

51. Tan CS, Ouyang Y, Ruiz H, Sadda SR. Diurnal variation of choroidal thickness in normal, healthy subjects. Invest Ophthalmol Vis Sci. 2012;53(1):261–6.

52. Manjunath V, Taha M, Fujimoto JG, Duker JS. Choroidal thickness in normal eyes measured using Cirrus HD optical coherence tomography. Am J Ophthalmol. 2010;150(3):325–9.e1.

53. Hirata M, Tsujikawa A, Matsumoto A, et al. Macular choroidal thickness and volume in normal subjects measured by swept-source optical coherence tomography. Invest Ophthalmol Vis Sci. 2011;52(8):4971–8.

54. Margolis R, Spaide RF. A pilot study of enhanced depth imaging optical coherence tomography of the choroid in normal eyes. Am J Ophthalmol. 2009;147(5):811–5.

55. Ikuno Y, Kawaguchi K, Nouchi T, Yasuno Y. Choroidal thickness in healthy Japanese subjects. Invest Ophthalmol Vis Sci. 2010;51(4):2173–6.

56. Benavente-Perez A, Hosking SL, Logan NS, Bansal D. Reproducibility-repeatability of choroidal thickness calculation using optical coherence tomography. Optom Vis Sci. 2010;87(11):867–72.

57. Esmaeelpour M, Povazay B, Hermann B, et al. Three-dimensional 1060-nm OCT: choroidal thickness maps in normal subjects and improved posterior segment visualization in cataract patients. Invest Ophthalmol Vis Sci. 2010;51(10):5260–6.

58. Li XQ, Larsen M, Munch IC. Subfoveal choroidal thickness in relation to sex and axial length in 93 Danish university students. Invest Ophthalmol Vis Sci. 2011;52(11):8438–41.

59. Feeney-Burns L, Burns RP, Gao CL. Age-related macular changes in humans over 90 years old. Am J Ophthalmol. 1990;109(3):265–78.
60. Sarks SH. Ageing and degeneration in the macular region: a clinico-pathological study. Br J Ophthalmol. 1976;60(5):324–41.
61. Ramrattan RS, van der Schaft TL, Mooy CM, et al. Morphometric analysis of Bruch's membrane, the choriocapillaris, and the choroid in aging. Invest Ophthalmol Vis Sci. 1994;35(6):2857–64.
62. Read SA, Collins MJ, Sander BP. Human optical axial length and defocus. Invest Ophthalmol Vis Sci. 2010;51(12):6262–9.
63. Wallman J, Wildsoet C, Xu A, et al. Moving the retina: choroidal modulation of refractive state. Vision Res. 1995;35(1):37–50.
64. Wildsoet C, Wallman J. Choroidal and scleral mechanisms of compensation for spectacle lenses in chicks. Vision Res. 1995;35(9):1175–94.
65. Troilo D, Nickla DL, Wildsoet CF. Choroidal thickness changes during altered eye growth and refractive state in a primate. Invest Ophthalmol Vis Sci. 2000;41(6):1249–58.
66. Hung LF, Wallman J, Smith 3rd EL. Vision-dependent changes in the choroidal thickness of macaque monkeys. Invest Ophthalmol Vis Sci. 2000;41(6):1259–69.
67. Rohrer K, Frueh BE, Walti R, et al. Comparison and evaluation of ocular biometry using a new noncontact optical low-coherence reflectometer. Ophthalmology. 2009;116(11):2087–92.
68. Brown JS, Flitcroft DI, Ying GS, et al. In vivo human choroidal thickness measurements: evidence for diurnal fluctuations. Invest Ophthalmol Vis Sci. 2009;50(1):5–12.
69. Ho J, Branchini L, Regatieri C, et al. Analysis of normal peripapillary choroidal thickness via spectral domain optical coherence tomography. Ophthalmology. 2011;118(10):2001–7.
70. Tanabe H, Ito Y, Terasaki H. Choroid Is thinner in inferior region of optic disks of normal eyes. Retina. 2012;32(1):134–9.
71. Fong AH, Li KK, Wong D. Choroidal evaluation using enhanced depth imaging spectral-domain optical coherence tomography in Vogt-Koyanagi-Harada disease. Retina. 2011;31(3):502–9.
72. Chui TY, Song H, Burns SA. Individual variations in human cone photoreceptor packing density: variations with refractive error. Invest Ophthalmol Vis Sci. 2008;49(10):4679–87.
73. Fujiwara T, Imamura Y, Margolis R, et al. Enhanced depth imaging optical coherence tomography of the choroid in highly myopic eyes. Am J Ophthalmol. 2009;148(3):445–50.
74. Spaide RF. Age-related choroidal atrophy. Am J Ophthalmol. 2009;147:801–10.
75. Moriyama M, Ohno-Matsui K, Futagami S, et al. Morphology and long-term changes of choroidal vascular structure in highly myopic eyes with and without posterior staphyloma. Ophthalmology. 2007;114(9):1755–62.
76. Quaranta M, Arnold J, Coscas G, et al. Indocyanine green angiographic features of pathologic myopia. Am J Ophthalmol. 1996;122(5):663–71.
77. Akyol N, Kukner AS, Ozdemir T, Esmerligil S. Choroidal and retinal blood flow changes in degenerative myopia. Can J Ophthalmol. 1996;31(3):113–9.
78. Ikuno Y, Tano Y. Retinal and choroidal biometry in highly myopic eyes with spectral-domain optical coherence tomography. Invest Ophthalmol Vis Sci. 2009;50(8):3876–80.
79. Nishida Y, Fujiwara T, Imamura Y, et al. Choroidal thickness and visual acuity in highly myopic eyes. Retina. 2012;32(7):1229–36.
80. Saw SM, Gazzard G, Shih-Yen EC, Chua WH. Myopia and associated pathological complications. Ophthalmic Physiol Opt. 2005;25(5):381–91.
81. Vongphanit J, Mitchell P, Wang JJ. Population prevalence of tilted optic disks and the relationship of this sign to refractive error. Am J Ophthalmol. 2002;133(5):679–85.
82. Freund KB, Ciardella AP, Yannuzzi LA, et al. Peripapillary detachment in pathologic myopia. Arch Ophthalmol. 2003;121:197–204.
83. Shimada N, Ohno-Matsui K, Nishimuta A, Tokoro T, Mochizuki M. Peripapillary changes detected by optical coherence tomography in eyes with high myopia. Ophthalmology. 2007;114:2070–6.
84. Shimada N, Ohno-Matsui K, Yoshida T, et al. Characteristics of peripapillary detachment in pathologic myopia. Arch Ophthalmol. 2006;124:46–52.
85. Tateno H, Takahashi K, Fukuchi T, Yamazaki Y, Sho K, Matsumura M. Choroidal schisis around the optic nerve in myopic eyes evaluated by optical coherence tomography. Jpn J Clin Ophthalmol. 2005;59:327–31.
86. Toranzo J, Cohen SY, Erginay A, Gaudric A. Peripapillary intrachoroidal cavitation in myopia. Am J Ophthalmol. 2005;140:731–2.
87. Wei YH, Yang CM, Chen MS, Shih YF, Ho TC. Peripapillary intrachoroidal cavitation in high myopia: reappraisal. Eye (Lond). 2009;23:141–4.
88. Forte R, Pascotto F, Cennamo G, de Crecchio G. Evaluation of peripapillary detachment in pathologic myopia with en face optical coherence tomography. Eye (Lond). 2008;22:158–61.
89. Shimada N, Ohno-Matsui K, Iwanaga Y, Tokoro T, Mochizuki M. Macular retinal detachment associated with peripapillary detachment in pathologic myopia. Int Ophthalmol. 2009;29:99–102.
90. Spaide RF, Akiba M, Ohno-Matsui K. Evaluation of peripapillary intrachoroidal cavitation with swept source and enhanced depth imaging optical coherence tomography. Retina. 2012;32:1037–44.
91. Ohno-Matsui K, Akiba M, Moriyama M, Ishibashi T, Hirakata A, Tokoro T. Intrachoroidal cavitation in macular area of eyes with pathologic myopia. Am J Ophthalmol. 2012;154(2):382–93.
92. Jampol LM, Shankle J, Schroeder R, Tornambe P, Spaide RF, Hee MR. Diagnostic and therapeutic challenges. Retina. 2006;26(9):1072–6.
93. Wakabayashi Y, Nishimura A, Higashide T, Ijiri S, Sugiyama K. Unilateral choroidal excavation in the macula detected by spectral-domain optical coherence tomography. Acta Ophthalmol. 2010;88(3):e87–91.
94. Margolis R, Mukkamala SK, Jampol LM, Spaide RF, Ober MD, Sorenson JA, Gentile RC, Miller JA, Sherman J, Freund KB. The expanded spectrum of focal choroidal excavation. Arch Ophthalmol. 2011;129(10):1320–5.
95. Maruko I, Iida T, Sugano Y, Oyamada H, Sekiryu T, Fujiwara T, Spaide RF. Subfoveal choroidal thickness after treatment of Vogt-Koyanagi-Harada disease. Retina. 2011;31:510–7.
96. Imamura Y, Fujiwara T, Margolis R, Spaide RF. Enhanced depth imaging optical coherence tomography of the choroid in central serous chorioretinopathy. Retina. 2009;29:1469–73.
97. Harris A, Kagemann L, Ehrlich R, Ehrlich Y, López CR, Purvin VA. The effect of sildenafil on ocular blood flow. Br J Ophthalmol. 2008;92:469–73.
98. Vance SK, Imamura Y, Freund KB. The effects of sildenafil citrate on choroidal thickness as determined by enhanced depth imaging optical coherence tomography. Retina. 2011;31:332–5.
99. Ohno-Matsui K, Akiba M, Moriyama M, Ishibashi T, Tokoro T, Spaide RF. Imaging retrobulbar subarachnoid space around optic nerve by swept-source optical coherence tomography in eyes with pathologic myopia. Invest Ophthalmol Vis Sci. 2011;52:9644–50.

第 10 章

高度近视的视神经乳头

Jost B. Jonas

视神经乳头(ONH)是眼球壁后段的凹陷,是视网膜神经纤维和视网膜中央静脉的出口以及视网膜中央动脉的入口。同时还是眼球壁的一部分,维持眼球内部的压力(眼内压)高于眼球外部。ONH 可被视为由三层组织组成的洞:Bruch 膜孔构成内层,脉络膜构成中间层,巩膜管构成外层。ONH 可分为视乳头内区域(即巩膜管内区域),以及视乳头旁区域(即 ONH 周围的区域)。如果巩膜管被定义为视乳头内区域,则 ONH 在眼底镜下可见的边界被称为乳头周围环, 眼底镜下看到的可能是软脑膜在筛板水平通过 ONH 边界组织的反光。虽然软脑膜相对较薄,其直径为 30~100μm,但使用眼底镜的直面视角观察 ONH 的表面时,由于对软脑膜的观察有轴向,因此乳头周围环看起来像是一个围绕 ONH 较薄的白色均质带状物。该假设基于高度近视眼的组织学提出,但未经证实。由于视乳头周围巩膜边缘的牵拉,仅在 ONH 边缘留下软脑膜和包饶软脑膜的极薄巩膜边缘。

10.1 视乳头内区域

10.1.1 视盘

在眼底镜下,视乳头由视网膜神经纤维构成的神经视网膜盘沿和位于其中的中央视杯组成,中央杯未被视神经纤维填充[1,2]。视盘由视杯和神经视网膜盘沿构成。OHN 面积在正常非高度近视的白种人中可出现约 1:7 的个体间差异。此外 ONH 还存在种族差异,白种人视盘面积最小,非洲裔美国人视盘面积最大。从经验上来说,视盘面积越大,到赤道部的距离则越短。在非高度近视的人群中, 视盘大小与屈光不正和眼球的大小存在轻度相关性;远视眼的视盘面积较小,而近视眼的视盘面积稍大。在近视度数超过-8 D 或眼轴长度超过 26.5mm 的临界值时,视盘面积随着近视度数增加而急剧增大,由此导致高度近视眼发生继发性或获得性巨大视盘。需要注意区分继发性巨大视盘与非高度近视眼中的原发性巨大视盘。原发性巨大视盘的形状正常,并大多呈圆形,且其尺寸与屈光度或眼轴长度之间不存在相关性。原发性巨大视盘具有相对平坦的角膜,且与水平和垂直方向的眼球直径相关,但与眼球矢状方向的直径延长无关。高度近视眼继发巨大视盘的形状为椭圆形或卵形,部分原因可能是从眼底镜进行观察的视角。由于近视性眼轴延长, 视盘会移动到眼球的鼻侧。眼底镜观察视盘的视角不再是直面或垂直,而与视盘表面呈一定的夹角。这可能导致视盘形状的倾斜和视盘大小被低估,尤其是在水平直径上。在非高度近视眼中,视盘大小与视网膜视锥和视杆感光细胞的数量、视网膜色素上皮细胞数量、视网膜神经纤维的数量(推测是视网膜神经节细胞的数量)、筛板孔的数量以及筛板孔的总面积相关[3,4]。由于高度近视为获得性,因此假定视网膜细胞的数量自出生后不再增加,那么视盘大小和视网膜细胞数量之间的关系可能不适用于高度近视眼。鉴于视盘玻璃膜疣、假性视乳头水肿和非动脉炎性前部缺血性视神经病变几乎都发生于小视盘,而先天性视盘小凹更常见于大视神经乳头,所以视盘的大小变化具有病理遗传学意义。动脉炎性前部缺血性视神经病变的患病率和视网膜中央动脉阻塞或视网膜中央静脉阻塞的患病率均与视盘大小无关。这可能意味着视盘玻璃膜疣、假性视乳头水肿和非动脉炎性前部缺血性视神经病变在视盘较大的族群中出现的频率低于

ONH 相对较小的白种人，而且这些疾病在高度近视眼中的患病率可能低于正视眼。

视盘呈略垂直的椭圆形，其垂直直径比水平直径长 7%~10%[1,2]。视盘形状与年龄、性别以及体重和身高无关。形状异常的视盘可分为绕垂直视轴旋转的视盘（"垂直旋转的视盘"），此类视盘可能是因为后极部近视性扩张导致 ONH 被动移动至鼻侧壁，使观察到的 ONH 表面呈倾斜状，且视盘水平直径看起来比较小，造成了二维眼科显微检查中的光学伪像；以及绕矢状视轴旋转的视盘（"倾斜视盘"）。倾斜视盘的患病率与屈光不正无关，但垂直旋转的视盘与高度近视相关。倾斜视盘与角膜散光和弱视加重显著相关。与此相反，由于高度近视相关的变化主要发生在赤道后部，不会影响到角膜，因此高度近视眼中垂直旋转的视盘可能与角膜散光加重无关。ONH 绕水平轴旋转可能是最罕见的视盘旋转类型，可能与绕矢状视轴旋转一起发生于"倾斜视盘"的眼。

10.1.2 盘沿

盘沿相当于视乳头区域内的视网膜神经纤维和视神经纤维[1,2]。与其他生物量化参数一样，盘沿大小在个体之间并非恒定，而是与视盘和视杯一样具有高度个体差异性。盘沿大小与视盘面积相关。盘沿面积随视盘面积扩大而增加，该现象在无视盘凹陷的眼中最明显，在视杯颞侧倾斜的眼中较为明显，而在视杯显著环形凹陷的眼中不明显。盘沿面积和视盘面积之间的关系与视盘大小和视神经纤维数目之间呈正相关。由于高度近视在出生后发展形成，而视网膜神经纤维数量在出生后不会增加，因此这些相关性仅在非高度近视眼中成立。盘沿大小的个体差异性可能由下述因素导致：不同个体在神经纤维数、胚胎发育过程中形成和退化的视网膜神经节细胞轴突的比率、视盘内神经纤维密度、筛板结构、视网膜神经节细胞轴突直径、神经胶质细胞在整个视乳头内组织中的占比，以及其他方面存在的差异。盘沿内神经纤维按视网膜分布排列，接近视盘的神经节细胞的轴突位于更靠近视盘中心的位置，而周边视网膜细胞的轴突则位于视乳头边缘，其与视网膜神经纤维层中神经纤维的分布一致。虽然未在高度近视眼中进行此类检查，但可以假定高度近视眼中的视网膜神经纤维

也按正常视网膜分布排列。

盘沿的形状符合 ISNT（下方–上方–鼻侧–颞侧）法则：通常为下方盘沿最宽、上方次之、鼻侧较窄、颞侧最窄（图 10.1）。鉴于许多正常眼的上方盘沿宽于下方盘沿且鼻侧盘沿宽度不具有重要临床意义，ISNT 法则中最重要的部分是"T"（颞侧），因为在超过 95% 的正常眼中盘沿最窄的部位位于 ONH 颞侧 60°处。ISNT 法则可用于早期发现青光眼视神经损害，同时也适用于高度近视眼。

非高度近视眼的盘沿形状（ISNT 法则）与视网膜小动脉直径（颞下弓中的小动脉显著宽于颞上弓中的小动脉）、视网膜神经纤维层的可见度和厚度（与颞上区域相比，颞下区域纤维层的可见度更高且更厚）、黄斑中心凹的位置（比水平视盘轴线中心低约 0.5）、筛板的形态（与鼻侧和颞侧相比，下部和上部孔最大且孔间结缔组织少）以及 ONH 后视神经内粗细神经纤维的分布（黄斑凹的细纤维位于神经的颞部）相关。虽然未在高度近视眼中明确这些关系，但可以假设这些关系在高度近视眼中也成立，除非中心凹的位置因后极部近视性伸长而发生明显变化。

青光眼会导致盘沿丢失和盘沿形状改变，但在非

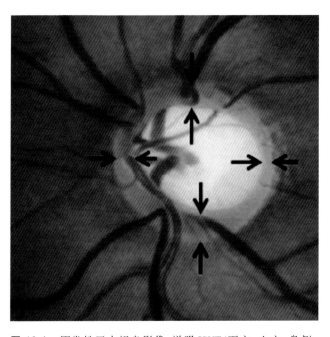

图 10.1   原发性巨大视盘影像，说明 ISNT（下方–上方–鼻侧–颞侧）法则：神经视网膜盘沿（箭）在下方盘沿最宽、上方次之、鼻侧较窄、颞侧最窄。黑色箭头之间的区域为神经视网膜盘沿。

青光眼性视神经损害眼中盘沿的大小和形状大多保持不变。这一论述同样适用于非高度近视眼和高度近视眼。

相比正视眼，在高度近视眼中界定视杯和盘沿的界限更加困难，原因是高度近视眼中的 ONH 近视性拉伸会降低盘沿高度和视杯深度之间的空间对比度；由于高度近视眼的视轴较长，眼底后部结构图像的尺寸减小，从而进一步在视觉上降低了空间对比度。此外，由于高度近视眼的盘沿呈粉色，明显淡于正视眼盘沿颜色，因此盘沿和视杯之间的颜色对比度也下降。目前尚不清楚这是否由高度近视眼盘沿的神经组织变薄导致（该情况会使下层筛板胶原组织反光更强），和（或）是否可以反映毛细血管密度降低或盘沿血液供应减少。盘沿和视杯边界中存在的这些问题是难以在高度近视眼中检测青光眼性视神经损害的原因之一。其他原因包括高度近视眼中的眼底反光较亮，明显阻碍对视网膜神经纤维层的评估；与近视性视网膜病变相关的眼底变化导致视野缺损，从而降低了视野检查在青光眼诊断中的可靠性；高度近视型原发开角型青光眼的眼内压通常在正常范围内。

10.1.3 视杯

与视盘和盘沿一样，视杯也具有高度个体差异。大视杯（巨大视杯）可以分为原发性巨大视杯（通常发生于原发性巨大视盘）和继发性或获得性巨大视杯。后者可进一步细分为继发性高度近视型巨大视杯（出现于视神经乳头近视性拉伸导致的继发性巨大视盘的高度近视眼中），和由青光眼性盘沿变小而导致的继发性巨大视杯。在非青光眼（包括非青光眼高度近视眼）中，视杯面积与视盘面积彼此相关：视盘越大则视杯越大。垂直椭圆视盘和水平椭圆视杯使得正常眼水平方向上的视杯/视盘直径比显著大于垂直方向的视杯/视盘直径比。在不到 7% 的非青光眼中水平方向的视杯/视盘比小于垂直方向的视杯/视盘比。这表示水平方向与垂直方向的视杯/视盘比的商通常大于 1.0。这对青光眼的诊断很重要，因为在青光眼早期到中晚期，垂直方向的视杯/视盘直径比的增加速度大于水平方向，使得水平方向与垂直方向的视杯/视盘比的商小于 1.0。这也适用于在高度近视眼中检测青光眼性视神经损伤。与视杯/视盘直径比一样，杯/盘比取决于视盘和视杯的大小。视杯和视盘直径的高度个体差异可以解释在非青光眼人群（包括高度近视人群）中视杯/视盘比具有高度个体差异性（0.0~0.9）。

10.2　视乳头内区域的组织学

视乳头内区域底部由筛板（从环形视乳头周围巩膜凸缘开始延伸）构成（图 10.2 和图 10.3）[5]。筛板是一个多层的胶原层结构，在胶原层上有无数小孔。在盘沿区域内视网膜神经纤维穿过筛板孔，在离开筛板时髓鞘化并形成眼球后的视神经。在视杯区域内，筛板孔似乎被结缔组织覆盖密封。目前尚不清楚这种组织层是否具有水密性，或是否允许眼内液体流到眼球后脑脊液腔隙。在平坦部玻璃体切除术后，对眼内视杯底部大色素颗粒沉积进行的临床观察支持"筛板可以像筛子一样允许一些液体流过但留住较大颗粒"这一推测。这意味着房水有另一个外流途径，也表明眼球后脑脊液的成分可能含有眶尖部脑脊液没有的其他物质。

在正常眼中，筛板的形状像一个悬挂的垫子。在青光眼视神经损伤晚期的眼中筛板变得致密且薄，而且形状发生改变[6]，在中心区域（中心视网膜血管主干似乎在该区域稳定筛板）轻微隆起并在上下周围区域

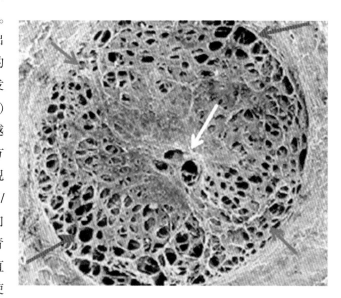

图 10.2　消化视网膜神经纤维后的筛板内部表面电子显微镜扫描图。白色箭指示中心视网膜血管主干；红色箭指示视盘下方和上方区域大的筛板孔；蓝色箭指示颞侧和鼻侧区域小的筛板孔；靠近视盘边缘的筛板孔更大。

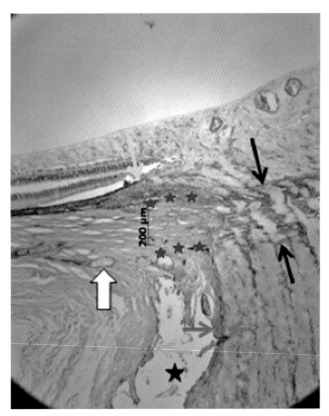

图 10.3　中度近视眼球内正常视神经乳头的显微照片。黑色箭示正常厚度的筛板；黄色箭示 Bruch 膜末端，没有 Bruch 膜的视乳头周围区域（"γ 区域"）；红星示正常厚度和长度的视乳头周围的巩膜凸缘；蓝色箭示视神经的软脑膜；绿色箭示视神经的硬脑膜；黑星示眼球后脑脊液腔隙；白色箭示 Zinn–Haller 动脉环。

扇形凹陷，最终形成一个 W 形的结构。

在以前的组织学研究中，筛板厚度与角膜厚度之间不存在明显的相关性[7]。同样，角膜厚度既不与视乳头周围巩膜凸缘的厚度相关，也不与眼内区域和脑脊液腔隙之间的最短距离相关。这表明假定的中央角膜厚度和青光眼易感性之间的关系无法用角膜厚度和视神经乳头解剖结构的组织形态计量学之间的对应关系来解释。

在高度近视眼中筛板显著变薄并伸长（图 10.4）[8]。据推测，这种近视相关性筛板改变可能会导致高度近视青光眼的易感性增强[9]。筛板变薄导致有眼内压的眼内区域和有眼眶脑脊液压的眼球后区域之间的距离缩短。距离缩短可能会导致跨筛板压力梯度陡增。近期研究表明，视神经乳头跨筛板压力差（和梯度）比跨角膜压力差（所谓的眼内压）更具有生理学的重要性，而且有可能在青光眼视神经病变的发病机制中起

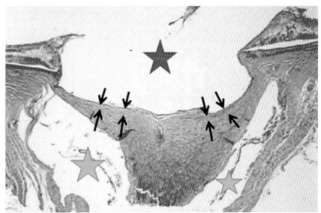

图 10.4　高度近视眼视神经乳头的组织图片。黑色箭示变薄的筛板；红星示眼内腔；绿星示球后脑脊液间隙。

重要作用[10]。

Anderson 的研究以及后来 Hernandez 和 Quigley 等的研究评估筛板弹性纤维，以及随着年龄增加或青光眼发展，筛板弹性纤维的更新或增加情况[11,12]。Burgoyne 等在研究中阐述了青光眼 ONH 中的筛板重构情况[13]。目前尚不清楚高度近视眼中的筛板改变是否与筛板结缔组织改变（涉及年龄和青光眼）相关。

10.3　视乳头旁区域

10.3.1　视乳头旁萎缩

一直以来，视乳头旁区域被分为 α 区和 β 区（图 10.5）[14,15]。α 区是一个不规则的色素沉着区，几乎可以在所有眼球中看到。α 区外侧与视网膜相邻，内侧与β 区或视乳头周围环（若无 β 区）相邻。在眼底镜下，约 25% 的正常眼中 β 区可见脉络膜大血管和巩膜，这一比例在青光眼中显著更高。在横断面和纵向研究中，β 区与青光眼性盘沿丢失以及青光眼性视野缺损加重具有相关性，但 α 区则与此无关。所有高度近视眼都因围绕高度近视 ONH 的近视弧而存在 β 区（传统定义的 β 区），且与是否存在青光眼性视神经损害无关（图 10.6）[16]。与青光眼性视神经病变相反的是，非青光眼性视神经损伤与 β 区扩张无关。

然而，近期的临床和组织学研究对 β 区（传统定义的 β 区）的概念提出了质疑[17-19]。在一项组织学研究中将 α 区定义为有 Bruch 膜以及结构不规则和有色素

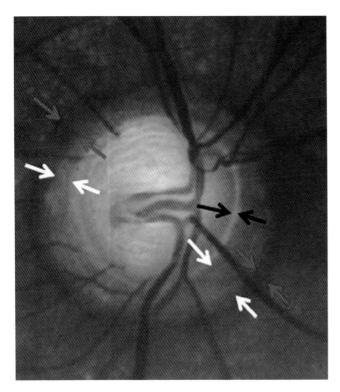

图 10.5　非高度近视青光眼患者的视神经乳头影像。白色箭示视神经乳头周围 β 区;红色箭示视神经乳头周围 α 区;黑色箭示视神经旁环。

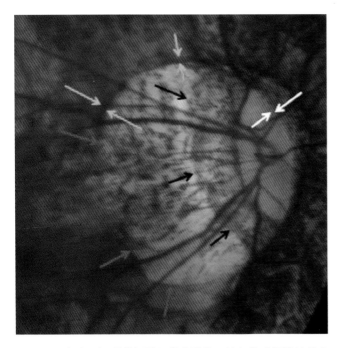

图 10.6　高度近视眼的视神经乳头影像。绿色箭示视神经乳头周围 α 区;红色箭示视神经乳头周围 β 区;黑色箭所示的插入线可能是视神经的硬脑膜进入巩膜后段的标志线;这条线的中心区域可能是视神经乳头周围巩膜凸缘;白色箭示视神经旁环。

沉淀的视网膜色素上皮细胞的区域,将 β 区定义为有 Bruch 膜但无视网膜色素上皮细胞的区域,将 γ 区定义为无 Bruch 膜但有正常厚度的视乳头周围巩膜凸缘的区域,并将 δ 区定义为无 Bruch 膜但有延长变薄的视乳头周围巩膜凸缘的区域(图 10.7 和图 10.8)。研究表明,β 区 (有 Bruch 膜但无视网膜色素上皮细胞)与青光眼形成相关,但与眼球伸长无关;γ 区(视乳头周围巩膜,但无脉络膜、Bruch 膜和视网膜深层)与眼球轴伸长有关,但与青光眼形成无关;δ 区只存在于眼球严重轴向伸长的眼中, 与青光眼形成无关。研究人员还推断,在视乳头旁萎缩的过程中,由于脉络膜毛细血管闭塞区小于 β 区,视网膜色素上皮细胞可能会在脉络膜毛细血管层完全闭合之前彻底丢失。有趣的是 γ 区与轴长(达到 26.5mm 后陡增)紧密相关。临床研究表明在划分中度近视和高度近视时, 以轴长 26.5mm 为临界值和以−8 D 的近视度数为临界值所得出的结果类似。

　　β 区与青光眼相关且与近视无关的这一发现表明,从组织学角度观察到的 β 区组织学改变,即视网膜色素上皮细胞和光感受器丢失以及脉络膜血管层闭合可能与青光眼性视神经病变相关。由于传统定义的 β 区包含新的 β 区、γ 区和 δ 区, 且 γ 区和 δ 区均与青光眼无关,因此可以推断临床上区分新的 β 区、γ 区和 δ 区可能会增加新的 β 区 (无燎 γ 区和 δ 区)在青光眼临床诊断中的价值。有趣的是闭塞的底层脉络膜毛细血管层的 Bruch 膜区域明显小于 β 区 (有 Bruch 膜但无视网膜色素上皮细胞), 这表明视网膜色素上皮细胞可能会在脉络膜毛细血管层完全闭合之前彻底丢失。由于是否存在完整的脉络膜取决于是否有一个完整的 RPE 层, 因此这也可能意味着视网膜色素上皮细胞丢失将导致脉络膜毛细血管闭塞。然而,必须牢记脉络膜毛细血管层血液灌注紊乱可能本就已导致视网膜色素上皮细胞损坏与丢失,进而可能导致整个脉络膜毛细血管闭塞。

　　视乳头旁 γ 和 δ 区与高度近视眼中黄斑深层的改变相关[20]。近期组织学和临床研究证实,高度近视眼中可以观察到黄斑区 Bruch 膜上有小孔。Bruch 膜上的这些缺陷可能导致视网膜色素上皮细胞及脉络膜完全缺失,光感受器和脉络膜大血管显著减少。黄斑区 Bruch 膜孔的存在与轴长和视乳头旁 γ 区和 δ 区高

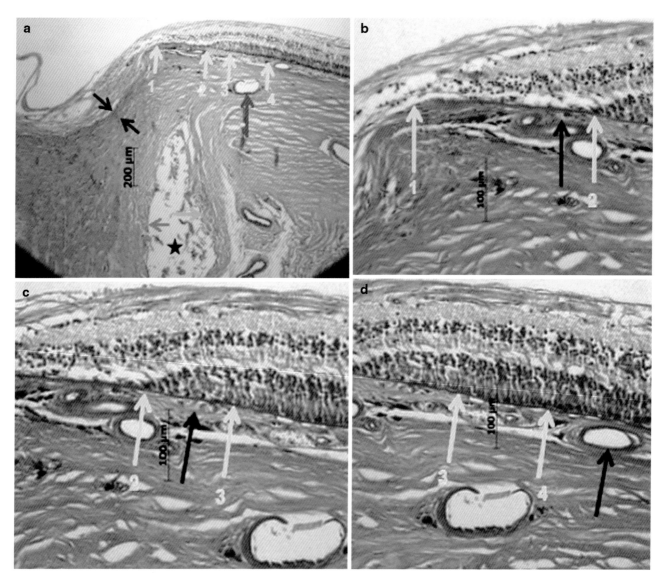

图 10.7   (a)非高度近视青光眼患者视神经乳头的显微图像。黑色箭示被压缩变薄的筛板；蓝色箭示视神经的软脑膜；红色箭示 Zinn–Haller 动脉环。黄色箭示：1–视神经乳头边缘的 Bruch 膜末端；2–光感受器的末端；3–视网膜色素上皮层末端；4–视网膜色素上皮细胞有规律的结构层末端。绿色箭示视神经的硬脑膜；黑星示球后脑脊液间隙。(b)非高度近视青光眼患者(图 a 同一只眼，更高放大倍数)视神经乳头的显微图像。黄色箭示：1–视神经乳头边缘的 Bruch 膜末端；2–光感受器的末端。黑色箭示开放性脉络膜血管层末端。(c)非高度近视青光眼患者(图 a 同一只眼，更高放大倍数)视神经乳头的显微图像。黄色箭示：2–光感受器末端；3–视网膜色素上皮层末端。黑色箭示开放性脉络膜血管层。(d)非高度近视青光眼患者(图 a 同一只眼，更高放大倍数)视神经乳头的显微图像。黄色箭示：3–视网膜色素上皮层末端；4–视网膜色素上皮细胞有规律的结构层起始端。黑色箭示较大的脉络膜血管。

度相关。

　　高度近视眼中的黄斑区 Bruch 膜缺陷属于继发性或病理性缺陷，可与 ONH 内层(可视为一个由 Bruch 膜、脉络膜和巩膜构成的管)Bruch 膜的原发性或生理性孔区分开来。有研究者认为视神经乳头的这三层结构上的孔可能一开始彼此契合。在眼睛发育、伸长的过程中，尤其在发展成近视的过程中，以巩膜管为边界的 ONH 的位置可能会稍微向鼻侧眼球后壁移动，而

与之不同，Bruch 膜孔可能会相对移位到黄斑方向。这会导致 Bruch 膜孔的边缘与 ONH 的鼻侧重叠 (以巩膜为界限)，并导致 ONH 的颞侧缺少 Bruch 膜。后者可以解释近视眼中颞侧视乳头旁区域 γ 区的存在。巩膜管和 Bruch 膜孔之间形成的错位 (尤其在近视眼中)可以论证 Bruch 膜移位的理论。由于 Bruch 膜并非与巩膜紧密固定在一起，而是被海绵状脉络膜分隔，因此可以想象由于存在海绵状脉络膜，Bruch 膜与巩膜的

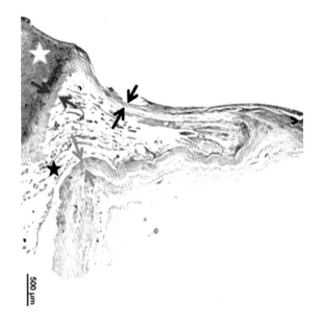

图 10.8 高度近视眼球的显微图像。黑色箭示拉长的视乳头周围巩膜凸缘("德尔塔区");绿色箭示视神经的硬脑膜;红色箭示视神经的软脑膜;黑星示球后脑脊液间隙;白色箭示视神经。

硬脑膜汇合。视乳头周围巩膜凸缘是视神经的边界(视神经乳头巩膜管或软脑膜的前续)和视神经硬脑膜与巩膜汇合处之间巩膜的一部分。因此,视乳头周围巩膜凸缘构成眼眶脑脊液腔隙的眶顶前部。视乳头周围巩膜凸缘可能还具有动态功能性作用:眼眶脑脊液腔隙搏动和眼睛搏动("眼脉搏")呈最大值的时间相位可能略有不同。这将导致跨筛板压力差的波动性改变,并进一步导致筛板在矢状方向上出现波动。视乳头周围巩膜凸缘在此处起凸缘的作用,类似一个来回开关的门的凸缘或铰链。

巩膜凸缘的长度会随轴长增加而增加,并随凸缘厚度增加而缩短[17,18]。在高度近视眼中,凸缘长度增加会导致眼眶脑脊液腔隙延伸至眼球后视乳头周围区域。在此位置仅靠较薄的视乳头周围巩膜凸缘(薄至50μm)、视网膜神经纤维和视网膜内界膜将脑脊液与玻璃体腔分离。目前尚不清楚哪一层(如果有的话)是眼内腔和延伸后视乳头周围脑脊液腔之间的水密层。考虑到高度近视巩膜凸缘内层没有 Bruch 膜和视网膜色素上皮细胞,可以推测视网膜神经纤维层和透水的

空间关系可能会因为滑动或移位而改变。Heine 在1899 年已描述,视网膜和脉络膜"过度延伸"到颞侧,使 Bruch 膜悬挂于 ONH 巩膜开口的开放区域和没有Bruch 膜的 ONH 颞侧区域[21]。Bruch 膜移位理论是基于先前观察和实际观测结果而得出的。眼科医生以前将 Bruch 膜移位至视乳头内区域鼻侧称为"过度延伸",并将 Bruch 膜开口暂时移离神经颞侧称为"伸展性弧形斑"。近期关于 Bruch 膜移位理论的讨论提示 Bruch膜移位可能与近视形成有关[22]。

在组织学研究中定义和描述的视乳头旁区域(α区、β区、γ区和δ区)可通过增强深度的光学相干断层扫描成像进行可视化分析[19]。近期的研究表明,γ区与眼轴变长、视盘垂直直径变长、年龄增长以及无青光眼相关,而 β 区则与眼轴变长以及青光眼相关。这表明 γ 区和 β 区可以用于临床鉴别诊断,并且这种鉴别具有实用性。

10.3.2 视乳头周围巩膜凸缘

视乳头周围巩膜凸缘起源于后巩膜的内半侧,继而进入筛板,其厚度几乎与视乳头周围巩膜凸缘的厚度相同(图 10.3、图 10.8 和图 10.9)[17,18]。后巩膜内 50%为视乳头周围巩膜凸缘,而膜外 50%与球后视神经的

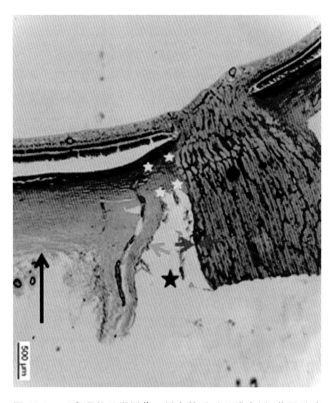

图 10.9 正常眼的显微图像。黑色箭示后巩膜全层;黄星示球后视神经的硬脑膜;绿色箭示视神经硬脑膜;红色箭示视神经软脑膜;黑星示球后脑脊液间隙。

巩膜组织之间也许有液体流通,这会降低眼内压并导致球后区域的脑脊液存在眶顶中没有的物质。目前,尚不清楚眼球后脑脊液腔隙延伸至视乳头旁区域是否会导致病理生理性后果,但可以推测高度近视眼中非常薄的视乳头旁巩膜凸缘的作用是否跟婴儿未闭合囟门的作用方式一样。巩膜凸缘可能会随眼脉搏而波动,进而导致眼脉搏的变化。

在高度近视眼中,视乳头周围巩膜凸缘以 1:10 的系数从约 500μm 伸长至 5mm。同样,凸缘按 10:1 的系数从约 500μm 变薄至 50μm。由于乳头周围巩膜凸缘是筛板的生物力学锚点,因此近视相关的凸缘变薄和拉伸可能是高度近视眼青光眼易感性增加的原因之一。研究发现高度近视眼中没有正常的视乳头旁解剖结构,这可能会进一步加重高度近视眼中视乳头旁巩膜过薄导致的不良生物力学效应。与非高度近视眼相比,高度近视眼的乳头旁视网膜由视网膜神经纤维层(或其残余)构成,而不含其他视网膜层的成分,或乳头旁的 Bruch 膜或脉络膜。到目前为止,高度近视眼视网膜脉络膜复合物的整体结构中缺少 Bruch 膜作为稳定元件以及视神经乳头边界缺少脉络膜血管的影响仍不清楚。

高度近视眼 δ 区中的视乳头周围巩膜凸缘的伸长与 Zinn–Haller 动脉环和视盘边界之间的距离增加有关。Zinn–Haller 动脉环通常位于硬膜与后巩膜的融合点附近[23]。Zinn–Haller 动脉环为视神经乳头(尤其是筛板区域)供血,由此可以推测动脉环和筛板之间的距离增加 10 倍可能会导致筛板的血液灌注不足。然而,目前尚没有关于 Zinn–Haller 动脉环和高度近视眼中筛板组织之间连通血管的解剖研究。

高度近视眼中巩膜凸缘变薄伴随着眼底其他区域巩膜的近视相关变化。最近一项组织形态学研究表明,经福尔马林固定的人类眼球,在轴向长度≤26mm 的非轴向伸长的眼内,后极部巩膜最厚(0.94±0.18)mm,其后依次为视神经周围的神经区(0.86±0.21)mm、后极与赤道之间的中点(0.65±0.15)mm、角膜缘(0.50±0.11)mm、视网膜锯齿缘(0.43±0.14)mm、赤道部(0.42±0.15)mm,而最薄处位于视乳头周围的巩膜凸缘(0.39±0.09)mm[24]。在轴向伸长的眼球中,巩膜在后极部以及后极部到赤道部的部分变薄,在越接近后极部的位置和轴长更长的眼中更为明显。赤道部之前的巩膜厚度

在高度近视眼和非高度近视眼之间没有明显差异。前部和后部巩膜厚度的测量值彼此相关。后巩膜厚度与筛板厚度相关。在任何位置测量的巩膜厚度与角膜厚度、年龄、性别、是否患有纯粹的继发性闭角型青光眼均没有明显相关性。

(张青 康梦田 译 雷博 校)

参考文献

1. Jonas JB, Gusek GC, Naumann GO. Optic disc, cup and neuroretinal rim size, configuration and correlations in normal eyes. Invest Ophthalmol Vis Sci. 1988;29:1151–8.
2. Jonas JB, Budde WM, Panda-Jonas S. Ophthalmoscopic evaluation of the optic nerve head. Surv Ophthalmol. 1999;43:293–320.
3. Jonas JB, Schmidt AM, Müller-Bergh JA, Schlötzer-Schrehardt UM, Naumann GOH. Human optic nerve fiber count and optic disc size. Invest Ophthalmol Vis Sci. 1992;33:2012–8.
4. Panda-Jonas S, Jonas JB, Jakobczyk M, Schneider U. Retinal photoreceptor count, retinal surface area, and optic disc size in normal human eyes. Ophthalmology. 1994;101:519–23.
5. Jonas JB, Mardin CY, Schlötzer-Schrehardt U, Naumann GOH. Morphometry of the human lamina cribrosa surface. Invest Ophthalmol Vis Sci. 1991;32:401–5.
6. Jonas JB, Berenshtein E, Holbach L. Anatomic relationship between lamina cribrosa, intraocular space, and cerebrospinal fluid space. Invest Ophthalmol Vis Sci. 2003;44:5189–95.
7. Jonas JB, Holbach L. Central corneal thickness and thickness of the lamina cribrosa in human eyes. Invest Ophthalmol Vis Sci. 2005;46:1275–9.
8. Jonas JB, Berenshtein E, Holbach L. Lamina cribrosa thickness and spatial relationships between intraocular space and cerebrospinal fluid space in highly myopic eyes. Invest Ophthalmol Vis Sci. 2004;45:2660–5.
9. Xu L, Wang Y, Wang S, Wang Y, Jonas JB. High myopia and glaucoma susceptibility. The Beijing Eye Study. Ophthalmology. 2007;114:216–20.
10. Ren R, Jonas JB, Tian G, Zhen Y, Ma K, Li S, Wang H, Li B, Zhang X, Wang N. Cerebrospinal fluid pressure in glaucoma. A prospective study. Ophthalmology. 2010;117:259–66.
11. Hernandez MR. Ultrastructural immunocytochemical analysis of elastin in the human lamina cribrosa. Changes in elastic fibers in primary open-angle glaucoma. Invest Ophthalmol Vis Sci. 1992;33:2891–903.
12. Quigley EN, Quigley HA, Pease ME, Kerrigan LA. Quantitative studies of elastin in the optic nerve heads of persons with primary open-angle glaucoma. Ophthalmology. 1996;103:1680–5.
13. Roberts MD, Grau V, Grimm J, Reynaud J, Bellezza AJ, Burgoyne CF, Downs JC. Remodeling of the connective tissue microarchitecture of the lamina cribrosa in early experimental glaucoma. Invest Ophthalmol Vis Sci. 2009;50:681–90.
14. Jonas JB, Nguyen XN, Gusek GC, Naumann GO. Parapapillary chorioretinal atrophy in normal and glaucoma eyes. I. Morphometric data. Invest Ophthalmol Vis Sci. 1989;30:908–18.
15. Jonas JB, Naumann GOH. Parapapillary chorioretinal atrophy in normal and glaucoma eyes. II. Correlations. Invest Ophthalmol Vis Sci. 1989;30:919–26.
16. Jonas JB, Gusek GC, Naumann GOH. Optic disk morphometry in high myopia. Graefes Arch Clin Exp Ophthalmol. 1988;226:587–90.
17. Jonas JB, Jonas SB, Jonas RA, Holbach L, Panda-Jonas S.

Histology of the parapapillary region in high myopia. Am J Ophthalmol. 2011;152:1021–9.

18. Jonas JB, Jonas SB, Jonas RA, Holbach L, Dai Y, Sun X, Panda-Jonas S. Parapapillary atrophy: histological gamma zone and delta zone. PLoS One. 2012;7(10):e47237.

19. Dai Y, Jonas JB, Huang H, Wang M, Sun X. Microstructure of parapapillary atrophy: beta zone and gamma zone. Invest Ophthalmol Vis Sci. 2013. doi:10.1167/iovs.12-11255. Published 5 March 2013.

20. Jonas JB, Ohno-Matsui K, Spaide RF, Holbach L, Panda-Jonas S. Macular Bruch's membrane holes in high myopia: associated with gamma zone and delta zone of parapapillary region. Invest Ophthalmol Vis Sci. 2013;54:1295–302.

21. Heine L. Beiträge zur Anatomie des myopischen Auges. Arch Augenheilkd. 1899;38:277–90.

22. Panda-Jonas S, Xu L, Yang H, Wang YX, Jonas SB, Jonas JB. Optic disc morphology in young patients after antiglaucomatous filtering surgery. Acta Ophthalmol. 2013. doi: 10.1111/j.1755-3768.2012.02570.x. [Epub ahead of print].

23. Jonas JB, Jonas SB. Histomorphometry of the circular arterial ring of Zinn-Haller in normal and glaucomatous eyes. Acta Ophthalmol. 2010;88:e317–22.

24. Vurgese S, Panda-Jonas S, Jonas JB. Sclera thickness in human globes and its relations to age, axial length and glaucoma. PLoS One. 2012;7:e29692.

第 11 章

近视眼的玻璃体改变

Shoji Kishi

11.1 引言

玻璃体是一种体积约为 4mL 的透明胶状体,被玻璃体皮质包裹,玻璃体皮质由排列致密的胶原蛋白组成。Cloquet 管从视盘的 Martegiani 区发出,然后经过中轴部玻璃体一直延伸到被称为 Berger 区的晶状体后极部。虽然玻璃体性质稳定、代谢低,但在多种眼底疾病中扮演着重要角色,例如孔源性视网膜脱离、黄斑孔、视网膜前膜、增殖性糖尿病性视网膜病变等。近来,玻璃体手术的适应证拓宽,增加了对如糖尿病性黄斑水肿和近视性视网膜劈裂等玻璃体视网膜疾病的手术治疗[1,2]。在玻璃体切割术中切除的玻璃体并不是均质组织。通过双目显微镜进行尸检,证明玻璃体有其组织结构。近期,光学相干断层成像技术使人们能够对玻璃体的解剖及玻璃体视网膜交界面的相关疾病有了更深的认识。

在近视眼患者中,由于玻璃体液化发生的年龄较早,玻璃体后脱离也较早出现。孔源性视网膜脱离与轴性近视之间存在显著的统计学关系[3]。眼底医生经常会在术中发现,即便近视性视网膜劈裂的患眼呈现出明显 Weiss 环的玻璃体后脱体,其视网膜前仍然会有膜样结构存在。本章将阐述玻璃体解剖及其随年龄增长在正常眼中和近视眼中的改变。

11.2 玻璃体解剖

11.2.1 玻璃体胚胎学[4]

11.2.1.1 原始玻璃体的形成(第 4~6 周胎龄,长度 4~13mm)

孕期第 4 周时胚胎长度为 4~5mm,原始玻璃体最初出现在表皮外胚层与神经外胚层之间的狭隙。大部分原始玻璃体起源于表皮外胚层和神经外胚层,部分起源于胚胎脉络膜裂中的中胚叶。原始玻璃体致密的纤维构成晶状体周围的晶状体周纤维膜。胚胎长度达 5~7mm 时,玻璃体动脉通过胚裂到达视茎远端,并在胚胎长度达 7mm 时到达晶状体周纤维膜。此后,纤维膜通过玻璃体动脉血管化,并在胚胎长度达 13mm 时形成晶状体血管膜。

11.2.1.2 次级玻璃体的形成(第 6 周胎龄~3 个月胎龄,长度 13~70mm)

次级玻璃体起源于神经外胚层,是成年人玻璃体的主要组成部分。在胎龄第 6 周末或胚胎长度达 13mm 时,次级玻璃体随视网膜和原始玻璃体的发育而形成,其沿轴向包裹原始玻璃体并在周围发育。在原始玻璃体和次级玻璃体之间形成一个致密的玻璃体界膜,即 Cloquet 管壁。到胎龄第 3 个月时次级玻璃体填充视杯 2/3 的容积。胚胎长度达 16mm 后玻璃体动脉形成透明血管成分,并一直存在至胚胎长度达 40~60mm 时。在胎龄第 2~5 个月期间,形成由锥形细胞团构成的 Bergmeister 视盘,至胚胎长度达 70~110mm 时晶状体形成 Zinn 小带。

11.2.1.3 胎儿发育后期

在胎龄第 4~6 个月或胎儿身长达 110~300mm 时,眼球迅速发育。玻璃体腔也随次级玻璃体的发育不断扩大。玻璃体的血管系统萎缩,仅在 Cloquet 管腔内残留少量细丝样结构。在胎儿身长达 110~150mm 或胎龄第 5 个月时,晶状体血管膜退化。

11.2.2 出生后玻璃体的发育

胎儿出生时玻璃体呈均匀的凝胶状,无液化,Cloquet 管从晶状体延伸至视盘;此后,开始萎缩直至 Cloquet 管的前部游离于晶状体后表面。在刚出生时,玻璃体凝胶呈现放射状的胶原纤维;在青少年时期,玻璃体前部形成层状的"玻璃质束";在成年后玻璃质束则贯穿整个玻璃体[5]。在黄斑区,胎儿刚出生时即可发现玻璃体液化的早期标志[6]。后部玻璃体皮质前囊腔[7]则从 5 岁时开始形成。

11.2.3 显微解剖学

11.2.3.1 玻璃体

玻璃体由 98% 的水和 2% 的蛋白质(包括胶原、透明质酸、硫酸软骨素及其他非胶原蛋白)构成。胶原蛋白构建了玻璃体凝胶的空间网状结构,其中 II 型胶原占 75%[8]、IX 型胶原占 15%[9]。透明质酸是一种大分子多聚阴离子,围绕在玻璃体胶原纤维的四周并吸附玻璃体凝胶中的大量水分。玻璃体基底部是从周边视网膜至睫状体平坦部的环形区域,宽 2~6mm。其纤维从基底部放射至睫状体、玻璃体中央以及后极部。玻璃体皮质比玻璃体含有更高密度的胶原蛋白,构成 100~200μm 厚的玻璃体凝胶外壳。玻璃体皮质中含有玻璃体细胞,在玻璃体基底部密度最高,其次是后极部,其在代谢中的作用类似于巨噬细胞[10]。玻璃体前皮质通过 Wieger 韧带附着到晶状体后囊上,附着处是一个直径约为 8mm 的圆形区域。

11.2.4 玻璃体视网膜交界面

在玻璃体皮质的最外层,玻璃体胶原与视网膜的内界膜及睫状上皮的基底膜融合。视网膜内界膜主要由 IV 型胶原蛋白组成,另外还含有糖蛋白、VI 型胶原蛋白(使玻璃体具有黏附性)、以及 XVIII 型胶原蛋白(与旋光蛋白结合)。旋光蛋白与硫酸肝素结合,可增加玻璃体视网膜的粘连度[11]。玻璃体后皮质为层状结构[12],可能与局部玻璃体后脱离时玻璃体皮质的分离有关。玻璃体与周围组织的粘连程度与部位相关。由于玻璃体的胶原纤维呈放射状一直延伸至基底膜,并插入邻近视网膜和睫状上皮细胞的细胞突,因此玻璃体基底部与视网膜粘连最紧密。其次粘连紧密处为视神经头边缘。在黄斑中心凹及其边缘处粘连也较为紧密,可导致黄斑周玻璃体脱离。偶尔可见沿视网膜血管走行处玻璃体视网膜粘连紧密。内界膜是 Müller 细胞的基底膜,内界膜在玻璃体基底部厚度均匀、较薄(约 51 nm),而至赤道部(六分法)及后极部(37 分法)则逐渐不规则增厚[13]。内界膜在玻璃体基底部、视盘及中心凹处最薄。在视网膜大血管处的内界膜也非常薄,使得神经胶质细胞可以通过大血管的缺损进入内层视网膜[14]。玻璃体视网膜粘连牢固的部位与内界膜较薄的部位一致。

11.2.5 生物显微镜下解剖

将尸眼的巩膜、脉络膜及视网膜小心剥除,取下玻璃体并将其浸泡于生理盐水中保持其三维结构,然后在暗视野裂隙显微镜下观察。Eisner[5]观察到一些标记于玻璃体束(Cloquet 管的内壁)、冠状束、正中束和视网膜前束的玻璃体纱膜。这些纱膜仅在成人期才可观察到(图 11.1)。

在剥除巩膜、脉络膜、视网膜后,Worst 对玻璃体进行了选择性的墨汁注射,呈现成人眼球中的液化系统[15,16](图 11.2)。该系统包含围绕在玻璃体核心四周与睫状体后缘呈水平的 72 个液化池,与赤道部呈水平的 32 个液化池,以及位于玻璃体后极的 12 个大液化池。玻璃体中央后极包含 preoptica 液化池(Martegiani 的视乳头前区域)、黄斑前囊和环乳头黄斑液化池。黄斑前囊是 cilioburale 管的延续,是一种从睫状体到黄斑区域的非完全性螺旋结构。黄斑前囊的后壁很薄,

玻璃体的液化池系统

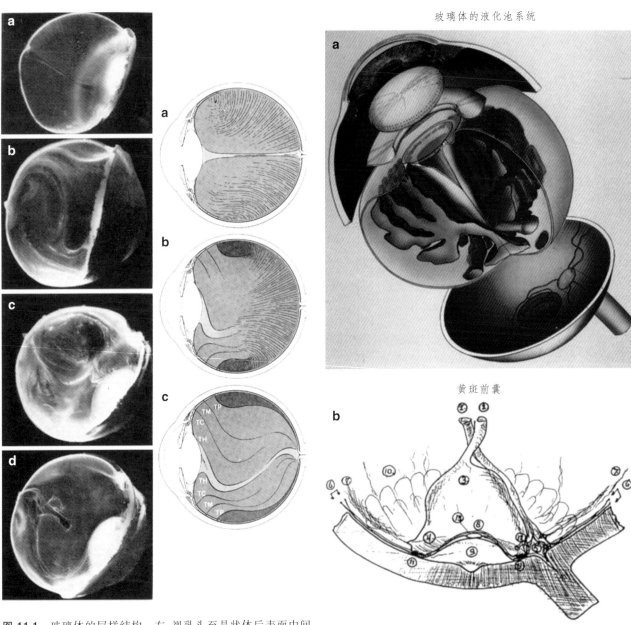

黄斑前囊

图 11.1 玻璃体的层样结构。左:视乳头至晶状体后表面中间玻璃体的光学切面。(a)7 月龄婴儿。(b)40 岁男性。(c)35 岁男性。(d)60 岁男性。右:玻璃体结构发育示意图。(a)新生儿。(b)青少年。(c)成人。TC,冠状束;TH,玻璃体束;TM,正中束;TP,视网膜前束。(Reprint from Eisner [5], p106 (right) and p107 (left))

图 11.2 上:Worst 认为的玻璃体的液化池系统。(Reprint ftom Sebag[35], p163)下:黄斑前囊。放大示意图:①Cloquet 管;②上支管;③黄斑前囊;④黄斑前囊穹隆;⑤Martegiani 区;⑥玻璃体视网膜界膜(Gärtner);⑦视网膜前束(Eisner);⑧玻璃体盘状膜;⑨黄斑前囊下间隙;⑩瓣状冠;⑪黄斑周粘连环;⑫下支管;⑬中心凹前透光区。(Reprint from Worst [16])

其纤维由纤细的辐射线组成,在后部有三个同心圆。脱离的玻璃体皮质向前突起形成囊下腔隙,而黄斑前囊腔位于该囊下腔隙。在其早期文献中[16],Worst 指出黄斑前囊腔的中心凹前部与中心小凹之间存在空隙,即囊下腔隙,可以通过中心凹前的透光区(黄斑前囊基底部的中心区域)观察到。Worst 认为,黄斑前囊的后壁与视网膜分离,使其不可能对黄斑施加一个向前的

牵引力。但 Worst 后来指出,这只是尸检的结果,并在修正后提出囊后壁是一层很薄的玻璃体皮质[17]。

Sebag 等[18]观察到玻璃体皮质上有两个孔洞,即视乳头前孔和黄斑前孔,玻璃体纤维可突破黄斑前孔进入玻璃体后腔隙(图 11.3 上)。

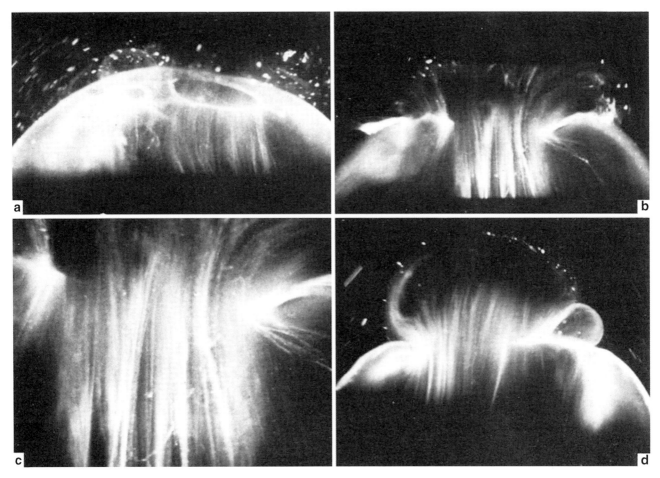

图 11.3 （a)52 岁男性左眼玻璃体后部。玻璃体由玻璃体皮质包裹。视乳头前(小,偏左)和黄斑前(大,偏右)的玻璃体皮质上存在两个孔。玻璃体纤维向黄斑前区域走行。(b)57 岁男性的玻璃体后部。一束明显前后走行的纤维通过玻璃体皮质的黄斑前孔进入玻璃体后间隙。(c)为(b)的放大图。(d)53 岁女性右眼玻璃体后部。玻璃体通过玻璃体皮质的视乳头前孔(右)和黄斑前孔(左)涌入玻璃体后间隙。前后走行的纤维进入玻璃体后间隙。

11.2.6 后部玻璃体皮质前囊腔(PPVP)

11.2.6.1 生物组织显微镜检查后部玻璃体皮质前囊腔

　　Kishi 等通过用荧光素对玻璃体凝胶染色,研究玻璃体结构和玻璃体视网膜界面(在切开的眼球标本中保留视网膜)[7]。玻璃体腔隙通常存在于成人眼中,其后壁为较薄的玻璃体皮质,前端则由玻璃体凝胶形成(图11.4)。该生理性存在的玻璃体腔隙被称为"后部玻璃体皮质前囊腔"(PPVP)。与 Worst 描述的"黄斑前囊"结构类似[16],但定义不同。PPVP 否定了既往对玻璃体黄斑牵拉的观点,即认为玻璃体纤维呈前后排列并延伸至中心凹,可对中心凹形成直接牵拉。由于玻璃体凝胶与后部玻璃体皮质被 PPVP 分割开来,因此玻璃体对

中心凹的牵拉通过后部玻璃体皮质传导。与黄斑前囊的定义不同,PPVP 并不是一个有囊膜的囊腔,而是一个充满液体的腔隙。PPVP 的后壁即为与视网膜粘连的玻璃体后皮质,二者之间没有其他囊下间隙。前壁是玻璃体凝胶。在玻璃体液化的眼球中,PPVP 前界扩大并发生病理性改变。在裂隙灯双目显微镜下观察活体眼时,很难观察到透明的 PPVP 的整体结构。曲安奈德辅助下的玻璃体手术可以很容易地发现 PPVP[19]。

11.2.6.2 PPVP 的光学相干性断层成像

　　在活体情况下频域光学相干性断层成像(SD-OCT)和其降噪版本可以看到 PPVP 的形态[20,21]。最近使用的扫频源 OCT(SS-OCT)可将 PPVP 的整体结构显示得更加清晰(图 11.5)。PPVP 是后极部前的舟样玻璃体腔隙[22]。当人处于坐姿时舟样结构的前表面弧度增加。

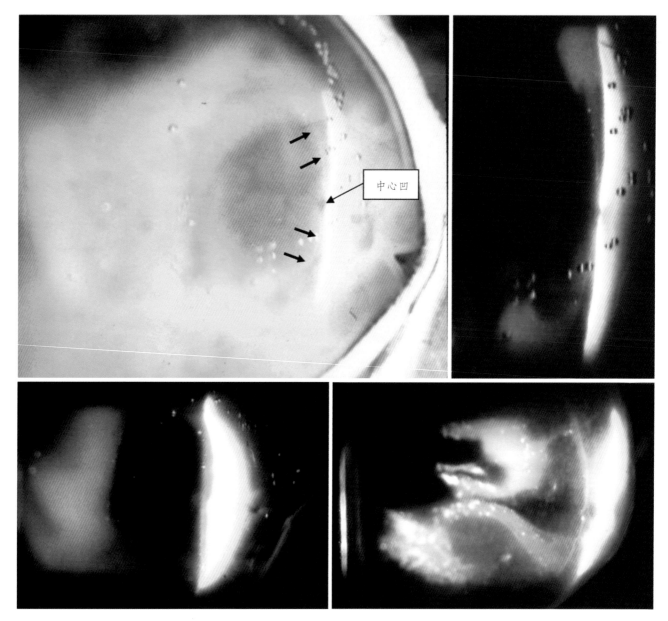

图 11.4 后部玻璃体皮质前囊腔(PPVP)。上:(左)在光照背景下切开的老年人眼球。箭所指为 PPVP 的后壁。(右)同一标本的光学切面。PPVP 后壁是很薄的玻璃体皮质。下:28 岁成人一只眼的 PPVP 的光学切面(左)内层玻璃体没有液化腔。老年人一只眼(右)的内层玻璃体有液化腔。(Reproduced from Kishi and Shimizu [7])

PPVP 后壁是较薄的玻璃体皮质,在中心凹处最薄。PPVP 的前界为玻璃体凝胶。在无玻璃体液化的眼内 PPVP 的前界非常清晰。在 Cloquet 管 Martegiani 裂隙与 PPVP 之间存在一个隔膜,该隔膜前表面有一个连接这两个结构的通道。在 PPVP 周围的玻璃体凝胶中,一条玻璃体纤维垂直插入玻璃体皮质。任一个体中双眼的 PPVP 结构几乎一样,在 5 岁以上的儿童眼中都可以观察到发育完全的 PPVP 结构。Yokoi 等报道用 SS-OCT 在新生儿眼中发现了 PPVP 的前体[6]。

11.2.6.3 PPVP 的临床意义

伪玻璃体后脱离

由于 PPVP 的存在,玻璃体凝胶常与视网膜分离。在 PPVP 后壁的玻璃体皮质与视网膜紧密贴服时,无法通过双目裂隙灯显微镜看到,因此这种情况通常会被误诊为玻璃体后脱离。若玻璃体后部已出现明显玻璃体液化,而玻璃体后皮质仍然与视网膜紧贴,这种现象由 Balazs[23]定义为"玻璃体劈裂"。玻璃体劈裂可以

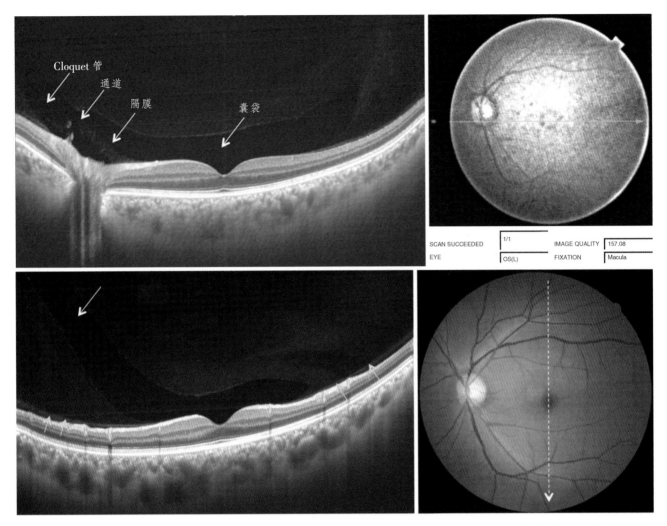

图 11.5　SS-OCT 下没有玻璃体液化的正常后部玻璃体皮质前囊腔(PPVP)。46 岁男性的左眼,−5.0 D 中度近视。上:水平扫描下,PPVP 呈舟形,其边界由玻璃体凝胶清晰界定。在 Cloquet 管和囊袋隔膜上有一个连接通道。下:垂直扫描 PPVP 的上方被向上牵拉(箭)。在 PPVP 外的玻璃体凝胶,玻璃体纤维垂直插入玻璃体皮质。

被视为一个较大的 PPVP,常见于轴性近视眼中。

中心凹旁玻璃体后脱离

　　PPVP 后壁是一层与玻璃体凝胶分开的膜,这使黄斑前的皮质免受玻璃体凝胶直接牵拉,但可造成蹦床样的牵拉。中心凹处的玻璃体视网膜粘连十分紧密,这就使蹦床样的玻璃体后脱离变成了中心凹旁玻璃体后脱离。在中心凹旁玻璃体后脱离时,玻璃体皮质在中心凹旁由外向内与视网膜分离,表明黄斑前玻璃体皮质具有一定的弹性。中心凹旁玻璃体后脱离可导致玻璃体对视网膜形成持续牵拉,从而可能导致形成黄斑孔[24,25]或玻璃体黄斑牵拉综合征。中心凹旁玻璃体后脱离会出现在玻璃体完全后脱离的早期[26,27](图 11.6)。

玻璃体皮质残留

　　由于黄斑前的玻璃体皮质已在玻璃体后脱离之前与玻璃体凝胶分离,因此在玻璃体后脱离时,偶尔仍会有玻璃体皮质残留并与视网膜粘连[28]。残留的皮质是黄斑前膜的主要来源。在有黄斑前膜的患眼中,后脱离的玻璃体中常可见黄斑部视网膜前玻璃体卵圆形缺损[29]。

糖尿病性视网膜病变

　　在糖尿病性视网膜病变中,PPVP 周围通常会出现纤维血管增殖,导致纤维血管膜环形增殖[30]。玻璃体后脱离通常出现在 PPVP 之外。在 PPVP 之外玻璃体纤维插入玻璃体皮质,导致玻璃体皮质与玻璃体凝胶一起脱离。由于有 PPVP,黄斑部视网膜前的玻璃体皮质不会受到玻璃体凝胶的直接牵拉。PPVP 后壁发展成

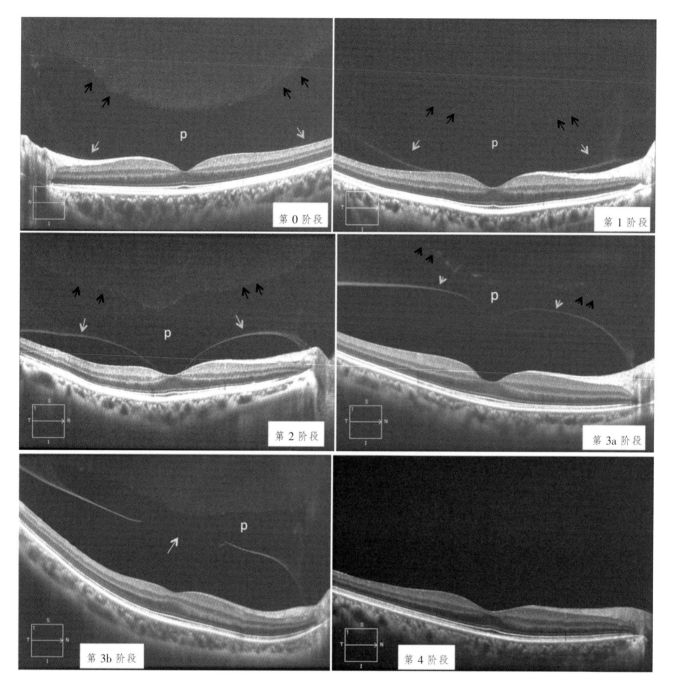

图 11.6 左上:第 0 阶段:没有 PVD。PPVP(p)位于黄斑前。PPVP 的后壁很菲薄的玻璃体皮质(黄色箭),前界是玻璃体凝胶(黑色箭)。右上:第 1 阶段:黄斑旁玻璃体皮质脱离(黄色箭)。黑色箭示 PPVP(p)的前界。左中:第 2 阶段:中心凹旁 PVD(黄色箭)。黑色箭示 PPVP(p)的前界。右中:第 3a 阶段:黄斑区 PVD,其玻璃体皮质或 PPVP 后壁完整(黄色箭),黑色箭指示的是 PPVP(p)的前界。左下:第 3b 阶段:黄斑区 PVD,PPVP 的后壁破裂(黄色箭)。右下:第 4 阶段:完全 PVD,出现 Weiss 环。未见明显的玻璃体结构。

舟样玻璃体后脱离或中心凹旁玻璃体后脱离,最终可能会导致黄斑囊样水肿[31]。

中心凹处玻璃体视网膜粘连

Kishi 等通过扫描电子显微镜对 59 只完全玻璃体后脱离的人眼进行研究[28],发现 58 只眼中有 26 只眼(44%)在中心凹处有玻璃体皮质残留。在这 26 只眼中半数在中心凹处的皮质残留直径约 500 μm。在一些眼中,除了这些残留的皮质外,还会存在直径约 1500 μm的皮质环(图 11.7a 上)。在 30% 的眼中,直径 500 μm 的残留皮质环与中心凹外缘相连(图 11.7b 左)。在 20%

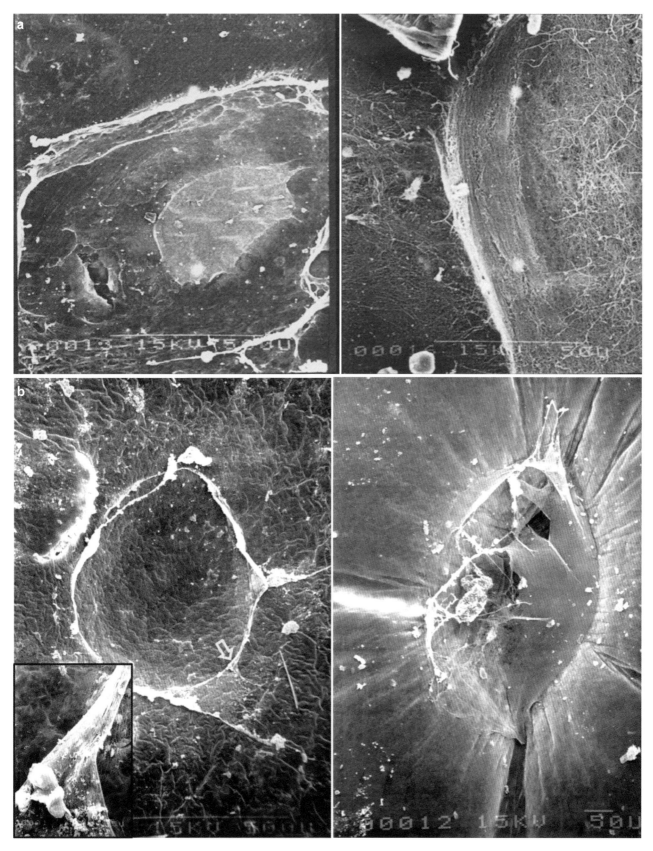

图 11.7　扫描电子显微镜下观察到玻璃体皮质在中心凹处残留(Kishi 等[28])。上:(左)中心凹处有直径约 500 μm 的皮质残留,其外缘被另一直径约 1500 μm 残留的环形玻璃体皮质包绕。(右)高倍镜下残存的玻璃体皮质。下:(左)中心小凹外缘环状残留物。插图显示高倍镜下黄色箭头所指部位。(右)中心凹前桥状玻璃体皮质。

的眼中,直径 200~300 μm 的玻璃体皮质横跨在黄斑中心小凹上形成假性囊肿(图 11.7b 右下)。这些结果表明黄斑中心凹和中心凹外缘处玻璃体皮质与视网膜粘连紧密。由于 PPVP 将玻璃体皮质与玻璃体凝胶分开,因此这些残留的皮质呈膜样结构,并没有玻璃体凝胶。Spaide 等对中心凹旁玻璃体后脱离患眼的黄斑中心凹的结构进行了观察(主要针对已出现黄斑孔的患者和早期黄斑孔患者)[32],发现在发生中心凹旁玻璃体后脱离的患眼中,玻璃体粘连的直径与可能会造成的黄斑中心凹的解剖改变相关。在玻璃体粘连直径 1828 μm 的眼中仍然可以看到正常的黄斑中心凹,在玻璃体粘连直径为 840 μm 的眼中黄斑中心凹消失,在玻璃体粘连直径仅为 281 μm 的眼中中心凹呈空泡状改变。

11.3　年龄相关性玻璃体病变

11.3.1 玻璃体液化

　　Balazs 测量了 610 个人眼液化玻璃体和凝胶玻璃体的体积[33]。液化玻璃体从 5 岁开始出现,并随年龄增长而增大,到十几岁时体积可达到整个玻璃体容积的 50%以上(图 11.8)。在生命的头 10 年,凝胶玻璃体体积伴随眼球的增大而增大,此后一直保持稳定。至 40

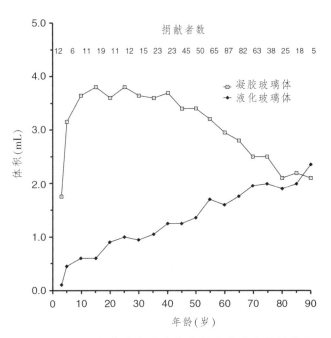

图 11.8　610 只眼的液化玻璃体和凝胶状玻璃体的体积。(Reprint from Balazs 和 Flood[33])

岁时凝胶玻璃体逐渐液化,同时液化的玻璃体体积等速增加。Foos 用空气悬浮技术对 2246 只眼进行检查,研究玻璃体液化与玻璃体后脱离的关系。发现随着年龄的增长玻璃体液化和后脱离的发生率均增加[34]。玻璃体的后脱离与玻璃体Ⅲ级液化(液化体积达到 50%)和Ⅳ级液化(液化体积达到 67%)显著相关。Eisner[5] 和 Sebag[18,35]报道了暗视野裂隙灯照明下玻璃体随年龄增长的变化情况。在 7 月龄婴儿眼玻璃体由含 Cloquet 管的同质凝胶构成[5];在 4~8 岁幼儿玻璃体中未见液化腔。玻璃体被黄斑前玻璃体皮质挤压到玻璃体后区域,但并未出现液化和纤维聚集。在一位 57 岁男性的眼中,一大束呈前后走向的纤维穿过玻璃体皮质上的黄斑前孔进入玻璃体后腔[35](图 11.3b 下)。在一位 88 岁女性的眼中,玻璃体的纤维结构退化并伴有纤维增粗和扭曲现象[35]。整个玻璃体内部塌陷出现空腔,并与增粗的玻璃体纤维相连。研究认为玻璃酸胶原纤维的塌陷会导致玻璃体液化,同时胶原纤维聚集成较大的平行纤维束。借助裂隙灯生物显微镜可以观察到玻璃体液化与胶原纤维聚合相关(图 11.9)。在玻璃体切割手术获取的玻璃体样本中,透明质酸含量随年龄增长显著减少[36]。

11.3.2 玻璃体后脱离(PVD)

　　当液化的玻璃体通过破裂的玻璃体皮质涌入玻璃体后腔时会发生 PVD。此时,玻璃体皮质从视网膜内界膜脱离。在 50~70 岁时玻璃体后脱离的概率显著增高[33,34]。Sebag 对眼球进行解剖后发现,凝胶玻璃体会通过玻璃体皮质上的黄斑前孔涌入玻璃体后腔(图 11.10)。黄斑前孔似乎与 PPVP 的后囊缺陷或破裂相关。由于在视神经头处玻璃体视网膜粘连最紧密,发生 PVD 的眼中视乳头前出现环形结构(即 Weiss 环),标志着玻璃体后脱离完全形成(图 11.11)。

11.3.3 玻璃体黄斑部视网膜脱离的发展

　　玻璃体后脱离曾经被认为是一种严重的病变,然而 OCT 揭示了完全 PVD 的前驱期表现[26,27]。由于有 PPVP,黄斑前的玻璃体皮质可以免受玻璃体凝胶的直接牵拉。黄斑前玻璃体皮质或 PPVP 后壁出现蹦床样脱离的趋势。而黄斑前皮质的间接性收缩会产生向前的力,促进发生蹦床样玻璃体后脱离。中心凹处紧密的玻璃

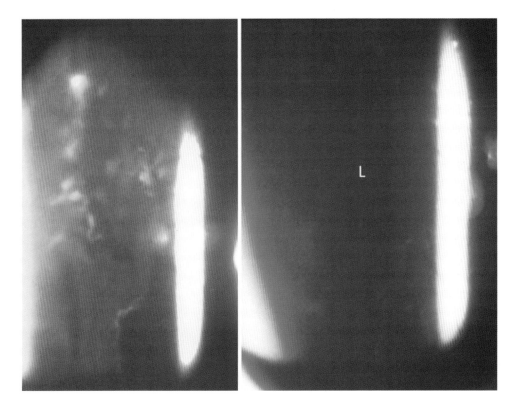

图 11.9 双目裂隙灯显微镜下观察的玻璃体液化。(左)非近视眼的玻璃体后脱离(PVD)。(右)近视眼的大液化腔(L),类似于 PVD。

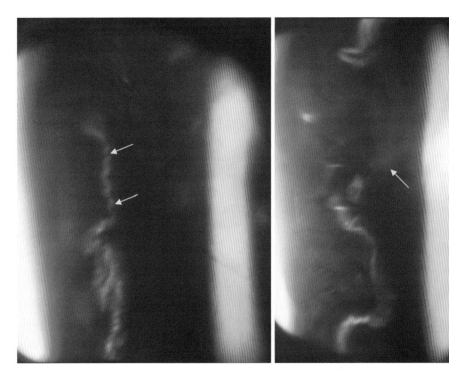

图 11.10 裂隙灯双目显微镜下观察的玻璃体后脱离(PVD)。(左)玻璃体后部皮质(黄色箭)在黄斑前部。(右)凝胶玻璃体(黄色箭)通过黄斑前缺失的玻璃体皮质向后涌。

体视网膜粘连可能会使蹦床样玻璃体后脱离变成中心凹旁 PVD。针对正常非近视眼进行的前瞻性研究(图 11.6)[27]发现,PVD 最初发生在黄斑周围(第 1 阶段),然后进展到中心凹旁(第 2 阶段),接着玻璃体皮质从中心凹脱离(第 3 阶段)。在玻璃体–中心凹脱离(第 3 阶段)时,有些个体可能会出现完整的玻璃体皮质结构,而有些个体的玻璃体皮质则会破裂。最后,视盘区的玻璃体后脱离,形成有 Weiss 环的完全 PVD(第 4 阶段)。图 11.12 显示了正常非近视眼人群中,玻璃体后脱离不同阶段在不同年龄段的发生率[27]。

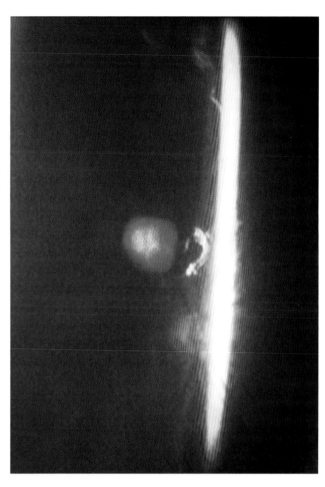

图 11.11　脱离的玻璃体皮质内的 Weiss 环。

11.3.4 玻璃体皮质劈裂

由于玻璃体皮质是层状结构,因此有可能发生玻璃体皮质劈裂,尤其是在 PPVP 的后壁。我们针对正常人眼进行的 OCT 研究[20]发现,玻璃体皮质劈裂在 51 岁以上人群中的发生率为 22%(图 11.13)。在玻璃体对视网膜持续牵拉的病例中,例如玻璃体黄斑牵拉综合征患眼中,玻璃体皮质劈裂的发生率更高[37](图 11.14)。这表明在发生 PVD 的眼中即便是 PPVP 的后壁完整脱离,玻璃体皮质外层仍有可能残留在视网膜上。Sebag 将玻璃体皮质的劈裂称为"玻璃体劈裂",这为解释发生在玻璃体视网膜交界面的疾病提供了基础[12,38]。

11.4　近视眼的玻璃体改变

11.4.1 大液化腔隙形成

相对于非近视眼,轴性近视眼出现玻璃体液化和

PVD 的年龄更早[39-41]。高度近视眼可出现一个大的玻璃体液化腔隙,类似于 PVD(图 11.9 右)。由于在未发生 PVD 液化的孔源性视网膜脱离患眼中,视网膜下液来源于玻璃体,因此在病理性近视眼中更容易发生视网膜脱离。发生 PVD 时大量液化玻璃体涌入玻璃体后腔,导致玻璃体坍塌。视网膜脱离在高度近视眼中更为严重。

目前尚不清楚高度近视眼大液化腔隙形成的原因。在形觉剥夺性近视的鸡模型中,眼轴的增长使玻璃体腔变深,同时还使玻璃体腔容积增大[42,43]。近视眼增大的玻璃体增加了液化玻璃体(而非凝胶状玻璃体)的体积[42]。通过研究近视眼鸡模型,Seko 等发现玻璃体腔中的电解质平衡被打乱[44]。液化玻璃体中钾离子和磷酸盐离子的浓度降低,而氯化物的浓度增加。钾离子从视网膜释放进入玻璃体可保持视网膜自身的平衡,Müller 细胞在调控过量钾离子方面发挥重要作用[45]。视觉剥夺可能会减弱视网膜图像转化功能,也会降低视网膜(尤其是 Müller 细胞)的代谢水平。由于玻璃体凝胶可能由视网膜或 Müller 细胞合成,因此轴性近视患眼的视网膜或 Müller 细胞的代谢水平降低,可能会导致大液化腔隙的形成。

OCT 显示,即便在玻璃体液化的眼中 PPVP 后界仍然存在。液化腔早期可能形成于玻璃体中部。在这些病例中 PPVP 仍然保持正常的轮廓,其前界也十分清晰。从玻璃体前部直到含有玻璃体凝胶的 PPVP 均属于液化腔(图 11.15)。PPVP 的高度和近视性屈光不正呈显著相关性[22]。在近视眼中 PPVP 扩大且其前界也变得不规则。尽管如此,PPVP 的后界和其与 Cloquet 管间的隔膜仍然存在(图 11.16)。在 PPVP 扩大的患眼中,中心凹旁 PVD 发生的年龄可能较早(图 11.16 和图 11.17)。若 PPVP 显著性扩大,其前界可能超出 SS-OCT 的扫描范围(图 11.17 和图 11.18)。即使在这种情况下 PPVP 的后壁及其连接通道也一直存在,并且普遍为中心凹旁 PVD(图 11.16 至图 11.18)。每个个体的双眼 PPVP 的形态几乎对称。然而,若同一个体的双眼屈光状态不同,PPVP 的形态和大小在双眼中也会不同(图 11.19)。

11.4.2 不完全性玻璃体后脱离

在高度近视眼中,不完全 PVD 的特征首先在 SS-OCT 中得到证实。在用裂隙灯生物显微镜进行检查

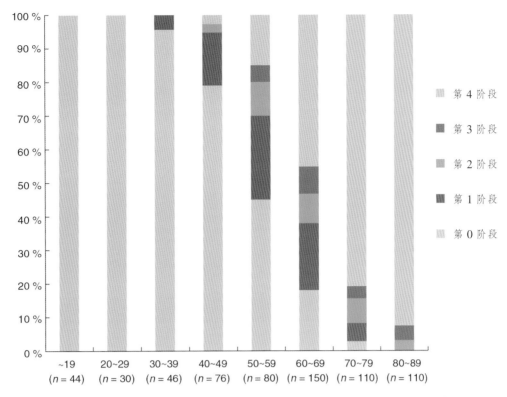

图 11.12　正常非近视眼人群中,不同年龄组玻璃体后脱离不同阶段的发生率。第 4 阶段为完全 PVD,第 0 阶段无 PVD。(Reproduced from Itakura 和 Kishi[27])

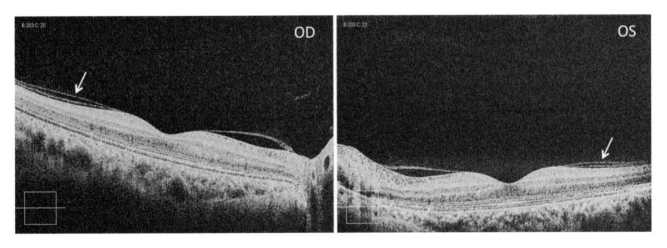

图 11.13　58 岁女性双眼玻璃体皮质劈裂(箭)。SD-OCT 水平扫描图。(Reprint from Itakura 和 Kishi[20])

时,无论是否观察到玻璃体凝胶的前移位,只要未发现 Weiss 环都应该考虑广泛的液化或一个大的 PPVP。SS-OCT 可以更精准地观察到玻璃体皮质以及与视网膜或部分脱离视网膜粘连的 PPVP 后壁。相较于非近视,中心凹旁的 PVD 在近视眼中同样比较常见。用裂隙灯生物显微镜观察不到 PVD 时,SS-OCT 可以清楚地观察到黄斑区玻璃体皮质的后脱离,但视盘处仍与玻璃体粘连(图 11.20 上)。在玻璃体黄斑脱离的病例中 PPVP 的后壁可能与视网膜相连形成视网膜前膜(图 11.20 下)。SS-OCT 显示在发生黄斑区 PVD 的病例中,PPVP 呈扁平状(图 11.21),其后壁可能完整或破裂(图 11.6 下)。

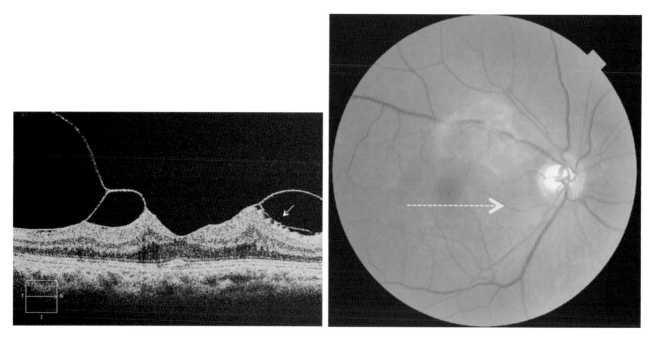

图 11.14 玻璃体黄斑牵拉综合征中的玻璃皮质劈裂(箭)。(Reprint from Itakura 和 Kishi[37])

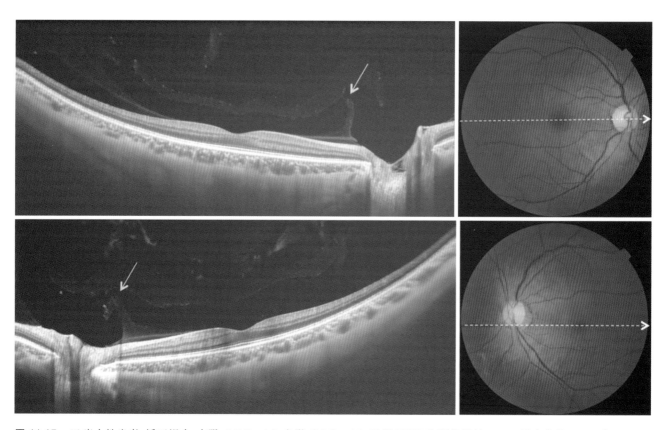

图 11.15 46 岁女性患者,矫正视力:右眼-5.5 D→1.2,左眼-8.5 D→1.2。双眼 PPVP 的形状相似。PPVP 呈扁舟状。PPVP 与 Cloquet 管的 Martegiani 裂隙之间的连接通道(箭)。双眼的液化腔均位于 PPVP 之上。

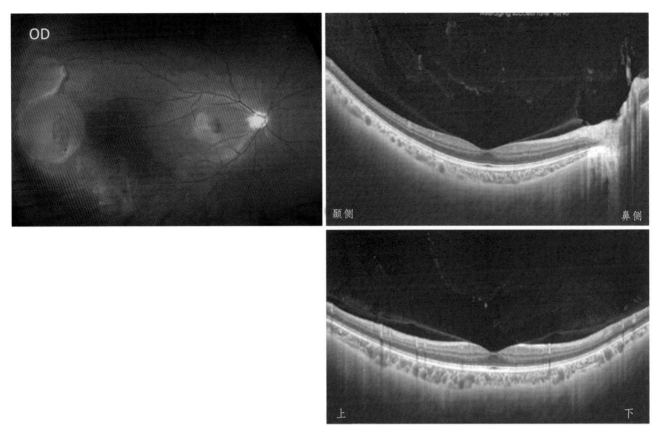

图 11.16　24 岁男性的右眼,中度近视。右眼颞侧周边有局限性视网膜脱离。矫正视力:右眼−5.0 D→1.2,左眼−5.5 D→1.2。右眼在双目显微镜下观察没有 PVD,SS−OCT 显示右眼 PPVP 相对较大,前界不规则。水平扫描(右上)及垂直扫描(右下)时均可观察到中心凹旁 PVD。水平扫描时可以观察到 PPVP 与 Cloquet 管的 Martegiani 裂隙之间的隔膜。

11.4.3 早期玻璃体后脱离

通过 SD−OCT 和 SS−OCT 对非近视眼(对照眼)和大于−8.0 D 的高度近视眼的玻璃体后极进行前瞻性观察,将完全性 PVD 看作带有 Weiss 环的玻璃体皮质的脱离。在 20~39 岁的年龄组中,非近视眼仅有 8.3%出现 PVD,而高度近视眼中则有 27.8%出现完全性 PVD,16.7%出现部分性 PVD(图 11.22)。在 40~59 岁年龄组,非近视眼仅有 8.2%出现完全性 PVD,38.8%出现部分性 PVD。而在高度近视眼中,则有 43.2%出现完全性 PVD,35.1%出现部分 PVD(图 11.23)。在 60~79 岁的年龄组,非近视眼有 60.6%出现完全性 PVD,29.4%出现部分性 PVD。而高度近视眼有 91.4%出现完全性 PVD,8.6%出现部分性 PVD

(图 11.24)。

11.4.4 完全性玻璃体后脱离中残存的玻璃体皮质

只有通过 SS−OCT 才能观察到黏附在视网膜上的残存玻璃体皮质。前瞻性研究表明,在 105 只非近视眼 PVD 中 6.7%可观察到残存的玻璃体皮质。而在 53 只高度近视 PVD 眼中,有 37.7%可观察到残存的玻璃体皮质(图 11.25)。

近视眼的玻璃体难以用裂隙灯生物显微镜来观察。如果仅观察到凝胶玻璃体的前移和广泛液化而没有发现 Weiss 环,则不能将其视为 PVD。SS−OCT 能更清晰地呈现 PPVP 的后壁以及与 Martegiani 腔相邻的隔膜(图 11.26 上)。在近视眼黄斑劈裂术中,无论 PVD

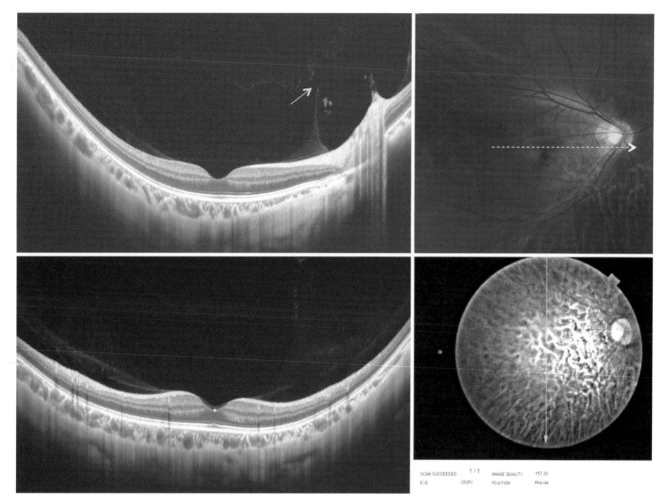

图 11.17 21 岁男性,右眼矫正视力-11.0 D→1.2,双目裂隙灯显微镜下观察,右眼有玻璃体液化但没有 PVD。对侧眼接受视网膜脱离复位手术。上:SS-OCT 显示 PPVP 较大;连接通道(箭)在隔膜的顶端。下:大 PPVP 和中心凹旁 PVD。

是否伴有 Weiss 环,通常能够注意到后巩膜葡萄肿中残存的玻璃体皮质。SS-OCT 可显示伴有 PVD 的黄斑劈裂近视眼(伴 Weiss 环)中残存的玻璃体皮质(图 11.26 下)。

在合并完全 PVD 的近视眼黄斑劈裂的玻璃体手术中,有时会出现没有残存玻璃体皮质的病例。在这些病例中医生仅需剥除后极部视网膜内界膜。这些无玻璃体皮质残存的视网膜可以在术前通过 SS-OCT 显示(图 11.27 上)。在高度近视眼中,尽管 PVD 中可见明显的 Weiss 环,其视网膜上仍可能残存较薄的玻璃体皮质(图 11.27 下,图 11.28)。这些残存的玻璃体皮质可被视为 PPVP 后壁的残留或劈裂玻璃体皮质的最外层。也许这并不是残存的皮质而是由增生神经胶质细胞或色素上皮细胞新形成的视网膜前膜。还有一种说法是 PVD 后再生的玻璃体皮质,但这种说法尚有待证实。

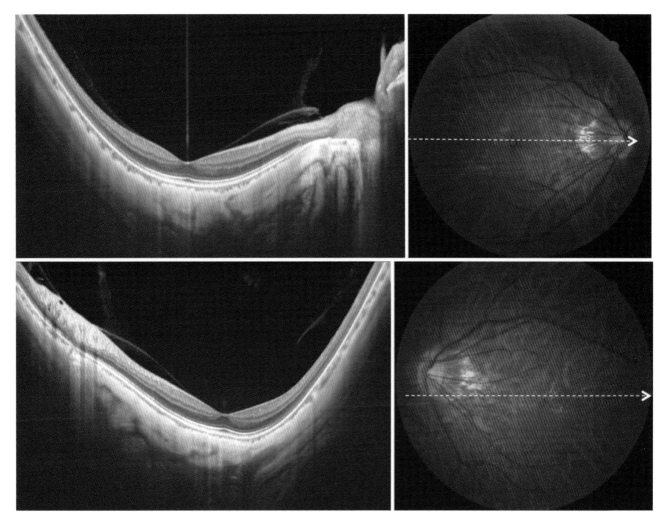

图 11.18　48 岁女性。矫正视力：右眼−11.5 D→1.2，左眼−12.5 D→1.2。双眼可见大的 PPVP 但未观察到前界，双眼黄斑旁区域可见局部 PVD。

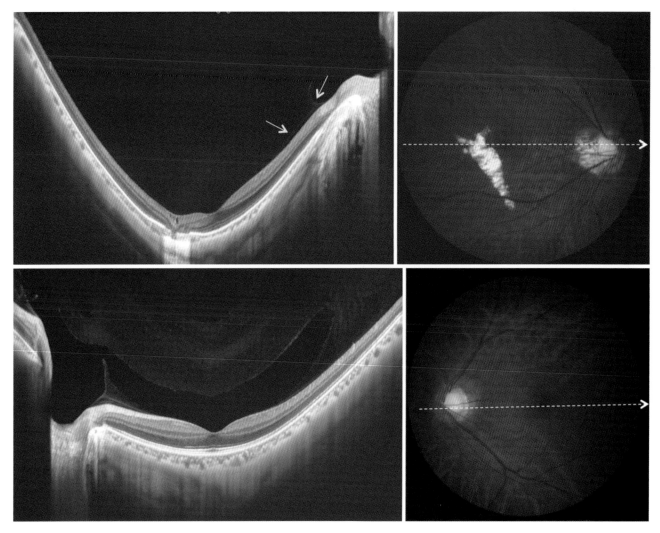

图 11.19 44 岁男性, 右眼有大片漆裂纹。矫正视力: 右眼-12.0 D→1.0, 左眼-6.0 D→1.2.双眼均无 PVD。上: SS-OCT 显示右眼存在广泛的玻璃体液化, 未看到 PPVP 的前界。玻璃体皮质有轻度脱离, Cloquet 管颞侧边界可观察到隔膜(黄色箭头)。下: 左眼呈舟样 PPVP。在 PPVP 前存在一个液化腔隙。

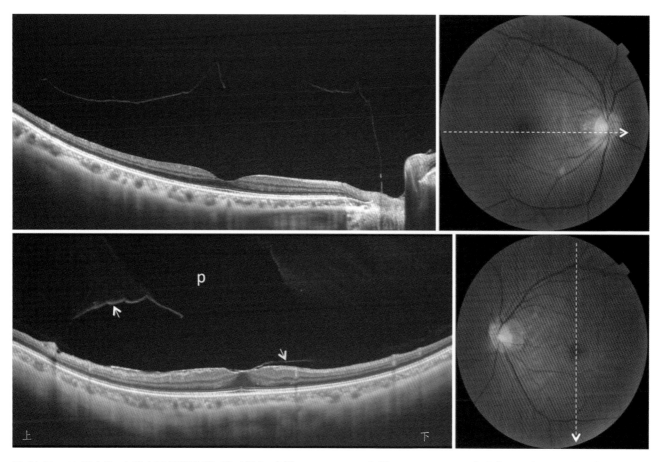

图 11.20　59 岁女性,左眼有视网膜前膜。矫正视力:右眼–10.0 D→1.2,左眼–7.0 D→1.2。上:右眼黄斑区有 PVD,玻璃体皮质与视盘粘连。PPVP 的后壁为黄斑区前部的玻璃体皮质,从视网膜上脱离并已破裂。下:左眼垂直扫描,玻璃体皮质在中心凹上方已发生脱离(白色箭),但其下方仍与视网膜粘连。PPVP 似乎形成一个空腔(p),视网膜前膜(黄色箭)似乎是 PPVP 的后壁。

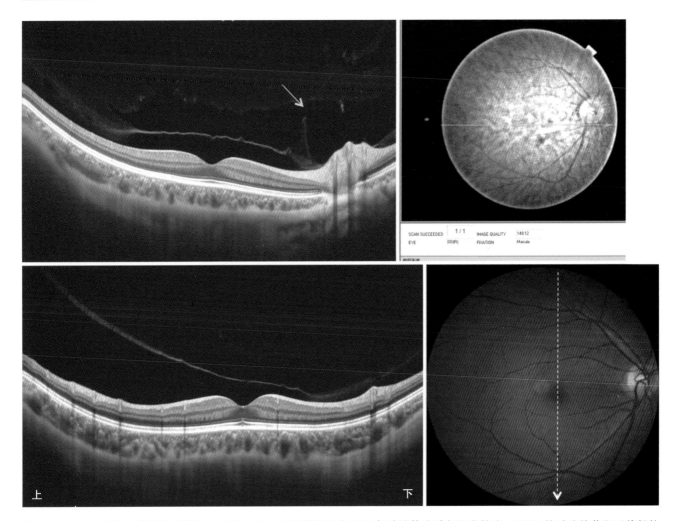

图 11.21 43 岁女性。右眼矫正视力：-6.0 D→1.2。右眼黄斑区有 PVD 但玻璃体皮质与视盘粘连。PPVP 的后壁是黄斑区前部的玻璃体皮质，从视网膜上脱离，但保持完整（上及下）。水平扫描时可以观察到 PPVP 与 Cloquet 管的 Martegiani 裂隙之间的隔膜（上）。其左眼有视网膜脱离。

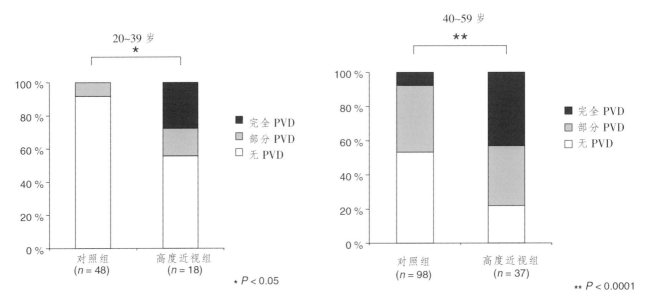

图 11.22 20~39 岁人群中非近视眼和高度近视眼（<-8.0 D）发生 PVD 的概率。

图 11.23 40~59 岁人群中非近视眼和高度近视眼（<-8.0 D）发生 PVD 的概率。

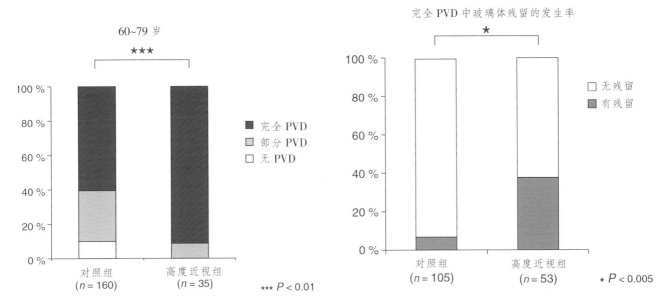

图 11.24　60~79 岁人群中非近视眼和高度近视眼(<-8.0 D)发生 PVD 的概率。

图 11.25　SS-OCT 扫描非近视眼和高度近视眼 (<-8.0 D)，完全 PVD 出现玻璃体皮质残留的概率。

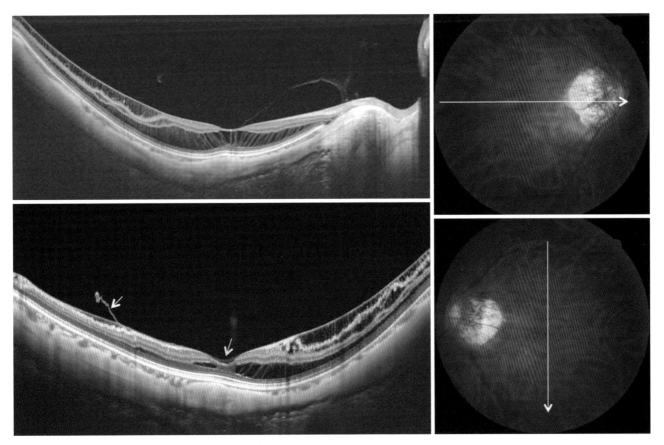

图 11.26　58 岁女性，双眼高度近视黄斑劈裂。双眼矫正视力为-14.0 D→1.2。双目裂隙灯显微镜下右眼无 PVD，左眼有 PVD，并且有明显的 Weiss 环。上：SS-OCT 显示其右眼玻璃体皮质从鼻侧到中心凹有部分脱离，没有发现 PPVP 的前界。下：视网膜前膜从上方到中心凹部分脱离(白色箭)，中心凹处视网膜前膜与视网膜粘连(黄色箭)。

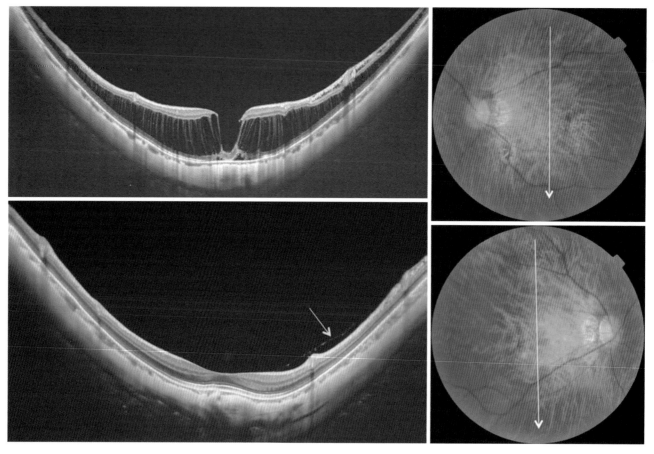

图 11.27　70 岁女性，右眼患有高度近视黄斑劈裂。矫正视力：右眼–10.5 D→0.8，左眼–9.0 D→1.2。双眼均发生带有 Weiss 环的 PVD。之后针对黄斑劈裂的玻璃体切除手术中证实右眼视网膜上没有玻璃体皮质残留(上)。尽管左眼发生了 PVD，但黄斑区下方有轻度脱离的玻璃体皮质(黄色箭)(下)。

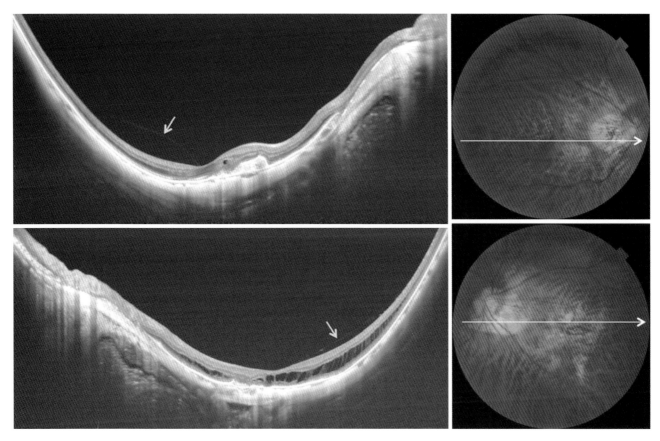

图 11.28　73 岁女性。右眼因高度近视脉络膜新生血管曾接受球内注射贝伐单抗。左眼有高度近视黄斑劈裂。矫正视力：右眼 −15.0 D→0.5，左眼−15.0 D→0.1。尽管双眼均可在双目裂隙灯显微镜下观察到带有 Weiss 环的 PVD，但 SS−OCT 示双眼颞侧到中心凹走向均存在可疑轻度、较薄的玻璃体皮质脱离(上及下)。

总结

用裂隙灯生物显微镜并不能观察到后巩膜葡萄肿中玻璃体的结构，因此其病理形态尚不清楚。1999 年通过使用时域 OCT，研究人员首次报道了近视眼黄斑劈裂[1]。但时域 OCT 也不能描绘玻璃体的结构。最近使用的 SS−OCT 可以十分清楚地显示高度近视眼中的玻璃体皮质。PPVP 的后壁无论是在高度近视眼还是在非近视眼的玻璃体视网膜交界面疾病中都起着至关重要的作用。

（段安丽　雷博　译　雷博　校）

参考文献

1. Takano M, Kishi S. Foveal retinoschisis and retinal detachment in severely myopic eyes with posterior staphyloma. Am J Ophthalmol. 1999;128(4):472–6.
2. Kobayashi H, Kishi S. Vitreous surgery for highly myopic eyes with foveal detachment and retinoschisis. Ophthalmology. 2003;110(9):1702–7.
3. Schepens CL, Marden D. Data on the natural history of retinal detachment. Further characterization of certain unilateral nontraumatic cases. Am J Ophthalmol. 1966;61(2):213–26.
4. Tolentino FI, Schepens CL, Freeman HM. Vitreoretinal disorders. Philadelphia: W.B. Sanders Co.; 1976. p. 1–12.
5. Eisner G. Biomicroscopy of the peripheral fundus. New York: Springer; 1979. p. 20, 21, 106, 107.
6. Yokoi T, Toriyama N, Yamane T, Nakayama Y, Nishina S, Azuma N. Development of a premacular vitreous pocket. JAMA Ophthalmol. 2013;131(8):1095–6.
7. Kishi S, Shimizu K. Posterior precortical vitreous pocket. Arch Ophthalmol. 1990;108(7):979–82.
8. Schmut O, Mallinger R, Paschke E. Studies on a distinct fraction of bovine vitreous body collagen. Graefes Arch Clin Exp Ophthalmol. 1984;221(6):286–9.
9. Bishop PN, Crossman MV, McLeod D, Ayad S. Extraction and characterization of the tissue forms of collagen types II and IX from bovine vitreous. Biochem J. 1994;299(Pt 2):497–505.
10. Sakamoto T, Ishibashi T. Hyalocytes: essential cells of the vitreous cavity in vitreoretinal pathophysiology? Retina. 2011;31(2):222–8.
11. Ramesh S, Bonshek RE, Bishop PN. Immunolocalisation of opticin in the human eye. Br J Ophthalmol. 2004;88(5):697–702.
12. Gupta P, Yee KM, Garcia P, Rosen RB, Parikh J, Hageman GS, Sadun AA, Sebag J. Vitreoschisis in macular diseases. Br J Ophthalmol. 2011;95(3):376–80.
13. Foos RY. Vitreoretinal juncture; topographical variations. Invest Ophthalmol. 1972;11(10):801–8.
14. Kishi S, Numaga T, Yoneya S, Yamazaki S. Epivascular glia and

paravascular holes in normal human retina. Graefes Arch Clin Exp Ophthalmol. 1986;224(2):124–30.

15. Worst JG. Cisternal systems of the fully developed vitreous body in the young adult. Trans Ophthalmol Soc U K. 1977;97(4):550–4.

16. Worst J. Extracapsular surgery in lens implantation (Binkhorst lecture). Part IV. Some anatomical and pathophysiological implications. J Am Intraocul Implant Soc. 1978;4:7–14.

17. Worst J, Los L. Cisternal anatomy of the vitreous. Amsterdam: Kugler Publications; 1995. p. 28.

18. Sebag J, Balazs EA. Human vitreous fibers and vitreoretinal disease. Trans Ophthalmol Soc U K. 1985;104:123–8.

19. Fine HF, Spaide RF. Visualization of the posterior precortical vitreous pocket in vivo with triamcinolone. Arch Ophthalmol. 2006;124(11):1663.

20. Itakura H, Kishi S. Aging changes of vitreomacular interface. Retina. 2011;31(7):1400–4.

21. Itakura H, Kishi S. Alterations of posterior precortical vitreous pockets with positional changes. Retina. 2013;33(7):1417–20.

22. Itakura H, Kishi S, Li D, Akiyama H. Observation of posterior precortical vitreous pocket using swept-source optical coherence tomography. Invest Ophthalmol Vis Sci. 2013;54(5):3102–7.

23. Balazs EA. The vitreous. In: Zinn K, editor. Ocular fine structure for the clinician, vol. 15. Boston: Little, Brown; 1973. p. 53–63.

24. Kishi S, Hagimura N, Shimizu K. The role of the premacular liquefied pocket and premacular vitreous cortex in idiopathic macular hole development. Am J Ophthalmol. 1996;122(5):622–8.

25. Johnson MW, Van Newkirk MR, Meyer KA. Perifoveal vitreous detachment is the primary pathogenic event in idiopathic macular hole formation. Arch Ophthalmol. 2001;119(2):215–22.

26. Uchino E, Uemura A, Ohba N. Initial stages of posterior vitreous detachment in healthy eyes of older persons evaluated by optical coherence tomography. Arch Ophthalmol. 2001;119(10):1475–9.

27. Itakura H, Kishi S. Evolution of vitreomacular detachment in healthy subjects. Arch Ophthalmol. 2013: 4578 doi: 10.1001/jamaophthalmol.2013.4578. [Epub ahead of print].

28. Kishi S, Demaria C, Shimizu K. Vitreous cortex remnants at the fovea after spontaneous vitreous detachment. Int Ophthalmol. 1986;9(4):253–60.

29. Kishi S, Shimizu K. Oval defect in detached posterior hyaloid membrane in idiopathic preretinal macular fibrosis. Am J Ophthalmol. 1994;118(4):451–6.

30. Kishi S, Shimizu K. Clinical manifestations of posterior precortical vitreous pocket in proliferative diabetic retinopathy. Ophthalmology. 1993;100(2):225–9.

31. Imai M, Iijima H, Hanada N. Optical coherence tomography of tractional macular elevations in eyes with proliferative diabetic retinopathy. Am J Ophthalmol. 2001;132:81–4.

32. Spaide RF, Wong D, Fisher Y, Goldbaum M. Correlation of vitreous attachment and foveal deformation in early macular hole states. Am J Ophthalmol. 2002;133(2):226–9.

33. Balazs EA, Flood MT. Data first presented at 3rd International Congress for Eye Research, Osaka, Japan. In: Sebag J, editor. The vitreous. New York: Springer; 1989. p. 81.

34. Foos RY, Wheeler NC. Vitreoretinal juncture. Synchysis senilis and posterior vitreous detachment. Ophthalmology. 1982;89(12):1502–12.

35. Sebag J. The vitreous. New York: Springer; 1989. p. 41, 76, 78, 79, 85.

36. Itakura H, Kishi S, Kotajima N, Murakami M. Decreased vitreal hyaluronan levels with aging. Ophthalmologica. 2009;223(1):32–5.

37. Itakura H, Kishi S. Vitreous cortex splitting in cases of vitreomacular traction syndrome. Ophthalmic Surg Lasers Imaging. 2012;43 Online:e27–9.

38. Sebag J. Anomalous posterior vitreous detachment: a unifying concept in vitreo-retinal disease. Graefes Arch Clin Exp Ophthalmol. 2004;242(8):690–8.

39. Sanna G, Nervi I. Statistical research on vitreal changes in relation to age and refraction defects]. Ann Ottalmol Clin Ocul. 1965;91(5):322–35.

40. Novak MA, Welch RB. Complications of acute symptomatic posterior vitreous detachment. Am J Ophthalmol. 1984;97(3):308–14.

41. Akiba J. Prevalence of posterior vitreous detachment in high myopia. Ophthalmology. 1993;100(9):1384–8.

42. Pickett-Seltner RL, Doughty MJ, Pasternak JJ, Sivak JG. Proteins of the vitreous humor during experimentally induced myopia. Invest Ophthalmol Vis Sci. 1992;33(12):3424–9.

43. Wallman J, Adams JI. Developmental aspects of experimental myopia in chicks: susceptibility, recovery and relation to emmetropization. Vision Res. 1987;27(7):1139–63.

44. Seko Y, Shimokawa H, Pang J, Tokoro T. Disturbance of electrolyte balance in vitreous of chicks with form-deprivation myopia. Jpn J Ophthalmol. 2000;44(1):15–9.

45. Newman EA. Regional specialization of retinal glial cell membrane. Nature. 1984;309(5964):155–7.

46. Jongebloed WL, Worst JF. The cisternal anatomy of the vitreous body. Doc Ophthalmol. 1987;67(1–2):183–96.

第 **12** 章

后巩膜葡萄肿(第一部分)

Richard F. Spaide

本章主要回顾了后巩膜葡萄肿的研究历史、病因学以及一些可能的病因。第 13 章将阐明使用新的影像检查手段对后巩膜葡萄肿的一些新发现,并对其进行了详细分类。

12.1 后巩膜葡萄肿认识的发展史

解剖学家 Scarpa 于 1801 年首先描述了后巩膜葡萄肿。他通过尸体解剖发现,双眼后部的巩膜都明显向外凸起[1](图 12.1)。当时,眼前部葡萄肿被视为一种炎症或肿瘤,而后部葡萄肿似乎与眼前部葡萄肿不同。1830 年 Ammon 描述了在两只眼发现眼球在胚裂部位向外膨出[2]。随着认识的逐步深入,此类异常最终被认为是先天性缺损,类似于先天性虹膜和晶状体缺损。被 Ammon 称为葡萄肿的部分其实是被液体填充的缺损区。Arlt 首先将 Scarpa 所描述的后巩膜葡萄肿与近视联系起来[3,4]。他注意到近视患者眼球后部呈"圆锥"形凸起,并且在脉络膜和视网膜色素上皮层出现缺损。尽管正视眼甚至远视眼中偶尔也会观察到"圆锥"样改变,但大多数情况下这种"圆锥"样改变发生在近视眼中。基于 Arlt 的发现,后巩膜葡萄肿成为近视的代名词。在近视患者眼中发现的"圆锥"样凸起被称为后巩膜葡萄肿(这仅是当时的认识,因为当时双目眼底镜检查还没有普及)。Arlt 认为这种"圆锥"样凸起是由于脉络膜萎缩导致,但这很难解释"圆锥"内存在视网膜异常。Arlt 发现伴有"圆锥"样改变的眼睛在视物时会有很大的盲点,因此他认为此处一定有感光细胞缺损。其他观点认为,这种"圆锥"样改变由炎症或先天异常导致。

Tscherning 通过对大量近视眼球的分析,发现很多近视眼球并未出现后巩膜葡萄肿[5]。1898 年 Schnabel 结合以往的病例,提出了新的看法[6]。他发现后巩膜葡萄肿大多出现在近视度在-8 D 以上的患者。尽管-8 D 以内的近视患者也可出现后巩膜葡萄肿,但近视度高于-8 D 患者的眼几乎都会出现后巩膜葡萄肿。Schnabel 认为"圆锥"样凸起在早期就已存在,但生长发育和近视形成会导致眼球扩张,进而造成这种凸起迅速进展。早期对后巩膜"圆锥"的不同理解导致后巩膜葡萄肿形成理论的差异。其中一种观点认为,近距离工作造成的应力改变会导致脉络膜萎缩,从而产生后巩膜葡萄肿[7];而另一种观点认为,后巩膜葡萄肿是由发育缺陷导致的巩膜异常进展而来;还有理论认为,后巩膜葡萄肿的形成与眼前部葡萄肿一样,是由局部炎症造成的;然而,Knowles 对此表示怀疑,他认为在大多数合并后巩膜葡萄肿的眼球中并没有炎症表现[8]。随着时间的推移,后巩膜葡萄肿被定义为眼球壁(非葡萄膜组织)的一种向外的囊袋样扩张,且这种扩张与葡萄膜相关。但该定义方法无法解释为什么后巩膜葡萄肿区域的视网膜葡萄膜组织会在近视退行性进展阶段出现萎缩,以及为什么即使没有葡萄膜组织,后巩膜葡萄肿还是会形成。

12.2 Curtin 分类

Curtin 大大推进了对近视患者后巩膜葡萄肿形成的临床理解[9,10]。他根据 250 例患者的眼底镜表现将后巩膜葡萄肿分为 10 种类型(图 12.2)。前五种为眼球后部向外的囊袋状扩张,被 Curtin 称为单纯型后巩膜葡萄肿,此类后巩膜葡萄肿或累及黄斑区和视盘,或以黄斑区为中心扩展至视盘上方、鼻侧或下方[10]。Curtin 认

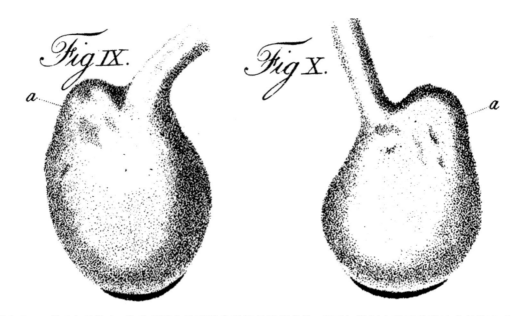

图 12.1 引自 Scarpa[1]:"在尸体上,我碰巧两次见到眼球后部巩膜葡萄肿,我不知道别人是否看到过或者描述过。第一例是由于其他原因所获取的一位 40 岁女性眼球(参考图 IX)。这只眼呈椭圆形,总体来说较对侧眼大。在其后部视神经颞侧有一个小坚果样椭圆形巩膜隆起[参考图 IX,a]。把眼球后部浸泡到白葡萄酒里,再加上几滴亚硝酸使视网膜固定和变透明后,我清楚地看到葡萄肿腔内缺乏神经视网膜扩张;此处的脉络膜非常薄而且失色,缺少正常的血管丛;巩膜尤其葡萄肿顶端巩膜变的薄如蝉翼。据我所知,该女性因顽固性眼炎及急性发作性头痛而摘除眼球,摘除的眼球多年前已不能视物。(文中图 X 来自捐献给 Scarpa 的眼)"

为视盘下方的葡萄肿与视盘倾斜有关,对该情况需进行具体描述。然而,其他类型的后巩膜葡萄肿也可能与视盘倾斜有关。其余的五类被称为复合型后巩膜葡萄肿,表现为包含一种或多种单纯型后巩膜葡萄肿,或比单纯型葡萄肿更为复杂的类型。比如,VI 型葡萄肿是仅在后极部出现的 I 型葡萄肿及以黄斑区为中心的 II 型葡萄肿的组合,并形成双层凹陷。IX 型葡萄肿包含两个相连的葡萄肿,这两个葡萄肿分别累及视盘和黄

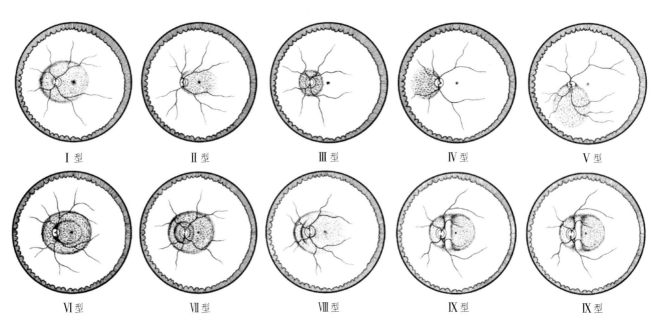

图 12.2 Curtin 把近视眼葡萄肿分为 10 类。前五种结构简单,后五种结构更复杂[10]。

斑。虽然研究未专门提及,但多类葡萄肿都与视盘倾斜相关。Curtin 分类法并未涵盖所有类型的葡萄肿。Moriyama 针对多个眼球做了高分辨率 MRI 和 3D 重建,发现了很多 Curtin 未提到的葡萄肿构型[11]。Curtin 关于葡萄肿的分类具有里程碑式的意义,它清楚地把葡萄肿当成整个眼结构中的特殊部分。相反,Alrt 把葡萄肿当成近视,或将近视等同于葡萄肿。Cnrtin 的分类强调了特殊结构异常,这种异常与近视进展有关。

后巩膜葡萄肿是近视的一个单独的并发症,而不是近视不可分割的一部分,但这一理论并未被普遍接受。人们仍习惯将近视眼患者眼球后部的异常称为后巩膜葡萄肿,即使并未出现巩膜的囊袋样外扩张[12]。高度近视眼球后极部的弯曲均被称为后巩膜葡萄肿,即使这种弯曲与正常眼球相比并不存在差异或未出现向外的囊袋样扩张[13]。仍不清楚后巩膜葡萄肿如何造成眼轴延长,眼球屈光度的增加是否与葡萄肿造成的眼轴延长相关。大多数与后巩膜葡萄肿相关的困惑之处均是由于对后巩膜葡萄肿没有一个清晰、详细的定义所致。

Curtin 采用眼底镜检查和眼底画图的方式对后巩膜葡萄肿进行了分类。其他研究人员采用彩色眼底摄影或联合眼超声和间接眼底镜检查开展研究。Curtin 发现多数类型的后巩膜葡萄肿累及后极部,导致视神经或黄斑区等区域向外呈囊袋样扩张。一项基于 250 位患者的研究发现有近一半的患者可以用 Curtin 分类法进行分类[10]。Curtin 分类法中的 II 型后巩膜葡萄肿以黄斑为中心,此类葡萄肿最常见于 3~19 岁的患者,而在年龄更大的患者中较少见。在更年长的患者中,VIII 型到 X 型复合型葡萄肿更常见。VIII 型葡萄肿是 I 型和 II 型葡萄肿的复合症状,该结构异常有可能由巩膜胶原纤维的异常造成。在眼球的后极部有一些环绕视神经出口的环形巩膜纤维。因此 IX 型葡萄肿有可能是在 II 型葡萄肿增大过程中被相对不容易变形的环形巩膜纤维分割而成。X 型葡萄肿表现为在 II 型葡萄肿基础上出现的颞侧扩张及视神经周围不完整的边界。

后巩膜葡萄肿最终会导致后极部巩膜局限性变薄,并增加出现眼球异常的概率。实际上这些异常在高度近视眼中与眼轴长度的相关性更强,其与后巩膜葡萄肿的相关性反而有可能被高估。有一些类型

的葡萄肿属于眼球异常的高危因素,我们将在下文讨论。

12.3　后巩膜葡萄肿的患病率

在高度近视眼中,后巩膜葡萄肿的患病率与眼轴长度和患者构成相关。从高度近视患者中随机选择患者计算出来的比例,与实际眼科临床中计算的结果可能并不一致。对巩膜葡萄肿所采取的检测方法也会对患病率的结果产生较大影响。Curtin 和 Karlin 用眼底镜来检查眼球,但并没有阐明哪些改变属于后巩膜葡萄肿[10]。Hsiang 等用眼部超声技术测量眼球后极部到视神经的深度[14]。该方法认为,仅累及视神经的葡萄肿不属于后巩膜葡萄肿,原因在于此类眼球的视神经位于眼球的最后方。而在一个呈球形且中心凹位于光轴的正常眼球,中心凹应该位于视神经后方。如果采用这种方法,正常眼球反而会被认为是尺寸较小的后巩膜葡萄肿。

因此,这些方法计算出来的后巩膜葡萄肿的患病率并非绝对准确,仅可作为一种参考。Curtin 和 Karlin 发现随着眼轴的增长,后巩膜葡萄肿的患病率明显增加。在眼轴为 26.5~27.4mm 的眼中后巩膜葡萄肿的患病率为 1.4%,而在眼轴为 33.5~36.6mm 的眼中,患病率增加到 71.4%。复杂型葡萄肿在不同年龄人群中的患病率差异较大。在年龄较小的患者单纯型葡萄肿较多,多数累及整个后极部或黄斑区。在年龄较大的患者复杂型葡萄肿的比例增加。Hsiang 等利用眼部超声来判定葡萄肿,发现在 209 例高度近视眼中 90% 的患眼合并后巩膜葡萄肿。他们同样发现,随着患者年龄的增加,复杂型葡萄肿的比例增加[14]。

12.4　后巩膜葡萄肿相关术语

高度近视患眼的眼球曲度有别于后极部扁平的正视眼,其眼球后部的曲线会产生畸变。Moriyama 及其同事通过 3D MRI 发现了一种桶样眼球,表明在高度近视眼这种结构畸变并不一定都是后巩膜葡萄肿[11]。后巩膜葡萄肿的定义为一种眼球壁外扩张的现象,扩张半径小于眼球壁外周曲率。单纯型后巩膜葡萄肿仅包含一个扩张区域,同时也仅具有一个对应的曲率半径。复杂型后巩膜葡萄肿包含两种不同曲率半径的扩

张，并存在部分或全部融合的现象。复合型后巩膜葡萄肿则包含两种或更多种扩张，这些扩张彼此分开。由此，被 Curtin 称为Ⅶ型缺损的葡萄肿(此类葡萄肿表现为视盘周围一个较小葡萄肿嵌入一个累及后极部的葡萄肿)属于一种复杂型后巩膜葡萄肿，两个相连排列的 IX 型葡萄肿则为复合型后巩膜葡萄肿。如图 12.3 所示，很容易观察到并不适用于 Curtin 分类系统的葡萄肿。因此，应采用更精确的术语来描述后巩膜葡萄肿。Moriyama 等[11]报道的许多复合型葡萄肿眼球无法按 Curtin 分类法进行分类。虽然 Curtin 分类法提供了一种相对精确的描述后巩膜葡萄肿的方法，但仍需要一种更简单并且更实用的分类法。

12.5　病因学

如同近视的成因一样，目前尚不明确后巩膜葡萄肿的成因。在正视化动物模型实验中发现眼球可以对离焦产生局部反应[15-24]。离焦发出一个错误的信号，眼球会通过局部生长将这种错误信号弱化[17,24]。可通过将眼镜片改为近视或远视来实现离焦诱导。这说明错误信号的数量和方向可以通过矫正眼球的屈光状态来调整[24]。去除小鸡眼前的镜片后，由镜片造成的屈光度改变也随之消除。在成长过程中视物模糊会带来一系列改变，从而导致近视的形成。因此，正视化的过程似乎与近视的形成相关。

在动物模型中，眼球主要通过两种方式来适应离焦。在鸟类主要靠改变脉络膜的厚度来进行适应。研究人员在鸟类眼中发现了可以帮助增加脉络膜厚度的淋巴系统[25]。近视化可能由脉络膜血流减少和潜在的脉络膜毛细血管改变导致，有时这种改变可在很短的时间内发生[26,27]。人眼中没有这种淋巴系统，但光学低相干反射仪检查发现离焦也可导致脉络膜厚度的细微改变[28]。在正视化过程中，这种长期的影响可以导致眼球扩大，眼轴增长，巩膜组织重塑、变薄、弹性增加。在动物模型中对半侧视野施加离焦效应可以使该半侧视野对应的眼部结构发生改变[29,30]，表明有可以影响眼球局部的机制，并可以选择性地控制眼球发育和屈光度的进展。随后研究人员也对整个视网膜对眼轴长度的影响的规律进行了研究。有趣的是，猴眼黄斑消融联合形觉剥夺仍能诱导眼轴延长进而导致近视[31]。与视网膜周边相关的远视离焦可导致眼轴长度的改变，表明改变周边视网膜的屈光可作为预防和治疗近视的方法[18,32]。

巩膜的主要成分为 I 型胶原。这些纤维保证了眼球的结构强度。从内层巩膜到外层巩膜，纤维的直径存在梯度差，表现为和发育过程一致的由内向外顺序。在高度近视眼，胶原纤维净重较正常眼少且直径减小。高度近视眼巩膜中所有纤维的直径都较小，而且不像正视眼那样存在典型的梯度差。这一改变在眼球后极部最为明显，即使后极部未形成后巩膜葡萄肿[33,34]。与正视眼相比黏多糖含量也明显减少。在近视动物模型中，巩膜也被证明呈变薄趋势，组织和延展性的缺失导致了这种改变。巩膜变薄并伴随弹性增加，导致任何外力带来的应力增加[35]。根据 Laplace 定律，公式 $\delta = PR/2T$ 可以估算施加在巩膜上的应力，其中，δ 表示应

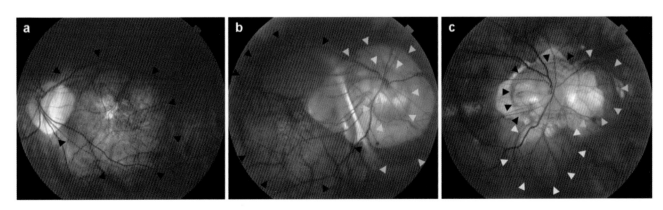

图 12.3　3 种不同形态的葡萄肿。(a)鼻侧边缘接近视神经的黄斑区葡萄肿，类似 Curtin 的Ⅱ型葡萄肿，但有视盘倾斜。后极部呈现一般葡萄肿外观：脉络膜变薄，葡萄肿区明显并且伴有色素改变。(b)该患者似乎有两个相互邻近的葡萄肿(黑色及绿色箭头)，和 Cuntin 的 IX 型葡萄肿相似。然而仔细观察发现葡萄肿内还有一个围绕视神经(浅蓝色箭头)的葡萄肿，所以是Ⅲ型和 IX 型葡萄肿的组合。(c)该患者含有 3 个相邻的葡萄肿(黑色、绿色及黄色箭头)，因此与任何 Curtin 描述的葡萄肿都不相似。

力,P 表示眼内压,R 表示眼球半径,T 表示球壁厚度。在高度近视眼中,伴随着眼球的扩张和眼球壁的厚度下降,眼球壁所受压力增加。

大多数成年人的屈光度和眼轴长度比较稳定。但部分高度近视患者即使已经成年,其眼轴和屈光度仍会持续增长[36,37]。虽然进展为高度近视可能受遗传因素的影响,但在大多数情况下,高度近视似乎更易于在易感人群中发生。流行病学调查发现,在农耕和打猎人群转为上学人群后近视患病率增加,表明近距离用眼和缺乏户外活动是主要致病因素,这一结论也在动物实验中得到了证实[38-48]。这意味着在高度近视眼中存在一种使巩膜结构进行性改变的危险因素,这种危险因素不仅作用于眼球迅速增长的阶段如童年后期,也会作用于老年阶段。假设正视化的过程可以局部控制,那么图像的局部离焦就可能导致巩膜生长和机械性能的局部改变。户外活动时,视物距离一般大于 1 米,也就是说屈光差异范围最多在 1 D 以内。在户外阳光充分照射下瞳孔变小、景深增加,这进一步减少了离焦的发生。另一方面,户外视物距离与户内完全不同,范围可从几厘米到数米,距离的差异导致对应的调节范围增大。室内光照水平低而且灯光的光谱组成更容易造成近视[49]。因此可以想象,视野中央部分的区域很容易清晰聚焦,而其他部分则呈离焦状态。相对于中央区域的屈光不正,周边区域屈光不正才是影响眼球扩张的最主要因素。动物实验也明确证实,视网膜成像的离焦诱发眼球局部出现适应机制从而改变了眼球发育。目前尚不清楚视网膜成像离焦如何影响了后巩膜葡萄肿的发展。但在动物眼中,离焦是诱导近视发生的常用方法。如果在人类眼球中同样存在这种病理机制,那么局部离焦也可造成人眼球的局部扩张。此外,由于成人眼球在不同区域的敏感性不同,也有可能导致眼球扩张不均匀。

脉络膜的异常也可能导致眼球不均匀扩张。该发现来源于对小柳原田综合征(Vogt-Koyanagi-Harada)患者进行的研究。在疾病好转后这些患者的眼球出现快速而明显的扩张从而导致高度近视,该情况被认为与疾病造成的脉络膜明显变薄相关。有理论认为巩膜的成分和形态在一定程度上与脉络膜的调控相关。随着高度近视的发展,脉络膜明显变薄,甚至部分区域会出现缺失。任何可能维持眼球形状和大小的潜在机制均可能出现变化。

12.6 高度近视眼后巩膜葡萄肿可能导致的眼部病变

后巩膜葡萄肿中眼球壁的扩展可导致局部扩张。在葡萄肿区域内任何扩张都可能导致不良反应。如果眼球壁扩展拐点位置邻近黄斑区,也可能导致潜在的异常。这一情况主要出现在 V 型后巩膜葡萄肿中,该型葡萄肿也称为下方葡萄肿或视盘倾斜综合征。

一些类型的后巩膜葡萄肿可以把黄斑中心区分为不同区域,在此类葡萄肿中,V 型后巩膜葡萄肿具有比较特殊的表现:上半区域的扩张程度较下半区域轻;视神经通常位于葡萄肿边缘并呈倾斜外观。因此,该型后巩膜葡萄肿被命名为下葡萄肿或视盘倾斜综合征[50-62]。已对该特殊葡萄肿的异常表现进行了诸多描述。眼球壁弯曲度变化成葡萄肿时,沿葡萄肿的上缘往往伴随一条弓形色素减少带[60]。一些眼球出现更多色素异常相关的并发症。和周围区域相比,拐角处的脉络膜变薄,而其后的巩膜变厚。这些眼球还经常出现视网膜下液[53]。对下液的来源有多种猜测:视网膜色素上皮萎缩导致其泵功能减弱,或巩膜厚度增加阻碍葡萄膜-巩膜间液的外流[62]。在荧光血管造影检查中,一些患者表现为类似中心性浆液性脉络膜视网膜病变的渗漏,但中心性浆液性脉络膜视网膜病变在高度近视患者中非常少见。有研究者认为视网膜下液引起明显的视网膜色素上皮改变[62]。视盘倾斜综合征被认为与玻璃膜疣的分布不均相关,上方区域的玻璃膜疣多于下方[57]。许多患有息肉样脉络膜血管病变的眼球中合并视盘倾斜综合征[55,56]。此类眼中主要存在典型性、多灶的脉络膜新生血管[52],这有可能因为该部分区域内眼球壁曲率改变而导致多处玻璃膜出现微小破裂。出现视盘倾斜综合征的眼球多合并上方视野缺损,调整屈光状态后视野检查结果会改善[58]。尽管一些患者视野缺损可能与神经或视网膜因素有关,但也与眼轴长度差异有关。

眼球扩张造成的球壁变薄和曲率改变可导致后巩膜葡萄肿局部改变(图 12.3a)。当脉络膜的厚度薄到一定程度后,巩膜葡萄肿内脉络膜细微的变化就会对视力造成明显的影响。眼球壁外向囊袋样扩张也会造成眼球壁的各种结构扩大。比如,视网膜的延展造成面积增大,当延展到一定程度时视网膜所受的应力就会增加。由于眼球本身和后巩膜葡萄肿表面呈曲线，视网膜扩张产生的应力可以被分解为沿视网膜曲率切线方向的力和垂直于视网膜的力(图 12.4)。垂直于视网膜的第二矢量将视网膜向眼球壁相反的方向牵拉。任何视网膜表面膜或残余玻璃体对视网膜的牵拉都会增加这种力。反向力则为视网膜本身的附着力，包括 RPE 泵的作用力和从玻璃体到脉络膜的矢量拉力[63]。若这个垂直于视网膜的矢向拉力超过视网膜的抗张力强度或附着力，就会导致视网膜劈裂或脱离。对此，可通过行玻璃体切割术去除与视网膜粘连的玻璃体或移除视网膜内界膜来解决(图 12.5 和图 12.6)[63]。

后巩膜葡萄肿可位于黄斑中心凹造成眼球光轴倾斜，使得视盘的外段不能与进入的光线垂直。这一改变会产生 Stiles-Crawford 现象：对光的敏感性减低，对光波长的感知性改变。非对称的 Stiles-Crawford 模型可产生近视眼球的异常[64]，也会导致高度近视患者的色觉和暗适应发生变化，虽然这些变化可能也有其他的原因[65]。

12.7 特殊类型的巩膜轮廓改变:拱形黄斑

Gaucher 等描述了高度近视眼球的一种新型改变[12]。与常见的高度近视患者巩膜不同，黄斑中心区的巩膜不在后巩膜葡萄肿区域向外弯曲,而向内弯曲。他们将这种高度近视后巩膜葡萄肿的异常称为拱形黄斑(圆拱形黄斑)，并认为该异常可能与局部脉络膜增厚相关。他们在这种眼球中没有发现外扩张现象。之后，他们在写给编辑的信中提到了其他两种可能:该异常是由玻璃体牵拉和后极部薄弱巩膜的向内塌陷导致[66]。玻璃体牵拉理论未被 OCT 检查证实，合并这种拱形黄斑的眼球眼压正常，且巩膜塌陷理论也未获支持。Imamura 等对有拱形黄斑的 15 位患者(23 只眼)进行了 EDI-OCT 检查[67]。患者的平均年龄为 59.3 岁，平均屈光度为−13.6 D。黄斑中心凹下方巩膜的平均厚度为

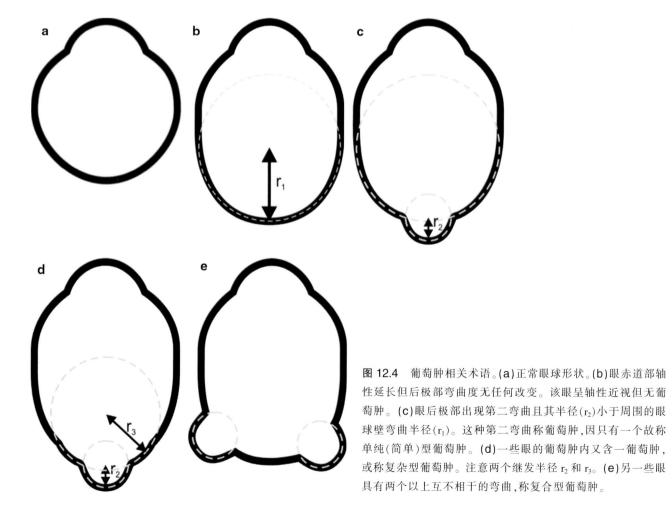

图 12.4　葡萄肿相关术语。(a)正常眼球形状。(b)眼赤道部轴性延长但后极部弯曲度无任何改变。该眼呈轴性近视但无葡萄肿。(c)眼后极部出现第二弯曲且其半径(r_2)小于周围的眼球壁弯曲半径(r_1)。这种第二弯曲称葡萄肿,因只有一个故称单纯(简单)型葡萄肿。(d)一些眼的葡萄肿内又含一葡萄肿,或称复杂型葡萄肿。注意两个继发半径 r_2 和 r_3。(e)另一些眼具有两个以上互不相干的弯曲,称复合型葡萄肿。

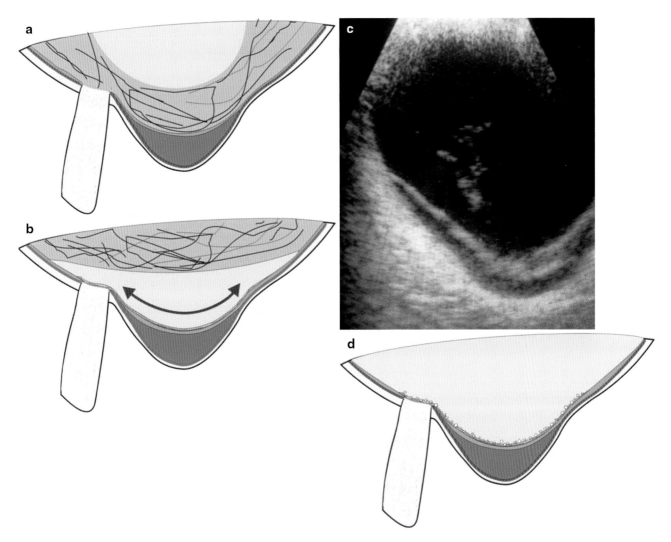

图 12.5　葡萄肿内后部巩膜和脉络膜向后膨出。维持视网膜贴服的力包括由玻璃体向脉络膜的液流净矢量以及视网膜色素上皮的泵功能。导致视网膜脱离的力包括(a)未脱离玻璃体的牵引或(b)玻璃体后脱离后残存的牵引力。视网膜的原有弹性也是一个重要因素。视网膜通常紧绷横跨于葡萄肿,视网膜平面存在明显张力(b 图,双箭)。这种力可被分解为两个矢量,一个垂直视网膜指向眼球中心。(c)B 超显示一葡萄肿眼合并局部视网膜脱离。(d)可用曲安奈德染色辅助解除玻璃体牵引(玻璃体表面白色结晶)以及尽可能剥除内界膜。

570μm,而在与其平均屈光度相近的 25 只不合并拱形黄斑的患眼中,这一厚度为 281μm(*P*<0.001)。距中心凹颞侧 3000μm 处的巩膜厚度为 337μm,与不合并拱形黄斑患眼(320μm)相比没有明显差异。拱形黄斑的

形成似乎与高度近视眼中巩膜厚度的差异相关,而与已知任何类型的后巩膜葡萄肿均不同(见图 12.7)。一些合并拱形黄斑的患者会出现局限性视网膜下液,这可能由局部巩膜增厚影响脉络膜液体外流导致。

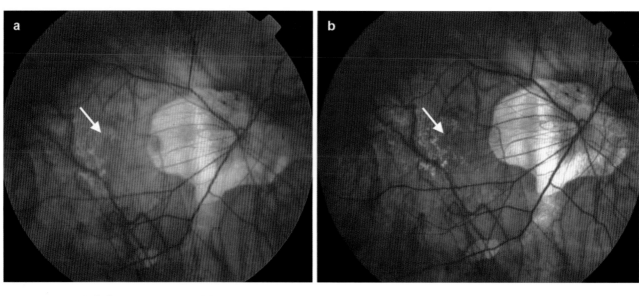

图 12.6　(a)患者葡萄肿内有视网膜浅脱离。注意其下的脉络膜详细结构清晰度下降(箭)。(b)玻璃体切除视网膜复位后,视力提高,注意脉络膜结构可见度增加(箭)。

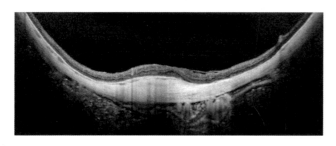

图 12.7　拱形黄斑患者 12mm 扫频源 OCT(SS−OCT)。眼球没有任何"膨出",意味着没有明显葡萄肿。然而,尽管中心凹及周围眼球壁较正视眼薄,后部的巩膜仍较周围厚。

(金学民　齐越　译　雷博　校)

参考文献

1. Scarpa A. Chapter 17. Dello Stafiloma. Practical observations on the principal diseases of the eyes. Pravia: Presso Baldassare Comino; 1801. p. 215–28.

2. Lawrence W. Section III. Staphyloma scleroticae. In: A treatise of the diseases of the eye. 3rd ed. London: Henry G. Bohn; 1844. p. 337–9.

3. Arlt F. Die Krankenheiten des Auges fur praktische Artze. Prague: F.A. Credner; 1859.

4. Arlt F. Über die Ursachen und die Entstehung der Kurzsichtigkeit. Vienna: Wilhelm Braumueller; 1876.

5. Tscherning M. Studien über die Aetiologie der Myopie. Graefes Archive for Clinical and Experimental Ophthalmology. 1883;29: 201–72.

6. Schnabel I. The anatomy of staphyloma posticum, and the relationship of the condition to myopia. In: Norris WF, Oliver CA, editors. System of diseases of the eye, Local diseases, glaucoma, wounds and injuries, operations, vol. 3. Philadelphia: J.B. Lippincott Co; 1898. p. 395–411.

7. Souter WN. Posterior staphyloma in the refraction and motility of

the eye. For students and practitioners. Philadelphia: Lea Brothers & Co; 1903. p. 249–55.

8. Knowles RH. An encyclopedia-dictionary and reference handbook of the ophthalmic sciences. New York: The Jewelers Circular Publishing Company; 1903.

9. Curtin BJ, Karlin DB. Axial length measurements and fundus changes of the myopic eye. Part 1. The posterior fundus. Trans Am Opthalmal Soc. 1970;68:312–34.

10. Curtin BJ. The posterior staphyloma of pathologic myopia. Trans Am Ophthalmol Soc. 1977;75:67–86.

11. Moriyama M, Ohno-Matsui K, Modegi T, et al. Quantitative analyses of high-resolution 3D MR images of highly myopic eyes to determine their shapes. Invest Ophthalmol Vis Sci. 2012;53(8): 4510–8.

12. Gaucher D, Erginay A, Lecleire-Collet A, et al. Dome-shaped macula in eyes with myopic posterior staphyloma. Am J Ophthalmol. 2008;145:909–14.

13. Ikuno Y, Tano Y. Retinal and choroidal biometry in highly myopic eyes with spectral-domain optical coherence tomography. Invest Ophthalmol Vis Sci. 2009;50(8):3876–80.

14. Hsiang HW, Ohno-Matsui K, Shimada N, Hayashi K, Moriyama M, Yoshida T, Tokoro T, Mochizuki M. Clinical characteristics of posterior staphyloma in eyes with pathologic myopia. Am J Ophthalmol. 2008;146(1):102–10.

15. Young FA. The effect of nearwork illumination level on monkey refraction. Am J Optom Arch Am Acad Optom. 1962;39:60–7.

16. Shen W, Vijayan M, Sivak JG. Inducing form-deprivation myopia in fish. Invest Ophthalmol Vis Sci. 2005;46(5):1797–803.

17. Wallman J, Gottlieb MD, Rajaram V, Fugate-Wentzek LA. Local retinal regions control local eye growth and myopia. Science. 1987;237(4810):73–7.

18. Smith 3rd EL, Hung LF, Huang J. Relative peripheral hyperopic defocus alters central refractive development in infant monkeys. Vision Res. 2009;49(19):2386–92.

19. Schaeffel F, Glasser A, Howland HC. Accommodation, refractive error, and eye growth in chickens. Vision Res. 1988;28:639–57.

20. Smith 3rd EL, Hung LF. The role of optical defocus in regulating refractive development in infant monkeys. Vision Res. 1999;39: 1415–35.

21. Graham B, Judge SJ. The effects of spectacle wear in infancy on

eye growth and refractive error in the marmoset (Callithrix jacchus). Vision Res. 1999;39:189–206.

22. Norton TT, Siegwart JT, Amedo AO. Effectiveness of hyperopic defocus, minimal defocus, or myopic defocus in competition with a myopiagenic stimulus in tree shrew eyes. Invest Ophthalmol Vis Sci. 2006;47:4687–99.

23. Shen W, Sivak JG. Eyes of a lower vertebrate are susceptible to the visual environment. Invest Ophthalmol Vis Sci. 2007;48:4829–37.

24. Zhu X, Park TW, Winawer J, Wallman J. In a matter of minutes, the eye can know which way to grow. Invest Ophthalmol Vis Sci. 2005;46(7):2238–41.

25. Nickla DL, Wallman J. The multifunctional choroid. Prog Retin Eye Res. 2010;29(2):144–68.

26. Fitzgerald ME, Wildsoet CF, Reiner A. Temporal relationship of choroidal blood flow and thickness changes during recovery from form deprivation myopia in chicks. Exp Eye Res. 2002;74(5): 561–70.

27. Hirata A, Negi A. Morphological changes of choriocapillaris in experimentally induced chick myopia. Graefes Arch Clin Exp Ophthalmol. 1998;236(2):132–7.

28. Read SA, Collins MJ, Sander BP. Human optical axial length and defocus. Invest Ophthalmol Vis Sci. 2010;51:6262–9.

29. Smith 3rd EL, Huang J, Hung LF, Blasdel TL, Humbird TL, Bockhorst KH. Hemiretinal form deprivation: evidence for local control of eye growth and refractive development in infant monkeys. Invest Ophthalmol Vis Sci. 2009;50(11):5057–69.

30. Smith 3rd EL, Hung LF, Huang J, Blasdel TL, Humbird TL, Bockhorst KH. Effects of optical defocus on refractive development in monkeys: evidence for local, regionally selective mechanisms. Invest Ophthalmol Vis Sci. 2010;51(8):3864–73.

31. Smith 3rd EL, Ramamirtham R, Qiao-Grider Y, Hung LF, Huang J, Kee CS, Coats D, Paysse E. Effects of foveal ablation on emmetropization and form-deprivation myopia. Invest Ophthalmol Vis Sci. 2007;48(9):3914–22.

32. Smith 3rd EL. Prentice Award Lecture 2010: a case for peripheral optical treatment strategies for myopia. Optom Vis Sci. 2011; 88(9):1029–44.

33. Phillips JR, McBrien NA. Form deprivation myopia: elastic properties of sclera. Ophthalmic Physiol Opt. 1995;15:357–62.

34. McBrien NA, Gentle A. Role of the sclera in the development and pathological complications of myopia. Prog Retin Eye Res. 2003;22(3):307–38.

35. McBrien NA, Cornell LM, Gentle A. Structural and ultrastructural changes to the sclera in a mammalian model of high myopia. Invest Ophthalmol Vis Sci. 2001;42(10):2179–87.

36. McBrien NA, Adams DW. A longitudinal investigation of adult-onset and adult-progression of myopia in an occupational group. Refractive and biometric findings. Invest Ophthalmol Vis Sci. 1997;38(2):321–33.

37. Saka N, Ohno-Matsui K, Shimada N, Sueyoshi S, Nagaoka N, Hayashi W, Hayashi K, Moriyama M, Kojima A, Yasuzumi K, Yoshida T, Tokoro T, Mochizuki M. Long-term changes in axial length in adult eyes with pathologic myopia. Am J Ophthalmol. 2010;150(4):562–8.e1.

38. Rose KA, Morgan IG, Smith W, Burlutsky G, Mitchell P, Saw SM. Myopia, lifestyle, and schooling in students of Chinese ethnicity in Singapore and Sydney. Arch Ophthalmol. 2008;126(4):527–30.

39. Jones LA, Sinnott LT, Mutti DO, Mitchell GL, Moeschberger ML, Zadnik K. Parental history of myopia, sports and outdoor activities, and future myopia. Invest Ophthalmol Vis Sci. 2007;48(8): 3524–32.

40. Dirani M, Tong L, Gazzard G, Zhang X, Chia A, Young TL, Rose KA, Mitchell P, Saw SM. Outdoor activity and myopia in Singapore teenage children. Br J Ophthalmol. 2009;93(8):997–1000.

41. Morgan RW, Speakman JS, Grimshaw SE. Inuit myopia: an environmentally induced "epidemic"? Can Med Assoc J. 1975;112(5): 575–7.

42. Alward WL, Bender TR, Demske JA, Hall DB. High prevalence of myopia among young adult Yupik Eskimos. Can J Ophthalmol. 1985;20(7):241–5.

43. Lv L, Zhang Z. Pattern of myopia progression in Chinese medical students: a two-year follow-up study. Graefes Arch Clin Exp Ophthalmol. 2013;251(1):163–8.

44. Mutti DO, Mitchell GL, Moeschberger ML, Jones LA, Zadnik K. Parental myopia, near work, school achievement, and children's refractive error. Invest Ophthalmol Vis Sci. 2002;43:3633–40.

45. Zylbermann R, Landau D, Berson D. The influence of study habits on myopia in Jewish teenagers. J Pediatr Ophthalmol Strabismus. 1993;30:319–22.

46. Hepsen IF, Evereklioglu C, Bayramlar H. The effect of reading and near-work on the development of myopia in emmetropic boys: a prospective, controlled, three-year follow-up study. Vision Res. 2001;41:2511–20.

47. Kinge B, Midelfart A, Jacobsen G, Rystad J. The influence of near-work on development of myopia among university students: a three-year longitudinal study among engineering students in Norway. Acta Ophthalmol Scand. 2000;78:26–9.

48. Rose KA, Morgan IG, Ip J, et al. Outdoor activity reduces the prevalence of myopia in children. Ophthalmology. 2008;115:1279–85.

49. Rucker FJ, Wallman J. Chick eyes compensate for chromatic simulations of hyperopic and myopic defocus: evidence that the eye uses longitudinal chromatic aberration to guide eye-growth. Vision Res. 2009;49(14):1775–83.

50. Young SE, Walsh FB, Knox DL. The tilted disk syndrome. Am J Ophthalmol. 1976;82:16–23.

51. Prost M, De Laey JJ. Choroidal neovascularization in tilted disc syndrome. Int Ophthalmol. 1988;12(2):131–5.

52. Quaranta M, Brindeau C, Coscas G, Soubrane G. Multiple choroidal neovascularizations at the border of a myopic posterior macular staphyloma. Graefes Arch Clin Exp Ophthalmol. 2000;238:101–3.

53. Cohen SY, Quentel G, Guiberteau B, Delahaye-Mazza C, Gaudric A. Macular serous retinal detachment caused by subretinal leakage in tilted disc syndrome. Ophthalmology. 1998;105:1831–4.

54. Cohen SY, Quentel G. Chorioretinal folds as a consequence of inferior staphyloma associated with tilted disc syndrome. Graefes Arch Clin Exp Ophthalmol. 2006;244:1536–8.

55. Becquet F, Ducournau D, Ducournau Y, Goffart Y, Spencer WH. Juxtapapillary subretinal pigment epithelial polypoid pseudocysts associated with unilateral tilted optic disc: case report with clinico-pathologic correlation. Ophthalmology. 2001;108(9):1657–62.

56. Mauget-Faÿsse M, Cornut PL, Quaranta El-Maftouhi M, Leys A. Polypoidal choroidal vasculopathy in tilted disk syndrome and high myopia with staphyloma. Am J Ophthalmol. 2006;142(6):970–5.

57. Cohen SY, Quentel G. Uneven distribution of drusen in tilted disc syndrome. Retina. 2008;28(9):1361–2.

58. Vuori ML, Mäntyjärvi M. Tilted disc syndrome may mimic false visual field deterioration. Acta Ophthalmol. 2008;86(6):622–5.

59. Nakanishi H, Tsujikawa A, Gotoh N, et al. Macular complications on the border of an inferior staphyloma associated with tilted disc syndrome. Retina. 2008;28(10):1493–501.

60. Cohen SY, Dubois L, Ayrault S, Quentel G. T-shaped pigmentary changes in tilted disk syndrome. Eur J Ophthalmol. 2009;19(5): 876–9.

61. Ohno-Matsui K, Shimada N, Nagaoka N, Tokoro T, Mochizuki M. Choroidal folds radiating from the edge of an inferior staphyloma in an eye with tilted disc syndrome. Jpn J Ophthalmol. 2011;55(2): 171–3.

62. Maruko I, Iida T, Sugano Y, Oyamada H, Sekiryu T. Morphologic choroidal and scleral changes at the macula in tilted disc syndrome with staphyloma using optical coherence tomography. Invest Ophthalmol Vis Sci. 2011;52(12):8763–8.

63. Spaide RF, Fisher Y. Removal of adherent cortical vitreous plaques without removing the internal limiting membrane in the repair of macular detachments in highly myopic eyes. Retina. 2005;25(3):

290–5.

64. Westheimer G. Entoptic visualization of Stiles-Crawford effect. An indicator of eyeball shape. Arch Ophthalmol. 1968;79(5): 584–8.

65. Mäntyjärvi M, Tuppurainen K. Colour vision and dark adaptation in high myopia without central retinal degeneration. Br J Ophthalmol. 1995;79(2):105–8.

66. Mehdizadeh M, Nowroozzadeh MH. Dome-shaped macula in eyes with myopic posterior staphyloma. Am J Ophthalmol. 2008;146:478; author reply −9.

67. Imamura Y, Iida T, Maruko I, et al. Enhanced depth imaging optical coherence tomography of the sclera in dome-shaped macula. Am J Ophthalmol. 2011;151:297–302.

第 13 章

后巩膜葡萄肿(第二部分):广角眼底检查联合 3D-MRI 分析病理性近视后巩膜葡萄肿的形态

Kyoko Ohno-Matsui, Muka Moriyama

13.1 引言

1977 年 Curtin[1]将高度近视眼后巩膜葡萄肿分为 10 种不同类型。Ⅰ型至Ⅴ型为单纯型后巩膜葡萄肿,Ⅵ型至Ⅹ型为复合型后巩膜葡萄肿(详见第 13 章)。截至目前,该方法仍然是最常用的后巩膜葡萄肿分类方法。尽管该分类法很实用,但仍有待改进。比如,该分类法主要以眼底镜检查的结果为依据,因此分类比较主观。此外,某些类型的后巩膜葡萄肿非常少见,尤其是复合型后巩膜葡萄肿(如Ⅵ型、Ⅷ型或Ⅹ型)。而且 10 种类型过多,难以记忆和应用。因此需要一种更简单的分类方法。

大多数后巩膜葡萄肿覆盖眼底面积较大,因此常规的 50°角眼底成像通常无法涵盖后巩膜葡萄肿的全部范围。光学相干断层扫描(OCT)是分析眼球曲线的有用工具。然而,目前市场上所有 OCT 所提供的最大扫描长度都不能完全覆盖后巩膜葡萄肿的范围。

一种结合了椭球镜和眼底激光扫描技术的全新全景眼底成像系统(Optos PLC,Dunfermline,苏格兰)可以获得非接触、免散瞳的全景眼底照相。Optos 可以呈现超过 200°几乎全覆盖全视网膜的眼底像,在检查中不需要散瞳。

近期也应用了 3D-MRI 对高度近视患者的眼球形状进行分析[2,3]。3D-MRI 被视为一种可用于分析伴有较大范围后巩膜葡萄肿的高度近视眼的较为合适的方法,它可以从任何角度进行分析。目前,还没有研究阐明各类葡萄肿眼球的形状。同样,也不清楚后巩膜葡萄肿仅影响眼球后极部还是会影响更大的眼球范围。本章基于 Optos 全景成像和 3D-MRI 检查结果,提出了一种简单的分类方法。同时通过对全景眼底像和 3D-MRI 成像检查结果的分析,阐明后巩膜葡萄肿对整个眼球的影响。

13.2 后巩膜葡萄肿的分类原则

1. 仅分析后巩膜葡萄肿最外缘的轮廓

• 依据 Curtin 分类法,复合型后巩膜葡萄肿[1]以葡萄肿范围内出现不同曲率半径的隆起为特征。然而,最新的深度增强 OCT(EDI-OCT)[4]和扫频源 OCT 发现,这种复合型葡萄肿比以往认识的要复杂得多,比如拱形黄斑[5-9]、视盘周脉络膜内空腔(ICC)[10]、黄斑 ICC[11],片状萎缩或睫状后短动脉入口处巩膜劈裂[12]、硬脑膜附着点的巩膜弧度改变[13]以及视盘周围的巩膜后部膨出暴露于膨大的蛛网膜下腔[13]等情况。因此,要在后巩膜葡萄肿的分类中体现所有特殊类型异常困难。基于以上原因,本章仅分析后巩膜葡萄肿最外围的边缘线。Ⅵ型至Ⅹ型被归为Ⅰ型(图 13.1)。

2.根据位置和分布对后巩膜葡萄肿重新命名(图 13.2)

• Ⅰ型→宽型黄斑区后巩膜葡萄肿。

• Ⅱ型→窄型黄斑区后巩膜葡萄肿。

• Ⅲ型→视盘周围后巩膜葡萄肿。

• Ⅳ型→鼻侧后巩膜葡萄肿。

• Ⅴ型→下方后巩膜葡萄肿。

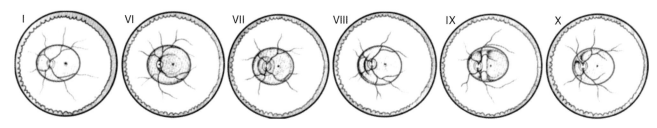

图 13.1 以葡萄肿最外边缘线的曲率大小分类法。葡萄肿最外边缘线以红线标出。这种情况下,Ⅵ 型至 Ⅹ 型(Curtin 分类法)葡萄肿归为同一型即 Ⅰ 型。

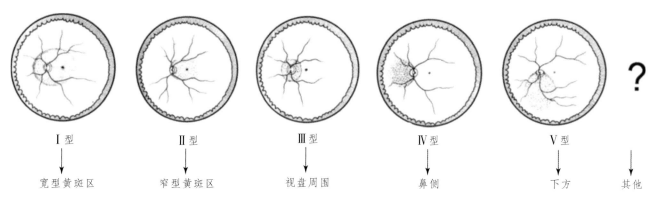

Ⅰ 型	Ⅱ 型	Ⅲ 型	Ⅳ 型	Ⅴ 型	
宽型黄斑区	窄型黄斑区	视盘周围	鼻侧	下方	其他

图 13.2 按葡萄肿分布的分类法。

- 其他类型→除 Ⅰ 型至 Ⅴ 型以外的后巩膜葡萄肿。

13.3 无后巩膜葡萄肿的高度近视眼(图 13.3)

虽然可以发现后极部眼底合并了高度近视的特征性改变,如近视性脉络膜视网膜萎缩和近视萎缩弧等(图 13.3a,e),但在用 Optos 眼底检查时,眼底彩照和自发荧光(FAF)都不能发现明显的后巩膜葡萄肿边缘。3D-MRI 成像则显示眼球水平位和垂直位呈椭圆形(图 13.3c,e)或桶形(图 13.3g,h)。不合并后巩膜葡萄肿的高度近视眼和眼轴较长的眼球(特别是眼轴在 30mm 以上者)更容易呈桶形而非椭圆形。

13.4 有明显后巩膜葡萄肿的高度近视眼(图 13.4 至图 13.12)

13.4.1 黄斑区后巩膜葡萄肿

根据葡萄肿鼻侧边缘的位置,黄斑区后巩膜葡萄肿可被进一步分为宽型和窄型。当黄斑区后巩膜葡萄肿鼻侧边缘位于视盘鼻侧缘时,被称为窄型黄斑区后巩膜葡萄肿;而当黄斑区后巩膜葡萄肿鼻侧缘在视盘鼻侧缘的更鼻侧时,被称为宽型黄斑区后巩膜葡萄肿。

13.4.1.1 宽型黄斑区后巩膜葡萄肿(图 13.4)

在眼底图像检查中,多数葡萄肿的边缘在眼底彩照中表现为色素性或脱色素分界线,在自发荧光图像中表现为低荧光分界线。一般来讲相对于下方和鼻侧缘,葡萄肿上方和颞侧边缘线更容易观察到。有时在 FAF 中可以观察到后巩膜葡萄肿病灶的边缘向外辐射带状或舌状的低荧光病灶(箭,图 13.4b,j,n)。此类病变在眼底彩照中表现为色素沉着(图 13.4m);此类病灶在 FAF 中比眼底彩照中更清晰。

3D-MRI 成像显示眼球后部宽度范围有与眼底成像一致的向外膨出。在多数病例中,上方或颞侧的边界较下方或鼻侧更陡峭。因此,在多数病例中沿突出的上缘(箭,图 13.4d,p)或颞侧缘(图 13.4c,k,o)可以观察到凹槽样压痕。当然,还有些病例可在下缘发现压痕(图 13.4l)或没有明显的压痕(图 13.4h)。尽管所有从下向上扫描的 3D-MRI 图像均显示在宽度范围内

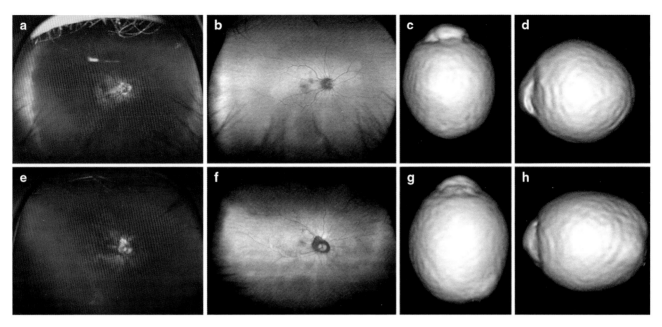

图 13.3　无明显葡萄肿高度近视眼的 Optos 及 3D-MRI 图像。(a)右眼底后极部黄白色脉络膜视网膜萎缩。色素异常提示葡萄肿边缘不明显。(b)眼底自发荧光(FAF)未见可显示葡萄肿边缘异常的自发荧光。(c,d)该患者的 3D-MRI。从下方(c)和鼻侧(d)观察到的右眼 3D-MRI 图像显示眼球扩张呈椭圆形。没有凹沟说明眼球曲度未出现陡峭改变。(e)右眼底后极部呈橙黄色脉络膜视网膜萎缩。色素异常显示葡萄肿边缘不明显。(f)FAF 未见异常葡萄肿边缘的自发荧光。(g,h)3D-MRI 图像,从下方(g)及鼻侧(h)观察显示眼球前后扩张,呈桶状外观。

存在突起,但其中有些眼球的突起范围并不像看上去那么宽(图 13.4l)。说明有些宽型黄斑区后巩膜葡萄肿表现为水平位增宽。

在从鼻侧向颞侧扫描的图像中,约 2/3 的眼球中最突出的点位于中心视轴上,还有约 1/3 位于中心视轴的下方(Moriyama 2013,未发表数据)。

在 Curtin 分类法中,视盘颞侧巩膜嵴是 IX 型后巩膜葡萄肿的特征性改变[1]。在依据眼底成像的分类法中,这种巩膜嵴在宽型黄斑区后葡萄肿中出现最多。在 3D-MRI 的鼻侧成像中更容易发现此类巩膜嵴(图 13.4h,p)。即使有些眼球的嵴在眼底成像中表现不明显,但在 3D-MRI 中却可以清楚地观察到。

肉眼可见高度近视眼内宽型黄斑区后巩膜葡萄肿,请见图 13.5。

13.4.1.2 窄型黄斑区后巩膜葡萄肿(图 13.6)

该型是指在眼底影像中突起的范围局限在一个较窄的范围,即从视盘鼻侧缘到中心凹颞侧缘。有时还包含其他一些小而浅的葡萄肿,其范围在视盘鼻侧(图 13.6e,f)。葡萄肿的边缘特别是上方和颞侧缘表现为色素性异常(图 13.6a,e)。FAF 中葡萄肿的边缘尽管有时

也会有高自发荧光,但不像宽型黄斑区后巩膜葡萄肿那样明显。在有些病例 FAF 上可见沿葡萄肿上缘呈放射状向外发出带状病灶(图 13.6f)。然而,这些表现比宽型黄斑区后巩膜葡萄肿中出现得要少且不明显。

曾有研究报道 3D-MRI 成像中可以见到"椎形"眼球[2]。此类眼球从鼻侧和下方看突起的范围较窄,后极部突起处呈三角形改变,这不同于宽型黄斑区后巩膜葡萄肿中宽而钝的突起。从鼻侧成像中看大多数眼球葡萄肿的上缘较下缘要更锐利(图 13.6d,h)。总体来说相比宽型黄斑区后巩膜葡萄肿,窄型葡萄肿的边缘较缓。从下方成像看多数眼球颞侧缘较鼻侧缘清晰(图13.6c);但也有些病例鼻侧缘更清晰(图 13.6g)。从鼻侧成像看所有窄型黄斑区后巩膜葡萄肿,最突出的点均位于中心光轴上。

高度近视眼内肉眼可见窄型黄斑区后巩膜葡萄肿图像见图 13.7。

13.4.2 下方后巩膜葡萄肿(图 13.8)

该型在眼底影像中,后巩膜葡萄肿主要位于眼底下方,并伴有近视性脉络膜视网膜萎缩。葡萄肿上缘在眼底彩照中表现为色素线,而在 FAF 中表现为高或

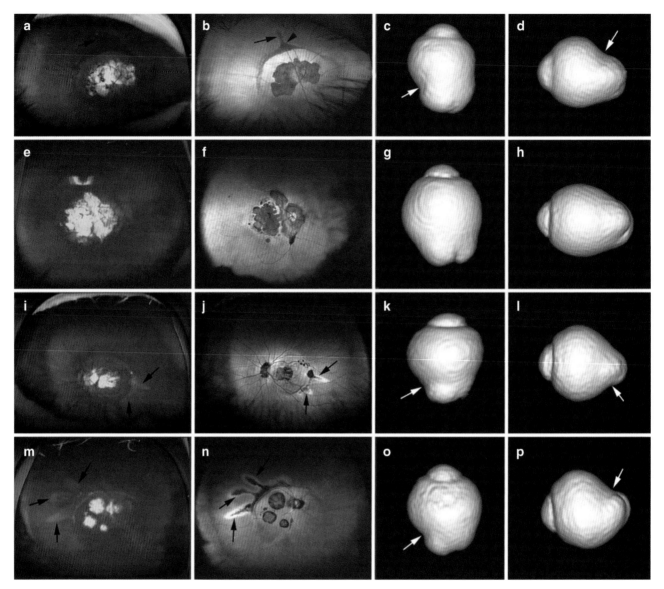

图 13.4 高度近视宽型黄斑区后巩膜葡萄肿眼的 Optos 及 3D-MRI 图像。(a)右眼底黄斑部脉络膜视网膜萎缩与近视弧融合,葡萄肿上缘可分辨出色素线。(b)FAF 显示沿葡萄肿上缘低自发荧光。可以看到沿葡萄肿上沿一舌形线状低自发荧光病灶(箭)。舌形病灶的基底处至低自发荧光区(箭头)。(c,d)该患者 3D-MRI 图像。从下方观察右眼 3D-MRI 图像显示后极部大范围向后突出(c)。突出的颞侧缘较鼻侧缘更陡峭。所以,沿突出颞侧缘凹沟更明显(箭)。从鼻侧观察 3D-MRI 图像也可见后极部大范围突出(d)。上方边缘较下方边缘更陡直。(e)右眼底黄斑部脉络膜视网膜萎缩与近视弧融合。葡萄肿边缘轻度色素沉着,但葡萄肿的分界线不如上个病例明显。(f)FAF 图像葡萄肿边缘无明显异常。(g,h)该患者 3D-MRI 图像。由下方观察右眼 3D-MRI 图像(g)显示后极部大范围向后突出,颞侧及鼻侧突出边缘均不陡直。由鼻侧观察 3D-MRI 图像显示后极部大范围向后突出(h),突出上缘和下缘均不陡直。两图像的突出部分内均见一嵴。(i)左眼底的后极部黄斑萎缩。葡萄肿边缘尤其颞侧缘线状色素沉着。两个线样病灶从葡萄肿颞侧分界线放射发出(箭)。(j)FAF 图像显示沿葡萄肿边缘尤其颞侧缘低自发荧光。两条线样低自发荧光病灶由葡萄肿颞侧缘发出并被不规则高自发荧光环绕(箭)。(k,l)该患者 3D-MRI 图像。由下方观察右眼 3D-MRI 图像显示后极部大范围向后突出(k),颞侧缘较鼻侧缘更陡直,所以沿突出颞侧缘有一凹沟。由鼻侧观察 3D-MRI 图像显示突出的范围没有从下方观察到的大(l),提示该突出水平轴上宽。下缘分界线较上缘分界线陡直,凹沟沿下缘分界线分布(箭)。(m)右眼后极部眼底呈片状脉络膜视网膜萎缩。葡萄肿边缘尤其上缘色素沉着。可见 3 条线样色素沉着病灶(箭)从颞上葡萄肿分界线放射发出(箭)。视盘颞侧有一嵴形成。(n)FAF 图像显示沿葡萄肿边缘(尤其上缘)低自发荧光。3 条线样低自发荧光病灶被不规则高自发荧光环绕从葡萄肿颞上缘发出(箭)。(o,p)该患者 3D-MRI 图像。从下方(o)及鼻侧(p)观察右眼 3D-MRI 图像显示后极部大范围向后突出。颞侧缘较鼻侧缘更陡直,所以沿颞侧突出缘有一凹沟,而且在沿上缘也有一凹沟(箭)。突出区内形成一个嵴,呈线状凹槽。

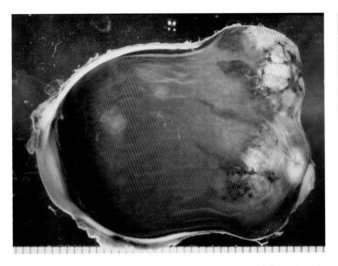

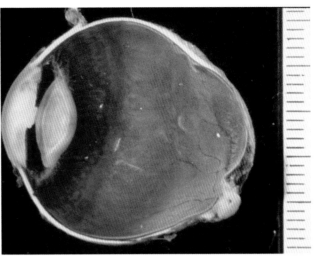

图 13.5　高度近视宽黄斑区葡萄肿眼的大体图,其内合并多发性大的膨出。视盘周围及黄斑区均后突。整个后极部眼底广泛性脉络膜视网膜萎缩。眼球轴长 37mm。(Courtesy of Emeritus Professor Shigekuni Okisaka in National Defense Medical College)

图 13.7　高度近视窄型黄斑区后葡萄肿眼的大体解剖。黄斑区向后突出而且突出区巩膜非常薄。眼球轴长 29mm。(Courtesy of Emeritus Professor Shigekuni Okisaka in National Defense Medical College)

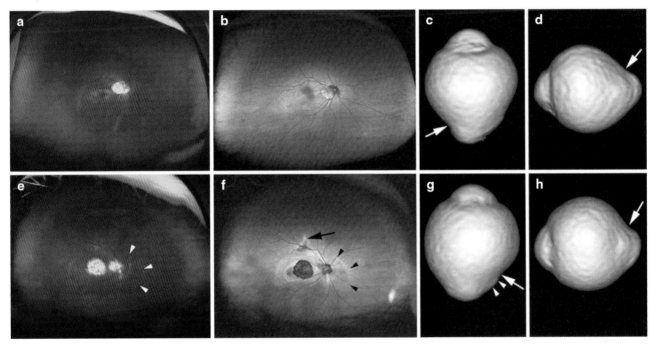

图 13.6　高度近视窄型黄斑区后葡萄肿眼的 Optos 及 3D-MRI 图像。(a)右眼窄葡萄肿。葡萄肿上缘及颞侧缘呈轻度脱色素。葡萄肿鼻侧缘相邻视盘鼻侧缘,视盘呈倾斜外观。(b)FAF 未见葡萄肿边缘异常自发荧光。(c,d)该患者 3D-MRI 图像。从下方(c)及鼻侧(d)观察右眼 3D-MRI 图像,显示突出区域小而且后极部突出似三角形。颞侧边缘较鼻侧边缘更陡直(c,箭),上方边缘较下方边缘陡直(d,箭)。在从鼻侧观察的所有眼中突出顶点沿中心轴分布。(e)右眼窄葡萄肿。葡萄肿上缘及颞侧缘轻度脱色素。葡萄肿鼻侧缘相邻视盘鼻侧缘,视盘倾斜。视盘鼻侧可见另外一个小的葡萄肿(箭头)。(f)FAF 图像显示沿葡萄肿边缘轻度高自发荧光(箭头),一短线状低自发荧光病灶由高自发荧光包绕,由葡萄肿上方边缘发出(箭)。(g,h)该患者 3D-MRI 图像。从下方(g)及鼻侧(h)观察右眼,显示突出区小且后极部突出呈点状。从下方观察鼻侧边缘较颞侧边缘陡直(g,箭)。视盘鼻侧有一额外小葡萄肿(箭头)。上方边缘较下方边缘陡直(h,箭)。所有从鼻侧观察的眼突出顶点沿中心轴分布。

低的自发荧光线(图 13.8a,b)。在后巩膜葡萄肿边缘范围内可见清晰的低自发荧光病灶,表明该部分为视网膜色素上皮层的萎缩区。不规则高自发荧光外包绕的带状或舌形低自发荧光灶常见于葡萄肿的上方或颞侧缘(图 13.8b)。下方后巩膜葡萄肿的 3D-MRI 表现为眼球后段下方突起。由于突起范围与整个眼球下方几乎一致(图 13.8d),所以突起的下缘不明显,其曲率也逐渐与眼球下半部其他部分的曲率趋于一致。从鼻侧看最突出的点位于中心光轴下方。

13.4.3 视盘周围后巩膜葡萄肿(图 13.9)

在眼底影像中,视盘周围后巩膜葡萄肿的边界在眼底彩照中不像 FAF 中那样明显,这可能因其边界的弯曲与眼球本身相比无太大区别导致。然而视盘周围可见黄色弥散性萎缩灶(图 13.9a),在有些病例还可见

视盘周围后巩膜葡萄肿边缘出现脱色素的分界线。3D-MRI 从下方可见视神经附着点周围有局限性突起区域。从鼻侧看眼球形状与窄型黄斑区后巩膜葡萄肿的桶形眼球相似,但突起的范围仅局于视神经周围。突出部位眼曲率呈相对直线形,眼球后极部呈三角形突出(图 13.9c)。

肉眼可见视盘周围后巩膜葡萄肿请参见图 13.10。值得注意的是,视神经周围的区域特别突起,视网膜脉络膜萎缩仅出现在视乳头周围。

13.4.4 鼻侧后巩膜葡萄肿(图 13.11)

在眼底影像中大多数鼻侧后巩膜葡萄肿的边界不明显。但黄色弥散萎缩灶分布在鼻侧到视盘区域,同时伴有鼻侧视盘倾斜和鼻侧眼球萎缩弧。在有些病例,异常自发荧光的带状线与眼球扩张方向平行(图 13.11b)。

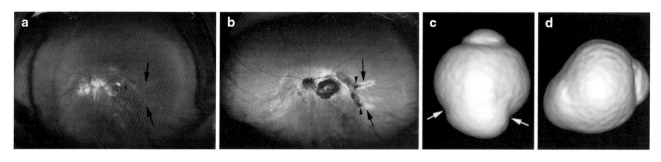

图 13.8 高度近视下方后巩膜葡萄肿眼的 Optos 及 3D-MRI 图像。(a)左眼底彩照显示下方葡萄肿,视盘向下倾斜及下方视弧、黄斑萎缩。下方葡萄肿上缘,尤其在颞上至颞侧缘色素沉着。可见两线状病灶从葡萄肿颞侧缘发出(箭)。(b)眼底自发荧光图像显示与葡萄肿上边缘色素沉着线对应的低自发荧光。葡萄肿上缘其他部分呈轻度高荧光。两线状病灶从葡萄肿颞侧缘发出(箭)。上方病灶的带状线中心有高自发荧光,外层环绕高自发荧光。下方病灶呈高自发荧光。线状病灶基底部有一明显低自发荧光(箭头)。(c,d)该患者 3D-MRI 图像。从下方(c)观察见大范围突出。沿突出颞侧及鼻侧可见一凹沟(箭)。从鼻侧观察(d),突出偏下方。突出下方缘与眼球其他部分渐进连接,因而突出区与眼其他部位的边缘不明显。

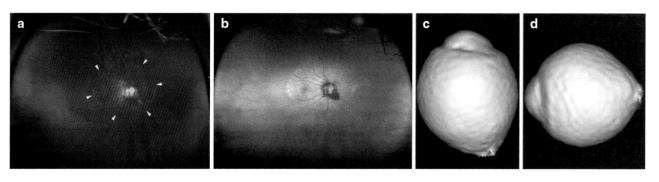

图 13.9 高度近视视乳头周围葡萄肿眼的 Optos 及 3D-MRI 图像。(a)右眼底视盘周围葡萄肿边缘呈轻度脱色素(箭头)。(b)眼底自发荧光图像显示一轻度高自发荧光与葡萄肿颞侧色素沉着缘对应。(c,d)患者的 3D-MRI 图像。由下方(c)观察 3D-MRI 图像见沿视神经附着点周围局限性突出。从鼻侧(d)观察眼球形态似圆锥状,但突出区域似乎更局限。近突出处眼弯曲变化近直线,眼后极部突出呈三角形。

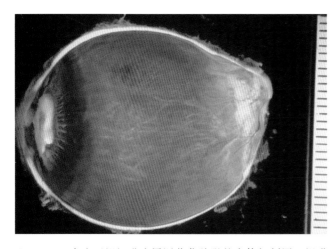

图 13.10 高度近视视乳头周围葡萄肿眼的大体解剖图。视乳头周围区域后突，视神经位于突出的底部。突出区域巩膜非常薄。眼球轴长 28mm。(Courtesy of Emeritus Professor Shigekuni Okisaka in National Defense Medical College)

尽管 3D-MRI 中眼球形状与视盘周围后巩膜葡萄肿相似,但其突起的范围更广,曲度改变更平缓。因此后极部突起呈曲线状,而非三角形。

13.4.5 其他类型后巩膜葡萄肿

13.4.5.1 视乳头周围宽型后巩膜葡萄肿(图 13.12)

视乳头周围后巩膜葡萄肿一般见于视神经周围。然而有些视乳头周围的葡萄肿范围更大,包含黄斑中心凹。在 Optas 图像中,与经典的视乳头周围后巩膜葡萄肿不同,此类葡萄肿有时不以视盘为中心。葡萄肿颞侧缘倾斜着穿过中心凹(图 13.12)。3D-MRI 成像显示其外观与视乳头周围后巩膜葡萄肿相似,但是突起部分范围更广(图 13.12b)。

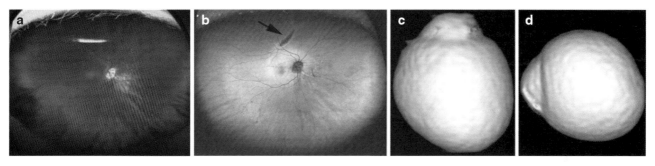

图 13.11 高度近视鼻侧葡萄肿眼 Optos 及 3D-MRI 图像。(a)右眼底鼻侧扩张。视盘向鼻侧倾斜并伴有鼻侧近视弧。视盘鼻侧淡黄色弥散性萎缩。无明显发现提示有葡萄肿边缘的存在。(b)眼底自发荧光图,无明显异常提示有葡萄肿。眼底上方鼻侧葡萄肿外一线状低自发荧光病灶边缘围绕高自发荧光。线状病灶方向与鼻侧倾斜平行。(c,d)该患者 3D-MRI 图像。由下方观察 3D-MRI 见眼球鼻侧部有一突出。从鼻侧观察(d)显示眼下部有一突出。尽管其 3D-MRI 图像类似视乳头周围葡萄肿,但突出范围更大,眼球曲度改变更显现为渐变。因此眼球后极部曲度呈曲线样而不是三角形。

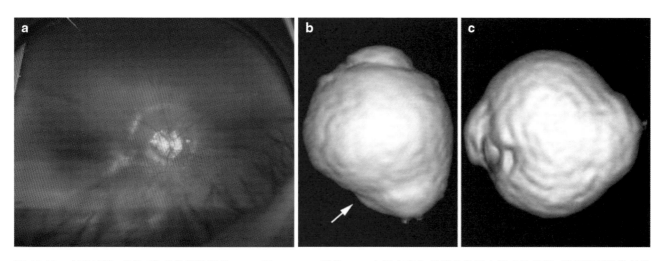

图 13.12 高度近视"其他"类型葡萄肿眼的 Optos 及 3D-MRI 图像。(a)右眼底见包括视盘及下方眼底的扩张,葡萄肿颞侧缘斜跨黄斑中心。(b,c)患者 3D-MRI 图像。从下方观察(b)见眼鼻侧部有一突出。从鼻侧观察突出沿中心轴存在。尽管其 3D-MRI 形态与视乳头周围葡萄肿类似,但突出范围更大。突出颞侧缘有凹沟(箭,b)。

13.5 讨论

结合 Optos 眼底影像与 3D-MRI 图像可以 3D 模式很好地呈现整个后巩膜葡萄肿。3D-MRI 成像可以显示基于眼底成像检查分类的后巩膜葡萄肿的各种独特外观。在眼底影像中葡萄肿边缘在宽型黄斑区后巩膜葡萄肿和下方后巩膜葡萄肿呈色素性异常，比其他类型的葡萄肿更易被发现。在宽型黄斑区后巩膜葡萄肿，其上方及颞侧边界更容易被辨认。

在 3D-MRI 的鼻侧成像中，宽型黄斑区后巩膜葡萄肿突起的上缘较下缘更陡峭，表明在此类后巩膜葡萄肿眼球曲率改变幅度更大，且上方和颞侧缘较下方和鼻侧缘更陡峭。由于存在色素改变情况，宽型黄斑区后巩膜葡萄肿和下方后巩膜葡萄肿的边缘在眼底彩像和 FAF 中更容易被发现。相反，其他类型的后巩膜葡萄肿（窄型黄斑区后巩膜葡萄肿、视乳头周围后巩膜葡萄肿、鼻侧后巩膜葡萄肿）通常在边缘没有明显的异常。导致 FAF 在不同类型后巩膜葡萄肿边缘出现异常的原因尚不明确。尽管没有测量，但有葡萄肿范围越大、深度就越深这一趋势。因此，可能因为宽型黄斑区后巩膜葡萄肿和下方后巩膜葡萄肿较深，才导致其边缘（尤其是上缘）较其他类型的葡萄肿更陡峭（呈悬崖样）。

窄型黄斑区后巩膜葡萄肿眼球突起的最高点位于中心光轴上。但在宽型黄斑区后巩膜葡萄肿眼，突起的最高点则位于中心光轴的下方。这说明当突起范围较小时，突起的发展沿眼球中心光轴进行。当葡萄肿越来越大，因为某些未知原因后部下方区域会出现更明显的突起。

在 3D-MRI 显像中宽型黄斑区后巩膜葡萄肿和下方后巩膜葡萄肿眼突起范围更广。而在窄型黄斑区后巩膜葡萄肿，视盘周围后巩膜葡萄肿和鼻侧后巩膜葡萄肿中突起范围较局限。在下方后巩膜葡萄肿中，眼球下部广泛变形，以至于后巩膜葡萄肿下缘与眼球其他部分的分界不清晰。相反，在宽型黄斑区后巩膜葡萄肿中，即使葡萄肿的范围较广，其下缘与眼球其他部分的分界也很容易辨认。

从葡萄肿边缘呈放射状发出的异常自发荧光的带状和舌形病灶主要出现在有宽型黄斑区后巩膜葡萄肿和下方后巩膜葡萄肿的眼中。这些病灶在眼底彩照和 FAF 中的表现类似于中心性浆液性脉络膜视网膜病变的"萎缩带"[14]。OCT 显示这些病灶有时也可有视网膜下液（未发表数据）。尽管这些病灶的病理和病因尚不明确，但其似乎与后巩膜葡萄肿陡峭边缘造成的严重视网膜色素上皮层损伤有关（所以在上缘或颞侧缘）。同样，眼球扩张的方向会影响病灶的发展和进程（图 13.11b）。

在下方后巩膜葡萄肿眼球中，跨越黄斑中心凹的葡萄肿上缘表现出色素异常并造成视力障碍。Maruko 等[15]发现，下方后巩膜葡萄肿上缘的中心凹下方巩膜明显厚于中心凹上、下方的巩膜。这与 Imamura 和 Spaide[6]发现的拱形黄斑类似。除了葡萄肿自身边缘的色素改变之外，也可见葡萄肿上缘到上方周边出现视网膜脉络膜皱褶和舌形自发荧光异常。

"其他"类型的后巩膜葡萄肿中会有更多的变种。需要对大量患者进行研究，以期阐明所有类型的后巩膜葡萄肿情况。

（齐越 全学民 译 雷博 校）

参考文献

1. Curtin BJ. The posterior staphyloma of pathologic myopia. Trans Am Ophthalmol Soc. 1977;75:67–86.
2. Moriyama M, Ohno-Matsui K, Hayashi K, et al. Topographical analyses of shape of eyes with pathologic myopia by high-resolution three dimensional magnetic resonance imaging. Ophthalmology. 2011;118(8):1626–37.
3. Moriyama M, Ohno-Matsui K, Modegi T, et al. Quantitative analyses of high-resolution 3D MR images of highly myopic eyes to determine their shapes. Invest Ophthalmol Vis Sci. 2012;53(8):4510–8.
4. Margolis R, Spaide RF. A pilot study of enhanced depth imaging optical coherence tomography of the choroid in normal eyes. Am J Ophthalmol. 2009;147(5):811–5.
5. Gaucher D, Erginay A, Lecleire-Collet A, et al. Dome-shaped macula in eyes with myopic posterior staphyloma. Am J Ophthalmol. 2008;145(5):909–14.
6. Imamura Y, Iida T, Maruko I, et al. Enhanced depth imaging optical coherence tomography of the sclera in dome-shaped macula. Am J Ophthalmol. 2011;151(2):297–302.
7. Pardo-Lopez D, Gallego-Pinazo R, Mateo C, et al. Serous macular detachment associated with dome-shaped macula and tilted disc. Case Report Ophthalmol. 2011;2(1):111–5.
8. Coco RM, Sanabria MR, Alegria J. Pathology associated with optical coherence tomography macular bending due to either dome-shaped macula or inferior staphyloma in myopic patients. Ophthalmologica. 2012;228(1):7–12.
9. Jonas JB, Jonas SB, Jonas RA, et al. Parapapillary atrophy: histological gamma zone and delta zone. PLoS One. 2012;7(10):18.

10. Spaide RF, Akiba M, Ohno-Matsui K. Evaluation of peripapillary intrachoroidal cavitation with swept source and enhanced depth imaging optical coherence tomography. Retina. 2012;32:1037–44.

11. Ohno-Matsui K, Akiba M, Moriyama M, et al. Intrachoroidal cavitation in macular area of eyes with pathologic myopia. Am J Ophthalmol. 2012;154:382–93.

12. Ohno-Matsui K, Akiba M, Moriyama M, et al. Acquired optic nerve and peripapillary pits in pathologic myopia. Ophthalmology. 2012;119(8):1685–92.

13. Ohno-Matsui K, Akiba M, Moriyama M, et al. Imaging the retro-bulbar subarachnoid space around the optic nerve by swept source optical coherence tomography in eyes with pathologic myopia. Invest Ophthalmol Vis Sci. 2011;52:9644–50.

14. Imamura Y, Fujiwara T, Spaide RF. Fundus autofluorescence and visual acuity in central serous chorioretinopathy. Ophthalmology. 2011;118(4):700–5.

15. Maruko I, Iida T, Sugano Y, et al. Morphologic choroidal and scleral changes at the macula in tilted disc syndrome with staphyloma using optical coherence tomography. Invest Ophthalmol Vis Sci. 2011;52(12):8763–8.

第 14 章

近视性脉络膜视网膜萎缩

Kyoko Ohno-Matsui

14.1 引言

近视性黄斑病变是病理性近视的一种特征性病变(图 14.1 和图 14.2)。很久以前就认识到各类近视性黄斑病变(详见第 1 章)。1890 年,Schweizer 对 2910 例近视患者进行了调查,发现其中 6.3% 的患者出现黄斑改变;在近视度大于 3.0D 的患者中 14% 出现黄斑改变;而在近视度大于 20.0D 的患者中 100% 出现黄斑改变。Schweizer(1890 年)和 Sattler(1907 年)将近视性黄斑的并发症描述为黄斑出血、白色萎缩斑和小血管萎缩性硬化,但随后的研究证实脉络膜血管并非真正发生硬化。他们还描述,中心区域会出现大面积萎缩,直至脉络膜和视网膜形成大范围的缺损。Forster 在 1862 年首先描述了黄斑区圆形黑色斑点(即 Forster-Fuchs 斑),现被认为是近视性脉络膜新生血管(CNV)周围的视网膜色素上皮(RPE)增殖。Lehmus 在 1875 年对此首先进行了解剖学验证,Fuchs 在 1901 年又对此进行了大量研究。Salzmann 在 1902 年发现了漆裂纹,即玻璃膜裂隙样或树枝样破裂(玻璃膜是 Bruch 膜的旧称)[1,2]。

Curtin 对各种近视性黄斑病变进行了大量观察[3],证实近视性黄斑病变的发展与后巩膜葡萄肿及患者的年龄相关(年龄段区分为<30 岁、30~60 岁和>60 岁)。Grossniklaus 和 Green[4]从组织学角度分析了近视性黄斑病变,对理解近视性黄斑病变的病理改变提供了重要依据。Avila[5]对近视性黄斑病变的严重程度进行了分级。

后来,Tokoro[6]在图谱中对近视性黄斑病变进行了完善和分类[6],并将眼底镜下观察到的黄斑病变分为 4

期:①豹纹状眼底(图 14.2a);②弥漫性脉络膜视网膜萎缩(图 14.2b);③斑片状脉络膜视网膜萎缩(图 14.2c);④黄斑出血(图 14.2d)。黄斑出血又分为两种类型:近视性 CNV 和单纯性黄斑出血。后来,Hayashi 等[7]又做了一些更正,认为漆裂纹是一种有别于弥漫性萎缩的独立病变(表 14.1)。本章将详细介绍这些病变。

近视性黄斑病变的重要性在于通常双眼发病、不可逆,而且经常发病于青壮年。由于不同研究对近视性黄斑病变的定义不同,因此无法对这些研究的结果进行比较。然而,近视性黄斑病变是日本 40 岁以上人群主要的致盲原因(22%)[8],是中国南部城市 50 岁及以上人群第三位致盲原因(6.6%)[9],是新加坡 40 岁以上印度人群第三位致盲原因(6.7%)[10]。一项对日本 2263 名 40~79 岁成年人的调查显示,近视

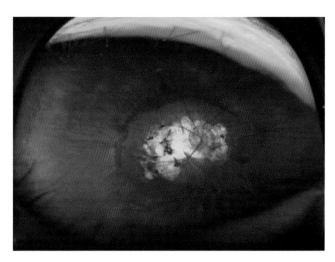

图 14.1 病理性近视的超广角眼底照相。在后巩膜葡萄肿区域内可见广泛的脉络膜视网膜萎缩与大的融合近视性弧型斑。

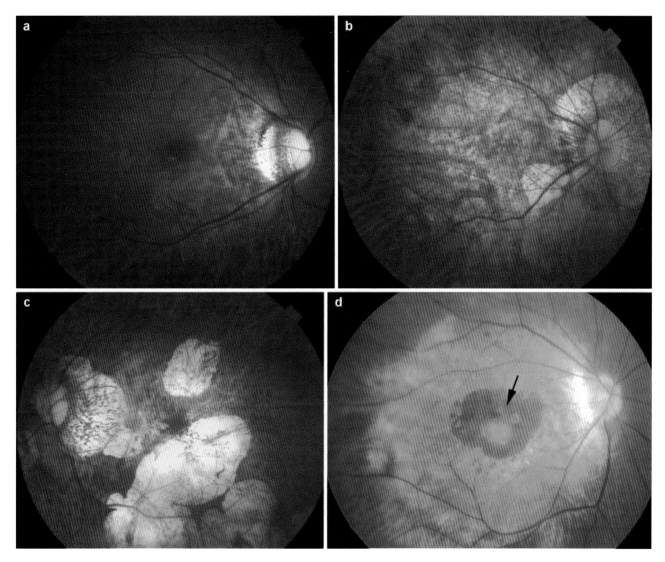

图 14.2　Tokoro 在 1998 年提出的近视性黄斑病变分期:(a)豹纹状眼底,眼底可见脉络膜大血管。(b)弥漫性脉络膜视网膜萎缩,眼底后部后见淡黄色、边界不清的萎缩病灶。(c)斑片状脉络膜视网膜萎缩。弥漫萎缩区域内可见多发、边界清晰的萎缩灶(与白色近视性弧型斑类似)。(d)黄斑出血,可见脉络膜新生血管膜(箭)。

表 14.1　自然病程下的近视性黄斑病变[7]

豹纹状眼底
弥漫性脉络膜视网膜萎缩
漆裂纹
斑片状脉络膜视网膜萎缩
近视性脉络膜新生血管 CNV

患者视力损害的 OR 值为 2.9(95%CI:1.4~6.0)[11]。除东亚国家外,近视性黄斑病变是美国 40 岁以上拉丁美洲人群第三位致盲原因[12],是丹麦城市老年人群第二位致盲原因[13],是英国老年人群中第四位致盲原因[14],是爱尔兰[15]和以色列[16]工作年龄人群第三位致盲原因。事实上,在高度近视人群中有黄斑病变的人群视力预后要差于无黄斑病变者[17]。早期基于人群的研究表明,矫正视力差与近视性黄斑病变相关[18,19]。

新的眼底影像学技术特别是 OCT 的应用使对于近视性黄斑病变有了更新的、重要的认识。本章将利用最新技术获得的最新知识对各种近视性黄斑病变的眼底表现的特征进行综述。

14.2 近视性黄斑病变的特征

14.2.1 豹纹(或虎斑)状眼底

随着高度近视眼眼轴的延长,会出现 RPE 营养不良、色素减少、脉络膜血管可见等情况(图 14.2a)。豹纹状眼底和视盘周围的近视弧形斑一样是高度近视最早的体征之一。豹纹从视盘周围开始发展,在视盘和黄斑之间最为严重。在儿童和青年人的高度近视眼中可以观察到豹纹状眼底,但却很少能观察到其他近视性眼底改变(如近视性脉络膜视网膜萎缩或 CNV)[20]。有豹纹状眼底的高度近视患者要明显年轻于伴有其他近视性黄斑病变的患者[7,21]。Wang 等报告,仅有豹纹状眼底改变的高度近视患者,近视度数、眼轴长度以及后巩膜葡萄肿的程度均比伴有弥漫性脉络膜视网膜萎缩的患者程度轻[21]。Tokoro[6]报告,在仅有豹纹状眼底改变的患者中,90%的患者的眼轴长度小于 26mm。该比例随眼轴增长呈线性减少,当眼轴长度大于 31mm 时,数值为 0。事实上,在仅有豹纹状眼底改变的患者中,眼轴长度每增长 1mm,脉络膜视网膜萎缩增加约 13%。

引发豹纹状眼底的具体机制尚未明确。在近视眼动物模型中,随着眼轴的增长,RPE 细胞变薄[22,23]。早期应用各种荧光分光光度法研究证实,在 40 岁以下的近视受试者中视网膜血屏障已被破坏[24],这在动物实验中也得到了证实[25-27]。豹纹状眼底也可见于老年人或晚期 VKH 病的患者(表现为晚霞样眼底)。Spaide[28]对年龄相关性脉络膜萎缩(脉络膜厚度小于 125 μm)患者进行研究,发现所有患者均有豹纹状眼底。提示随着脉络膜变薄,RPE 将发生异常。

尽管有研究报道在仅有豹纹状眼底改变的高度近视患者中,多焦 ERG 的波幅降低、潜伏期延长,但豹纹状眼底本身并不会造成视力下降[29-32]。

一项对 429 例高度近视患者 806 只眼(屈光度>-8 D 或眼轴≥26.5mm)进行的为期 5~32 年的连续观察发现,仅有 13.4%的豹纹状眼底患者病变发生进展,10.1%进展为弥漫性脉络膜视网膜萎缩,2.9%出现漆裂纹,0.4%出现 CNV。因为伴有其他近视性眼底改变的患者比仅有豹纹状眼底改变的患者病变进展到晚期近视的速度更快,因此若病变已经过豹纹状眼底期,近视性黄斑病变则进展更快。豹纹状眼底可能是一种相

对稳定的状态,高度近视的改变在此期会维持较长的一段时间。

14.2.2 漆裂纹

漆裂纹为细小、不规则的淡黄色条纹,通常呈分枝或交叉状,见于高度近视后极部眼底(图 14.3)。通过前置镜放大(如+90 D 或+75 D)立体观察,漆裂纹位置略低于周围视网膜。脉络膜大血管通常从病灶处穿过。在少数情况下,漆裂纹也可位于中周部[33]和视盘鼻侧[34]。Pruett 等[35]分析了下述几种条纹:漆裂纹、血管样条纹、外伤性 Bruch 膜破裂。漆裂纹在后巩膜葡萄肿内呈网状分布,血管样条纹在视盘周围呈蜘蛛网样分布,外伤性破裂则为颞侧视神经周围离心的弧形病变。Curtin 和 Karlin[36]报道 4.3%的高度近视患者出现漆裂纹。在组织结构上,漆裂纹是在 RPE-Bruch 膜(脉络膜毛细血管复合体)上愈合的裂缝[4]。

漆裂纹在高度近视患者中的发生相对较早(如<30 岁),最常见于 20~39 岁的患者。Klein 和 Curtin[37]报道,漆裂纹见于 14~52 岁人群,平均年龄为 32 岁。Tokoro[6]报道,在 20 岁以下的人群中漆裂纹较为少见,而在 40~60 岁人群中,其发生率会增加。漆裂纹发生的两个高峰年龄段为 35~39 岁和 55~59 岁。

漆裂纹的诊断基于眼底镜检查进行。荧光素血管造影术(FA)是另一种标准方法[37]。漆裂纹在造影全程中表现为恒定的高荧光条纹(图 14.4),在造影早期表现为 Bruch 膜缺损之上 RPE 萎缩导致的窗样缺损。在造影晚期表现为 Bruch 膜上瘢痕组织的染色。然而,在弥漫性脉络膜视网膜萎缩中往往很难观察到淡黄色条纹,在中度弥漫染色的萎缩中也很难观察到高荧光条纹,这时就体现了 ICGA 的重要性[38-43]。漆裂纹在整个 ICGA 过程中表现为低荧光条纹。低荧光条纹在 ICGA 晚期更容易识别,原因在于球后血管或脉络膜大血管的荧光造影早期较强,而漆裂纹为较窄的弱荧光。在某些情况下,ICGA 比 FFA 观察到的漆裂纹数量更多、更持久。同样,ICGA 可以发现初发漆裂纹,表现为视网膜下出血遮挡的 Bruch 膜破裂条纹[40]。漆裂纹在眼底自发荧光上也表现为线性低荧光(图 14.4)。在 OCT 上较难发现漆裂纹,因为其仅表现为很细的条纹。然而,在某些情况下漆裂纹处表现为 RPE(也可能是 Bruch 膜)中断,并且在 RPE 处延伸到深部组织(图 14.4)。只有

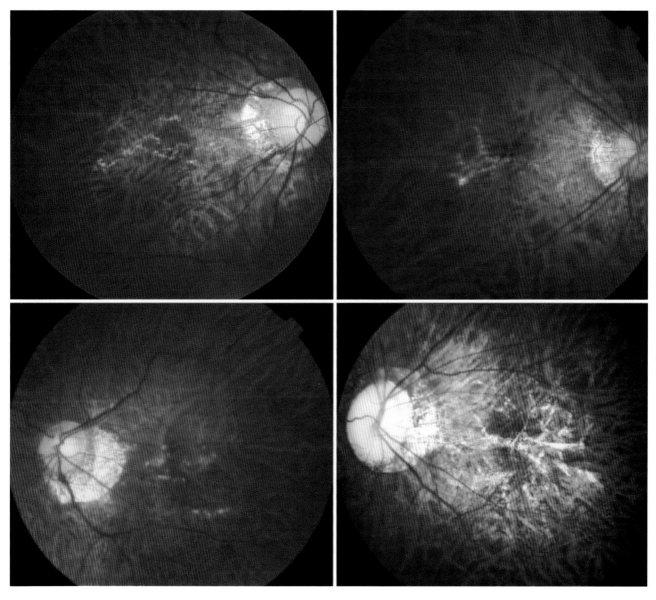

图 14.3 漆裂纹。漆裂纹为平行状或交叉状的淡黄色条纹,大的脉络膜血管横跨其后部。

OCT 可以观察到中断的 Bruch 膜(即裂纹漆的特征),一旦发现即可明确诊断,因此 OCT 是诊断裂纹漆最精确的工具。

当 Bruch 膜发生机械性破裂时会出现非 CNV 性黄斑视网膜下出血(图 14.5)[44-46]。这些视网膜下出血一般可以自行吸收,在吸收后漆裂纹表现为出血相应区域的淡黄色线条。多数非 CNV 性视网膜下出血视力预后较好。然而,当出血较多并穿透外界膜进入内层视网膜时,OCT 下早期 IS/OS 缺损在出血吸收后仍然存留,对视力造成永久性伤害[47]。

由于漆裂纹几乎完全由眼球的机械膨胀引起,而与年龄关系不大,因此漆裂纹有可能是高度近视性黄斑病变中一种独特的病变。这已在动物实验中得到证实:在轴性近视的小鸡模型中,病变两周可以发展为漆裂纹[48]。事实上,漆裂纹及其导致的视网膜下出血是唯一在动物实验模型中发现的黄斑病变。LASIK 术后[49-53]或激光光凝[54]后发生漆裂纹也证实了这一观点。

一旦漆裂纹出现,在眼内就会继续发展。因此,漆裂纹患者往往双眼具有多发性的漆裂纹。在病理性近视患者中,漆裂纹的形成有可能具有遗传倾向。

在病理性近视中,漆裂纹与眼轴长度并没有明显的相关性。Klein 和 Curtin[37]报道,发生漆裂纹的眼平均眼轴长度为 31.8mm(范围 29.8~34.7mm)。Tokoro[6]报道眼轴最长范围为 29~29.4mm 的眼最易发生漆裂纹。

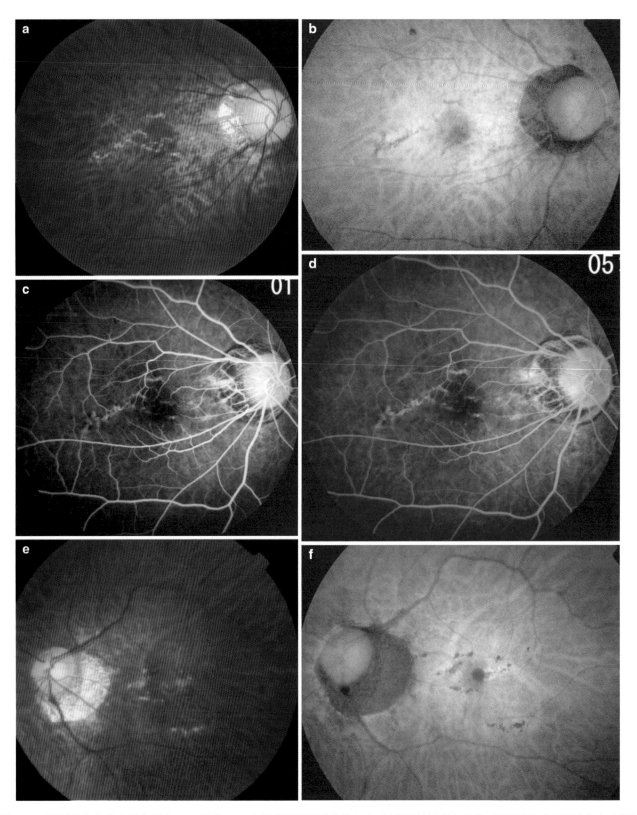

图 14.4　漆裂纹的荧光血管造影和 OCT 图像。(a)右眼底显示漆裂纹为细小、不规则的淡黄色条纹,呈平行状或交叉状分布,可见于高度近视的眼底后极部。脉络膜大血管通常从病灶后穿过。(b)在眼底自发荧光(FAF)上,漆裂纹为线形低自发荧光。(c,d)在 FFA 漆裂纹表现为早期至晚期的低荧光条带。(e)左眼显示多发平行的漆裂纹。(f)FAF 上为低自发荧光。(g,h)FFA,漆裂纹表现为早期至晚期的低荧光线条。(i)OCT 显示漆裂纹部位 RPE 中断及对应漆裂纹处光反射信号向深层穿透。(待续)

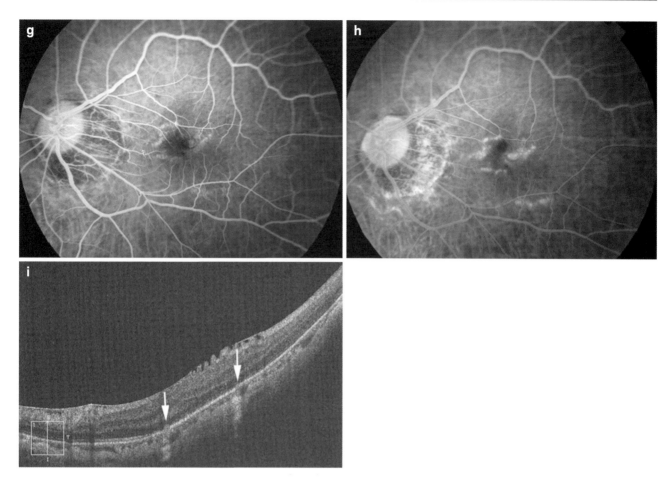

图 14.4(续)

漆裂纹穿过黄斑中央凹并不常见,因此本身并不影响中心视力。然而,发生在 Bruch 膜破裂处的视网膜下出血可导致中心视力损伤。

蓝山眼病研究(BMES)报道,8.7%的患者在 5 年内会发生新的漆裂纹或漆裂纹数量增加[55]。在对 66 只眼进行的平均为 72.8 个月(范围 7~43 个月)的随访研究中发现,37 眼(56.1%)出现漆裂纹进展[56]。在这 37只眼中,14 只眼漆裂纹数量增加,25 只眼发展为其他近视性眼底改变,包括斑片状萎缩、弥漫性萎缩及脉络膜新生血管。在另一项研究中[7],对 75 只有漆裂纹的眼进行超过 5 年的随访发现,32 只眼(42.7%)的漆裂纹宽度增加,并且进展为斑片状视网膜脉络膜萎缩(图14.6)。10 只眼(13.3%)发生 CNV,10 只眼(13.3%)漆裂纹增多。由漆裂纹进展而来的斑片状萎缩多呈纵椭圆形或带状(图 14.6)。从漆裂纹进展为斑片状萎缩表明 Bruch 膜破裂的面积增大。因此,表明黄斑区 Bruch膜缺损(或开口)面积增加。

尽管漆裂纹通常位于 CNV 附近[5],但从漆裂纹进展而来的 CNV 非常少见。这表明观察到的淡黄色漆裂纹是 Bruch 膜破裂愈合形成的瘢痕,而 CNV 很少发生于完全愈合的瘢痕组织。当 Bruch 膜破裂且尚未完全愈合时,新的血管可长入并发生 CNV,单纯视网膜下出血后短期内出现 CNV 支持这一假设。

14.2.2.1 鉴别诊断:近视牵张线

近视牵张线最早由 Yannuzzi 医师[57]提出,近视牵张线表现为高度近视眼眼底后极部的低自发荧光线条(图 14.7),呈色素样、沿脉络膜大血管走行的棕色线条(图 14.7)。然而,这种病变有时很难用眼底镜观察到,而只能在 FA 上显示。近视牵张线几乎都发生在伴有严重弥漫性萎缩的后巩膜葡萄肿患者。虽然在 ICGA中,这两种高度近视的病变(漆裂纹和近视牵张线)表现类似(低荧光条纹),但在眼底镜观察、FA 和 OCT 中,这两种病变表现完全不同。和漆裂纹相反,眼底近视

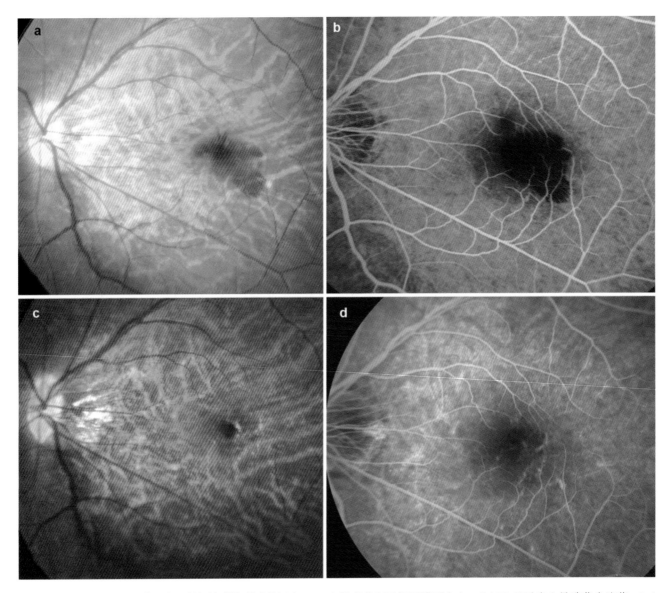

图 14.5　非 CNV 性视网膜下出血是新漆裂纹形成的标志。(a)左眼底黄斑区视网膜下出血。(b)FA 显示出血导致荧光遮蔽。(c)两个月后,出血自行吸收。在出血部位可观察到漆裂纹。(d)FA 显示漆裂纹为线性高荧光。

牵张线在眼底自发荧光(FAF)中表现为高自发荧光条纹(图 14.7)。OCT 显示脉络膜大血管周围团状的 RPE 和 RPE 增殖团块(这些增殖突入玻璃体之后,大部分脉络膜层次消失)(图 14.7)。这表明近视牵张线代表 RPE 在残留的脉络膜大血管周围的增殖。由于近视牵张线与漆裂纹在 ICGA 上有相同的表现,而在许多研究中漆裂纹的诊断完全基于 ICGA,因此对这两种病变必须予以鉴别。

14.2.3 弥漫性脉络膜视网膜萎缩

弥漫性脉络膜视网膜萎缩表现为高度近视眼底后极部呈边界不清的淡黄色的病灶(图 14.8 和图 14.9)。

该病变从视盘周围开始,并随着年龄的增加最终覆盖整个葡萄肿区域(图 14.9)。当弥漫性萎缩仅发生在视盘周围时,需要将之与盘周脉络膜内空腔(视盘周围 ICC)[58-62]进行鉴别,两者虽然在 OCT 上表现不同,但在眼底镜下表现类似(ICC 内容详见第 9 章)。

弥漫性萎缩随年龄和眼轴的增加而进展[6]。弥漫性萎缩可于 40 岁时开始出现,而 40 岁后 30%~40%的患者会出现此病变[6]。弥漫性萎缩的增长率为每 10 年 10.5%[6]。当眼轴长度为 27~33mm 时弥漫性萎缩的发生率可用一个单因素回归方程式计算:在所有近视眼患者中,眼轴每增加 1mm,弥漫性萎缩的发生率即增加 13.3%。在 40 岁以下人群中,眼轴每增加 1mm 发生

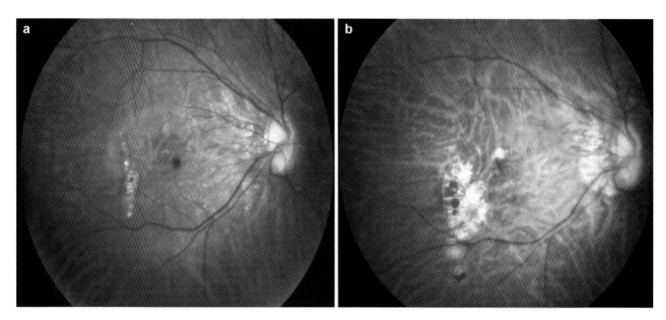

图 14.6　从漆裂纹到斑片状萎缩的进展。(a)28 岁女性的右眼底,颞侧中心凹可见漆裂纹。(b)5 年后,漆裂纹宽度增加进展为斑片状萎缩。中心凹上下均形成新的漆裂纹,中心凹下方可见新漆裂纹形成所导致的视网膜下出血。

率增加 9.4%;40 岁以上人群中,眼轴每增加 1mm 发生率增加 12.2%[6]。

　　FA 显示晚期弥漫性萎缩表现为轻度染色形成的中度高荧光(图 14.10)。ICGA 中未见弥漫性萎缩有明显的异常表现。然而,在弥漫性萎缩区,脉络膜毛细血管显著减少,使脉络膜的中、大血管暴露。有时甚至可以透过后极部巩膜看到眼球后血管(图 14.10)。由于睫状后短动脉穿入的位置向后巩膜葡萄肿的边缘移位,后极部脉络膜的血管变得稀疏 (图 14.10)。在弥漫性萎缩区域 ICGA 显示脉络膜血管明显减少,与此同时,OCT 显示脉络膜厚度明显变薄(图 14.10)。多数病例除了零星的脉络膜大血管外,脉络膜几乎全层缺失(图 14.10),而残留的脉络膜大血管向玻璃体方向突出。有趣的是在弥漫性萎缩区域, 即使大部分脉络膜缺失,RPE 层和外层视网膜依然存在(图 14.10),这或许可以解释弥漫性萎缩仍可保留一定的视力。Okisaka[63]报道病理性近视的脉络膜改变,从毛细血管前微动脉或毛细血管后微静脉的闭塞开始, 然后进展至毛细血管闭塞。最后,脉络膜大血管萎缩导致脉络膜几乎全层缺失,与脉络膜血管的变化一致的是,脉络膜黑色素细胞也逐渐消失。尽管豹纹状眼底也发生脉络膜变薄,但在弥漫性萎缩的变薄的程度更为严重。弥漫性萎缩的重要特征即为脉络膜与周围组织(RPE、外层视网膜、巩膜)不对称变薄。

　　弥漫性萎缩呈现为黄色的原因仍不清楚。弥漫性萎缩并不呈均匀的黄色,而是呈黄色颗粒状(图 14.10)。

14.2.4 斑片状脉络膜视网膜萎缩

　　斑片状脉络膜视网膜萎缩表现为病灶边缘清晰的灰白色萎缩灶(图 14.11 和图 14.12)[6]。由于 RPE 和大部分脉络膜缺失,因此通过透明的视网膜可见白色的巩膜。这种病变又称为局灶性脉络膜视网膜萎缩[3]。斑片状萎缩区内可见横跨的脉络膜大血管。在某些情况下,萎缩区内还可观察到眼球后血管。眼底立体成像检查显示斑片状萎缩区域较周围弥漫性萎缩区域凹陷。色素斑块主要在萎缩区的边缘和脉络膜大血管附近聚集。FA 和 ICGA 均显示斑片状萎缩区域内脉络膜充盈缺损(图 14.11),表明病变区脉络膜毛细血管闭塞[6]。

　　由于斑片状萎缩区域 RPE 缺失,因此病灶部位呈低自发荧光(图 14.11)。OCT 检查显示斑片状萎缩区域的脉络膜、RPE 和外层视网膜均消失(图 14.11)。因此, 萎缩区域的内层视网膜直接与巩膜相邻。这和弥漫性脉络膜视网膜萎缩不同,在弥漫性萎缩眼,尽管不能确定存留的感光细胞和 RPE 是否还有正常功能,但大部分眼的 RPE 及外层视网膜仍存在。

　　斑片状萎缩可进一步分为 3 种类型(图 14.12):从漆裂纹发展而来的斑片状萎缩 P(Lc);从晚期弥漫性脉络膜视网膜萎缩发展而来的斑片状萎缩 P(D);以及

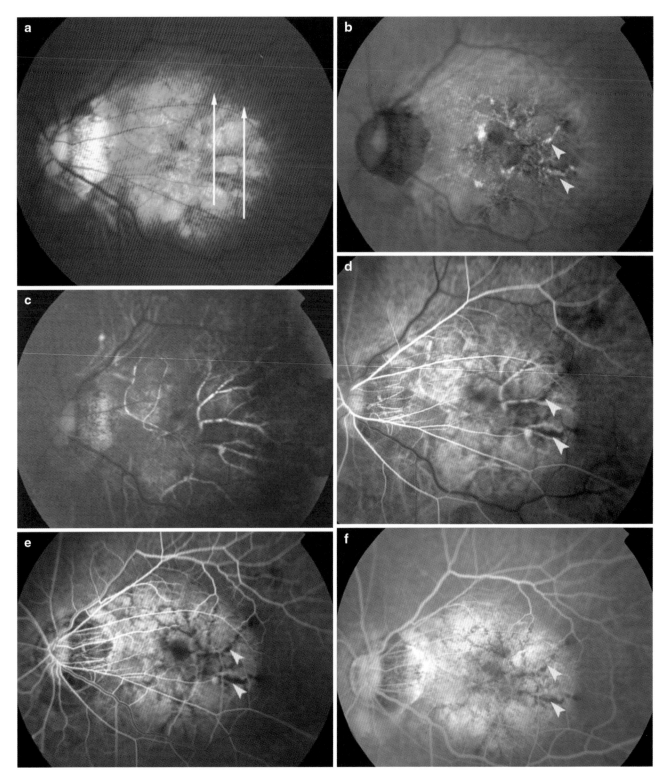

图 14.7 近视牵张线。(a)左眼底黄斑颞侧沿脉络膜大血管分布的棕色、色素性条纹。白线示 OCT 扫描部位(h,i)。(b)眼底自发荧光(FAF)显示围绕中心凹呈放射状排列的多发高自发荧光条纹。图 b,d,e,f 中箭头指示同一位置。(c)荧光血管造影(FA)的脉络膜期显示脉络膜大动脉。脉络膜大动脉部分被其上的近视牵张线的低荧光所遮蔽呈低荧光点。(d)FA 的动脉期,近视牵张线表现为低荧光条纹。(e)FA 的静脉层流期,近视牵张线表现为中心凹周围弥漫萎缩区域内多发的低荧光条纹。(f)FA 晚期,近视牵张线表现为轻度着染的弥漫性萎缩区域内多发的低荧光条纹。(g)ICGA 晚期表现为视网膜中度弱荧光。(h,i)OCT 显示在近视牵张线的位置,脉络膜几乎全层缺失,仅零星保留有脉络膜的大血管。脉络膜大血管朝玻璃体方向突出,脉络膜血管周围可见 RPE 增殖团块(箭头)。(待续)

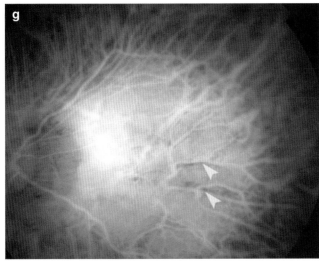

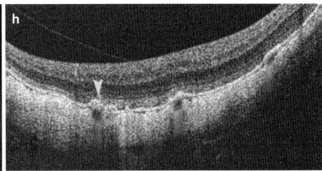

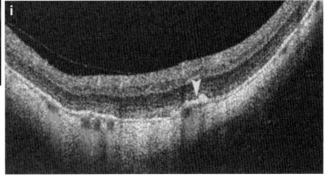

图 14.7(续)

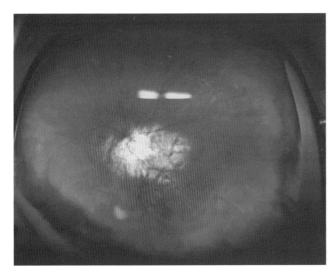

图 14.8 弥漫性脉络膜视网膜萎缩眼底广角照片,呈现为后极部眼底淡黄色、边界不清的病变。

沿后巩膜葡萄肿边界分布的斑片状萎缩 P(St)[7]。P(D)往往呈圆形或椭圆形,而 P(Lc)呈纵向的椭圆形。P(Lc)可以是一个扩大的漆裂纹,由 Bruch 膜破裂导致。P(D)也可以理解为一个由晚期弥漫性萎缩发展而来的 Bruch膜破孔[64]。Jonas[64]最近报道称,在眼轴长度≥26.5mm的高度近视患者中,30.8%的患者组织学上存在黄斑区 Bruch 膜缺损。若无 Bruch 膜缺损可能和黄斑部

ICC 发生有关。由于缺少有张力的 Bruch 膜加之脉络膜缺损,片状萎缩区内变薄的巩膜抵抗眼内压的应力非常脆弱,因而向后凸,类似于高度近视眼近视弧附近的脉络膜内空洞(视乳头周围的脉络膜空洞;视乳头周围 PICC)。因此,这种巩膜后移可称为黄斑 ICC[65]。黄斑劈裂在黄斑 ICC 眼较非黄斑 ICC 眼更多见[65]。这是由于巩膜后凸及视网膜塌陷导致的机械性解离使片状萎缩区内及周围视网膜易发生劈裂。

Hisayama 研究表明在日本 40 岁及以上人群中,斑片状萎缩的发生率为 0.4%[66]。斑片状萎缩的发生率与眼轴长度呈线性相关,在 60 岁以后发生率为 32.5%[6]。眼轴长度为 27~27.9mm 时斑片状萎缩发生率为 3.3%;眼轴长度大于 31mm 时发生率超过 25%;眼轴长度大于 32mm 时发生率超过 50%[6]。

随着年龄的增加,斑片状萎缩面积扩大并彼此融合[3,7]。对 74 例斑片状萎缩患眼为期超过 5 年的随访发现,52 只眼(70.3%)萎缩继续进展[7]。50 只眼(67.6%)出现斑片状萎缩扩大,10 只眼(13.5%)出现萎缩与 P(D)或 P(St)融合,2 只眼(2.7%)出现 CNV[7]。在发生斑片状萎缩扩大和融合晚期,眼底表现为巩膜裸露(图 14.13)。生物医学工程学会(BMES)的研究表明,有 5.2%的研究对象 5 年内发生新的萎缩或原有萎缩面积扩大[55]。

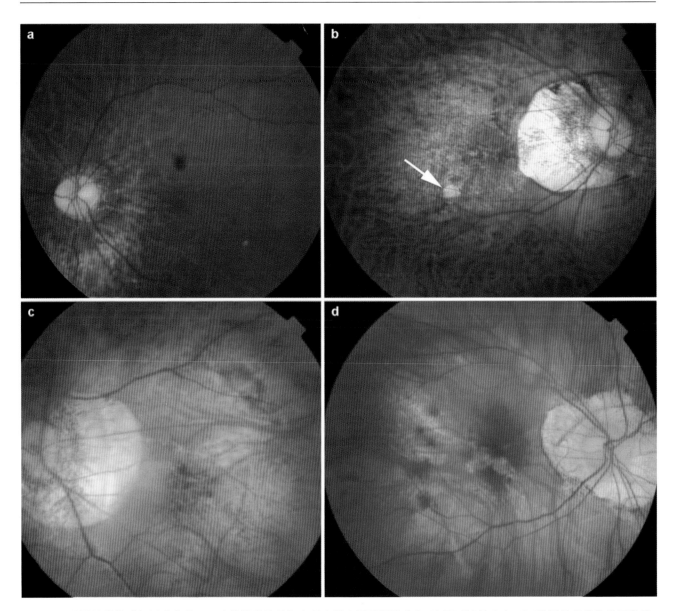

图 14.9　弥漫性脉络膜视网膜萎缩。(a)弥漫性萎缩早期表现为视盘周围呈淡黄色、边界不清的病变。(b)弥漫性萎缩的进展阶段。淡黄色、边界不清的萎缩病灶覆盖整个黄斑区。弥漫性萎缩区域内可见一小的斑片状视网膜脉络膜萎缩斑(箭)。(c)弥漫性萎缩晚期。后巩膜葡萄肿被弥漫性萎缩取代。(a–c)为亚洲人的眼底图像。(d)白种人的弥漫性萎缩眼底,弥漫性萎缩在下部眼底更明显,弥漫性萎缩病灶比有色素眼更为明显。

Ito-Ohara 等[67]对斑片状萎缩扩大的方向进行了研究,发现位于后巩膜葡萄肿边缘的斑片状萎缩向黄斑区发展,而黄斑区的斑片状萎缩向周边发展[67]。然而,旁中心凹的斑片状萎缩很少累及中心凹。这意味着即使斑片状萎缩区域的光感受器损伤导致旁中心绝对暗点,但斑片状萎缩一般并不会导致中心视力丧失。

斑片状萎缩内及其周围可发生多种玻璃体视网膜并发症。由于在萎缩区内层视网膜和巩膜之间的黏附力较弱,因此往往会发生视网膜劈裂[68]。在广泛脉络膜视网膜萎缩区内,由于视网膜劈裂的柱状结构较少,因此对视网膜劈裂的诊断需要更加谨慎[69]。另据报道,在病理性近视斑片状萎缩区内血管旁线样视网膜裂孔可导致视网膜脱离[70]。

尽管斑片状萎缩本身并不损害中心视力,但萎缩区近黄斑中心凹边缘发生的 CNV 会严重影响中心视力(图 14.14)[71]。CNV 容易发生在 P(Lc)眼,这可能是由于漆裂纹倾向于在中央凹附近出现,P(Lc)也多发生在中心凹附近。此外,不同于 P(D)发生在晚期弥散性萎缩,该

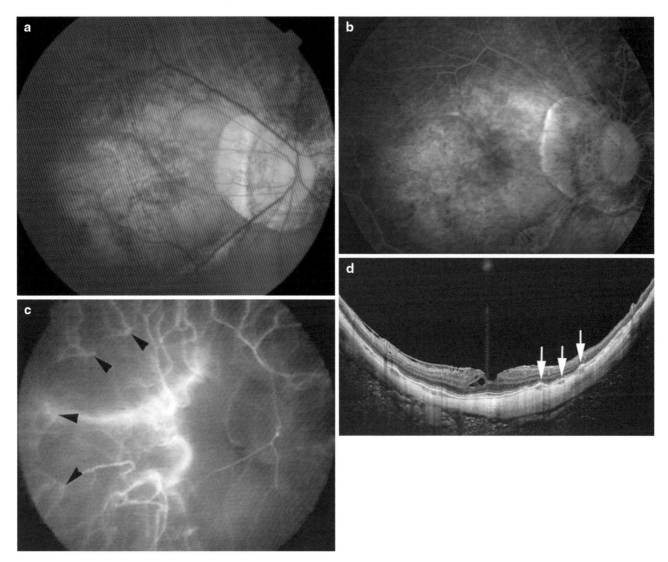

图 14.10 弥漫性脉络膜视网膜萎缩在荧光造影和 OCT 上的表现。(a)右眼底后极部弥漫性脉络膜视网膜萎缩。(b)FFA 晚期弥漫性萎缩区域表现为轻微的高荧光。(c)ICGA 显示睫状后短动脉穿入巩膜的位置向后巩膜葡萄肿的边缘移位(箭头),黄斑区脉络膜的大、中血管变得稀疏,而眼球后血管表现为强荧光。(d)除遗留有零星的脉络膜大血管之外,OCT 检查显示脉络膜几乎全层缺失。残余脉络膜大血管向玻璃体突出(箭)。

区域内脉络膜已明显变薄,P(Lc) 则趋向于发生在脉络膜萎缩较轻眼。一旦 CNV 在片状萎缩区边缘发生,CNV 周围脉络膜视网膜萎缩面积将扩大并与 P(Lc)融合。整个眼底最终被大面积斑块状萎缩所取代(图 14.14)。

14.2.4.1 鉴别诊断

近视性CNV的萎缩期

其表现为 CNV 瘢痕周围边界清晰并逐渐增大的脉络膜视网膜萎缩(图 14.15,详见第 15 章),因此斑片状萎缩与近视性 CNV 萎缩期的鉴别十分重要。两者在眼底表现、造影、FAF 和 OCT 上的表现均相同。特别是

CNV 退化较长时间后,很难检测到脉络膜视网膜萎缩区内残存的纤维血管组织。斑片状萎缩与近视性 CNV 萎缩期之间唯一的区别在于两者相对于中心凹的位置。近视性 CNV 萎缩期一般位于中心凹并向周围扩大。而斑片状萎缩通常不累及中心凹。

多灶性脉络膜炎(MFC)或点状内层脉络膜病变(PIC)

MFC 和 PIC 一般发生在有近视的年轻女性(约75%)。眼底表现为深层视网膜和脉络膜的局灶性炎症,可萎缩形成脉络膜的瘢痕及色素。急性期一般表现为双侧、多灶、黄白色或浅灰色的病灶。如果在高度

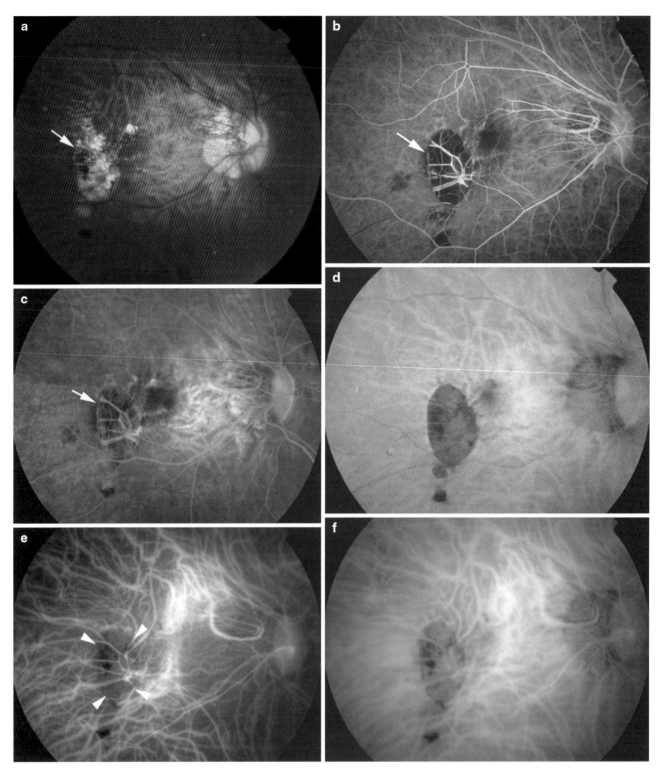

图 14.11　斑片状视网膜脉络膜萎缩。(a)右眼底黄斑颞侧的斑片状萎缩(箭)。根据斑片状萎缩的亚分类,此病例属于 P(Lc)型。(b)FA 早期表现为脉络膜充盈缺损导致的弱荧光(箭)。(c)FA 晚期,病变的边缘表现为稍高荧光(箭)。(d)眼底自发荧光显示斑片状萎缩区域为低荧光。(e,f)ICGA 早期(e,箭头)至晚期(f)均表现为脉络膜充盈缺损导致的弱荧光。(g)OCT 检查显示除脉络膜缺失外,RPE 以及外层视网膜也出现缺失(箭头之间部分)。斑片状萎缩区域的深部组织,由于萎缩区内透光增加而表现为高反射。(待续)

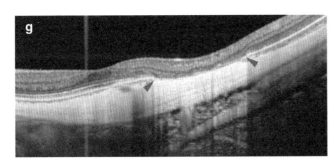

图 14.11(续)

近视眼发现类似片状萎缩而没有弥散性脉络膜视网膜萎缩时(尤其是年轻女性),需要考虑 MFC 或 PIC。

MFC 和 PIC 经常继发 CNV,因此鉴别近视性 CNV 和 MFC/PIC 引起的 CNV 是必要的。

14.2.5　其他

14.2.5.1　拱形黄斑眼黄斑病变

拱形黄斑(DSM)最初由 Gaucher 等[72]描述,是高度近视患者后巩膜葡萄肿内呈突起状的黄斑。Imamura

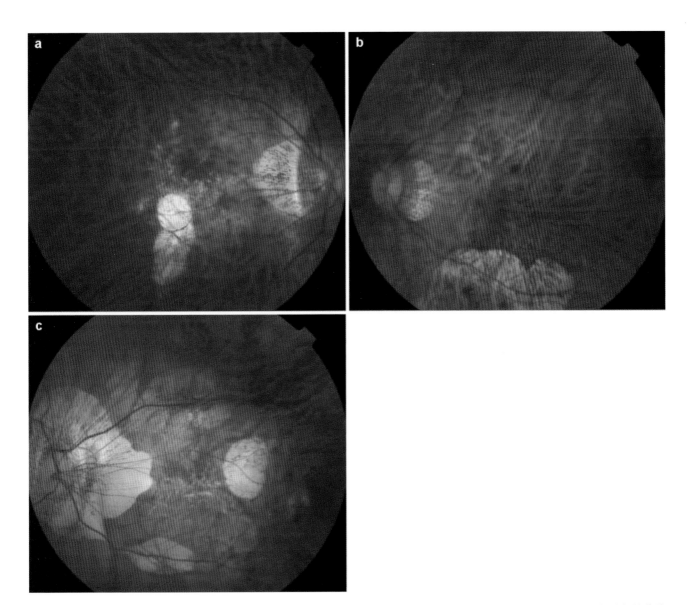

图 14.12　3 种类型的斑片状视网膜脉络膜萎缩。(a)P(Lc):由漆裂纹进展形成的斑片状萎缩。表现为黄斑中心凹下方纵行的萎缩灶。黄斑中心凹周围也可见漆裂纹,该区域弥漫性萎缩的程度较轻。(b)P(St):沿后巩膜葡萄肿边缘形成的斑片状萎缩。(c)P(D):由晚期弥漫性脉络膜视网膜萎缩进展而来的斑片状萎缩。椭圆形萎缩见于黄斑颞侧。P(St)常发生于后葡萄肿的下方边缘。

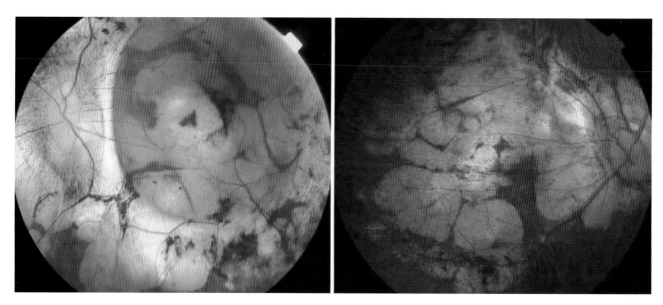

图 14.13 斑片状脉络膜视网膜萎缩呈"巩膜裸露"外观,眼底后部可见大片萎缩灶。

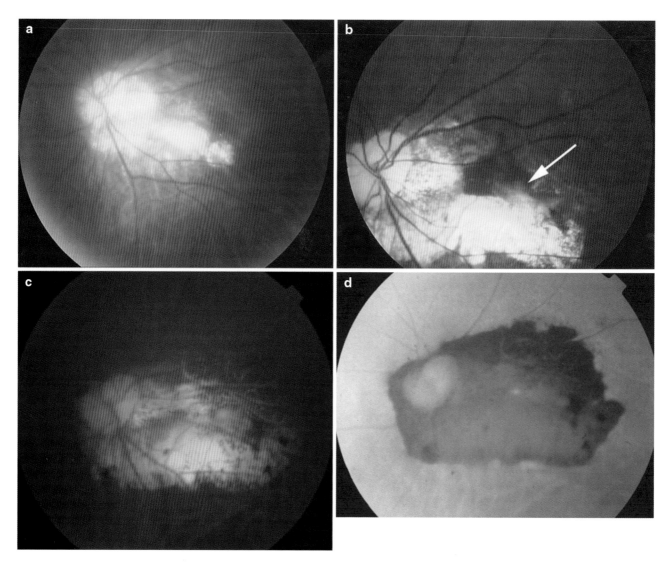

图 14.14 P(Lc)与近视性 CNV 萎缩融合萎缩期。(a)初期随诊,中心凹下方纵向水平 P(Lc)。(b)两年后,沿扩大的 P(Lc)中心凹缘发生 CNV(箭)。(c)10 年后 CNV 退缩,瘢痕性 CNV 周围发生萎缩并且与 P(Lc)融合。(d)FAF 显示眼底后极部大片低荧光。

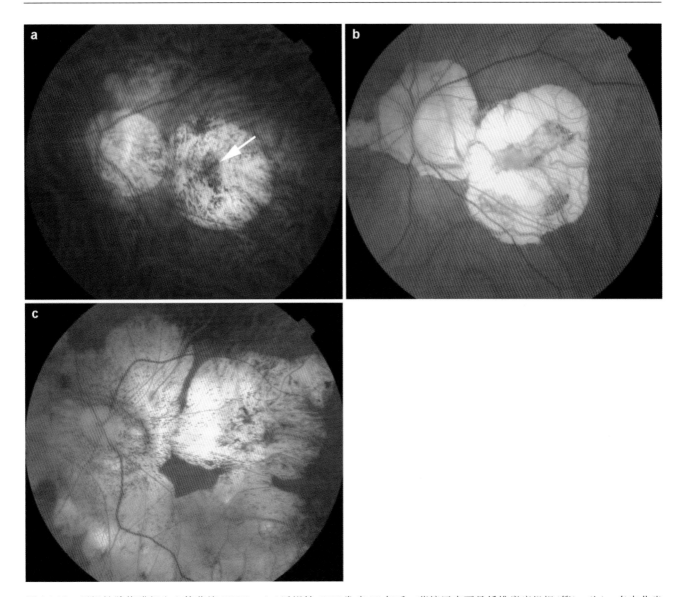

图 14.15　近视性脉络膜新生血管萎缩(CNV)。(a)近视性 CNV 发病 10 年后。萎缩区内可见纤维瘢痕组织(箭)。(b)一名白化患者近视性 CNV 发病 11 年后,CNV 萎缩病灶边缘为界限清楚的萎缩区。萎缩区与近视弧形斑融合。(c)近视性 CNV 发病 20 年后,CNV 边缘的萎缩区扩大,并与 P(St)及近视弧形斑融合。

和 Spaide[73]采用深部增强 OCT(EDI-OCT)证实 DSM 由高度近视患者黄斑区巩膜厚度局部变异导致。在拱形黄斑患者中,5.9%的患者发生浆液性视网膜脱离[74]。Imamura 和 Spaide[73]认为在 DSM,非 CNV 性浆液性视网膜脱离可能由于增厚的巩膜阻塞脉络膜液体外流导致。Ellabban 等[74]发现 DSM 患者 CNV 的发生率为 41.2%。Gaucher 等[72]也发现,在 15 例 DSM 患眼中 10 例曾有 CNV 病史。在 DSM 患眼中虽然中心凹旁劈裂的发生率为 17.6%,但黄斑中心凹劈裂并不常见,提示 DSM 可能是黄斑劈裂的一种保护机制。

仅靠眼底镜很难发现 DSM。然而,在 DSM 患眼中往往可以发现黄斑色素沉着,且在 DSM 垂直经过黄斑时更明显[74]。此外,在 DSM 垂直经过黄斑的患眼中视盘一般呈横椭圆形。除视盘倾斜综合征(TDS)外,由于大多数近视患者的视盘呈竖椭圆形或倾斜状, 因此横椭圆形视盘可能提示 DSM。

14.2.6 视盘倾斜综合征的黄斑病变

在视盘倾斜综合征(TDS)葡萄肿上缘有时会出现类似于 DSM 的黄斑病变,比如视网膜下渗漏导致的浆液性视网膜脱离[75]或 CNV[76]。Maruko 和 Iida[77]报道,在 24 例 TDS 患眼中有 7 例发生浆液性视网膜脱离

(29%)。用 EDI-OCT 和扫频源 OCT[77]还发现在 TDS 葡萄肿边缘位于黄斑区的眼中,黄斑中心凹下脉络膜变薄,而巩膜增厚。基于这些研究,他们认为这种黄斑中心凹下巩膜的特征性改变会导致脉络膜变薄并抑制脉络膜巩膜外引流。Nakanishi 等[76]报道,在 32 例下方葡萄肿 TDS 患眼中,25 只眼(78%)在葡萄肿的上缘出现黄斑并发症。在这些黄斑并发症中,息肉状脉络膜血管病变(PCV)占 22%、经典型 CNV 占 3%、不合并 PCV 或 CNV 的局灶性浆液性视网膜脱离占 41%、RPE 萎缩占 13%。因此,考虑 DSM 和 TDS 的相似性很有意义。

14.3　近视性黄斑病变的发生率

在蓝山眼病研究(BMES)[55]中,近视性视网膜病变包括葡萄肿、裂纹漆、Fuchs 斑、近视性脉络膜视网膜变薄或萎缩。基于这个定义,在参与 BMES 研究中年龄≥49 岁的参研居民(n=3654)中,近视性视网膜病变体征的发生率为 1.2%,其中 26 例为葡萄肿(0.7%)、8 例为裂纹漆(0.2%)、3 例为 Fuchs 斑(0.1%)、7 例为脉络膜视网膜萎缩(0.2%)。

Chen 等[78]利用 Tokoro 分类法发现,在 604 例高度近视患眼(屈光不正≤-6.0D)中,443 例(73%)发生近视性黄斑病变。漆裂纹最常见(29.1%),其次是 CNV(20.7%)、豹纹状眼底(9.3%)、斑片状视网膜脉络膜萎缩(5.8%)、弥漫性脉络膜视网膜萎缩(4.6%)和黄斑萎缩(3.8%)。Asakuma 等[66]用 Hayashi 分类标准[7]发现,在 1969 例年龄 40 岁及以上的日本居民中,1.7%发生近视性黄斑病变。Asakuma 等[66]报道弥漫性萎缩、斑片状萎缩、漆裂纹和黄斑萎缩的发生率分别为 1.7%、0.4%、0.2%和 0.4%。较差的视力通常与漆裂纹、黄斑萎缩和 CNV 相关;较好的视力与豹纹状眼底和弥漫性萎缩[18]相关。由于各研究对高度近视性黄斑病变的定义不同,因此十分有必要对高度近视性黄斑病变的诊断标准进行定义和标准化。

14.4　近视性黄斑病变进展

基于对 806 名高度近视患者平均 12.7 年的研究[7],图 14.16 概括了近视性黄斑病变各种病灶的进展模式。在这项研究中,40.6%患者的眼底病灶出现进展。高度近视进展为黄斑病变的第一个迹象是豹纹状眼底

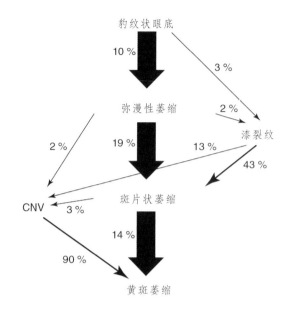

图 14.16　一项长期随访研究得出的近视性黄斑病变进展过程[7]。中间的宽箭头指示高度近视患者最常见的病变进展。数字代表各个病变的发生率。

的出现。CNV 可由各种近视性黄斑病变发展而来,并最终导致黄斑萎缩。典型病例如图 14.17 至图 14.19 所示。Liu 等[19]在北京眼病研究中报道,在为期 5 年的随访中 9%的病例出现脉络膜视网膜萎缩面积扩大。Vongphanit 等[55]经过平均随访期为 61 个月的研究报告,17.4%的患者出现近视性视网膜病变进展(视盘周围萎缩区和斑片状脉络膜视网膜萎缩扩大)。

14.5　近视性黄斑病变进展的相关因素

近视性黄斑病变的发展与进展主要与年龄、眼轴长度和后巩膜葡萄肿相关。近视性视网膜病变的高发病率与高龄相关[3,36,79]。青年或儿童即使眼轴较长通常也不会发生近视性黄斑病变[20,80,81]。弥漫性或斑片状脉络膜视网膜萎缩通常与年龄相关,近视性黄斑区萎缩更是如此。漆裂纹较为特殊,它可出现在儿童[80]和年轻患者中。Chen 等[78]用广义估测方程(GEE)模型对近视性黄斑病变的相关危险因素进行了分析。发现年龄与弥漫性脉络膜视网膜萎缩(P=0.024)、斑片状脉络膜视网膜萎缩(P<0.001)、CNV(P<0.001)和黄斑萎缩(P=0.002)具有显著的相关性。而年龄较小与漆裂纹相关(P<0.001)。

屈光度和近视性黄斑病变的患病率之间存在显著的高度非线性关系[55,79]。近视性黄斑病变的患病率随着近视屈光度的增加而显著增加(P<0.001)。当近视屈

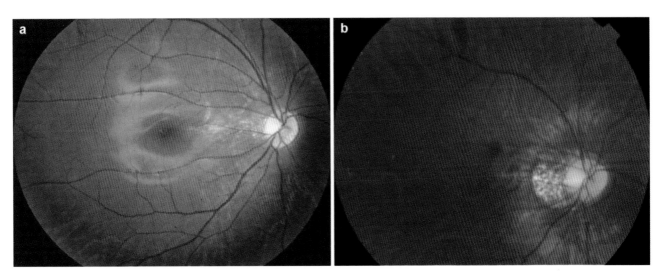

图 14.17　近视性黄斑病变进展的典型病例,从豹纹状眼底进展为弥漫性脉络膜视网膜萎缩。(a)患者 5 岁时右眼眼底表现为豹纹状眼底,眼轴为 26.8mm。(b)20 年后进展为视盘周围弥漫性脉络膜视网膜萎缩,眼轴增长至 31.4mm。

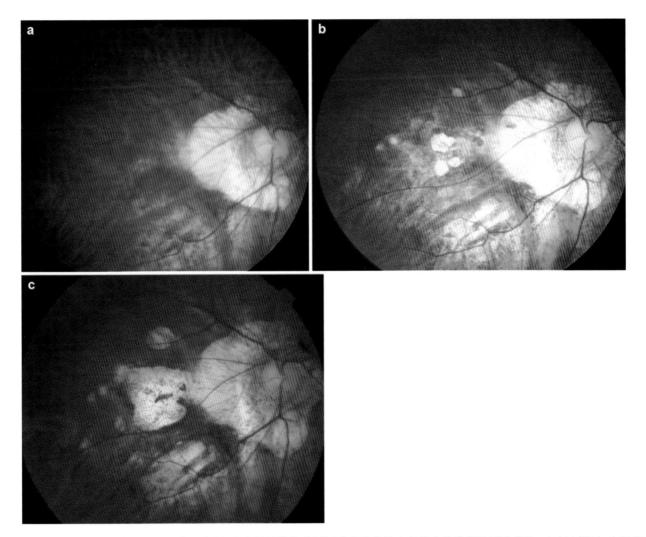

图 14.18　近视性黄斑病变进展的典型病例,从弥漫性脉络膜视网膜萎缩进展为斑片状脉络膜视网膜萎缩。(a)50 岁时,右眼底(尤其下方眼底)呈弥漫性脉络膜视网膜萎缩,眼轴长度为 29.5mm。(b)6 年后,弥漫性萎缩区内出现多发的圆形斑片状萎缩病灶,眼轴长度为 30.2mm。(c)5 年后,病变扩大并彼此融合,眼轴长度为 30.6mm。

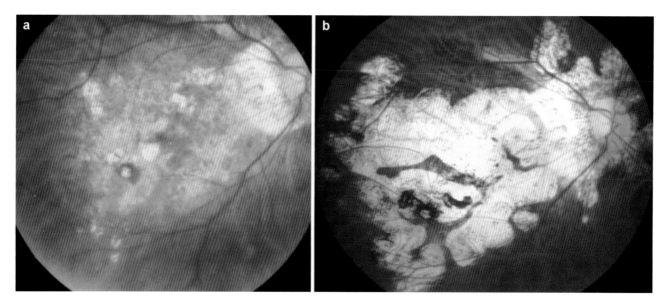

图 14.19　近视性黄斑病变进展的典型病例,斑片状脉络膜视网膜萎缩扩大并融合。(a)55 岁时右眼底表现为弥漫性萎缩区内多发性斑片状萎缩,眼轴长度为 30.3mm。(b)10 年后多发性斑片状萎缩面积扩大并进展为黄斑萎缩,眼轴长度为 31.1mm。

光度<-4.0D 时患病率为 3.8%,当近视屈光度增加到至少-10 D 时患病率增加到 89.6%[19]。近视屈光度<5 D 的患者近视性黄斑病变的患病率为 0.42%;近视屈光度>5 D 时患病率增加到 25.3%,风险增加了 60 倍。近视屈光度几乎是所有黄斑病变的危险因素(包括豹纹状眼底、漆裂纹、弥漫性脉络膜视网膜萎缩、斑片状脉络膜视网膜萎缩和黄斑萎缩)。而较低的近视度数与 CNV 相关[78]。Steidl 和 Pruett[82,83]报道葡萄肿的程度和裂纹漆及脉络膜视网膜萎缩呈线性关系。然而,令人意外的是轻度的葡萄肿与近视性 CNV 高度相关。

关于眼轴长度,Curtin[3,39]发现,在眼轴长度≥29.5mm 患者中超过 60%的患者出现近视性脉络膜视网膜萎缩。而在眼轴长度<29.5mm 的患者中只有不到 40%的患者出现此类萎缩。Lai 等[84]报道与眼轴<29mm 的患者相比,眼轴长度≥29mm 的患者更有可能出现后极部脉络膜视网膜病变,包括脉络膜视网膜萎缩和漆裂纹[84]。

年龄和眼轴协同影响近视性黄斑病变。Lai 等[84]发现,发生近视性黄斑病变的患者一般年龄较大(45.0 对 34.8 岁)、眼轴较长(28.84mm 对 26.59mm)且平均等效球镜屈光度较高(-16.8 D 对-9.4 D)。这三个变量的 P 值均<0.001。

一项研究采用扫频源 OCT 对巩膜轮廓和近视性脉络膜视网膜病变之间的关系进行了分析[85]。发现有不规则散光的患者更容易发生近视性眼底病变(近视性 CNV、近视性脉络膜视网膜萎缩、近视牵引性黄斑病变)。

激光多普勒血流检测[86]显示高度近视眼视网膜血流量减少,以及彩色超声多普勒检测到的高度近视眼可导致睫状后动脉和视网膜中央动脉的血流减少[87],可能和近视性脉络膜视网膜萎缩发生有关。Benavente-Perez 等[88]报道,健康的青年近视眼视网膜中央动脉动脉压降低和血流动力学改变是病理性近视眼眼球血流量减少的早期表现。Li 等[89]报道,近视性视网膜病变与视网膜血管萎缩(变薄、变细、变少)相关。

最近的 OCT 检查(EDI-OCT 和扫频源 OCT)表明高度近视眼患者中脉络膜显著变薄,这与视网膜厚度改变不同(详见第 9 章)[90-92]。Nishida 和 Spaide[93]报道黄斑中心凹下脉络膜厚度与最佳视力呈负相关。事实上,唯一对预测视力重要的指标就是黄斑中心凹下脉络膜的厚度(P≤0.001)。Wang 等[21]报道,在弥漫性脉络膜视网膜萎缩的高度近视患者中,BCVA 与黄斑部脉络膜厚度显著相关。多元线性回归分析显示,在弥漫性萎缩的患者中年龄和黄斑区脉络膜厚度,而非近视屈光度或眼轴长度,是预测 BCVA 最显著的预测因子。

此外,有研究报道神经营养因子中的色素上皮衍生因子(PEDF)在高度近视患者的房水中减少[94,95]。RPE 是分泌 PEDF 的主要细胞,但不能肯定这是否是 RPE

细胞变性的结果,还是由于眼球体积增大 PEDF 被稀释的结果,或是由近视性脉络膜视网膜萎缩造成。

近视性视网膜病变与身高、体重、性别、居住地(农村或城市)、教育水平、眼压和角膜中央厚度无明显相关性($P>0.20$)[19]。Chen 等[18]报道,在校正年龄、性别、吸烟、体重指数、舒张压、教育水平、饮酒、糖尿病或服用降高血压药的条件下,近视性黄斑部病变与较高的收缩压呈相关性。

14.6　展望

近年来得益于新的眼科影像学技术的应用,对近视性黄斑病变各种类型的特征有了更清晰的认识。然而,目前大家普遍关注的近视性黄斑病变的定义以及分类尚未达成国际共识。另外,眼底的颜色在很大程度上受到不同种族的影响。豹纹状眼底和弥漫性萎缩之间的差异可能由脉络膜萎缩程度的不同所致,因此 OCT 是最有价值的检查手段。比较不同种族近视性黄斑病变的发病率和特点,建立国际性近视性黄斑病变的诊断标准和分类方法正在进行之中。

(金学民　毛羽 译　　雷博 校)

参考文献

1. Salzmann M. The choroidal changes in high myopia. Arch Ophthalmol. 1902;31:41–2.
2. Salzmann M. Die Atrophie der Aderhaut im kurzsichtigen Auge. Graefes Arch Ophthalmol. 1902;54:384.
3. Curtin BJ. Basic science and clinical management. In: Curtin BJ, editor. The myopias. New York: Harper and Row; 1985. p. 177.
4. Grossniklaus HE, Green WR. Pathologic findings in pathologic myopia. Retina. 1992;12:127–33.
5. Avila MP, Weiter JJ, Jalkh AE, Trempe CL, Pruett RC, Schepens CL. Natural history of choroidal neovascularization in degenerative myopia. Ophthalmology. 1984;91:1573–81.
6. Tokoro T, editor. Atlas of posterior fundus changes in pathologic myopia. Tokyo: Springer; 1998. p. 5–22.
7. Hayashi K, Ohno-Matsui K, Shimada N, et al. Long-term pattern of progression of myopic maculopathy: a natural history study. Ophthalmology. 2010;117:1595–611. 1611 e1-4.
8. Iwase A, Araie M, Tomidokoro A, Yamamoto T, Shimizu H, Kitazawa Y. Prevalence and causes of low vision and blindness in a Japanese adult population: the Tajimi Study. Ophthalmology. 2006;113:1354–62.
9. Huang S, Zheng Y, Foster PJ, Huang W, He M. Prevalence and causes of visual impairment in Chinese adults in urban southern China. Arch Ophthalmol. 2009;127:1362–7.
10. Zheng Y, Lavanya R, Wu R, et al. Prevalence and causes of visual impairment and blindness in an urban Indian population: the Singapore Indian Eye Study. Ophthalmology. 2011;118:1798–804.
11. Iwano M, Nomura H, Ando F, Niino N, Miyake Y, Shimokata H. Visual acuity in a community-dwelling Japanese population and factors associated with visual impairment. Jpn J Ophthalmol. 2004;48:37–43.
12. Cotter SA, Varma R, Ying-Lai M, Azen SP, Klein R. Causes of low vision and blindness in adult Latinos: the Los Angeles Latino Eye Study. Ophthalmology. 2006;113:1574–82.
13. Buch H, Vinding T, La Cour M, Appleyard M, Jensen GB, Nielsen NV. Prevalence and causes of visual impairment and blindness among 9980 Scandinavian adults: the Copenhagen City Eye Study. Ophthalmology. 2004;111:53–61.
14. Evans JR, Fletcher AE, Wormald RP. Causes of visual impairment in people aged 75 years and older in Britain: an add-on study to the MRC Trial of Assessment and Management of Older People in the Community. Br J Ophthalmol. 2004;88:365–70.
15. Kelliher C, Kenny D, O'Brien C. Trends in blind registration in the adult population of the Republic of Ireland 1996–2003. Br J Ophthalmol. 2006;90:367–71.
16. Avisar R, Friling R, Snir M, Avisar I, Weinberger D. Estimation of prevalence and incidence rates and causes of blindness in Israel, 1998–2003. Isr Med Assoc J. 2006;8:880–1.
17. Shih YF, Ho TC, Hsiao CK, Lin LL. Visual outcomes for high myopic patients with or without myopic maculopathy: a 10 year follow up study. Br J Ophthalmol. 2006;90:546–50.
18. Chen SJ, Cheng CY, Li AF, et al. Prevalence and associated risk factors of myopic maculopathy in elderly Chinese: the Shihpai Eye Study. Invest Ophthalmol Vis Sci. 2012;28:28.
19. Liu HH, Xu L, Wang YX, Wang S, You QS, Jonas JB. Prevalence and progression of myopic retinopathy in Chinese adults: the Beijing Eye Study. Ophthalmology. 2010;117:1763–8.
20. Kobayashi K, Ohno-Matsui K, Kojima A, et al. Fundus characteristics of high myopia in children. Jpn J Ophthalmol. 2005;49:306–11.
21. Wang NK, Lai CC, Chu HY, et al. Classification of early dry-type myopic maculopathy with macular choroidal thickness. Am J Ophthalmol. 2012;153:669–77.
22. Lin T, Grimes PA, Stone RA. Expansion of the retinal pigment epithelium in experimental myopia. Vision Res. 1993;33:1881–5.
23. Harman AM, Hoskins R, Beazley LD. Experimental eye enlargement in mature animals changes the retinal pigment epithelium. Vis Neurosci. 1999;16:619–28.
24. Hosaka A. Permeability of the blood-retinal barrier in myopia. An analysis employing vitreous fluorophotometry and computer simulation. Acta Ophthalmol Suppl. 1988;185:95–9.
25. Yoshida A, Ishiko S, Kojima M, Hosaka A. Blood-ocular barrier permeability in experimental myopia. J Fr Ophtalmol. 1990;13:481–8.
26. Yoshida A, Ishiko S, Kojima M. Inward and outward permeability of the blood-retinal barrier in experimental myopia. Graefes Arch Clin Exp Ophthalmol. 1996;234:S239–42.
27. Kitaya N, Ishiko S, Abiko T, et al. Changes in blood-retinal barrier permeability in form deprivation myopia in tree shrews. Vision Res. 2000;40:2369–77.
28. Spaide RF. Age-related choroidal atrophy. Am J Ophthalmol. 2009;147:801–10.
29. Kawabata H, Adachi-Usami E. Multifocal electroretinogram in myopia. Invest Ophthalmol Vis Sci. 1997;38:2844–51.
30. Chen JC, Brown B, Schmid KL. Delayed mfERG responses in myopia. Vision Res. 2006;46:1221–9.
31. Luu CD, Lau AM, Lee SY. Multifocal electroretinogram in adults and children with myopia. Arch Ophthalmol. 2006;124:328–34.
32. Chan HL, Mohidin N. Variation of multifocal electroretinogram with axial length. Ophthalmic Physiol Opt. 2003;23:133–40.
33. Malagola R, Pecorella I, Teodori C, Santi G, Mannino G. Peripheral lacquer cracks as an early finding in pathological myopia. Arch Ophthalmol. 2006;124:1783–4.
34. Bottoni FG, Eggink CA, Cruysberg JR, Verbeek AM. Dominant inherited tilted disc syndrome and lacquer cracks. Eye.

1990;4:504–9.

35. Pruett RC, Weiter JJ, Goldstein RB. Myopic cracks, angioid streaks, and traumatic tears in Bruch's membrane. Am J Ophthalmol. 1987;103:537–43.

36. Curtin BJ, Karlin DB. Axial length measurements and fundus changes of the myopic eye. I. The posterior fundus. Trans Am Ophthalmol Soc. 1970;68:312–34.

37. Klein RM, Curtin BJ. Lacquer crack lesions in pathologic myopia. Am J Ophthalmol. 1975;79:386–92.

38. Brancato R, Trabucchi G, Introini U, Avanza P, Pece A. Indocyanine green angiography (ICGA) in pathological myopia. Eur J Ophthalmol. 1996;6:39–43.

39. Quaranta M, Arnold J, Coscas G, et al. Indocyanine green angiographic features of pathologic myopia. Am J Ophthalmol. 1996; 122:663–71.

40. Ohno-Matsui K, Morishima N, Ito M, Tokoro T. Indocyanine green angiographic findings of lacquer cracks in pathologic myopia. Jpn J Ophthalmol. 1998;42:293–9.

41. Ikuno Y, Sayanagi K, Soga K, et al. Lacquer crack formation and choroidal neovascularization in pathologic myopia. Retina. 2008;28:1124–31.

42. Kim YM, Yoon JU, Koh HJ. The analysis of lacquer crack in the assessment of myopic choroidal neovascularization. Eye. 2011;25: 937–46.

43. Wang NK, Lai CC, Chou CL, et al. Choroidal thickness and biometric markers for the screening of lacquer cracks in patients with high myopia. PLoS One. 2013;8:22.

44. Klein RM, Green S. The development of lacquer cracks in pathologic myopia. Am J Ophthalmol. 1988;106:282–5.

45. Ohno-Matsui K, Ito M, Tokoro T. Subretinal bleeding without choroidal neovascularization in pathologic myopia. A sign of new lacquer crack formation. Retina. 1996;16:196–202.

46. Yip LW, Au Eong KG. Recurrent subretinal haemorrhages and progressive lacquer cracks in a high myope. Acta Ophthalmol Scand. 2003;81:646–7.

47. Moriyama M, Ohno-Matsui K, Shimada N, et al. Correlation between visual prognosis and fundus autofluorescence and optical coherence tomographic findings in highly myopic eyes with submacular hemorrhage and without choroidal neovascularization. Retina. 2011;31:74–80.

48. Hirata A, Negi A. Lacquer crack lesions in experimental chick myopia. Graefes Arch Clin Exp Ophthalmol. 1998;236:138–45.

49. Ellies P, Pietrini D, Lumbroso L, Lebuisson DA. Macular hemorrhage after laser in situ keratomileusis for high myopia. J Cataract Refract Surg. 2000;26:922–4.

50. Loewenstein A, Lipshitz I, Varssano D, Lazar M. Macular hemorrhage after excimer laser photorefractive keratectomy. J Cataract Refract Surg. 1997;23:808–10.

51. Luna JD, Reviglio VE, Juarez CP. Bilateral macular hemorrhage after laser in situ keratomileusis. Graefes Arch Clin Exp Ophthalmol. 1999;237:611–3.

52. Principe AH, Lin DY, Small KW, Aldave AJ. Macular hemorrhage after laser in situ keratomileusis (LASIK) with femtosecond laser flap creation. Am J Ophthalmol. 2004;138:657–9.

53. Loewenstein A, Goldstein M, Lazar M. Retinal pathology occurring after excimer laser surgery or phakic intraocular lens implantation: evaluation of possible relationship. Surv Ophthalmol. 2002;47:125–35.

54. Johnson DA, Yannuzzi LA, Shakin JL, Lightman DA. Lacquer cracks following laser treatment of choroidal neovascularization in pathologic myopia. Retina. 1998;18:118–24.

55. Vongphanit J, Mitchell P, Wang JJ. Prevalence and progression of myopic retinopathy in an older population. Ophthalmology. 2002; 109:704–11.

56. Ohno-Matsui K, Tokoro T. The progression of lacquer cracks in pathologic myopia. Retina. 1996;16:29–37.

57. Yannuzzi LA. The retinal atlas. New York: Elsevier; 2010. p. 526–43.

58. Freund KB, Ciardella AP, Yannuzzi LA, et al. Peripapillary detachment in pathologic myopia. Arch Ophthalmol. 2003;121:197–204.

59. Freund KB, Mukkamala SK, Cooney MJ. Peripapillary choroidal thickening and cavitation. Arch Ophthalmol. 2011;129:1096–7.

60. Shimada N, Ohno-Matsui K, Yoshida T, et al. Characteristics of peripapillary detachment in pathologic myopia. Arch Ophthalmol. 2006;124:46–52.

61. Spaide RF, Akiba M, Ohno-Matsui K. Evaluation of peripapillary intrachoroidal cavitation with swept source and enhanced depth imaging optical coherence tomography. Retina. 2012;32:1037–44.

62. Toranzo J, Cohen SY, Erginay A, Gaudric A. Peripapillary intrachoroidal cavitation in myopia. Am J Ophthalmol. 2005;140: 731–2.

63. Shin JY, Yu HG. Visual prognosis and spectral-domain optical coherence tomography findings of myopic foveoschisis surgery using 25-gauge transconjunctival sutureless vitrectomy. Retina. 2012;32:486–92.

64. Jonas JB, Ohno-Matsui K, Spaide RF, Holbach L, Panda-Jonas S. Macular Bruch's membrane defects and axial length: association with gamma zone and delta zone in peripapillary region. Invest Ophthalmol Vis Sci. 2013;54:1295–302.

65. Ohno-Matsui K, Akiba M, Moriyama M, Ishibashi T, Hirakata A, Tokoro T. Intrachoroidal cavitation in macular area of eyes with pathologic myopia. Am J Ophthalmol. 2012;154:382–93.

66. Asakuma T, Yasuda M, Ninomiya T, et al. Prevalence and risk factors for myopic retinopathy in a Japanese population: the Hisayama Study. Ophthalmology. 2012;10:10.

67. Ito-Ohara M, Seko Y, Morita H, Imagawa N, Tokoro T. Clinical course of newly developed or progressive patchy chorioretinal atrophy in pathological myopia. Ophthalmologica. 1998;212: 23–9.

68. Baba T, Ohno-Matsui K, Futagami S, et al. Prevalence and characteristics of foveal retinal detachment without macular hole in high myopia. Am J Ophthalmol. 2003;135:338–42.

69. Fang X, Zheng X, Weng Y, et al. Anatomical and visual outcome after vitrectomy with triamcinolone acedonide-assisted epiretinal membrane removal in highly myopic eyes with retinal detachment due to macular hole. Eye. 2009;23:248–54.

70. Chen L, Wang K, Esmaili DD, Xu G. Rhegmatogenous retinal detachment due to paravascular linear retinal breaks over patchy chorioretinal atrophy in pathologic myopia. Arch Ophthalmol. 2010;128:1551–4.

71. Ohno-Matsui K, Yoshida T, Futagami S, et al. Patchy atrophy and lacquer cracks predispose to the development of choroidal neovascularisation in pathological myopia. Br J Ophthalmol. 2003;87: 570–3.

72. Gaucher D, Erginay A, Lecleire-Collet A, et al. Dome-shaped macula in eyes with myopic posterior staphyloma. Am J Ophthalmol. 2008;145:909–14.

73. Imamura Y, Iida T, Maruko I, Zweifel SA, Spaide RF. Enhanced depth imaging optical coherence tomography of the sclera in dome-shaped macula. Am J Ophthalmol. 2011;151:297–302.

74. Ellabban AA, Tsujikawa A, Matsumoto A, et al. Three-dimensional tomographic features of dome-shaped macula by swept-source optical coherence tomography. Am J Ophthalmol. 2012;3: 320–8.

75. Cohen SY, Quentel G, Guiberteau B, Delahaye-Mazza C, Gaudric A. Macular serous retinal detachment caused by subretinal leakage in tilted disc syndrome. Ophthalmology. 1998;105:1831–4.

76. Nakanishi H, Tsujikawa A, Gotoh N, et al. Macular complications on the border of an inferior staphyloma associated with tilted disc syndrome. Retina. 2008;28:1493–501.

77. Maruko I, Iida T, Sugano Y, Oyamada H, Sekiryu T. Morphologic choroidal and scleral changes at the macula in tilted disc syndrome with staphyloma using optical coherence tomography. Invest Ophthalmol Vis Sci. 2011;52:8763–8.

78. Chen H, Wen F, Li H, et al. The types and severity of high myopic maculopathy in Chinese patients. Ophthalmic Physiol Opt. 2012;32:60–7.

79. Gao LQ, Liu W, Liang YB, et al. Prevalence and characteristics of myopic retinopathy in a rural Chinese adult population: the Handan Eye Study. Arch Ophthalmol. 2011;129:1199–204.

80. Samarawickrama C, Mitchell P, Tong L, et al. Myopia-related optic disc and retinal changes in adolescent children from Singapore. Ophthalmology. 2011;118:2050–7.

81. Tong L, Saw SM, Chua WH, et al. Optic disk and retinal characteristics in myopic children. Am J Ophthalmol. 2004;138:160–2.

82. Steidl SM, Pruett RC. Macular complications associated with posterior staphyloma. Am J Ophthalmol. 1997;123:181–7.

83. Pruett RC. Complications associated with posterior staphyloma. Curr Opin Ophthalmol. 1998;9:16–22.

84. Lai TY, Fan DS, Lai WW, Lam DS. Peripheral and posterior pole retinal lesions in association with high myopia: a cross-sectional community-based study in Hong Kong. Eye. 2008;22:209–13.

85. Ohno-Matsui K, Akiba M, Modegi T, et al. Association between shape of sclera and myopic retinochoroidal lesions in patients with pathologic myopia. Invest Ophthalmol Vis Sci. 2012;9:9.

86. Shimada N, Ohno-Matsui K, Harino S, et al. Reduction of retinal blood flow in high myopia. Graefes Arch Clin Exp Ophthalmol. 2004;242:284–8.

87. Akyol N, Kukner AS, Ozdemir T, Esmerligil S. Choroidal and retinal blood flow changes in degenerative myopia. Can J Ophthalmol. 1996;31:113–9.

88. Benavente-Perez A, Hosking SL, Logan NS, Broadway DC. Ocular blood flow measurements in healthy human myopic eyes. Graefes Arch Clin Exp Ophthalmol. 2010;248:1587–94.

89. Li H, Mitchell P, Rochtchina E, Burlutsky G, Wong TY, Wang JJ. Retinal vessel caliber and myopic retinopathy: the blue mountains eye study. Ophthalmic Epidemiol. 2011;18:275–80.

90. Fujiwara T, Imamura Y, Margolis R, Slakter JS, Spaide RF. Enhanced depth imaging optical coherence tomography of the choroid in highly myopic eyes. Am J Ophthalmol. 2009;148:445–50.

91. Ikuno Y, Tano Y. Retinal and choroidal biometry in highly myopic eyes with spectral-domain optical coherence tomography. Invest Ophthalmol Vis Sci. 2009;50:3876–80.

92. Barteselli G, Chhablani J, El-Emam S, et al. Choroidal volume variations with age, axial length, and sex in healthy subjects: a three-dimensional analysis. Ophthalmology. 2012;119:2572–8.

93. Nishida Y, Fujiwara T, Imamura Y, Lima LH, Kurosaka D, Spaide RF. Choroidal thickness and visual acuity in highly myopic eyes. Retina. 2012;32:1229–36.

94. Ogata N, Imaizumi M, Miyashiro M, et al. Low levels of pigment epithelium-derived factor in highly myopic eyes with chorioretinal atrophy. Am J Ophthalmol. 2005;140:937–9.

95. Shin YJ, Nam WH, Park SE, Kim JH, Kim HK. Aqueous humor concentrations of vascular endothelial growth factor and pigment epithelium-derived factor in high myopic patients. Mol Vis. 2012;18:2265–70.

第15章

脉络膜新生血管

Richard F. Spaide

对于高度近视容易导致脉络膜新生血管(CNV)的认知是近期的事情。Fuchs 斑[1](又称为 Foster–Fuchs 斑)主要见于后极部有色素改变的近视人群。最早由 Foster(1862 年)和 Fuchs(1901 年)提出，这些斑有时会合并出血。出血的原因当时并不清楚。1953 年 Lloyd[2]提出，Fuchs 斑通常会合并黄斑囊样水肿并对脉络膜毛细血管造成牵拉。1973 年 Focosi 等[3]发现在一组合并严重黄斑区浆液性脱离的近视患者中，荧光素血管造影中存在单个或多个荧光素渗漏点。仔细观察已发表的荧光造影片，提示新生血管形成并且合并有多灶性脉络膜炎和全葡萄膜炎(MCP，发表较晚)。作者当时认为患者出现浆液性色素上皮脱离但并不存在新生血管形成，而所观察到的出血来自脉络膜血管。1977 年荧光素血管造影结果表明 Fuchs 斑实际上是由脉络膜新生血管形成的[4]。Levy 等认为激光光凝术可能是一种有效的治疗方法。自此，人们认识到 CNV 是一个影响高度近视视力的重要因素，研究人员基于此研发了更多有效的治疗方法。

15.1 临床特点

近视 CNV 的主要症状包括视力下降、盲点和视物变形。若患者已有严重的进展性近视眼底变性并影响视力，那么合并早期 CNV 可能对已下降的视力影响较小，以致患者不能觉察新的变化。近视合并 CNV 的异常表现不同于年龄相关性黄斑变性(AMD)CNV。相对于 AMD 患者，近视合并 CNV 的患者很少出现视网膜下或视网膜内的液体或脂质，这可能与近视 CNV 不容易发生视网膜下纤维增生有关。近视 CNV 患者很少合并严重的浆液性色素上皮脱离。近视合并 CNV 的可能

性要小于 AMD，近视 CNV 的概率通常与近视度数呈负相关。

高度近视合并 CNV 通常还伴有其他的异常表现。如漆裂纹为高度近视眼后极部由于 Bruch 膜破裂形成的分支状线状改变。破裂通常会累及 Bruch 膜全层及脉络膜毛细血管层。高度近视漆裂纹的周围时常会出现视网膜下出血或出血合并新发的漆裂纹(图 15.1)[5-8]。高度近视眼脉络膜厚度变薄[9-12]并随着近视度数的加深而更明显，尤其在老年患者中脉络膜厚度可变为零。有些患者眼球甚至出现区域脉络膜全层以及色素上皮萎缩。漆裂纹以及全层视网膜和脉络膜萎缩都是发生 CNV 的危险因素[5,8,13,14]。CNV 前期发生的漆裂纹为异常血管提供了通道便利，但 CNV 也可以侵蚀完整的 Bruch 膜[15]。然而，在大多数情况下 CNV 似乎是源于漆裂纹[14]。一旦新生血管开始形成，过程中其可能部分或完全被色素增殖所包绕，形成 Fuchs 斑。在尚没有有效的治疗方法之前，新生血管周围明显的色素改变仅被认为是判断病变好转的体征，是病情稳定的标志。如果新生血管没有被视网膜色素上皮(RPE)细胞包绕，则病变呈灰白色隆起状。这可能与少量出血及脂质斑点有关。而大量出血及脂质渗出极为少见。

荧光素血管造影早期的高荧光及晚期的血管渗漏能很好地显示血管的生成(图 15.1 和图 15.2)。少数病例造影几乎不显示渗漏。因此，可能不需要发现所有的典型新血管特征即可判断为高度近视眼新血管形成。维替泊芬(Verteporfin)光动力激光治疗病理性近视(VIP-PM)研究[16,17]认为，大约 80% 的病变源于经典的新生血管，尽管一些学者认为更多[14]或全部[18]近视新生血管都是经典类型。OCT 可以显示近

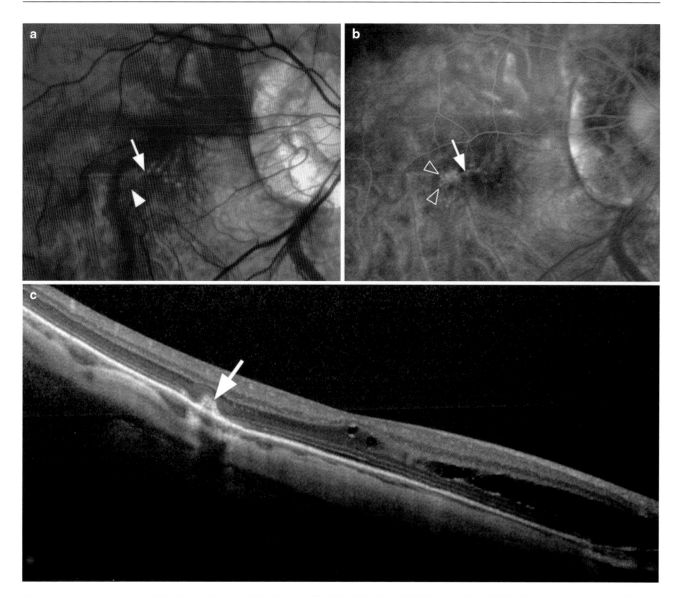

图 15.1　(a)一例−16D 近视患者出现中心视物的暗点。眼底影像可观察到漆裂纹,如箭头所示。伴有色素改变(箭头所示)。(b)荧光素血管造影显示高荧光,病变符合 CNV。漆裂纹为水平线状(箭头所示)和晚期荧光素着染(空箭头所示)。(c)OCT 显示病变(箭头所示)隆起未合并黄斑裂孔。在获得有效治疗以前 CNV 周围的色素改变仅被认为是病变稳定的标志。如果新生血管周围未被视网膜色素上皮(RPE)细胞包围,则病灶呈灰白色隆起,可能合并少量出血和脂质渗出,大量出血和脂质渗出极其少见。

视 CNV 合并的视网膜内及视网膜下渗出[19]。少量出血通常不容易被 OCT 检测到。这种渗漏在 RPE 层下形成低反射的扁平隆起。在这两种重要影像学检查中,微小改变尤其是 CNV 病变相对较小,使得在某些情况下对 CNV 诊断相对困难。同样的检查方法也适用于治疗后评估。但是,找到"继续治疗"的影像学改变才能继续治疗高度近视显然存在低估病情的弱点。

　　近视 CNV 的鉴别诊断包括黄斑裂孔、局灶性脉络膜视网膜萎缩、瘢痕以及炎症(如 MCP)等[20]。高度近视患者眼底整体呈脱色素改变,在合并黄斑裂孔时很容易被遗漏。裂孔通常伴有视力下降以及视网膜下液。应用 OCT 进行诊断相对更容易。高度近视眼患者中通常可见后极部小片状的色素变化。小色素斑块通常比较平坦,周围无萎缩灶。真正的 CNV 呈现 RPE 层隆起病灶,荧光血管造影显示晚期高荧光。Fuchs 斑周围环绕脱色素或萎缩。MCP 则在 RPE 层附近形成灰白色炎性病灶,在急性期可合并视网膜下液。OCT 显示炎

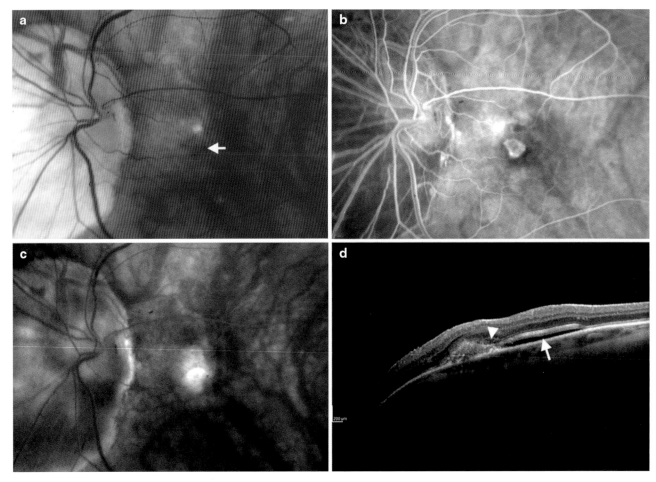

图 15.2 高度近视 CNV 患者。(a)眼底像显示一处局灶的脱色素改变,相邻的色素变化伴少量出血(箭所示)。(b)造影早期显示的血管网可以区别血管与脱色素区域。(c)造影晚期血管渗漏是血管造影中诊断 CNV 形成的典型改变。(d)OCT 示边界不清的三角形隆起病灶。病灶上方有颗粒状高反射(箭头所示)和视网膜下液(箭所示)。

性病灶在 RPE 层形成锥样隆起。在荧光造影中这些病灶可显示早期的高荧光及晚期的着染。MCP 炎症的诊断依据还包括眼底近期出现活动性多发病灶、可见的炎性细胞或 OCT 的特征性改变。患眼也可同时合并 CNV,渗液增加或瘢痕加重均起到提示作用,也可见少量出血。这时患眼也可出现 RPE 改变,荧光造影显示低荧光以及高自发荧光[21]。

高度近视 CNV 的发病率可能与以下因素相关,包括年龄、屈光状态、性别、另一只眼是否发病等[22-30]。Curtin 和 Karlin 的报道称眼轴长度>26.5mm 的患眼中 5.2%会出现 Fuchs 斑[22]。在没有眼轴长度和屈光状态数据的条件下,Grossniklaus 和 Green[31]的组织病理学研究中发现,近视发展到病理性近视的过程中有相似比例的患者出现 Fuchs 斑,并且近视 CNV 在女性中更为常见。

15.2 病理机制

事实上任何形式的 CNV 早期病理机制都尚不明确,近视合并 CNV 的原因也不明确。已采用多种理论解释 CNV 的发生原因,但都存在不足之处。所能观察到的只有近视患者的眼轴加长以及后极部结构异常。高度近视患者脉络膜厚度变薄[9,10,12],与此同时 RPE 层的厚度以及相对应光感受器细胞层的厚度也可能出现同比例的降低。随着时间推移脉络膜变得越来越薄,伴继发性外层视网膜缺血。Bruch 膜的变薄与漆裂纹的出现可能与脉络膜变薄有关。漆裂纹通常与 RPE 改变发生在相同区域。标志 Bruch 膜变性的漆裂纹可能提供了 CNV 向内生长的途径,为 CNV 的发生提供了条件。其他导致 Bruch 膜断裂、CNV 形成的条件包括外伤性脉络膜破裂、弹性假黄瘤血管样条纹[32]和 AMD 的微小破裂[33]，然而这些情况都存在其他诱导 CNV 形成的因素。大多数高度近视存在漆裂纹[5,6,13,14]，但只有少数进展为 CNV，所以可能存在其他因素参与了近视 CNV 的形成。Grossniklaus 和 Green 通过观察 AMD 患者的脉络膜毛细血管层退行性病变，提出 CNV 的形成可能是由于脉络膜血液供血不足而出现的一种代偿机制[34]。同样的病理生理机制可为高度近视以及 CNV 的形成做出完美的阐释。然而，通过对近视 CNV 的形成特性的观察否定了单纯的缺血假说。如果 CNV 是代偿反应，那么很难理解 RPE 为什么会包裹和限制血管的生长。当然缺血会随着时间的推移而加剧，如果缺血是唯一的原因，那么高度近视 CNV 发病率也会随之不断增加，并且病灶也会不断增多。

15.3　疾病的特点

　　1981 年发表的数篇论文对许多近视 CNV 的显著特征进行了讨论。Hotchkiss 和 Fine 发表了一个病例系列，将近一半的患者视力随病情进展成为法定盲[24]。发生 CNV 的位置被认为是决定最终视力的一个重要因素。很大一部分患眼在黄斑中心凹下方没有新血管形成，这些患者视力预后差的风险较低。部分患眼接受了激光治疗，被认为其可以获得最终的稳定视力。作者建议进行大型前瞻性研究来评估激光治疗的疗效。同年，Rabb 等对高度近视继发 CNV 患者进行了临床观察[23]，他们发现了其出现脉络膜萎缩，指出漆裂纹是 CNV 的预兆，发现 CNV 可以进展形成瘢痕、萎缩甚至黄斑裂孔。他们还提到激光治疗 CNV 可以保护视力，并认为萎缩是最终视力变差的原因。同年，Fried 等对一组合并 Fuchs 斑的患者进行了研究[25]，他们认为此类情况随着年龄的增长更容易发生，但在 14 岁的患者中也可见到。他们认为激光光凝是一种有效的治疗方法。1983 年，Hampton 等人对继发性近视 CNV 出现视力下降的患者进行了一项回顾性研究[35]，结果发现视力的预后与新生血管的大小、位置、患者年龄以及病程长短相关。随访后发现，60% 的患者视力最终仅达到 0.1，甚至更差。患眼的视力在早期迅速下降，而下降速度在后期减慢，最终通常形成萎缩。Avila 等[36]在 1984 年针对一系列近视 CNV 患者进行了研究，发现近视眼最终发生退行性变性，因

此认为 CNV 属于一种自限性疾病。医学院有一个古老的笑话，认为出血是一个自限性过程；言外之意是 CNV 病程开始后，在病理过程阶段早期阶段就造成视力下降但并没有继发病变恶化。他们研究了经激光治疗后 19 位患者的眼睛，发现治疗后视力没有得到改善。作者称令人失望的结果使他们停止了激光治疗[36]，鉴于这篇论文与其他同期相关论文的主流观点是这种疾病的自然进程预后很差，因此，放弃治疗让人觉得很意外。

　　1999 年，Tabandeh 等人对一组年龄在 50 岁以上的高度近视 CNV 患者进行了调查[37]，发现典型近视 CNV 的病灶并不大，但是很大比例的患者视力降低至 0.1 或更低。Bottoni 和 Tilanus[38]发现，平均随访患者 3 年后那些非黄斑中心凹下的 CNV 患者比黄斑中心凹下 CNV 的患者更容易保持较好的视力。Yoshida 等 [39]对 25 例高度近视 CNV 患者开展了一系列为期 10 年的回顾性随访研究，发现几乎所有患者的视力均低于 0.1。在一项为期 5 年的研究中，Hayashi 等发现排除治疗因素，视力预后良好的患者通常年龄较小、病变较小且病变不在黄斑中心凹下[40]。Secretan 等[41]对一组 50 例非黄斑中心凹下未经治疗患者进行研究，发现随着时间的推移所有患者均发生新生血管向旁中心凹延伸。Yoshida 等的结果也显示年长的近视 CNV 患者更有可能发生视力下降[42]。在未经治疗 VIP-PM 组中，患者初期视力迅速下降、随时间延长出现 CNV 扩张及后期黄斑瘢痕扩大[16]。新生血管形成的初始阶段似乎会造成更显著的视力丧失，但是很多患者的视力下降会因新生血管的不断扩张和后期累及黄斑的萎缩而进行性发展。

15.4　近视 CNV 的治疗

　　近视 CNV 的治疗方案从治疗 AMD 继发 CNV 的方法中衍生而来。大部分研究主要涉及临床前期工作、小型临床试验和多中心随机临床试验等。幸运的是，多中心临床试验规模较大且经过精心设计，为医生提供了足够的信息来判断合理的预期效果以及适当的狭窄治疗效果的可信区间。病理性近视 CNV 的治疗理论及实践均来自 AMD 的治疗，但近视治疗研究涵盖的患者数量相对较少且设计也存在缺陷，因此对治疗效果的评估和相关的可信区间都不够精确。对于每种治

疗方式,将介绍 AMD 治疗的研发和多中心试验结果。然后,通过回顾合适的研究结果以及对其总体优缺点的讨论,介绍将其引入对近视 CNV 治疗的可应用性。将阐述高度近视眼的特征表现和并发症对治疗的反应。一些治疗似乎具有相似的晚期结果,即萎缩的进展,因此也将提出一组萎缩可能的发展机制。

15.5 热激光光凝术

在 20 世纪 60 年代认识到渗出性 AMD 的一个重要原因是新生血管形成,这得益于当时新开发的荧光素血管造影技术的应用[43]。研究人员观察到新生血管增殖并进入到通常不含血管的组织中,并使患眼发生渗出和出血。不断发展的激光技术可以对眼睛特定区域提供高密度的光热能量[44,45]。针对激光光凝治疗 AMD 合并 CNV 进行的一系列研究提供了更明确的临床治疗效果[46-48]。从这些研究结果中获得的经验为后来随机临床试验设计奠定了基础。

在 20 世纪 70 年代末和 80 年代初对热激光光凝术的疗效进行了一系列多中心临床试验的验证研究。为保护黄斑区周围的功能,主要使用激光光凝新生血管病变区以及看似正常的病变边界[49]。这一时期对 CNV 荧光造影进行了分类,区别经典型和隐匿型 CNV 的重要性也不言而喻。在两项研究中对病灶位于中心凹外 200~2500μm 和中心凹旁 1~199μm 的两种 CNV 进行了分析[49-52]。不论病变是黄斑外病变还是黄斑旁病变,热激光治疗均可以减少视力严重下降的发生率,视力严重下降被定义为用标准方法测得六行或更多字母的视力下降[53]。热激光治疗后 CNV 很容易复发。新生血管常出现在激光瘢痕朝向黄斑的一侧,典型的病变与病变朝旁中心扩展有关[52]。没有复发 CNV 的眼睛视力预后相对较好。激光治疗 AMD 合并 CNV 的问题在于仅有很少一部分患眼没有黄斑旁病灶[54]。后来研究表明激光光凝对非经典型新生血管的治疗并无益处,而波长的选择不是影响治疗结果的重要因素[55]。

15.6 近视 CNV 的激光光凝术

有数个原因可能导致激光光凝高度近视 CNV 比 AMD CNV 更容易发生。高度近视眼的新生血管通常不会被血液或脂质渗出遮挡,与 AMD 相比更容易发现

病变。这些 CNV 通常都是小型经典型非中心凹下病变。包裹的色素细胞使得病变更容易吸收激光能量。早期有关激光治疗 CNV 研究证明治疗后患者病情趋于稳定甚至得到改善,但随着时间推移许多患者会发生萎缩并扩展[23,24,36,56-59]。即使当时认识到近视 CNV 自然过程的预后不佳,一些早期的研究人员仍对激光治疗的价值提出质疑[36]。后来 Pece 等选取更多的样本进行研究,经过长间的随访发现激光光凝治疗仅使患者视力达到平均水平[57]。另一项随机研究(70 只患眼)发现相对于未治疗组,早期的激光光凝治疗可以得到更好的平均视力[58],但是为期 5 年的随访中发现眼萎缩面积扩大之间的治疗差异并不显著。同样一组人群的回顾性研究显示,激光治疗后两年之内视力下降较慢,但 5 年后随访治疗效果差异并不明显[41]。

热激光治疗近视眼 CNV 主要存在两个问题:①新生血管复发,这与老年性黄斑变性的治疗情况一样,大多数患者治疗后均存在复发,复发位置通常在激光斑边缘朝黄斑方向。②绝大多数患者在治疗后出现萎缩面积扩大,最终累及黄斑区导致视力丧失。后极部的机械牵拉可能会导致萎缩面积扩大[60]。与治疗 AMD 相比,激光治疗近视 CNV 导致萎缩面积扩大的问题更为棘手。激光光凝治疗近视 CNV 仍主要用于非黄斑区的病变,但这类患者是少数。激光治疗黄斑下 CNV 会导致中央视力丧失,因此激光治疗近视 CNV 并不是最佳方法。

15.7 手术治疗

年龄相关性黄斑变性手术治疗主要包括三种策略,而这三种策略可以独立应用或联合应用:手术直接去除新生血管、手术清除出血或黄斑易位。早期研究表明,手术去除新生血管、出血或两者同时去除,可以维持 AMD 患者的视力,甚至明显提高其视力[61-63]。有报道称特发性或继发于感染的 CNV,如眼组织胞浆菌病有较好的预后结果[63]。开展视网膜下手术试验(SST),该多中心临床试验研究检验手术对于患眼视力的作用[64-67]。在入组的 454 名 AMD 继发 CNV 患者中,手术切除与单独观察相比不具备任何优势[65]。两组平均视力均在第 24 个月时从 0.2 下降到 0.05。手术组继发了较多的白内障和视网膜脱离。AMD 继发CNV 相关的研究入

组了 336 例视网膜下出血患者,证实出血引流并没有增加、稳定或改善视力[66],并且术后孔源性视网膜脱离患者比例增高(16%)。在一组 225 例特发性或眼组织胞浆菌病继发 CNV 患者中,手术切除相对于保守观察并不具备更明显的优势[67]。随后通过这些患者的视觉偏好价值标准评分表(VPVS)来评价,手术后患者的生活质量较保守观察的患者也没有改善[68]。根据以上资料,以及抗血管内皮生长因子(VEGF)药物的有效性,对无论是特发性、AMD 或继发炎症的 CNV,都没有任何令人信服的证据证明手术治疗 CNV 病变对患者有益。

黄斑转位指将黄斑移至没有新生血管的区域。该方法可以通过结合去除新生血管的方式将中心凹移植在健康的 RPE 植床上。视网膜转位会导致视觉感知发生较大改变,并可能导致严重的复视。因此此方法在临床中仅用于治疗双眼发病患者的第二只眼[69-74]。在一项对 61 例 AMD 患者进行的研究中,患者接受了 360° 黄斑转位,其平均视力改善可达 7 个字母[71]。这种手术可显著改善患者的视觉质量[72]。与光动力疗法(PDT)相比,对 50 只继发于 AMD 中心凹下有增殖膜的患眼进行随机试验发现,经过 2 年的随访转位组患者平均改善 0.3 个字母,而 PDT 组则平均下降 12.6 个字母[73]。生活质量评估均显示黄斑转位提高了患者的生活质量[74]。黄斑转位手术难度较大且手术耗时长,因此很多患眼最终会出现并发症。长期随访表明,萎缩是转位手术后的一个普遍的并发症,这最终限制了视力的提高[75]。

手术切除高度近视的新生血管不会改善视力。Uemura 和 Thomas 对 23 例近视 CNV 患者进行了为期 24 个月的随访,9 只患眼通过 Snellen 视力表评价显示的平均视力提高了 2 行或以上,6 只患眼保持稳定,8 只患眼出现视力下降[76]。57% 的患眼依旧复发。Ruiz-Moreno 和 de la Vega 对 22 眼进行的一系列近 30 个月的随访发现,患眼视力没有实质性的改善,4 只患眼复发,3 只患眼出现白内障,1 只患眼视网膜脱离,2 只患眼需要使用降眼压药物[77]。Hera 等对高度近视中心凹下 CNV 进行研究,发现 17 只患眼术后 4 只患眼视力改善、10 只患眼无变化、3 只患眼视力下降[78]。由于样本量小、缺乏标准化视力测量、缺乏对照组且无长期随访信息,因此很难衡量手术是否对患者有益。

在一些病例和一项对比试验中,已经报道了黄斑转位治疗高度近视中心凹下的 CNV。Hamelin 等人对 32 只患眼进行了回顾研究[79],其中 14 只患眼接受黄斑转位治疗、18 只患眼接受手术切除治疗。手术切除组平均随访 14 个月,视力平均损失 0.7 行视力标型。黄斑转位组平均随访 11 个月,视力变化平均为 3.8 行。手术切除组的复发率为 39%,转位组的复发率为 14%。每个组均存在两只患眼发生视网膜脱离。因样本量小、缺乏对照组且缺少长期随访使得目前仍不能判断黄斑转位治疗高度近视 CNV 的疗效。

15.8 光动力治疗

在光动力疗法治疗 AMD 的临床试验(TAP)中,已应用注射维速替泊芬尔光动力治疗 AMD 中心凹下 CNV。维替泊芬剂量为 6mg/m^2(体表面积),新生血管病灶用非热激光点(50J/cm^2,直径比病变的最大直径大 1000μm)进行照射。如果患者荧光血管造影出现渗漏,则需要每 3 个月进行一次该治疗[80]。患者平均第一年治疗 3.4 次、第二年治疗 2.2 次。对于经典型 CNV 患者,治疗的效果可以持续到第二年[81]。对隐匿型或非经典型 CNV 患者,第 1 年视力提高的数据在统计学上没有显著差异,但第 2 年视力获益有统计学差异[17]。对多组数据组合的回顾性分析发现,病灶大小与 PDT 疗效相关,无论病变成分如何小病灶都反应良好,而较大的病灶只对经典型 CNV 的治疗效果较好[82]。39% 以经典型为主的 CNV 患者视力可能下降三行或以上[80],治疗后的患者视力下降速度较对照组减慢。分析阅片中心的病例发现,对登记的临床试验中的患者,有轻度治疗不足的现象。在开放标签的扩展试验中,按照临床设定对 4435 名患者进行调查,发现每年的治疗次数要比注册试验要低[83]。对这一现象可有多种解释,其中一个是在真实世界制定的按需治疗策略可能导致治疗不足。

对维替泊芬光动力治疗近视 CNV 的疗效在(VIP)临床试验中进行过评价。与研究治疗 AMD 不同,这个试验的主要观察结果是治疗眼出现少于 8 个字母、约 1.5 行视力丧失的患眼比例。与对照组相比,光动力疗法在治疗 1 年后视力下降 8 个字母的患者更少[16]。治疗眼的对比敏感度也有提升。平均治疗次数为 3.4 次、对照组为 3.2 次。治疗效果在后期开始减弱,第 2 年治疗组的视力优势不再显著[84](图 15.3)。第 2 年的平均

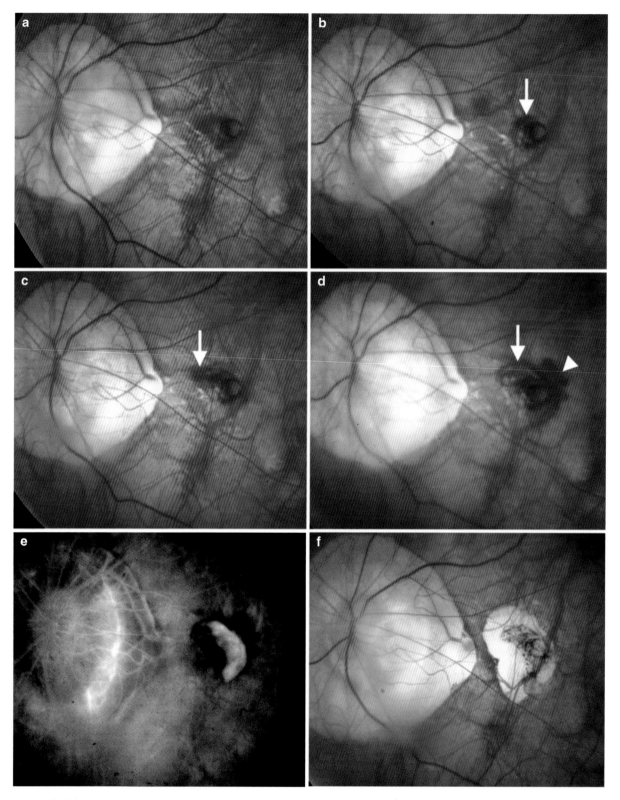

图 15.3 脉络膜新生血管在光动力和贝伐单抗治疗后的改变。(a)患者因近视 CNV 行光动力治疗,可见病变周围的色素沉着。患者因造影显示渗漏而接受光动力治疗。(b)该患者的病变扩大(箭)。再次应用光动力疗法,但病变仍有扩大。(c)中箭所示,病变进一步扩大(d 中箭所示)与出血(三角箭头)。患者视力为 0.25。(e)荧光素血管造影图像显示新生血管形成。随后患者行玻璃体注射贝伐单抗 1.25mg。(f)患者随后又接受 2 次注射。该图显示距首次贝伐单抗治疗后 6 年,患者病变残留的色素沉着并有广泛色素缺失。注射后 7 年,其视力为 0.3。

治疗次数治疗组为 1.7 次、对照组 1.4 次。第 3 年结果与第 2 年结果相近[85]。一些研究对患者进行了长期随访,但由于这些研究缺乏对照组,因此所得的结论说服力较弱[86-103]。Krebs 等[93]对 20 只治疗 3 年的患眼进行分析,发现远视力和中心视野敏感度阈值逐渐稳定,但近视力从第 1 到第 3 年均下降。Pece 等人随后对 62 位患者的 62 只眼(平均随访 31 个月)进行研究,发现 13% 的患眼视力提高了 1 行或更多、32% 的患眼视力降低、55% 的患眼无变化[94]。他们认为年轻患者(≤55 岁)比年长患者的治疗效果更好。Lam 等[86]对中国病理性近视患者进行了为期 2 年的 PDT 研究,并将研究结果与 VIP-PM 进行了对比。他们认为两项研究的结果相似。与 VIP-PM 研究相比,中国患者似乎只需要较少的治疗。然而,该项研究排除了中心凹旁 CNV,可能会影响相关治疗次数的结论。相对于年长的患者,年轻(<55 岁)患者的最终视力预后更好。Hay-Hayashi 等人[101]对 46 名日本患者的 48 只患眼进行了中心凹及非中心凹下病理性近视 CNV 研究,发现 PDT 治疗后视力没有显著改变。对少数患者随访长达 4 年以上,其中 70% 的患者尤其是中心凹下形成新血管的病例,出现脉络膜视网膜萎缩。Coutinho 等对 36 名患者的 43 只患眼进行了连续为期 5 年的随访[102],发现这些患者的平均视力获得了令人吃惊的改善,32.6% 的患者有 3 行以上的视力改善,第 5 年的平均视力也比基线要好。

所有研究均表明在开始治疗的早期两次治疗的时间间隔要短,晚期治疗次数可以减少。在 VIP-PM 对照研究中,对照组在第二年"表明"应减少治疗但视力依然稳定。这与疾病的自然病程相符;病灶的活动性迹象随时间减少,视力下降速度也渐渐减慢。但这并不表明自然病程的转归好,而表明在新生血管初始阶段之后,PDT 干预对改变视力的结局作用有限。对这些病例的诸多分析表明发展倾向仍为萎缩。

15.9　抗血管内皮生长因子

肿瘤生长需要血管来供应血液以维持其新陈代谢,多年的研究结果最终确定可应用阻止血管内皮生长因子(VEGF)的方法治疗肿瘤[104-106]。使用抗 VEGF 药物防治 CNV 属于对该药物的二次开发。在并行的开发过程中,贝伐单抗是全长抗体,主要用于癌症治疗,雷珠单抗是抗体的片段,主要用于眼内治疗。贝伐单抗与标准化疗联合应用可以有效治疗结肠癌,2004 年获 FDA 批准[107]。多个多中心、随机三期临床试验证实雷珠单抗可有效治疗 AMD 继发的 CNV[108,109]。在开放标签的扩展研究中,临床治疗次数少于以前登记的临床试验研究[110]。视力出现反复下降,表明实际应用中按需给药的治疗方法可能导致给药不足。

由于 FDA 的审批程序的原因,贝伐单抗临床试验的结果比雷珠单抗早。为获得相同的临床效果,贝伐单抗也被用于玻璃体内注射并显示出存在疗效的效果[111-113]。早期研究表明,贝伐单抗与雷珠单抗疗效相似。世界各地的研究人员基于动物及临床研究也证实了贝伐单抗的安全性和有效性[114]。并且没有发现对眼造成明显的毒性反应。尽管缺乏随机对照试验提供疗效方面的证据,但由于贝伐单抗在医保范围内,使得 AMD 患者在使用该药的早期可以报销治疗费用。雷珠单抗与贝伐单抗成本之间的差异令人震惊。雷珠单抗的单次治疗花费大约 2000 美元,而贝伐单抗的治疗费用仅为其 1/50。虽然两者出自同一家制药公司,但贝伐单抗成为雷珠单抗的主要竞争者。该公司于 2007 年声明将停止销售贝伐单抗[115]。参议员 Kohl 致信医疗保险和医疗救助署执行署长 Weems,表达了禁售后增加医疗成本的忧虑[116]。后经美国眼科学会和视网膜外科医师协会协商,该禁令被解除。

随着时间的推移,有关贝伐单抗用于治疗 AMD 继发 CNV 的研究变得更加细致和复杂,最终促使 CATT 临床试验的进行[117,118]。该项多中心随机试验分为 4 组,即雷珠单抗每月注射组、贝伐单抗每月注射组、雷珠单抗按需注射组和贝伐单抗按需注射组。雷珠单抗每月注射组的剂量来自于由 FDA 批准的该药的临床试验。其他治疗组和这一组进行非劣效性对比。1 年后,4 组患者被随机分到更多研究组中,观察治疗频率与治疗预后的关系。在 1 年的随访中,所有实验组的视力结果类似,虽然这不是非劣效性设计预期的首要结果[117]。与雷珠单抗每月注射组和贝伐单抗每月注射组相比,贝伐单抗按需注射组没有达到预期的非劣效性终点。该文作者指出,鉴于仅有 1 年的随访期以及较小的平均视力差异,这些结果并不具备参考价值。第二年的结果报告,多组患者存在治疗效果的差异,结果表明按需给药组比每月给药组的视力都差[118]。令人感兴趣的是,即使之前接受按月注射的患者在 12 个月以后,注射频率由每月给药转换为按需给药,视力下降的差异在统计学上仍有意义。

近视 CNV 研究的方式开展和 AMD 类似,但样本量小得多[119-158]。早期研究表明,玻璃体注射贝伐单抗对渗出有快速的疗效,可改善平均视力,这与患者以前是否接受过 PDT 治疗无关。之后开展的研究随访时间增加,从最初研究的几个月增加至 1 年,甚至更长时间,样本量也有所增加。这些研究发现视力预后疗效确切,并且与渗出停止和视力改善相关。近视 CNV 的研究在实验设计及复杂程度上与以前的 AMD 研究相比均没有明显改善。不同于 AMD 三期临床研究或 CATT,此类研究均未给出一个按月给药方案的金标准。因此不论是使用雷珠单抗还是贝伐单抗,治疗近视 CNV 的视力最佳预期仍未可知。用雷珠单抗治疗的疗效似乎与用贝伐单抗大致相同,但并不能完全确定,因为缺乏每月给药组的数据并且样本量较小[125,135,142,145,148-150,154,156,159]。一些研究设计似乎是为尽可能减少抗 VEGF 治疗的次数,其中某些研究设计的意义已使人怀疑[160,161]。在常规的知情同意书中,患者被告知于玻璃体内注射抗 VEGF 药物的风险非常低。从治疗 AMD 继发 CNV 的结果来看,当缺乏频繁的周期性给药对视力影响方面的知识时,把减少抗 VEGF 注射频次作为有价值的治疗目的并不能令人信服。

正如 2009 年 Cohen[141]的综述中所述,从许多玻璃体内注射抗 VEGF 药物的研究得出了类似的结论:该治疗看来可显著改善视力并安全性高。随后又进行了几项临床研究。Parodi 等[162]进行了比较试验,随机分配 54 例近中心凹 CNV 病例到 PDT、贝伐单抗玻璃体注射或激光光凝组。虽然样本量不大,但贝伐单抗治疗组的效果更好。经过 2 年的随访,接受 PDT 治疗患眼的 logMAR 视力从 0.52(20/66)下降到 0.72(20/105)。激光治疗组中的视力保持稳定。玻璃体内注射贝伐单抗组视力显著改善,视力从 logMAR0.6(20/80)提升到 log-MAR0.42(20/52)。虽然在研究中使用的治疗方法有较大差异,难以对数据进行汇总总结,但许多系列研究都得出了相对一致的结果。总之,治疗过的眼睛至少能达到视力稳定。Calvo-Gonzalez 等在一项 67 例近视 CNV 前瞻性研究中评价了 3 次初始雷珠单抗治疗后再按需给药的方案,发现在 15.9 个月随访时平均视力提高 12 个字母[154]。基线视力与最终视力及非中心凹下 CNV 呈正相关。Gharbiya 等[158]对 30 名患者的 32 只患眼进行

了前瞻性研究。患者首先接受每月一次且连续三个月的贝伐单抗治疗,随后按需给药,3 年随访发现平均视力提升 15 个字母。近中心凹 CNV 比中心凹下 CNV 有更好的视力预后,末次随访发现视力与基线视力呈正相关,与年龄呈负相关。

Vadala 等[150]对 39 名患者的 40 只患眼进行了雷珠单抗按需给药方案的前瞻性研究。随访中位数 13.3 个月,其间平均视力改善 19.5 个字母。之前的 PDT 治疗似乎并未影响视力预后。Yoon 等[163]对连续 128 例患者的 142 只患眼进行了回顾性研究,比较 PDT、玻璃体内注射抗 VEGF 或两者联合的治疗结果。相比单纯 PDT 治疗或 PDT 联合治疗,抗 VEGF 组的视力获得明显改善,平均视力从 logMAR0.57(20/74)的基线视力提升到 0.33(20/43)。

15.10 近视并发脉络膜新生血管的推荐治疗

治疗近视 CNV 首先要确定患者绝对没有 MCP。CNV 是 MCP 患者常见的并发症,大多数 MCP 出现在近视眼患者中。因此,常常把 MCP 患者当成近视 CNV 患者。单纯治疗 CNV 而忽略潜在的炎症可将患者置于危险中,因为患者可能因瘢痕或萎缩而进一步导致视力下降。如果眼睛被认定存在活动性近视 CNV,最有可能提高视力的治疗方法是玻璃体注射抗 VEGF。选用贝伐单抗而不是雷珠单抗似乎涉及医保和资金等问题,并且二者在疗效上差异并不明显。患者在基线给予单位剂量的注射药物(图 15.4 和图 15.5)。采用一次注射或注射三个初始剂量的方案已在小规模研究中,但研究对象都不超过 40 只患眼[153,164,165]。一项研究得出两种治疗方法没有区别,而另一项研究提出注射三个初始剂量视力预后更好,而第三项研究的结论模棱两可。但在 AMD 的研究中,每月给药得到最佳效果。CATT 研究中的两年随访结果表明,即使 1 年后由每月给药切换到按需给药,视力也仅略有下降。尽管治疗近视 CNV 的研究样本量少,但没有足够的理由怀疑一个治疗剂量比三个治疗剂量视力恢复更好,但三个剂量比一个剂量更好地抑制了渗出。

治疗近视 CNV 未解决的关键问题是治疗的频率。近视 CNV 具有一定的自限性,表现为渗出减少甚至视

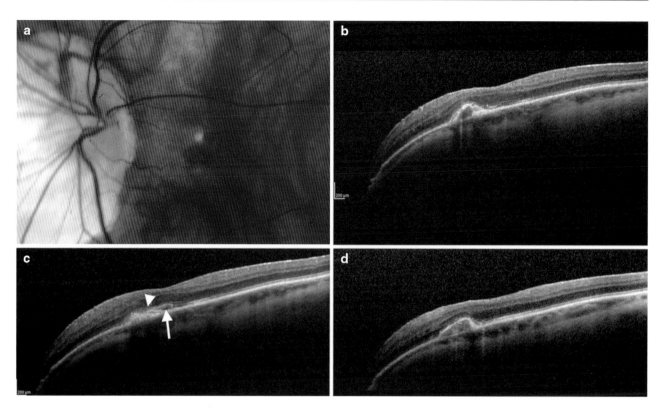

图 15.4　抗 VEGF 的治疗效果。(a)图中所示为图 15.2 患者在雷珠单抗治疗两个月后,病变周围出现环状色素沉着。(b)光学相干断层扫描显示治疗后病变缩小,病灶外表面上覆有清晰视网膜组织。(c)数月后,患者出现病情反复。病变内部反射发生变化,病灶边界模糊(箭头),并有少量视网膜下液(箭)。(d)治疗后病变恢复稳定,病变内部反射降低,视网膜下液消失,病变边界清晰。在接下来的 2 年随访中,患者需要定期重复注射,但病灶形态和视力(20/25)均保持稳定。

力可能暂时性提高。这样,任何剂量的抗 VEGF 治疗都可能出现渗出减少甚至消失。这就使得医生难以确定何时进行下一次治疗。对 AMD 继发 CNV 的最佳治疗方法是经常性的定期注射,按需给药的预后欠佳。治疗 CNV 需要平衡患者的各种需求,即使是 AMD 患者也不可能实现每月给药。对于近视 CNV,我们不知道每月给药的治疗效果如何。我们也不知道所提出的不同的按需给药方案的效果有何不同。

按需治疗策略基于已确定的异常病变,如荧光血管造影渗漏和 OCT 视网膜下液等。高度近视患者对于这些检查并不敏感,例如,有些未给治疗的活动期患者,可能在荧光血管造影或 OCT 中没有明显的渗漏或视网膜下液。在真正的按需治疗方案中,即使在基线时这些眼睛似乎也不必治疗。这个情形说明难以应用单独一个或多个检查结果作为标准,以指导高度近视 CNV 是否需要进一步治疗。因此,一些眼科医生不仅基于客观的检查,如荧光血管造影或 OCT,也根据患者的主诉来决定近视 CNV 患者的治疗方案。经常有患者在

检查发现异常之前抱怨视力变化,但这些患者在玻璃体注射药物后表示视力较之前得到改善。由于缺乏良好的随机试验研究,因此需要时刻保持警惕并同时积极地给予治疗,这可能是最好的办法。

有很多可以反映病情反复的潜在体征。患者突然出现不能用缓慢性萎缩扩大来解释的视力下降。主诉视物严重变形,但通常用 Amsler 表无法量化所以不易与前后的检查做对比。一些眼底镜下的改变可以反映病变的活动性,如 CNV 边缘模糊、出血或极少情况下出现脂质。荧光血管造影可显示渗漏增加和着染灶略增大。OCT 也可以反映许多潜在的体征。当经过治疗的病变相对静止时,病灶变得更加小,内部反射往往比表面低,病变和视网膜之间的边界清晰,不存在相关的视网膜下液和视网膜层间积液。当病变部位变得活跃时,以上这些指征会发生改变。病灶变大,病灶反射增高,病变和视网膜之间的边界不清,并且可见视网膜下液及发生率较低的视网膜层积液。

那些初期视力好、病变较小或非中心凹下病灶的患

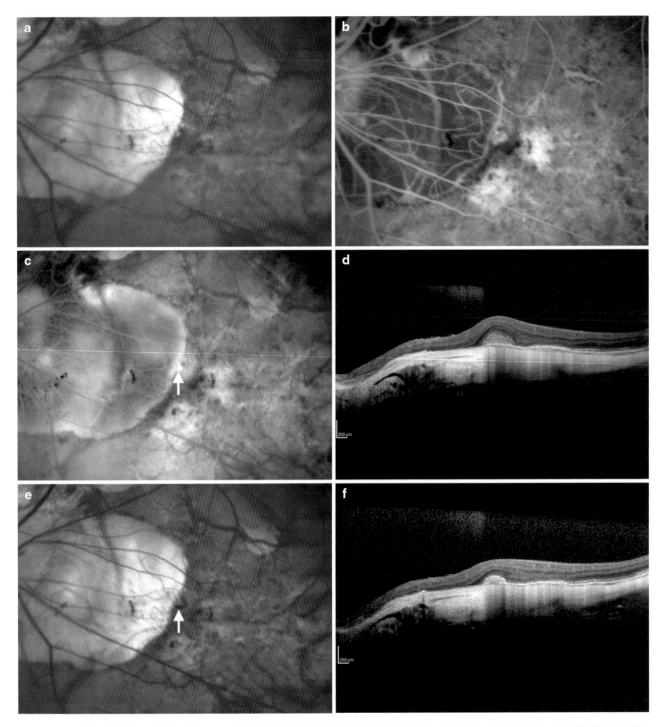

图 15.5 患者主诉不明确的视物变形。(a)彩色眼底照片显示视乳头周围大面积萎缩,但不足以解释其症状。(b)早期荧光血管造影显示多灶透见荧光。(c)后期可见荧光素渗漏(箭所示)。(d)OCT检查相对于 FFA 中高荧光点,可见视网膜下高反射病灶。(e)发病两个月后,经 2 次玻璃体注射抗 VEGF,眼底可见围绕新血管周围形成色素沉着(箭所示)。(f)OCT 示病灶变小同时病灶边界更为清晰。注意的是(d)和(f)均未见视网膜下液。表明抗 VEGF 注射不仅是治疗,也是一种诊断手段。

者在治疗后视力预后会更好,但这些属性都不由患者或医生决定。已对抗 VEGF 联合光动力治疗进行了研究,与治疗 AMD 的结果一样,证据不足以表明联合治疗比单独使用抗 VEGF 治疗更能改善视力[163,166]。MCP

患者通常需要接受短疗程的糖皮质激素治疗,同时也应开始长期使用免疫抑制剂。任何继发的 CNV 都用抗 VEGF 治疗,可能会导致被治疗眼由于继发炎症反应加重、活跃 CNV 或是二者同时存在而出现视力迅速下降。

炎症反应活跃的证据包括玻璃体细胞增加、视网膜下炎性细胞浸润、RPE 下渗出物堆积、视网膜下或层间积液和视网膜外层结构特别是椭圆体带广泛破坏。这些变化通常对激素治疗有快速的反应。活跃的 CNV 指征包括视网膜内或视网膜下血、CNV 病变增宽变厚或出血。CNV 治疗主要应用抗 VEGF 剂，虽然一些患者可能对糖皮质激素治疗有反应。

15.11　视网膜色素上皮缺失和萎缩

高度近视患者在发生 CNV 之前就存在一些解剖

学病变，包括 RPE 紊乱、漆裂纹和脉络膜变薄。在同一病变区域可能继发脉络膜视网膜萎缩。如果不给予治疗，CNV 按一个既定的生命周期发展，然后血管增殖引起渗出和出血，在大多情况下血管被增殖的色素细胞包绕。CNV 复合体收缩，将周围的单层 RPE 向中心牵拉，在 CNV 周围形成一个缺失 RPE 的环。RPE 缺失并不是真正的萎缩，萎缩通常意味着正常细胞凋亡。

激光光凝利用热能破坏新生并正在生长的血管，但位于底层的 RPE 和脉络膜显然也会受损害（图 15.6）。光凝造成的区域细胞减少也被称为萎缩，即使RPE 和脉络膜毛细血管实际上已被光凝杀死。萎缩表

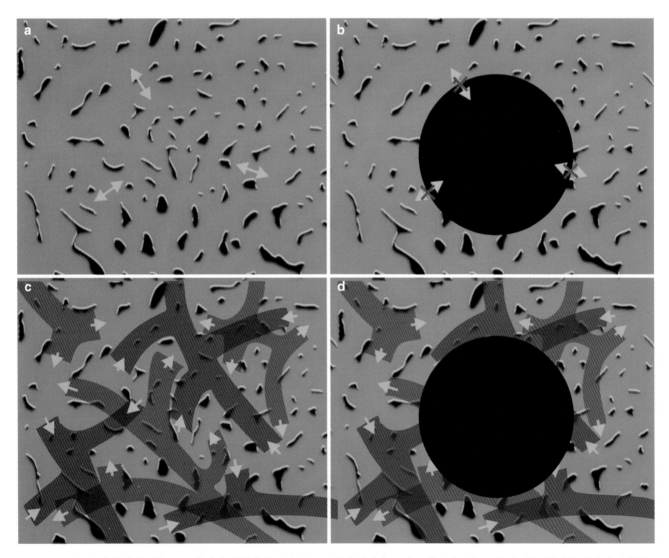

图 15.6　近视患者的脉络膜新生血管治疗后的萎缩示意图。(a)脉络膜有相互连通的密集毛细血管。解剖上没有实质的小叶结构，通过局部压力差形成流动(绿色箭)。(b)激光光凝具有破坏脉络膜的潜力。治疗区域受到损伤，损伤后在该区域的流动缺失。(c)脉络膜大血管层 Haller 和 Sattler 层以既定的方式流动，绿色代表血流方向，涉及动脉(红色)或静脉(蓝色)流动。(d)激光光凝也干扰以上多种流动机制，从而影响局部的脉络膜毛细血管区域的血流方向。高度近视眼脉络膜逐年变薄，通过影响血流，局部激光可能会加速这一进程。光动力疗法也是如此。

示细胞体积缩小或变得不活跃,而激光光凝则通过增加热量以达到杀死细胞的水平。脉络膜毛细血管层是一层连续的血管通道,由于后极部的血管密度极高,使得血管之间的间隙几乎消失。血流主要形成功能性的小叶结构,但在任何一个区域的血液都可以基于瞬时的压力差而流到邻近区域。由激光光凝破坏后的脉络膜不能参与血液的跨区域流动,所以激光光凝周围区域的血液流动速度比没有 CNV 或没有使用激光光凝的人更小。脉络膜毛细血管层下面是更大的血管层即 Haller 层和 Sattler 层,可以为覆于其上的毛细血管层或邻近脉络膜供血。激光造成的破坏同样也影响该区域的脉络膜血流。高度近视患者变薄的脉络膜经常进展成有全层脉络膜萎缩和视网膜色素上皮缺失的区域。由于缺乏色素组织(仅残余薄薄的视网膜),可直接透见巩膜,所以病变呈白色卵圆形或圆形。区域血液供应减少可能加速萎缩,并且可以为激光区域周围"萎缩"面积会随时间推移而增加提供解释。

PDT 也可导致脉络膜损伤。早先在治疗继发于 AMD 的 CNV 的研究中,吲哚菁绿造影显示经 PDT 治疗后脉络膜可呈现低灌注异常。第一篇通过 EDI-OCT 测量近视患者脉络膜厚度的文章阐述,CNV 患者经过 PDT 治疗后中心凹下脉络膜变得更薄[9]。可以想象 PDT 加重了已受损的脉络膜血管系统的损伤,这可能会加速高度近视中萎缩和变性过程。高度近视的眼睛随时间推移出现越来越多的萎缩表现,同时发生的 CNV 以及任何治疗伴随的创伤都可能共同加速这一既定的进程。

一部分经抗 VEGF 治疗的患眼也可能出现萎缩及视网膜色素上皮的减少,这种病变通常位于病灶的外边界。其中一些患眼中可出现萎缩向 RPE 缺失区域边界外扩展,先前高色素的病灶内部和中部区域则逐渐变成低色素。这可能是由于药物作用引起 CNV 病变产生瘢痕和收缩,而收缩导致视网膜色素上皮环形撕裂。某些患眼出现萎缩区域,但该区域不一定就存在 CNV。图 15.7 显示患眼 CNV 用抗 VEGF 治疗一年后,在另一个区域出现新的 CNV。该患者的第二个病变也用抗 VEGF 药治疗。经过 3 年的随访发现患者有严重的萎缩,但萎缩部位不是原来 CNV 的位置。患者出现脉络膜萎缩,随后发展成为脉络膜视网膜萎缩。

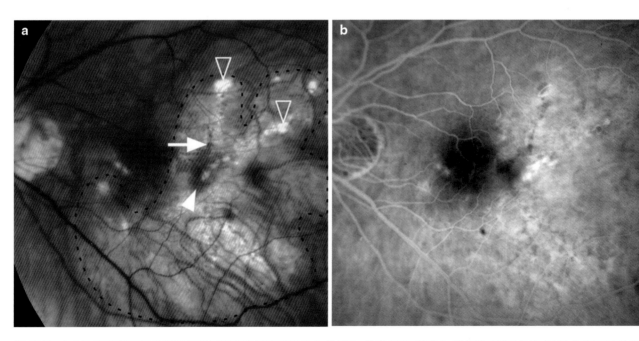

图 15.7　(a)61 岁高度近视患者黄斑颞侧出现跨越漆裂纹出血点(箭)、色素沉着(箭头)、脉络膜变薄(虚线内)及小范围更严重的组织缺失(空箭头)。早期(b)和晚期(c)荧光造影显示脉络膜新生血管处高荧光及渗漏。(d)患者用抗 VEGF 治疗后血管呈静止状态。一年后患者出现新的症状以及第二个黄斑下新生血管。在血管造影的后期阶段也证实出现渗漏。(e)对该患者应用追加注射治疗。(f) 3 年后患者出现多个高度萎缩区,萎缩位于(a)中发现的脉络膜变薄范围内。注意新血管形成的区域本身并没有出现萎缩。(待续)

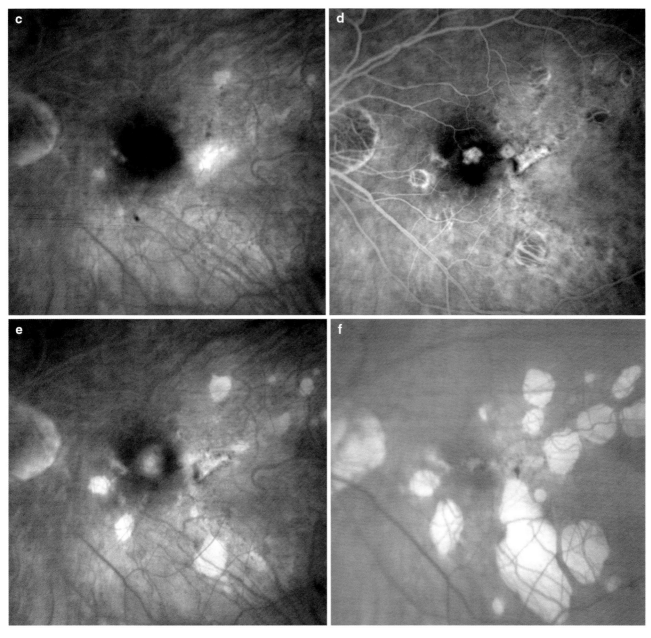

图 15.7（续）

（王霄娜 谢坤鹏 译 雷博 校）

参考文献

1. Fuchs E. Der centrale schwarze Fleck bei Myopie. Zeitschrift für Augenheilkunde. 1901;5:171–8.
2. Lloyd RI. Clinical studies of the myopic macula. Trans Am Ophthalmol Soc. 1953;51:273–84.
3. Focosi M, Brancato R, Frosini R. Serous maculopathy of myopes. Fluorescein retinography and possibilities for treatment. Doc Ophthalmol. 1973;34:157–64.
4. Levy JH, Pollock HM, Curtin BJ. The Fuchs' spot: an ophthalmoscopic and fluorescein angiographic study. Ann Ophthalmol. 1977;9:1433–43.
5. Klein RM, Curtin BJ. Lacquer crack lesions in pathologic myopia. Am J Ophthalmol. 1975;79:386–92.
6. Klein RM, Green S. The development of lacquer cracks in pathologic myopia. Am J Ophthalmol. 1988;106:282–5.
7. Hayasaka S, Uchida M, Setogawa T. Subretinal hemorrhages with or without choroidal neovascularization in the maculas of patients with pathologic myopia. Graefes Arch Clin Exp Ophthalmol. 1990;228:277–80.
8. Curtin BJ. The Myopias. Basic science and clinical management. Philadelphia: Harper & Row; 1985.
9. Fujiwara T, Imamura Y, Margolis R, Slakter JS, Spaide RF. Enhanced depth imaging optical coherence tomography of the choroid in highly myopic eyes. Am J Ophthalmol. 2009;148: 445–50.

10. Ikuno Y, Tano Y. Retinal and choroidal biometry in highly myopic eyes with spectral-domain optical coherence tomography. Invest Ophthalmol Vis Sci. 2009;50:3876–80.

11. Ikuno Y, Maruko I, Yasuno Y, et al. Reproducibility of retinal and choroidal thickness measurements in enhanced depth imaging and high-penetration optical coherence tomography. Invest Ophthalmol Vis Sci. 2011;52:5536–40.

12. Nishida Y, Fujiwara T, Imamura Y, Lima LH, Kurosaka D, Spaide RF. Choroidal thickness and visual acuity in highly myopic eyes. Retina. 2012;32:1229–36.

13. Ohno-Matsui K, Yoshida T, Futagami S, et al. Patchy atrophy and lacquer cracks predispose to the development of choroidal neovascularisation in pathological myopia. Br J Ophthalmol. 2003;87:570–3.

14. Ikuno Y, Sayanagi K, Soga K, et al. Lacquer crack formation and choroidal neovascularization in pathologic myopia. Retina. 2008;28:1124–31.

15. Heriot WJ, Henkind P, Bellhorn RW, Burns MS. Choroidal neovascularization can digest Bruch's membrane. A prior break is not essential. Ophthalmology. 1984;91:1603–8.

16. Verteporfin in Photodynamic Therapy Study Group. Photodynamic therapy of subfoveal choroidal neovascularization in pathologic myopia with verteporfin. 1-year results of a randomized clinical trial – VIP report no. 1. Ophthalmology. 2001;108:841–52.

17. Verteporfin in Photodynamic Therapy Study Group. Verteporfin therapy of subfoveal choroidal neovascularization in age-related macular degeneration: two-year results of a randomized clinical trial including lesions with occult with no classic choroidal neovascularization—verteporfin in photodynamic therapy report 2. Am J Ophthalmol. 2001;131:541–60.

18. Hayashi K, Shimada N, Moriyama M, Hayashi W, Tokoro T, Ohno-Matsui K. Two-year outcomes of intravitreal bevacizumab for choroidal neovascularization in Japanese patients with pathologic myopia. Retina. 2012;32:687–95.

19. Keane PA, Liakopoulos S, Chang KT, et al. Comparison of the optical coherence tomographic features of choroidal neovascular membranes in pathological myopia versus age-related macular degeneration, using quantitative subanalysis. Br J Ophthalmol. 2008;92:1081–5.

20. Vance SK, Khan S, Klancnik JM, Freund KB. Characteristic spectral-domain optical coherence tomography findings of multifocal choroiditis. Retina. 2011;31:717–23.

21. Haen SP, Spaide RF. Fundus autofluorescence in multifocal choroiditis and panuveitis. Am J Ophthalmol. 2008;145:847–53.

22. Curtin BJ, Karlin DB. Axial length measurements and fundus changes of the myopic eye. Am J Ophthalmol. 1971;71:42–53.

23. Rabb MF, Garoon I, LaFranco FP. Myopic macular degeneration. Int Ophthalmol Clin. 1981;21:51–69.

24. Hotchkiss ML, Fine SL. Pathologic myopia and choroidal neovascularization. Am J Ophthalmol. 1981;91:177–83.

25. Fried M, Siebert A, Meyer-Schwickerath G. A natural history of Fuchs' spot: a long-term follow-up study. Doc Ophthalmol. 1981;28:215–21.

26. Cohen SY, Laroche A, Leguen Y, Soubrane G, Coscas GJ. Etiology of choroidal neovascularization in young patients. Ophthalmology. 1996;103:1241–4.

27. Steidl SM, Pruett RC. Macular complications associated with posterior staphyloma. Am J Ophthalmol. 1997;123:181–7.

28. Shih YF, Ho TC, Hsiao CK, Lin LL. Visual outcomes for high myopic patients with or without myopic maculopathy: a 10 year follow up study. Br J Ophthalmol. 2006;90:546–50.

29. Vongphanit J, Mitchell P, Wang JJ. Prevalence and progression of myopic retinopathy in an older population. Ophthalmology. 2002;109:704–11.

30. Gao LQ, Liu W, Liang YB, et al. Prevalence and characteristics of myopic retinopathy in a rural Chinese adult population: the Handan

Eye Study. Arch Ophthalmol. 2011;129:1199–204.

31. Grossniklaus HE, Green WR. Pathologic findings in pathologic myopia. Retina. 1992;12:127–33.

32. Wright RE, Freudenthal W. Angioid streaks with pseudoxanthoma elasticum (Gronblad-Strandberg syndrome). Proc R Soc Med. 1943;36:290–1.

33. Spraul CW, Lang GE, Grossniklaus HE, Lang GK. Histologic and morphometric analysis of the choroid, Bruch's membrane, and retinal pigment epithelium in postmortem eyes with age-related macular degeneration and histologic examination of surgically excised choroidal neovascular membranes. Surv Ophthalmol. 1999;44 Suppl 1:S10–32.

34. Grossniklaus HE, Green WR. Choroidal neovascularization. Am J Ophthalmol. 2004;137:496–503.

35. Hampton GR, Kohen D, Bird AC. Visual prognosis of disciform degeneration in myopia. Ophthalmology. 1983;90:923–6.

36. Avila MP, Weiter JJ, Jalkh AE, Trempe CL, Pruett RC, Schepens CL. Natural history of choroidal neovascularization in degenerative myopia. Ophthalmology. 1984;91:1573–81.

37. Tabandeh H, Flynn Jr HW, Scott IU, et al. Visual acuity outcomes of patients 50 years of age and older with high myopia and untreated choroidal neovascularization. Ophthalmology. 1999;106:2063–7.

38. Bottoni F, Tilanus M. The natural history of juxtafoveal and subfoveal choroidal neovascularization in high myopia. Int Ophthalmol. 2001;24:249–55.

39. Yoshida T, Ohno-Matsui K, Yasuzumi K, et al. Myopic choroidal neovascularization: a 10-year follow-up. Ophthalmology. 2003;110:1297–305.

40. Hayashi K, Ohno-Matsui K, Yoshida T, et al. Characteristics of patients with a favorable natural course of myopic choroidal neovascularization. Graefes Arch Clin Exp Ophthalmol. 2005;243:13–9.

41. Secretan M, Kuhn D, Soubrane G, Coscas G. Long-term visual outcome of choroidal neovascularization in pathologic myopia: natural history and laser treatment. Eur J Ophthalmol. 1997;7:307–16.

42. Yoshida T, Ohno-Matsui K, Ohtake Y, et al. Long-term visual prognosis of choroidal neovascularization in high myopia: a comparison between age groups. Ophthalmology. 2002;109:712–9.

43. Gass JD. Pathogenesis of disciform detachment of the neuroepithelium. Am J Ophthalmol. 1967;63(Suppl):1–139.

44. L'Esperance Jr FA. The treatment of ophthalmic vascular disease by argon laser photocoagulation. Trans Am Acad Ophthalmol Otolaryngol. 1969;73:1077–96.

45. L'Esperance Jr FA. Clinical photocoagulation with the krypton laser. Arch Ophthalmol. 1972;87:693–700.

46. Little HL, Zweng HC, Peabody RR. Argon laser slit-lamp retinal photocoagulation. Trans Am Acad Ophthalmol Otolaryngol. 1970;74:85–97.

47. Patz A, Maumenee AJ, Ryan SJ. Argon laser photocoagulation in macular diseases. Trans Am Ophthalmol Soc. 1971;69:71–83.

48. Gass JD. Photocoagulation of macular lesions. Trans Am Acad Ophthalmol Otolaryngol. 1971;75:580–608.

49. Macular Photocoagulation Study Group. Argon laser photocoagulation for senile macular degeneration. Results of a randomized clinical trial. Arch Ophthalmol. 1982;100:912–8.

50. Macular Photocoagulation Study Group. Argon laser photocoagulation for neovascular maculopathy. Three-year results from randomized clinical trials. Arch Ophthalmol. 1986;104:694–701.

51. Macular Photocoagulation Study Group. Laser photocoagulation for juxtafoveal choroidal neovascularization. Five-year results from randomized clinical trials. Arch Ophthalmol. 1994;112:500–9.

52. Zimmer-Galler IE, Bressler NM, Bressler SB. Treatment of choroidal neovascularization: updated information from recent macular photocoagulation study group reports. Int Ophthalmol Clin. 1995;35:37–57.

53. Blackhurst DW, Maguire MG. Reproducibility of refraction and

visual acuity measurement under a standard protocol. The Macular Photocoagulation Study Group. Retina. 1989;9:163–9.

54. Berkow JW. Subretinal neovascularization in senile macular degeneration. Am J Ophthalmol. 1984;97:143–7.

55. Willan AR, Cruess AF, Ballantyne M. Argon green vs. krypton red laser photocoagulation for extrafoveal choroidal neovascularization secondary to age-related macular degeneration: 3-year results of a multicentre randomized trial. Canadian Ophthalmology Study Group. Can J Ophthalmol. 1996;31:11–7.

56. Jalkh AE, Weiter JJ, Trempe CL, Pruett RC, Schepens CL. Choroidal neovascularization in degenerative myopia: role of laser photocoagulation. Ophthalmic Surg. 1987;18:721–5.

57. Pece A, Brancato R, Avanza P, Camesasca F, Galli L. Laser photocoagulation of choroidal neovascularization in pathologic myopia: long-term results. Int Ophthalmol. 1994;18:339–44.

58. Fardeau C, Soubrane G, Coscas G. Photocoagulation des néovaisseaux sous-rétiniens compliquant la dégénérescence myopique. Bull Soc Ophtalmol Fr. 1992;92:239–42.

59. Ruiz-Moreno JM, Montero JA. Long-term visual acuity after argon green laser photocoagulation of juxtafoveal choroidal neovascularization in highly myopic eyes. Eur J Ophthalmol. 2002;12:117–22.

60. Brancato R, Pece A, Avanza P, Radrizzani E. Photocoagulation scar expansion after laser therapy for choroidal neovascularization in degenerative myopia. Retina. 1990;10:239–43.

61. De Juan Jr E, Machemer R. Vitreous surgery for hemorrhagic and fibrous complications of age-related macular degeneration. Am J Ophthalmol. 1988;105:25–9.

62. Berger AS, Kaplan HJ. Clinical experience with the surgical removal of subfoveal neovascular membranes. Short-term postoperative results. Ophthalmology. 1992;99:969–75.

63. Thomas MA, Grand MG, Williams DF, Lee CM, Pesin SR, Lowe MA. Surgical management of subfoveal choroidal neovascularization. Ophthalmology. 1992;99:952–68.

64. Bressler NM, Bressler SB, Hawkins BS, et al. Submacular surgery trials randomized pilot trial of laser photocoagulation versus surgery for recurrent choroidal neovascularization secondary to age-related macular degeneration: I. Ophthalmic outcomes submacular surgery trials pilot study report number 1. Am J Ophthalmol. 2000;130:387–407.

65. Hawkins BS, Bressler NM, Miskala PH, et al. Surgery for subfoveal choroidal neovascularization in age-related macular degeneration: ophthalmic findings: SST report no. 11. Ophthalmology. 2004;111:1967–80.

66. Bressler NM, Bressler SB, Childs AL, et al. Surgery for hemorrhagic choroidal neovascular lesions of age-related macular degeneration: ophthalmic findings: SST report no. 13. Ophthalmology. 2004;111:1993–2006.

67. Hawkins BS, Bressler NM, Bressler SB, et al. Surgical removal vs observation for subfoveal choroidal neovascularization, either associated with the ocular histoplasmosis syndrome or idiopathic: I. Ophthalmic findings from a randomized clinical trial: Submacular Surgery Trials (SST) Group H Trial: SST Report No. 9. Arch Ophthalmol. 2004;122:1597–611.

68. Bass EB, Gilson MM, Mangione CM, et al. Surgical removal vs observation for idiopathic or ocular histoplasmosis syndrome-associated subfoveal choroidal neovascularization: Vision Preference Value Scale findings from the randomized SST Group H Trial: SST Report No. 17. Arch Ophthalmol. 2008;126:1626–32.

69. Fujii GY, de Juan E, Thomas MA, Pieramici DJ, Humayun MS, Au Eong KG. Limited macular translocation for the management of subfoveal retinal pigment epithelial loss after submacular surgery. Am J Ophthalmol. 2001;131:272–5.

70. Ohji M, Fujikado T, Kusaka S, et al. Comparison of three techniques of foveal translocation in patients with subfoveal choroidal neovascularization resulting from age-related macular degeneration. Am J Ophthalmol. 2001;132:888–96.

71. Mruthyunjaya P, Stinnett SS, Toth CA. Change in visual function after

macular translocation with 360 degrees retinectomy for neovascular age-related macular degeneration. Ophthalmology. 2004;111:1715–24.

72. Cahill MT, Stinnett SS, Banks AD, Freedman SF, Toth CA. Quality of life after macular translocation with 360 degrees peripheral retinectomy for age-related macular degeneration. Ophthalmology. 2005;112:144–51.

73. Lüke M, Ziemssen F, Völker M, et al. Full macular translocation (FMT) versus photodynamic therapy (PDT) with verteporfin in the treatment of neovascular age-related macular degeneration: 2-year results of a prospective, controlled, randomised pilot trial (FMT-PDT). Graefes Arch Clin Exp Ophthalmol. 2009;247:745–54.

74. Lüke M, Ziemssen F, Bartz-Schmidt KU, Gelisken F. Quality of life in a prospective, randomised pilot-trial of photodynamic therapy versus full macular translocation in treatment of neovascular age-related macular degeneration–a report of 1 year results. Graefes Arch Clin Exp Ophthalmol. 2007;245:1831–6.

75. Yamada Y, Miyamura N, Suzuma K, Kitaoka T. Long-term follow-up of full macular translocation for choroidal neovascularization. Am J Ophthalmol. 2010;149:453–7.e1.

76. Uemura A, Thomas MA. Subretinal surgery for choroidal neovascularization in patients with high myopia. Arch Ophthalmol. 2000;118(3):344–50.

77. Ruiz-Moreno JM, de la Vega C. Surgical removal of subfoveal choroidal neovascularisation in highly myopic patients. Br J Ophthalmol. 2001;85:1041–3.

78. Hera R, Mouillon M, Gonzalvez B, Millet JY, Romanet JP. Surgery for choroidal subfoveal neovascularization in patients with severe myopia. Retrospective analysis of 17 patients. J Fr Ophtalmol. 2001;24:716–23.

79. Hamelin N, Glacet-Bernard A, Brindeau C, Mimoun G, Coscas G, Soubrane G. Surgical treatment of subfoveal neovascularization in myopia: macular translocation vs surgical removal. Am J Ophthalmol. 2002;133:530–6.

80. Treatment of age-related macular degeneration with photodynamic therapy (TAP) Study Group. Photodynamic therapy of subfoveal choroidal neovascularization in age-related macular degeneration with verteporfin: one-year results of 2 randomized clinical trials–TAP report. Arch Ophthalmol. 1999;117:1329–45.

81. Bressler NM, Treatment of Age-Related Macular Degeneration with Photodynamic Therapy (TAP) Study Group. Photodynamic therapy of subfoveal choroidal neovascularization in age-related macular degeneration with verteporfin: two-year results of 2 randomized clinical trials-tap report 2. Arch Ophthalmol. 2001;119:198–207.

82. Blinder KJ, Bradley S, Bressler NM, et al. Effect of lesion size, visual acuity, and lesion composition on visual acuity change with and without verteporfin therapy for choroidal neovascularization secondary to age-related macular degeneration: TAP and VIP report no. 1. Am J Ophthalmol. 2003;136:407–18.

83. Bressler NM, VAM Study Writing Committee. Verteporfin therapy in age-related macular degeneration (VAM): an open-label multicenter photodynamic therapy study of 4,435 patients. Retina. 2004;24:512–20.

84. Blinder KJ, Blumenkranz MS, Bressler NM, et al., Verteporfin in Photodynamic Therapy Study Group. Verteporfin therapy of subfoveal choroidal neovascularisation in pathologic myopia: 2-year results of a randomized clinical trial – VIP report No 3. Ophthalmology 2003;110:667–72.

85. Bandello F, Blinder K, Bressler NM, et al. Verteporfin in photodynamic therapy: report no. 5. Ophthalmology. 2004;111:2144.

86. Lam DS, Chan WM, Liu DT, Fan DS, Lai WW, Chong KK. Photodynamic therapy with verteporfin for subfoveal choroidal neovascularisation of pathologic myopia in Chinese eyes: a prospective series of 1 and 2 year follow up. Br J Ophthalmol. 2004;88:1315–9.

87. Gelisken F, Inhoffen W, Hermann A, Grisanti S, Bartz-Schmidt KU. Verteporfin photodynamic therapy for extrafoveal choroidal neovascularisation in pathologic myopia. Graefes Arch Clin Exp Ophthalmol. 2004;242:926–30.

88. Axer-Siegel R, Ehrlich R, Weinberger D, et al. Photodynamic therapy of subfoveal choroidal neovascularization in high myopia in a clinical setting: visual outcome in relation to age at treatment. Am J Ophthalmol. 2004;138:602–7.

89. Ergun E, Heinzl H, Stur M. Prognostic factors influencing visual outcome of photodynamic therapy for subfoveal choroidal neovascularization in pathologic myopia. Am J Ophthalmol. 2004;138:434–8.

90. Gibson J. Photodynamic therapy with verteporfin for juxtafoveal choroidal neovascularisation secondary to pathological myopia. Eye (Lond). 2005;19:829–30.

91. Lam DS, Liu DT, Fan DS, Lai WW, So SF, Chan WM. Photodynamic therapy with verteporfin for juxtafoveal choroidal neovascularization secondary to pathologic myopia-1-year results of a prospective series. Eye (Lond). 2005;19:834–40.

92. Schnurrbusch UE, Jochmann C, Wiedemann P, Wolf S. Quantitative assessment of the long-term effect of photodynamic therapy in patients with pathologic myopia. Graefes Arch Clin Exp Ophthalmol. 2005;243:829–33.

93. Krebs I, Binder S, Stolba U, Glittenberg C, Brannath W, Goll A. Choroidal neovascularization in pathologic myopia: three-year results after photodynamic therapy. Am J Ophthalmol. 2005; 140:416–25.

94. Pece A, Isola V, Vadala M, Matranga D. Photodynamic therapy with verteporfin for subfoveal choroidal neovascularization secondary to pathologic myopia: long-term study. Retina. 2006;26:746–51.

95. Ohno-Matsui K, Moriyama M, Hayashi K, Mochizuki M. Choroidal vein and artery occlusion following photodynamic therapy in eyes with pathologic myopia. Graefes Arch Clin Exp Ophthalmol. 2006;244:1363–6.

96. Chen YS, Lin JY, Tseng SY, Yow SG, Hsu WJ, Tsai SC. Photodynamic therapy for Taiwanese patients with pathologic myopia: a 2-year follow-up. Retina. 2007;27:839–45.

97. Virgili G, Varano M, Giacomelli G, et al. Photodynamic therapy for nonsubfoveal choroidal neovascularization in 100 eyes with pathologic myopia. Am J Ophthalmol. 2007;143:77–82.

98. Pece A, Vadala M, Isola V, Matranga D. Photodynamic therapy with verteporfin for juxtafoveal choroidal neovascularization in pathologic myopia: a long-term follow-up study. Am J Ophthalmol. 2007;143:449–54.

99. Ruiz-Moreno JM, Montero JA, Gomez-Ulla F. Photodynamic therapy may worsen the prognosis of highly myopic choroidal neovascularisation treated by intravitreal bevacizumab. Br J Ophthalmol. 2009;93:1693–4.

100. Ruiz-Moreno JM, Amat P, Montero JA, Lugo F. Photodynamic therapy to treat choroidal neovascularisation in highly myopic patients: 4 years' outcome. Br J Ophthalmol. 2008;92:792–4.

101. Hayashi K, Ohno-Matsui K, Shimada N, et al. Long-term results of photodynamic therapy for choroidal neovascularization in Japanese patients with pathologic myopia. Am J Ophthalmol. 2011;151:137–47.e1.

102. Coutinho AM, Silva RM, Nunes SG, Cachulo ML, Figueira JP, Murta JN. Photodynamic therapy in highly myopic eyes with choroidal neovascularization: 5 years of follow-up. Retina. 2011;31:1089–94.

103. Giansanti F, Virgili G, Donati MC, et al. Long-term results of photodynamic therapy for subfoveal choroidal neovascularization with pathologic myopia. Retina. 2012;32:1547–52.

104. Folkman J. Tumor angiogenesis: therapeutic implications. N Engl J Med. 1971;285:1182–6.

105. Ferrara N, Gerber HP, LeCouter J. The biology of VEGF and its receptors. Nat Med. 2003;9:669–76.

106. Ferrara N, Hillan KJ, Novotny W. Bevacizumab (Avastin), a humanized anti-VEGF monoclonal antibody for cancer therapy. Biochem Biophys Res Commun. 2005;333:328–35.

107. Hurwitz H, Fehrenbacher L, Novotny W, et al. Bevacizumab plus irinotecan, fluorouracil, and leucovorin for metastatic colorectal cancer. N Engl J Med. 2004;350:2335–42.

108. Brown DM, Kaiser PK, Michels M, et al. Ranibizumab versus verteporfin for neovascular age-related macular degeneration. N Engl J Med. 2006;355:1432–44.

109. Rosenfeld PJ, Brown DM, Heier JS, et al. Ranibizumab for neovascular age-related macular degeneration. N Engl J Med. 2006;355:1419–31.

110. Singer MA, Awh CC, Sadda S, et al. HORIZON: an open-label extension trial of ranibizumab for choroidal neovascularization secondary to age-related macular degeneration. Ophthalmology. 2012;119:1175–83.

111. Rosenfeld PJ, Moshfeghi AA, Puliafito CA. Optical coherence tomography findings after an intravitreal injection of bevacizumab (Avastin) for neovascular age-related macular degeneration. Ophthalmic Surg Lasers Imaging. 2005;36:331–5.

112. Avery RL, Pieramici DJ, Rabena MD, Castellarin AA, Nasir MA, Giust MJ. Intravitreal bevacizumab (Avastin) for neovascular age-related macular degeneration. Ophthalmology. 2006;113:363–72.e5.

113. Spaide RF, Laud K, Fine HF, et al. Intravitreal bevacizumab treatment of choroidal neovascularization secondary to age-related macular degeneration. Retina. 2006;26:383–90.

114. El-Mollayess GM, Noureddine BN, Bashshur ZF. Bevacizumab and neovascular age related macular degeneration: pathogenesis and treatment. Semin Ophthalmol. 2011;26:69–76.

115. http://online.wsj.com/article/SB119213222981256309.html?mod=home_health_right.

116. http://aging.senate.gov/letters/genentechcmsltr.pdf.

117. CATT Research Group, Martin DF, Maguire MG, Ying GS, et al. Ranibizumab and bevacizumab for neovascular age-related macular degeneration. N Engl J Med. 2011;364:1897–908.

118. Comparison of Age-related Macular Degeneration Treatments Trials (CATT) Research Group, Martin DF, Maguire MG, Fine SL, Ying GS, et al. Ranibizumab and bevacizumab for treatment of neovascular age-related macular degeneration: two-year results. Ophthalmology. 2012;119:1388–98.

119. Laud K, Spaide RF, Freund KB, Slakter J, Klancnik Jr JM. Treatment of choroidal neovascularization in pathologic myopia with intravitreal bevacizumab. Retina. 2006;26:960–3.

120. Yamamoto I, Rogers AH, Reichel E, Yates PA, Duker JS. Intravitreal bevacizumab (Avastin) as treatment for subfoveal choroidal neovascularisation secondary to pathological myopia. Br J Ophthalmol. 2007;91:157–60.

121. Sakaguchi H, Ikuno Y, Gomi F, et al. Intravitreal injection of bevacizumab for choroidal neovascularisation associated with pathological myopia. Br J Ophthalmol. 2007;91:161–5.

122. Hernández-Rojas ML, Quiroz-Mercado H, Dalma-Weiszhausz J, et al. Short-term effects of intravitreal bevacizumab for subfoveal choroidal neovascularization in pathologic myopia. Retina. 2007;27:707–12.

123. Chan WM, Lai TY, Liu DT, Lam DS. Intravitreal bevacizumab (Avastin) for myopic choroidal neovascularization: six-month results of a prospective pilot study. Ophthalmology. 2007;114:2190–6.

124. Rensch F, Spandau UH, Schlichtenbrede F, et al. Intravitreal bevacizumab for myopic choroidal neovascularization. Ophthalmic Surg Lasers Imaging. 2008;39:182–5.

125. Silva RM, Ruiz-Moreno JM, Nascimento J, et al. Short-term efficacy and safety of intravitreal ranibizumab for myopic choroidal neovascularization. Retina. 2008;28:1117–23.

126. Arias L, Planas N, Prades S, et al. Intravitreal bevacizumab (Avastin) for choroidal neovascularisation secondary to pathological myopia: 6-month results. Br J Ophthalmol. 2008;92:1035–9.

127. Chang LK, Spaide RF, Brue C, Freund KB, Klancnik Jr JM, Slakter JS. Bevacizumab treatment for subfoveal choroidal neovascularization from causes other than age-related macular degeneration. Arch Ophthalmol. 2008;126:941–5.

128. Rheaume MA, Sebag M. Intravitreal bevacizumab for the treatment of choroidal neovascularization associated with pathological myopia. Can J Ophthalmol. 2008;43:576–80.

129. Wong D, Li KK. Avastin in myopic choroidal neovascularisation: is age the limit? Br J Ophthalmol. 2008;92:1011–2.

130. Ruiz-Moreno JM, Montero JA, Gomez-Ulla F, Ares S. Intravitreal bevacizumab to treat subfoveal choroidal neovascularisation in highly myopic eyes: 1-year outcome. Br J Ophthalmol. 2009;93:448–51.

131. Hayashi K, Ohno-Matsui K, Teramukai S, et al. Comparison of visual outcome and regression pattern of myopic choroidal neovascularization after intravitreal bevacizumab or after photodynamic therapy. Am J Ophthalmol. 2009;148:396–408.

132. Yodoi Y, Tsujikawa A, Nakanishi H, et al. Central retinal sensitivity after intravitreal injection of bevacizumab for myopic choroidal neovascularization. Am J Ophthalmol. 2009;147:816–24, 24.e1.

133. Ikuno Y, Soga K, Wakabayashi T, Gomi F. Angiographic changes after bevacizumab. Ophthalmology. 2009;116:2263.e1.

134. Hayashi K, Ohno-Matsui K, Shimada N, et al. Intravitreal bevacizumab on myopic choroidal neovascularization that was refractory to or had recurred after photodynamic therapy. Graefes Arch Clin Exp Ophthalmol. 2009;247:609–18.

135. Konstantinidis L, Mantel I, Pournaras JA, Zografos L, Ambresin A. Intravitreal ranibizumab (Lucentis) for the treatment of myopic choroidal neovascularization. Graefes Arch Clin Exp Ophthalmol. 2009;247:311–8.

136. Dithmar S, Schaal KB, Hoh AE, Schmidt S, Schutt F. Intravitreal bevacizumab for choroidal neovascularization due to pathological myopia. Ophthalmologe. 2009;106:527–30.

137. Chan WM, Lai TY, Liu DT, Lam DS. Intravitreal bevacizumab (Avastin) for myopic choroidal neovascularisation: 1-year results of a prospective pilot study. Br J Ophthalmol. 2009;93:150–4.

138. Ruiz-Moreno JM, Gomez-Ulla F, Montero JA, et al. Intravitreous bevacizumab to treat subfoveal choroidal neovascularization in highly myopic eyes: short-term results. Eye (Lond). 2009;23:334–8.

139. Ikuno Y, Sayanagi K, Soga K, et al. Intravitreal bevacizumab for choroidal neovascularization attributable to pathological myopia: one-year results. Am J Ophthalmol. 2009;147:94–100.e1.

140. Sayanagi K, Ikuno Y, Soga K, Wakabayashi T, Tano Y. Marginal crack after intravitreal bevacizumab for myopic choroidal neovascularization. Acta Ophthalmol. 2009;87:460–3.

141. Cohen SY. Anti-VEGF drugs as the 2009 first-line therapy for choroidal neovascularization in pathologic myopia. Retina. 2009;29:1062–6.

142. Monés JM, Amselem L, Serrano A, Garcia M, Hijano M. Intravitreal ranibizumab for choroidal neovascularization secondary to pathologic myopia: 12-month results. Eye (Lond). 2009;23:1275–80.

143. Gharbiya M, Allievi F, Mazzeo L, Gabrieli CB. Intravitreal bevacizumab treatment for choroidal neovascularization in pathologic myopia: 12-month results. Am J Ophthalmol. 2009;147:84–93.e1.

144. Wu PC, Chen YJ. Intravitreal injection of bevacizumab for myopic choroidal neovascularization: 1-year follow-up. Eye (Lond). 2009;23:2042–5.

145. Lai TY, Chan WM, Liu DT, Lam DS. Intravitreal ranibizumab for the primary treatment of choroidal neovascularization secondary to pathologic myopia. Retina. 2009;29:750–6.

146. Ruiz-Moreno JM, Montero JA. Intravitreal bevacizumab to treat myopic choroidal neovascularization: 2-year outcome. Graefes Arch Clin Exp Ophthalmol. 2010;248:937–41.

147. Voykov B, Gelisken F, Inhoffen W, Voelker M, Bartz-Schmidt KU, Ziemssen F. Bevacizumab for choroidal neovascularization secondary to pathologic myopia: is there a decline of the treatment efficacy after 2 years? Graefes Arch Clin Exp Ophthalmol. 2010;248:543–50.

148. Lalloum F, Souied EH, Bastuji-Garin S, et al. Intravitreal ranibizumab for choroidal neovascularization complicating pathologic myopia. Retina. 2010;30:399–406.

149. Silva RM, Ruiz-Moreno JM, Rosa P, et al. Intravitreal ranibizumab for myopic choroidal neovascularization: 12-month results. Retina. 2010;30:407–12.

150. Vadala M, Pece A, Cipolla S, et al. Is ranibizumab effective in stopping the loss of vision for choroidal neovascularisation in pathologic myopia? A long-term follow-up study. Br J Ophthalmol. 2010;95:657–61.

151. Scupola A, Tiberti AC, Sasso P, et al. Macular functional changes evaluated with MP-1 microperimetry after intravitreal bevacizumab for subfoveal myopic choroidal neovascularization: one-year results. Retina. 2010;30:739–47.

152. Gharbiya M, Allievi F, Conflitti S, et al. Intravitreal bevacizumab for treatment of myopic choroidal neovascularization: the second year of a prospective study. Clin Ter. 2010;161:e87–93.

153. Wakabayashi T, Ikuno Y, Gomi F. Different dosing of intravitreal bevacizumab for choroidal neovascularization because of pathologic myopia. Retina. 2011;31:880–6.

154. Calvo-Gonzalez C, Reche-Frutos J, Donate J, Fernandez-Perez C, Garcia-Feijoo J. Intravitreal ranibizumab for myopic choroidal neovascularization: factors predictive of visual outcome and need for retreatment. Am J Ophthalmol. 2011;151:529–34.

155. Nakanishi H, Tsujikawa A, Yodoi Y, et al. Prognostic factors for visual outcomes 2-years after intravitreal bevacizumab for myopic choroidal neovascularization. Eye (Lond). 2011;25:375–81.

156. Franqueira N, Cachulo ML, Pires I, et al. Long-term follow-up of myopic choroidal neovascularization treated with ranibizumab. Ophthalmologica. 2012;227:39–44.

157. Peiretti E, Vinci M, Fossarello M. Intravitreal bevacizumab as a treatment for choroidal neovascularisation secondary to myopia: 4-year study results. Can J Ophthalmol. 2012;47:28–33.

158. Gharbiya M, Cruciani F, Parisi F, Cuozzo G, Altimari S, Abdolrahimzadeh S. Long-term results of intravitreal bevacizumab for choroidal neovascularisation in pathological myopia. Br J Ophthalmol. 2012;96:1068–72.

159. Gharbiya M, Giustolisi R, Allievi F, et al. Choroidal neovascularization in pathologic myopia: intravitreal ranibizumab versus bevacizumab – a randomized controlled trial. Am J Ophthalmol. 2010;149:458–64.

160. Ruiz-Moreno JM, Montero JA, Arias L, et al. Twelve-month outcome after one intravitreal injection of bevacizumab to treat myopic choroidal neovascularization. Retina. 2010;30:1609–15.

161. Nor-Masniwati S, Shatriah I, Zunaina E. Single intravitreal ranibizumab for myopic choroidal neovascularization. Clin Ophthalmol. 2011;5:1079–82.

162. Parodi MB, Iacono P, Papayannis A, Sheth S, Bandello F. Laser photocoagulation, photodynamic therapy, and intravitreal bevacizumab for the treatment of juxtafoveal choroidal neovascularization secondary to pathologic myopia. Arch Ophthalmol. 2010;128:437–42.

163. Yoon JU, Byun YJ, Koh HJ. Intravitreal anti-VEGF versus photodynamic therapy with verteporfin for treatment of myopic choroidal neovascularization. Retina. 2010;30:418–24.

164. Niwa Y, Sawada O, Miyake T, et al. Comparison between one injection and three monthly injections of intravitreal bevacizumab for myopic choroidal neovascularization. Ophthalmic Res. 2012;47:135–40.

165. Ruiz-Moreno JM, Montero JA, Amat-Peral P. Myopic choroidal neovascularization treated by intravitreal bevacizumab: comparison of two different initial doses. Graefes Arch Clin Exp Ophthalmol. 2011;249:595–9.

166. Kaiser PK, Boyer DS, Cruess AF, et al. Verteporfin plus ranibizumab for choroidal neovascularization in age-related macular degeneration: twelve-month results of the DENALI study. Ophthalmology. 2012;119:1001–10.

第 16 章
近视性黄斑视网膜劈裂

Kyoko Ohno-Matsui

16.1 近视性视网膜劈裂及相关病变

1997 年,Takano 和 Kishi 首次证实且报道采用光学相干断层扫描(OCT)检查高度近视眼,可观察到患眼在发生黄斑裂孔性视网膜脱离前,先出现中心凹视网膜脱离和黄斑视网膜劈裂(MRS)[1]。该发现能够解释为什么不同于非近视眼的特发性黄斑裂孔,高度近视眼的黄斑裂孔更倾向于进展为视网膜脱离。与先天性黄斑视网膜劈裂不同,此类劈裂发生在视网膜外层。但由于 OCT 的分辨率有限,当时对脱离的视网膜形态学细节并不清晰[1-3]。随着 OCT 技术的进步,越来越多的证据表明 MRS 是导致病理性近视眼视力下降的重要原因。高度近视眼伴后巩膜葡萄肿 MRS 的发病率为 9%~34%[1,2,4]。

尽管有许多文献报道过这种病变,但尚未发现有文献对 MRS 做出明确定义。MRS 的标志性表现为视网膜出现劈裂,其中最常见于外丛状层(外层劈裂)(图 16.1)[5-7]。在少数情况下,劈裂会出现在偏内侧的视网膜层(内层劈裂),并且伴有内界膜脱离(ILM)(图 16.1)[7,8]。虽然人们仍常用"近视性视网膜劈裂"这一术语来描述该病变,但目前认为(部分原因在于 OCT 成像技术的进步)近视性视网膜劈裂产生的牵拉作用,主要延长 Henle 神经纤维,而非分离视网膜。因此,MRS 与先天性黄斑视网膜劈裂相差甚远。先天性黄斑视网膜劈裂是视网膜神经纤维层与其他视网膜感觉层分离,破坏了双极细胞和神经节细胞之间的突触传递。MRS 患者的眼睛没有中央暗点,这也符合上述观点。

Pannozzo 和 Mercanti[4]认为,所有由近视性牵拉导

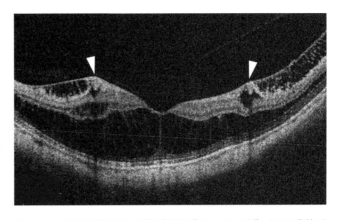

图 16.1　近视性黄斑视网膜脱离的典型 OCT 图像。视网膜外层出现组织分裂,视网膜劈裂处可见许多柱状结构。中心凹处的柱状结构几乎垂直于视网膜色素上皮细胞层,远离中心凹区则逐渐倾斜。视网膜血管凸向玻璃体,如同血管微褶皱(箭头)。后玻璃体附着于视网膜血管上,在视网膜血管周围可见内层视网膜劈裂(内界膜脱离)。此外,在视网膜血管周围还可见血管旁视网膜囊腔。

致的病理学表现都应统称为近视牵拉性黄斑病变。

16.2 MRS 的临床特征

大多数 MRS 患者症状并不明显,尤其是在病变未产生更严重的并发症,如全层黄斑裂孔或中心凹视网膜脱离时[2],而且 MRS 在明显影响视力以前,病变可持续多年。对于大多数病例,由 MRS 导致的视力下降与中心凹视网膜脱离和(或)黄斑裂孔相关。MRS 患者的最佳矫正视力(BCVA)范围较广,为 0.1~0.5[2,9]。患者在视敏度下降前,其主诉为视物变形或扭曲。但临床医生难以诊断 MRS,原因在于患眼常伴发近视性视网膜脉络膜病变,而部分 MRS 患者自身未注意到视力的变化[2],

例如近视性脉络膜新生血管膜、近视性脉络膜视网膜萎缩或近视性视神经病变。因此，对于伴后巩膜葡萄肿的高度近视眼，尽管患者未意识到视力的变化，也应定期进行 OCT 检查。

高度近视患者的 MRS 平均诊断年龄为 60 多岁[2,9]，尽管曾报道过 28 岁的 MRS 患者，但鲜有 40 岁以下患者被诊断出 MRS[9]。Baba 等[2]报道称，MRS 眼的平均屈光不正度数为-18.4 D(范围为-13.0~-27.0 D)，平均眼轴长度为 29.8mm(范围为 28.6~32.2mm)。同样，Fujimoto 等[5]报道称，MRS 患者的眼轴长度范围为 26.8~34.2mm[平均值为(29.7±2.0)mm]。

MRS 几乎仅发生于伴后巩膜葡萄肿的高度近视眼中，而无葡萄肿的患眼则不出现 MRS[2,5]。

16.3 MRS 的诊断

在诊断 MRS 及其相关病变方面 OCT 是不可或缺的工具，但对于某些病例，疑似 MRS 也可采用眼底镜检查。用放大镜(例如+90 D 镜头)进行眼底立体检查，可观察到部分 MRS 患者表现为浅层视网膜隆起。斑片状视网膜脉络膜萎缩区周围、萎缩区内部、视网膜血管弓和近视弧形斑颞侧边缘处，更容易观察到这种视网膜隆起。

采用 SD-OCT 观察 MRS，其病变表现为视网膜内层与外层分离，分离的视网膜层之间通过多个柱状结构连接(图 16.1)[3,5,9]。而且不同于视网膜脱离，其可在视网膜色素上皮层观察到残留的外层视网膜。Fujimoto 等[5]报道称，采用增强 SD-OCT 成像，可观察到外层视网膜分离发生在外丛状层和外核层之间。位于中心凹的柱状结构几乎垂直于视网膜色素上皮层，该结构远离中心凹区则逐渐倾斜，这种改变与黄斑区 Henle 神经纤维层的排列一致[10]。因此，柱状结构被视为是 Henle 纤维层的反映。除在外层视网膜观察到劈裂病变外，内丛状层和内界膜也可发生脱离(图 16.1)[7,8]。中心凹视网膜脱离常伴发 MRS。有报道认为外层薄层状黄斑裂孔易导致 MRS，并最终进展为中心凹视网膜脱离[11]。通常，采用多截面 OCT 进行分析，可在中心凹视网膜脱离的患眼中观察到外层薄层状黄斑裂孔。病理性近视会出现脉络膜新生血管(CNV)退化，其周边可见萎缩，而 MRS 往往发生于围绕 CNV 退化区域的黄斑萎

缩区内部及周围[2]。当近视性 CNV 处于萎缩阶段时，与不伴有 CNV 的高度近视眼相比，MRS 的柱状结构显著减少[12]。另外，对萎缩阶段的近视 CNV 患眼，难以区分中心凹视网膜脱离和 MRS 病变。

除 OCT 外还可使用其他多种方法以辅助诊断 MRS，或显示眼底 MRS 病变的全部范围。F10(Nidek，日本爱知县)激光共焦扫描眼底镜(SLO)的后模式中含有一个红外激光和一个带有校正中央挡片的光圈。这种光学装置可进行伪三维成像，从而检测深层视网膜的病变。采用 F10 的后模式成像，Tanaka 等[13]发现，MRS 在相应区域呈现一种特征性指纹样病变(图 16.2)，表现为以中心凹为中心的放射状视网膜皱褶，皱褶周围平行分布大量光点和光线，或呈漩涡状放射环绕。另外，采用眼底荧光血管造影，可见 MRS 病变区存在多种视网膜血管异常(毛细血管扩张、微动脉瘤形成和染色剂渗漏)[14]。根据 Sayanagi 等[15]报道，采用眼底自发荧光(FAF)，可观察到黄斑裂孔视网膜脱离和 MRS 之间的病变表现有所不同。

MRS 眼可伴发多种黄斑病变，例如板层黄斑裂孔(板层 MH)、全层黄斑裂孔(FTMH)以及中心凹视网膜脱离(RD)(图 16.3)。

16.4 MRS 的病理表现

Tang 等[6]对一名 73 岁高度近视老年女性患者的双眼进行了病理检查，发现黄斑区的外丛状层出现退行性视网膜劈裂，同时伴间桥结构(图 16.4)。有趣的是，还可在外丛状层观察到多囊性退行性变，而且内层视网膜似乎有折叠，这是未曾在 OCT 中发现的全新表现。

16.5 MRS 的发病因素

目前认为，MRS 是一种多因素导致的疾病。Wu 等[16]通过多变量分析，发现有 3 种因素与 MRS 和不伴有黄斑裂孔的中心凹视网膜脱离独立相关:眼轴长度、黄斑脉络膜萎缩以及玻璃体视网膜交界面状态。伴有晚期脉络膜萎缩的高度近视眼更容易进展为 MRS[2]。Johnson[17,18]提出四个主要的牵拉机制:玻璃体黄斑牵引(从中心凹周围出现玻璃体后脱离)、残留玻璃体皮质(玻璃体后脱离后)、视网膜前膜和内界膜内层

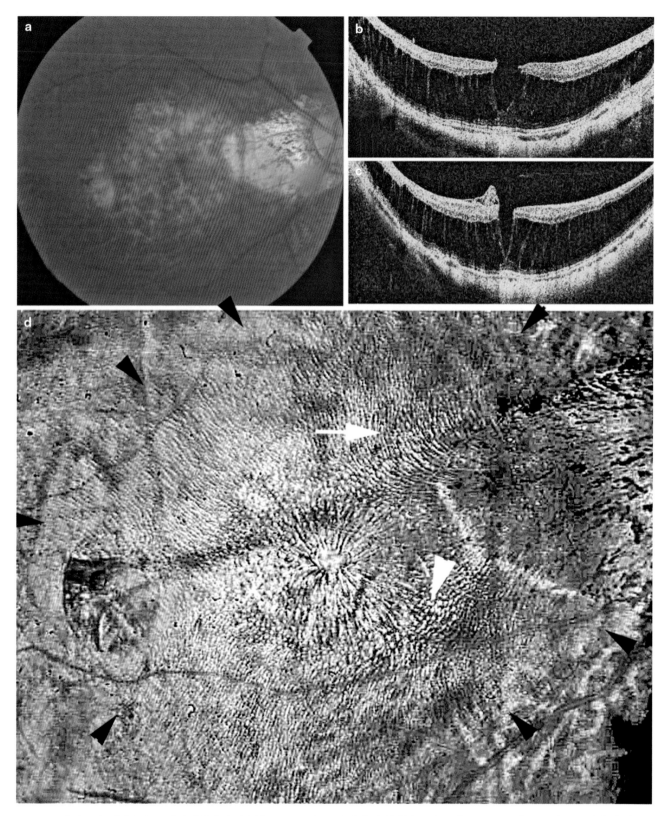

图 16.2 高度近视眼黄斑视网膜劈裂的代表性图像。(a)一名 77 岁老年女性的右眼底图像,显示后级部眼底弥漫性脉络膜萎缩。(b,c)光学相干断层成像(OCT),水平和垂直扫描黄斑中央凹,可在黄斑中心凹观察到黄斑视网膜劈裂和内板层裂孔。(d)采用 F10 的 Retromode 成像模式,观察到指纹状病变(黑色箭头),包括从中心向四周辐射的视网膜纹,以及周边分布的多个斑点(三角箭头)和线条(箭)。大量线条呈平行状或螺纹状分布。板层内裂孔是位于黄斑中心凹的圆形缺损。

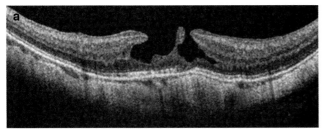
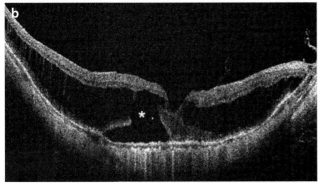
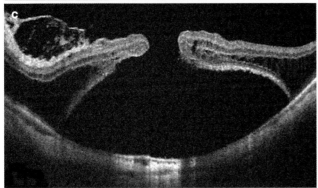

图 16.3　近视性黄斑视网膜劈裂相关性黄斑病变。(a)内板层黄斑裂孔。(b)外板层黄斑裂孔(星号处)。(c)全层黄斑裂孔和中心凹视网膜脱离。

顺应性下降。Bando 等[19]用电子显微镜观察发现 70% 的 MRS 患眼的内界膜内层存在胶原纤维和细胞碎片，而对照组(特发性黄斑裂孔)的内界膜则未出现相同情况。而且，近视性 MRS 眼的内界膜内层具有更多纤维胶质细胞[19]。因此，他们认为内界膜上的细胞迁移和随之而来的胶原合成是导致 MRS 的另一个原因。

Johnson[17]还提出，视网膜的小动脉硬化也是发生 MRS 的次要机制。沿整个后极部血管弓的重度病变区进行 OCT 检查，在 MRS 眼中经常可见血管旁的多种异常病变，例如血管旁层间裂孔[20]、血管微折叠[20-23]和血管旁视网膜囊腔[20](图 16.5 和图 16.6)。随着血管旁层间裂孔的形成，位于视网膜血管周围的大量胶质细胞，如星形胶质细胞，会通过血管旁层间裂孔迁移和增

殖。这些细胞可以产生胶原，并且促进内界膜的增殖和收缩。在某些 OCT 图像中可直接观察到细胞通过血管旁层间裂孔向玻璃体迁移(图 16.5a)。图 16.7 为 MRS 发生机制的示意图。

与轻度眼底病变的近视眼相比，伴有重度眼底病变的近视眼更容易发生 MRS(斑片状视网膜脉络膜萎缩或巩膜裸露)[2]。虽然两者的相关性尚未明确，但有研究人员认为巩膜形状的改变可影响 MRS 的发生[24-35]。过去，研究人员一直采用 OCT 分析高度近视眼后巩膜葡萄肿的曲率和形状[27-35]。Smiddy 等[36]猜想，进行性葡萄肿的形成会产生一种作用于后部的力，造成主要的视网膜前牵拉力(向前或切向方向)。

近期采用的频域 OCT 支持巩膜曲率变化和 MRS 发病之间存在关联性[24-26]。脉络膜内部空腔形成(ICC)是一种位于视盘下方(见脉络膜章)的橙黄色病变[37-40]。近期，Matsui 等[25]发现，ICC 位于黄斑区以及斑片状脉络膜萎缩区周围。观察视乳头周围的 ICC，可见黄斑区 ICC 的巩膜向后弯曲(图 16.8)。与不伴有空腔形成的患眼相比，黄斑 ICC 发生在斑片状萎缩病变周围更容易发生视网膜劈裂。根据频域 OCT，可将高度近视眼的巩膜内表面弯曲分类为斜向视神经弯曲，以中心凹为中点对称、不对称和不规则弯曲[26]。具有不规则弯曲的患者，其年龄以及眼轴长度显著大于其他弯曲类型，且更容易发生 MRS 病变[26]。这些证据表明，巩膜轮廓可影响 MRS 的进展。相反，部分其他类型的巩膜形状可以阻止 MRS 发生。Gaucher 等[28]首次报道拱形黄斑(DSM)，其特征表现为黄斑的内凸(见巩膜章)，这是近视性葡萄肿的一个意外发现。

Imamura 和 Spaide[30]通过 EDI-OCT 检查发现 DSM 是由于黄斑区巩膜厚度的局灶性变异所致。Ellabban 等[41]近期研究发现，9 例中心凹外视网膜劈裂中仅有 1 例患眼既不伴有中心凹视网膜脱离也无黄斑裂孔形成。他们提出，DSM 眼的这种凸起是一种黄斑加固机制，可避免或减轻中心凹上方的牵拉力，从而阻止视网膜劈裂或视网膜脱离的发生。

有报道称，注射 IVB 治疗近视性脉络膜新生血管(CNV)的 MRS 患眼进展为中心凹视网膜脱离[42]。对于近视性 CNV，CNV 的突出部分把神经视网膜推向玻璃体，并且在视网膜劈裂患眼中还存在作用于视网膜内界膜的牵引力。IVB 可使 CNV 快速收缩，同时吸收视网

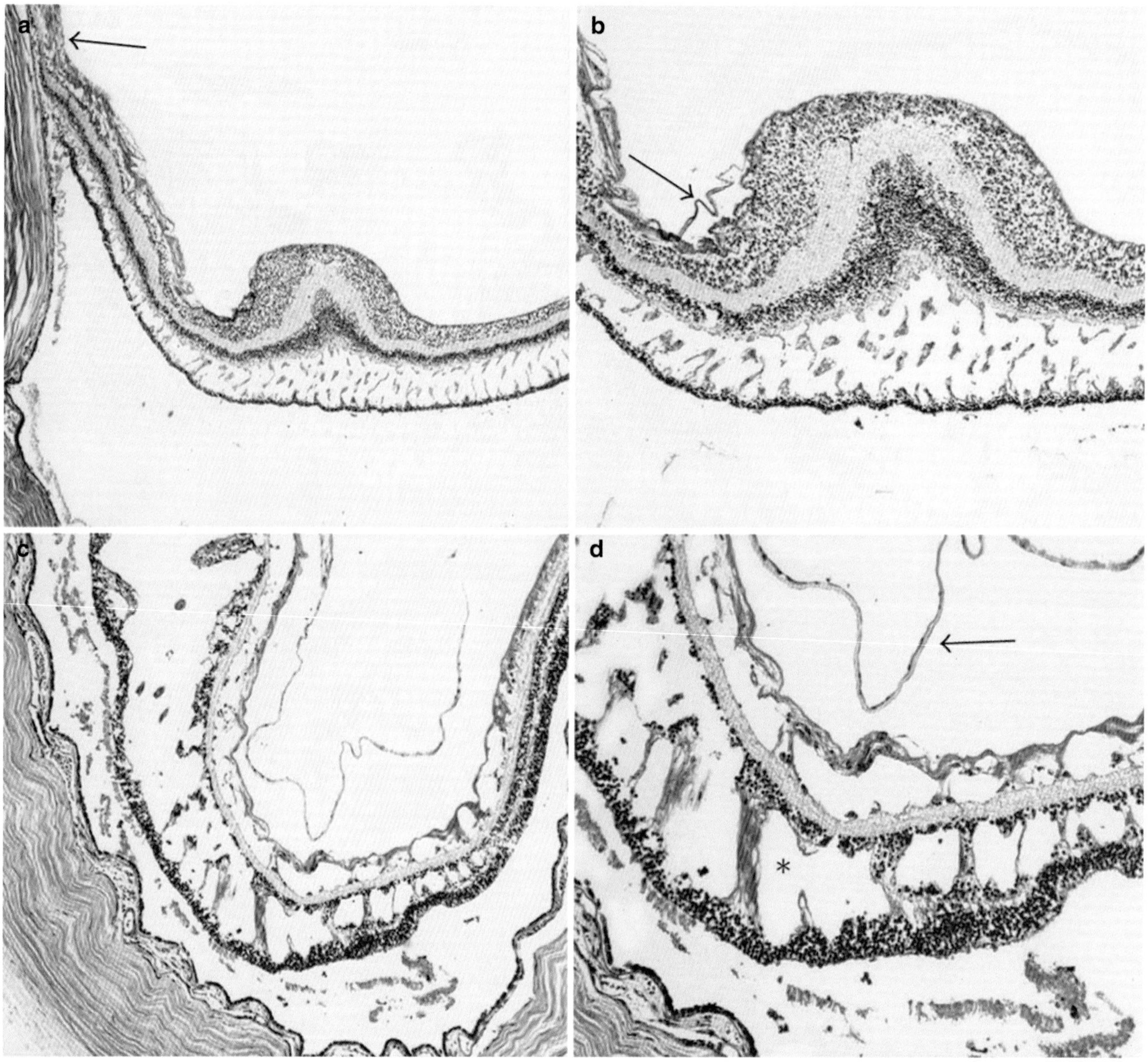

图 16.4 右眼黄斑视网膜劈裂(MRS)的显微镜下图像。(a)低倍镜下显示视网膜外层组织分裂。可见一个含葡萄肿的病变区域(黑色箭)。(b)高倍镜下,可在多个视网膜层观察到 MRS,包括外丛状层、内丛状层、神经纤维层以及中心凹周围区域的外丛状层。可见一层薄的视网膜前膜纤维(黑色箭)[苏木精和伊红染色,放大倍数:(a)×50;(b)×100]。(c)左眼的显微镜下显示 MRS 可见于外丛状层、胶质细胞层和神经纤维层。(d)高倍镜下显示神经元核层之间存在神经元间桥(星号处)。可观察到视网膜前膜纤维(黑色箭)[苏木精和伊红染色,放大倍数:(c)×50;(d)×100]。

膜下的出血和渗出液。此时,CNV 快速收缩可增强内界膜内向的牵拉力,从而导致视网膜进一步劈裂,最终进展为视网膜脱离。

16.6 自然病程

早期研究认为 MRS 在其自然病程中可发展为更严重的并发症,例如中央凹视网膜脱离或全层黄斑裂孔[9,11,36,43-46]。Benhamou 等[9]发现,在 21 例伴 MRS 但不伴有黄斑裂孔的高度近视眼中,有 1 例(4.8%)患眼演变为全层黄斑裂孔,该患眼在中心凹处有玻璃体牵拉。Fujimoto 等[5]对 21 例近视性 MRS 眼进行了随访,发现 6 例(28.6%)进展为中心凹视网膜脱离、2 例(9.5%)进展为全层黄斑裂孔。Gaucher 等[45]对 18 例未接受手术

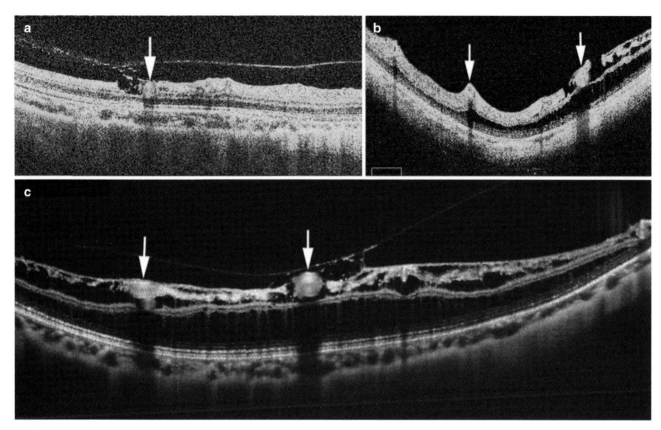

图 16.5　近视性黄斑视网膜劈裂(MRS)患眼的血管旁异常表现。(a–c)中,箭头提示视网膜血管。(a)后玻璃体脱离撕开血管旁视网膜囊腔的顶层,可见血管旁层间裂孔。通过血管旁层间裂孔,细胞向玻璃体迁移,可见大量颗粒状高反射点。(b)视网膜血管两侧均可见血管旁层间裂孔(如图中右箭所示)。视网膜血管凸向玻璃体,如同视网膜血管微皱褶。(c)沿视网膜血管,可见血管旁视网膜囊腔。视网膜内外层均可见广泛的 MRS 病变。

干预的 MRS 眼进行了平均为期 34.7 个月的随访(范围为 12~60 个月),发现 6 例(33.3%)进展为全层黄斑裂孔。Shimada 等[44]对 8 例 MRS 眼进行了为期超过 2 年的随访,发现 4 例(50%)进展为中心凹视网膜脱离或全层黄斑裂孔。Sun 等[46]随访发现 5 例近视性 MRS 眼进展为全层黄斑裂孔。根据 OCT 结果,MRS 进展为全层黄斑裂孔的自然进程可分为两种类型:1 型全层黄斑裂孔形成,表现为视网膜外层病灶区隆起,随后其进展为一个较小的外板层黄斑裂孔和视网膜脱离(RD)。然后,外板层黄斑裂孔 RD 横向扩大且垂直于隆起区域,直至外板层黄斑裂孔累及视网膜各层。当视网膜脱离的顶层打开,则最终形成全层黄斑裂孔。2 型全层黄斑裂孔形成,表现为 MRS 或囊腔的顶层开放,形成内板层黄斑裂孔。随后,除内板层黄斑裂孔下残留的 MRS,其余 MRS 均逐渐分解,内板层黄斑裂孔最终进展为全层黄斑裂孔。为研究 MRS 进展为中心凹

视网膜脱离的机制,Shimada 等[11]选择 5 例患眼进行研究,这 5 例近视性 MRS 眼在随访期内均进展为视网膜脱离。结果发现,MRS 经过 4 个阶段进展为中心凹视网膜脱离:①外层视网膜的病灶厚度变得不规则;②增厚区域内部形成外板层黄斑裂孔,随后进展为较小的视网膜脱离;③外层层间孔内侧的柱状结构水平分离,裂孔增大;④外层视网膜向上缘隆起,逐渐与视网膜劈裂层上部相连,进一步加重视网膜脱离(图 16.9)。从第 1 阶段进展至第 3 阶段的时间间隔相对较短(平均 4.5 个月),提示在 OCT 图像上观察到第 1 阶段的病理表现时,应注意视网膜脱离病变的过程。一旦出现外板层裂孔病变会在短期内进展为视网膜脱离。Sayanagi 和 Ikuno[47]报告了 1 例自愈性 MRS,但该病例在日后发展为中心凹视网膜脱离。

Shimada 等[48]近期对 207 例 MRS 患眼进行了自然病程分析,随访时间大于两年。根据 MRS 的病变程度

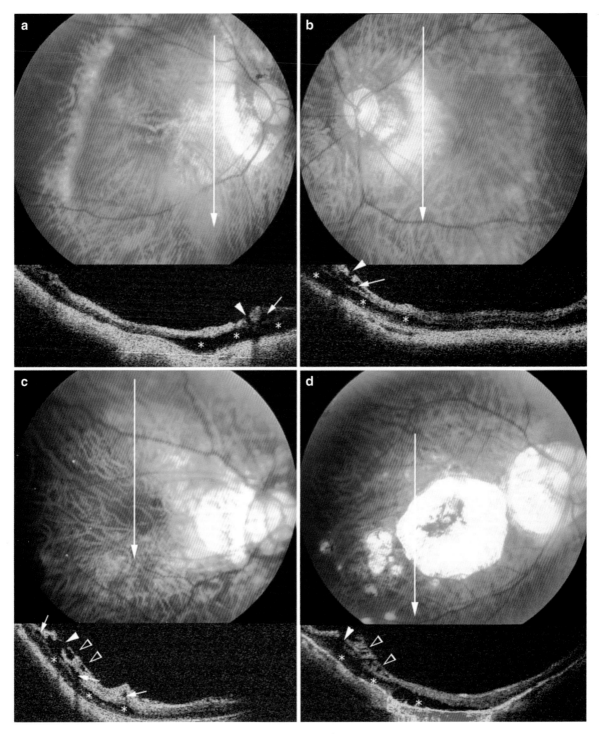

图 16.6　患有血管旁视网膜裂孔和视网膜劈裂的病例。(a)一名 70 岁老年女性的右眼底照片和光学相干断层成像(OCT),患者近视度数为−15.0,眼轴长度为 28.6mm。OCT 垂直扫描图像可见血管旁视网膜裂孔(三角箭头)。更下方的视网膜血管下缘周围可见微皱褶以及血管旁视网膜囊腔(箭)。(b)一名 70 岁女性的左眼底照片和 OCT 成像,患者的屈光不正度数为−14.5 D,眼轴长度为 28.4mm。OCT 垂直扫描图像可见血管旁视网膜裂孔(三角箭头)。在视网膜裂孔周围可见血管旁视网膜囊腔(箭)。(c)一名 56 岁老年女性的右眼底照片和 OCT 成像,患者的屈光不正度数为−16.0 D,眼轴长度为 29.8mm。OCT 垂直扫描图像可见血管旁视网膜裂孔(三角箭头),以及血管旁视网膜囊腔(箭),还可见内界膜脱离(空心箭头)。(d)一名 60 岁男性的右眼底照片和 OCT 成像,患者的屈光不正度数为−12.0 D,眼轴长度为 28.5mm。OCT 垂直扫描图像可见血管旁视网膜裂孔(三角箭头)和内界膜脱离(空心箭头)。(e)一名 54 岁女性的右眼底照片和 OCT 成像,患者的屈光不正度数为−14.0 D,眼轴长度为 28.3mm。OCT 垂直扫描图像可见血管旁视网膜裂孔(三角箭头)、血管旁视网膜囊腔(箭)以及内界膜脱离(空心箭头)。(f)一名 76 岁女性的右眼底照片和 OCT 成像,患者的屈光不正度数为−15.0 D,眼轴长度为 27.5mm。OCT 垂直扫描图像可见血管旁视网膜裂孔(三角箭头)。*,外层视网膜劈裂。(待续)

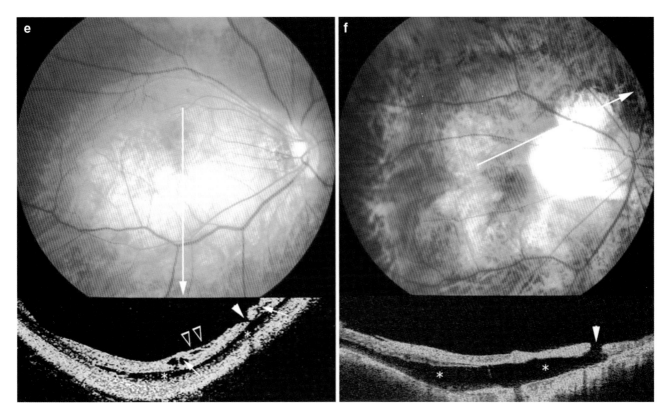

图 16.6（续）

和部位,Shimada 等将 MRS 分类为 S0 至 S4(图 16.10):无 MRS(S0)、中心凹外 MRS(S1)、MRS 仅在中心凹(S2)、中心凹出现 MRS 但未波及整个黄斑区(S3)和全黄斑区 MRS(S4)。MRS 的进展阶段则定义为:①MRS 的病变程度或高度增加（高度增加是指变化>100 μm）,以及②新发板层黄斑裂孔、中心凹视网膜脱离或全层黄斑裂孔。结果显示,207 例患眼中有 26 例患眼(12.6%)出现上述进展(图 16.11)。根据 MRS 病变程度的初始检查结果,有 6.2% 患眼的病程处于 S0、3.6% 处于 S1、8.9% 处于 S2、13.0% 处于 S3、42.9% 处于 S4。与病程为 S0 至 S3 的患眼相比,最常见的 MRS 病变阶段为 S4。处于 S0 和 S1 的患眼中可观察到 MRS 有所进展或病变增多。处于 S2 的患眼主要进展为全层黄斑裂孔。处于 S4 的患眼主要进展为中心凹视网膜脱离。图 16.11 为 MRS 病程进展的代表性病例。

关于 MRS 相关病变的自然病程,Tanaka 等[49]通过观察非近视眼和高度近视眼的板层黄斑裂孔,发现板层黄斑裂孔在高度近视眼中相对稳定。他们对 24 例板层黄斑裂孔的患眼进行了 OCT 检查,在平均为期

(19.2±10.2)个月的随访期间发现有 23 例(95.8%)未显示出任何改变,仅有 1 例进展为全层黄斑裂孔。

有研究发现 MRS 存在自愈病例。Polito 等[50]对 1 例患有 MRS 伴中心凹视网膜脱离的患者进行研究,由于患眼进展为自发性玻璃体后脱离(PVD),使其原有的病变在随访期间自然消失。通过将 MRS 分类为 S0 至 S4,Shimada 等[48]还对 MRS 的自愈情况进行了分析,并将 MRS 的病情改善定义为 MRS 病变程度或高度下降,且不伴有新发板层黄斑裂孔、视网膜脱离或全层黄斑裂孔。有趣的是,他们对 175 例患眼进行分析发现,8 例患眼的 MRS 病情得到改善,其中 2 例 MRS 病变减轻,6 例完全缓解(图 16.12)。这些自愈的患眼中各有 3 例处于 S3 和 S4,各有 1 例处于 S1 和 S2。8 例病变改善的患眼中,6 例表现出视网膜牵拉力减轻,这种改变先于 MRS 缓解,4 例出现玻璃体后脱离,2 例在 MRS 减轻前出现自发性内界膜断裂。图 16.9 示自愈性 MRS 的代表性病例。虽然文献报道的患者例数有限,但这些证据表明自发性内界膜断裂可缓解 MRS。

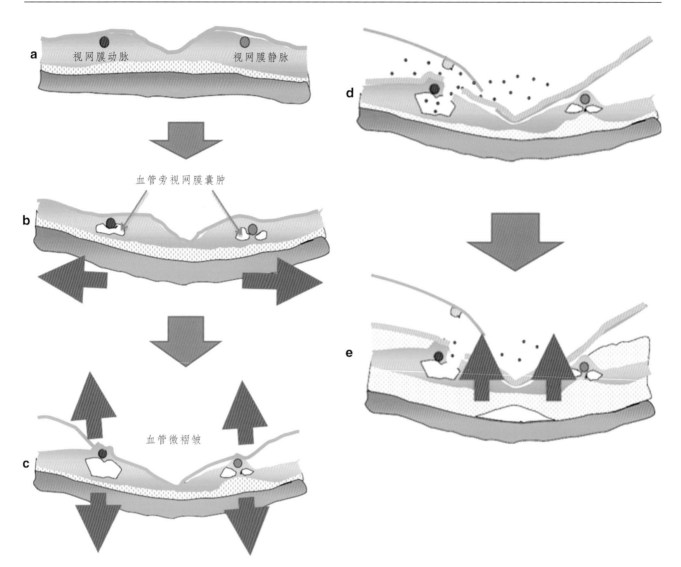

图 16.7 近视性黄斑视网膜劈裂(MRS)发病机制假说示意图,正常黄斑的横截面图像。(a)由于眼轴长度增加,眼球变大,视网膜血管和视网膜其他部分的变大的幅度有差异。因此,血管旁视网膜囊腔沿视网膜血管出现。(b)出现后巩膜葡萄肿后,视网膜血管微褶皱形成,血管旁视网膜囊腔扩大并且相互融合。(c)随着后玻璃体逐渐脱离牵拉血管旁视网膜囊腔的内壁,从而出现层间裂孔。(d)神经胶质细胞通过血管旁板层间裂孔迁移、增殖并且产生胶原,促进内层内界膜(ILM)增殖和收缩。(e)由于内界膜持续收缩病变最终发展为 MRS。

16.7 MRS 的治疗

由于缺乏前瞻性数据且治疗病例数较少,因此描述 MRS 及其并发症治疗的文献有限。但许多研究指出玻璃体切割术(PPV)能够有效解决中心凹视网膜脱离和 MRS 的问题[51-57]。表 16.1 总结了早期玻璃体切除术在功能和结构上的研究结果。

文献中有关 PPV 治疗无黄斑全层裂孔 MRS 的手术适应证不一致。普遍认为 MRS 病变进展为中心凹视网膜脱离时应进行玻璃体切割术。然而,尚无法明确手术指征以及最佳手术时机,尤其对于不伴有视网膜脱离的近视性 MRS。大部分不伴有中心凹视网膜脱离的 MRS 患者能保留相对较好的视力。由于病变从 MRS 进展为中心凹视网膜脱离需经过 4 个不同阶段,因此,Shimada 等[11]认为,当病变处于第 3 阶段(病变进展为外层间层黄斑裂孔,周围伴有较小的视网膜脱离)和第 4 阶段(视网膜外层上缘接触到视网膜劈裂层的上部)之间时,应优先考虑手术治疗。因为处于第 4 阶段的患眼在接受玻璃体切割术后,术后发生全层黄斑

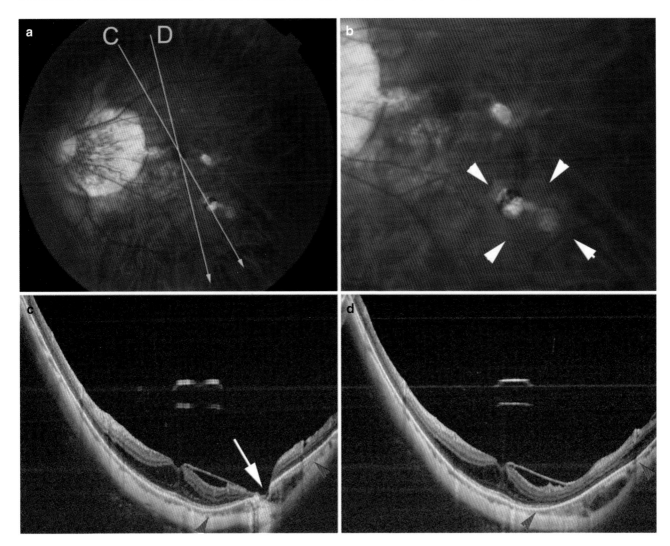

图 16.8　黄斑区脉络膜内空腔形成（黄斑 ICC），可见黄斑视网膜劈裂（MRS）。(a) 一名 60 岁女性的左眼底照片显示，中心凹上部和下部有 3 个斑片状脉络膜萎缩区。(b) 左上方的放大图像显示斑片状脉络膜视网膜萎缩的 3 个区域。斑片状萎缩区周围呈橙色（三角箭头）。(c) 采用扫频光学相干断层成像（OCT），扫描 (a) 中的 C 线，可见巩膜向后弯曲（箭头之间），而位于视网膜色素上皮缺损区之外的相邻巩膜未见弯曲。该区脉络膜增厚，而且视网膜向脉络膜内部空腔形成区塌陷（箭）。在脉络膜内空腔形成区，可见相应内层视网膜劈裂。(d) 左上方图像中，D 线的断面扫描，可见巩膜弯曲（箭头之间）。高反射区示脉络膜内空腔区中有液体。

裂孔的风险较高。

　　Kuhn[58]首次报道采用内界膜剥离术治疗了 1 名高度近视患者，该患者有黄斑视网膜脱离但无黄斑裂孔，但该研究并未对患者进行 OCT 检查。对于是否需要在玻璃体切割术中剥离内界膜仍然存在争议，但如果术前 OCT 检查显示内界膜受到牵拉则有必要进行内界膜剥离。有研究发现，采用无内界膜剥离的玻璃体切割术也可成功治疗近视性 MRS 和中心凹视网膜脱离[57]。但 Futagami 和 Hirakata[59]报道了 1 例接受玻璃体切割术治疗但未行内界膜剥离患者，该患者于术后第 3 年

MRS 复发，在进行包括内界膜剥离的二次手术后康复。

　　除存在是否应该采用内界膜剥离治疗 MRS 的争议外，另一项争议为内界膜剥离是选择完全剥离黄斑区内界膜还是仅剥离中心凹之外的内界膜。伴中心凹视网膜脱离的高度近视眼若接受玻璃体切割术，其术中和术后的严重并发症为全层黄斑裂孔[55]。全层黄斑裂孔不仅会导致视力下降，还是高度近视眼进展为黄斑裂孔性视网膜脱离的高危因素[60-63]。而且，一旦高度近视眼进展为全层黄斑裂孔，将难以封闭裂孔[64,65]。

　　中心凹视网膜脱离术后患者进展为全层黄斑裂孔

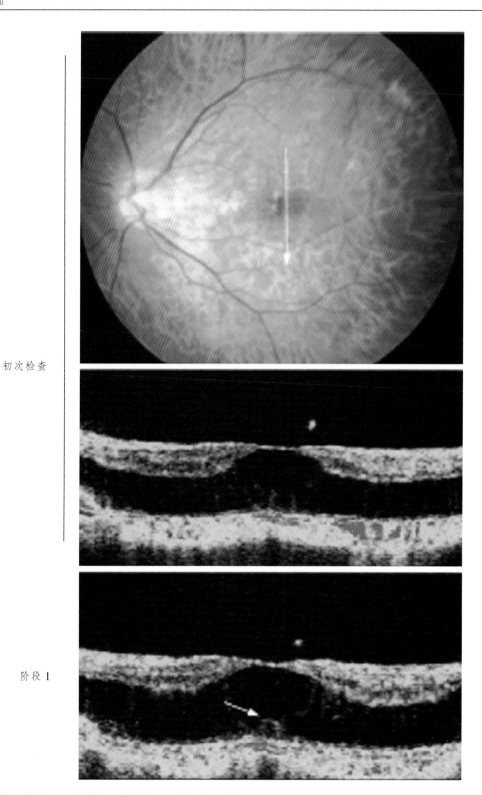

初次检查

阶段 1

图 16.9 近视性黄斑劈裂发展至早期视网膜脱离的不同阶段。顶行:初次检查时后段眼底图像。二至五行:初次检查和阶段 1、阶段 2、阶段 3、阶段 4 时期的光学相干层析(OCT)图。初次检查时,OCT 图显示黄斑劈裂但没有视网膜脱离。外层视网膜显示正常。阶段 1,OCT 图显示外层视网膜发生局灶性增厚(箭);阶段 2,板层裂孔(箭头)发生在增厚区域的下方;阶段 3,视网膜劈裂及其上方重叠的外部板层裂孔呈水平分离(星号),且外部板层裂孔变大;阶段 4,外层视网膜的上边缘(空心箭头)贴附于视网膜劈裂层的上部。视网膜脱离范围更大并伴随着视网膜劈裂倾向。(待续)

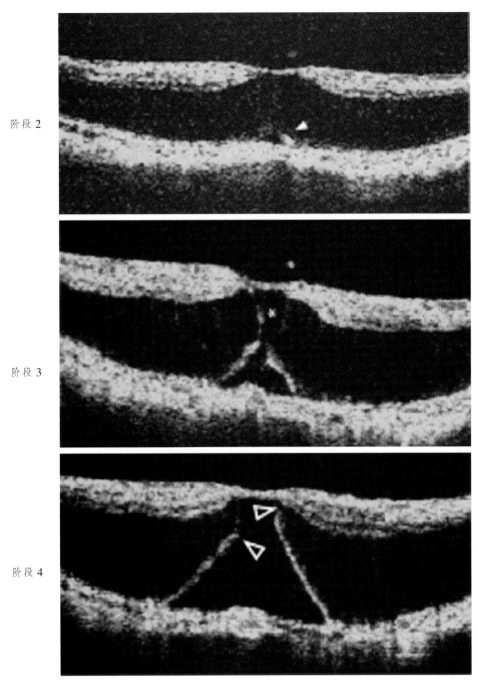

阶段 2

阶段 3

阶段 4

图 16.9(续)

的机制尚未明确,但有假说认为内界膜剥离本身会增加患眼进展为全层黄斑裂孔的风险。由于剥离中心凹内界膜会对黄斑中央凹施加机械性牵拉力,因此可导致黄斑中心凹组织出现断裂。另一种假说是玻璃体切割术后视网膜会出现后移以适应葡萄肿,如果剥离内界膜,则会使中心凹的结构强度下降。基于上述问题,Ho 等[66]和 Shimada 等[67]分别对"中心凹非剥离技术"和"保留中心凹内界膜剥离术"进行了研究。其中,保留中心

凹内界膜剥离术先采用内界膜剥离夹夹起内界膜,然后环形剥离(图 16.13)。术中不完全剥离内界膜,保留部分内界膜与中心凹相连。剥离除中心凹区以外的全黄斑区内界膜后(剥离圆心区的直径约等于视盘的垂直径)用玻璃体剪剪去剥离的内界膜。Shimada 等[67]报道,保留中心凹内界膜剥离术后约 3 个月可见中心凹区保留的内界膜出现收缩,视网膜表面不规则增厚且外层层间裂孔变小或模糊(图 16.14)。3 个月后未观察到

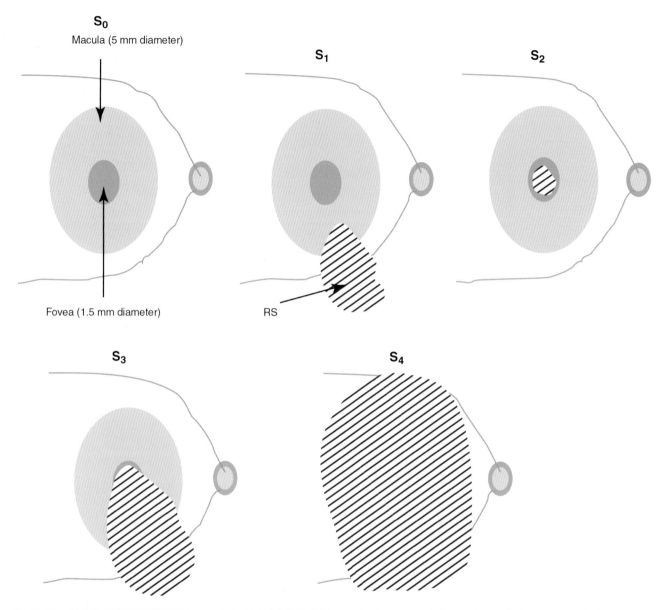

图 16.10 近视性黄斑视网膜劈裂(MRS)按病变区域分类示意图。S0 为无 MRS；S1 为中心凹旁；S2 为中心凹；S3 包括中心凹和中心凹旁，但不涉及整个黄斑区；S4 为整个黄斑区。

保留内界膜进一步萎缩。保留中心凹内界膜剥离术的患眼均未进展为全层黄斑裂孔[66,67]。虽然为完善研究结论应采用大样本量患者进行更长期的随访，并且应用更合适的对照组作对比，但上述结果表明这是一种可预防术后全层黄斑裂孔形成的手术方法。该术式不仅可缓解黄斑牵拉并保留内界膜的向心性收缩，而且对中心凹的手术创伤小，这些很可能是术后患眼未出现全层黄斑裂孔的原因。

有研究建议可用巩膜扣带术和黄斑填充治疗 MRS 及中心凹视网膜脱离但不伴有黄斑裂孔的患者[68-71]。然而会出现包括脉络膜视网膜萎缩、原有纤维血管增

生[69]等并发症，这可能是由黄斑填充后的隆起对视网膜脉络膜产生的机械性压力和拉力所致。此外，还有报道将后巩膜加固术[72,73]、眼内膨胀气体注射和术后俯卧姿态[74,75]用于治疗 MRS。

近期有研究表明，眼内玻璃体腔注射玻璃体分解剂 ocriplasmin 可缓解玻璃体黄斑牵拉并封闭黄斑裂孔[76]。关于 ocriplasmin 对 MRS 的疗效应做进一步研究。

另外还有一种涉及脉络膜上腔扣带的新手术方法，采用一根导管将长效透明质酸注入脉络膜上腔，形成脉络膜压痕从而支撑后巩膜葡萄肿区的黄斑。在一

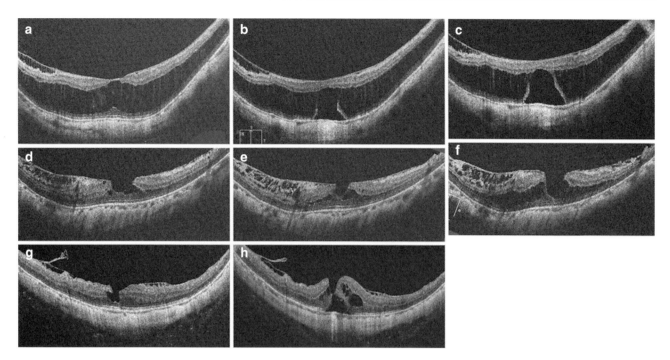

图 16.11　进展性近视牵拉黄斑病变(MTM)病例。(a–c)从黄斑视网膜劈裂(MRS)进展为中心凹视网膜脱离(RD)。一名 69 岁男性左眼轴长度为 30.9mm。(a)OCT 垂直扫描中心凹显示黄斑区存在广泛 MRS 病变。(b)15 个月后病变进展为中心凹视网膜脱离,可见外层层间黄斑裂孔形成。(c)初次检查 20 个月后可见中心凹视网膜脱离。(d–f)MRS 的病变加重。一名 52 岁男性的右眼轴长度为 30.1mm。(d)OCT 垂直横断面扫描示中心凹区可见局限性 MRS 以及内层层间黄斑裂孔,在中心凹下方可见内界膜脱离。(e)9 个月后 MRS 病变范围略有扩大。(f)2 个多月后 MRS 病变范围进一步扩大。(g,h)一名 62 岁男性的左眼进展为全层黄斑裂孔,眼轴长度为 31.9mm。(g)OCT 垂直横断面扫描中心凹可见内层层间黄斑裂孔,在中心凹周围可观察到内界膜脱离。(h)8 个月后,病变已进展为全层黄斑裂孔。

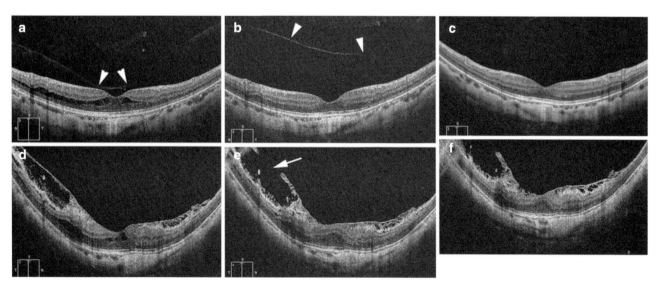

图 16.12　近视性牵拉黄斑病变(MTM)自愈病例。(a–c)黄斑视网膜劈裂(MRS)完全自愈后,继发玻璃体后脱离(PVD)。一名 46 岁屈光不正的女性患者,左眼屈光度为–16.0 D,眼轴长度为 29.3mm。(a)初次检查 OCT 垂直扫描可见中心凹及其周围有表浅的 MRS 病变。可见部分 PVD 病变(三角箭头)。(b)1 个月后病变出现完全 PVD(三角箭头),MRS 病变则几乎消失。(c)首次随访后 15 个月 MRS 病变已痊愈。(d–f)黄斑视网膜劈裂(MRS)自愈过程继发于内界膜(ILM)的自发性断裂。一名 52 岁男性患者的右眼轴向长度为 30.9mm。(d)初次检查中 OCT 垂直扫描显示中心凹及其上方可见表浅的 MRS 病变以及内界膜脱离。(e)14 个月后在中心凹上方内界膜出现自发性断裂(箭),MRS 病变开始减少。(f)首次随访后 24 个月 MRS 已完全缓解。

表 16.1　早期研究中采用玻璃体手术治疗近视牵拉性黄斑病变后，在功能上和结构上的病变结果汇总表

年份	作者	患眼例数例数（患者例数）	年龄（岁）平均值（范围）	眼轴长度 mm（范围）（平均值）	术前 OCT 检查结果 中心凹 MRS	RD	FTMH	玻璃体手术 ILM 剥离	Gas 填塞	术后 OCT 检查结果 RD 和 MRS 病变完全缓解	RD 和 MRS 病变部分缓解	病情不变	并发症	平均最佳矫正视力 手术前	手术后	平均随访期（月）
2003	Kobayashi 和 Kishi	9 (7)	54.7 (36~74)	27.5 (26.5~28.5)	9/9 眼	9/9 眼	–	+	+	8/9 眼	1/9 眼	–	1 眼出现 FTMH	0.17	0.48	20.4
2003	Kanda	2 (2)	52 和 84	N/A	2/2 眼	1/2 眼	–	+	1/2 眼	1/2 眼	1/2 眼	–	–	(0.02-0.4)	(0.4-0.6)ª	8 和 12
2004	Ikuno	6 (5)	59.5 (51~63)	29.2 (27.9~29.9)	6/6 眼	6/6 眼	–	+	+	5/6 眼	1/6 眼	–	–	N/A	N/A	14
2005	Spaide	6 (5)	61	N/A	4/6 眼?	4/6 眼	–	+	+	6/6 眼	–	–	–	20/100	20/60	19.1
2005	Kwok	9 (8)	52.7 (40~65)	29.0 (26.3~32.1)	9/9 眼	9/9 眼	–	+	+	7/9 眼	2/9 眼	–	–	20/80	20/50	17.2
2006	Hirakata	16 (14)	64.9 (53~77)	28.0 (24.9 30.2)	16/16 眼	11/16	2/16	6/16	12/16 眼	16/16 眼	–	–	5 眼出现 FTMH	N/A	N/A	25.6
2006	Scott	3 (3)	53,31,69	1 例为 32.6mm	3/3 患眼	2/3 眼	–	2/3 眼	3/3 眼	3/3 眼	–	–	–	N/A	N/A	8,7,1
2007	Pannozzo	24	58 (32~79)	N/A	24/24 眼	5/24 眼	–	24/24 眼	–	23/24 眼	–	1/24 眼	5 眼出现 FTMH	logMAR 0.6 (1.1-0.2)	logMAR 0.43 (1.1 至 -0.1)	29.6
2007	Gaucher	11	55 (43~70)	N/A	11/11 眼	5/11	–	1/11 眼	6/11 眼	4/11 眼	4/11 眼	–	3 眼出现 FTMH	logMAR 0.97	logMAR 0.63	26.9
2008	Yeh	3 (3)	61,62,52	30.1,28.8, 31.1	3/3 眼	3/3 眼	–	–	+	1/2 眼	2/2 眼	–	2 眼分别出现 RRD 和视网膜中断 膜中断	N/A	N/A	12
2008	Ikuno	44 (42)	63.3 (43~79)	29.1 (24.4~34.6)	16/44 眼	17/44 眼	11/44 眼	+	+	44/44 眼	–	–	2 眼出现 FTMH	N/A	N/A	12

（待续）

表 16.1　早期研究中采用玻璃体手术治疗近视牵拉性黄斑病变后，在功能上和结构上的病变结果汇总表（续）

年份	作者	患眼例数（患者例数）	年龄（岁）（平均值）（范围）	眼轴长度 mm（范围）（平均值）	术前 OCT 检查结果			玻璃体手术		术后 OCT 检查结果				平均最佳矫正视力		平均随访期（月）
					MRS	中心凹 RD	FTMH	ILM 剥离	Gas 填塞	RD 和 MRS 病变完全缓解	RD 和 MRS 病变部分缓解	病情不变	并发症	手术前	手术后	
2009	Fang	6 (6)	53.1	29	6/6 眼	6/6 眼	-	-	+	4/6 眼	2/6 眼	-	-	20/400	20/160	9.8
2010	Kumagai	39 (39)	66.3±8.3 (44~80)	28.6±2.3 (24.2~34.7)	39/39 眼	27/39 眼	-	+	34/39 眼	39/39 眼	-	-	-	logMAR 0.79±0.60	logMAR 0.54±0.60	6
2011	Zhang	18 (17)	51.3±13.7 (25~78)	29.7±2.1 (26.8~34.1)	18/18 眼	12/18 眼	-	+	11/18 眼	18/18 眼	-	-	-	logMAR 0.94 (2~0.15)	logMAR 0.49 (1.3~0.15)	17.5
2012	Kim	17 (17)	61.9 (44~78)	29.75 (27.80~32.95)	17/17 眼	9/17 眼	-	+	9/17 眼	12/17 眼	2/17 眼	3/17 眼	2 眼出现 FTMH	logMAR 0.81~0.83	logMAR 0.56	13 或 15.3
2012	Shin	38 (36)	63.5±9.5 (32~84)	29.16±1.92 (26.61~36.17)	38/38 眼	7/38 眼	2/38 眼	+	+	34/38 眼	3/38 眼	-	1 眼出现 FTMH	logMAR 0.841±0.534	logMAR 0.532±0.536	6

OCT，光学相干断层扫描；MRS，黄斑视网膜劈裂；RD，视网膜脱离；FTMH，全层黄斑裂孔；ILM，内界膜；BCVA，最佳矫正视力；logMAR，最小分辨视角的对数；N/A，不适用；RRD，孔源性视网膜脱离。

a 有 8 例患眼在术中出现全层黄斑裂孔。

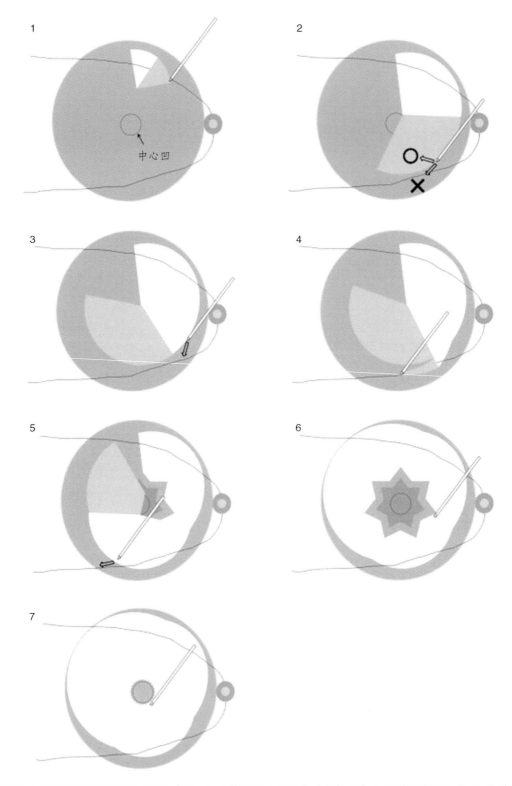

图 16.13 保留中心凹内界膜（ILM）剥离术的示意图。1–从黄斑中心凹开始剥离内界膜；2–继续剥离内界膜；3–当剥离的内界膜瓣接近中央凹时停止继续剥离，从一个新位点开始剥离内界膜；4–从新位点继续剥离内界膜，注意避免剥离黄斑中心凹处的内界膜；5–多位点剥离内界膜，从黄斑中心凹处剥离全黄斑区内界膜；6–采用玻璃体剪修剪保留在中心凹及周围的内界膜；7–完成保留中心凹内界膜剥离术。

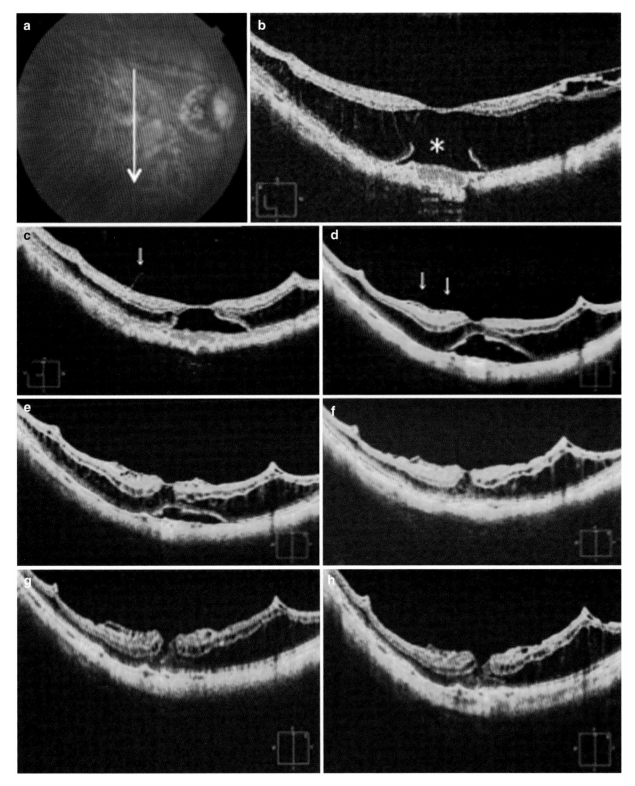

图 16.14　玻璃体切除保留中心凹内界膜剥离术以及气体填充治疗近视性中心凹视网膜脱离(RD)光学相干断层成像(OCT)。(a)
术前眼底照片。箭头表示 OCT 扫描线。(b)同一患眼的术前 OCT。可见中心凹视网膜脱离伴较大视网膜外层层间黄斑裂孔(星号)
以及黄斑视网膜劈裂。(c)保留中心凹内界膜剥离术后 1 个月视网膜劈裂随眼内气体的吸收而减少。虽然中心凹视网膜脱离减少
但病变仍然存在。可见边缘卷曲的内界膜(箭)。(d)术后 3 个月保留的内界膜(箭头之间)出现收缩和增厚。(d)但外部板层裂孔变
小。(e)术后 6 个月视网膜劈裂和中心凹视网膜脱离仍然存在但有所减轻。(f)术后 12 个月中心凹视网膜脱离完全消失,除黄斑下
方视网膜动脉周围出现视网膜血管微皱褶的区域外,其他区域视网膜劈裂也有所减轻。(g,h)术后 18 个月(左)和术后 24 个月
(右)视网膜劈裂被吸收。

项采用该技术治疗高度近视眼(5 例有 MRS,7 例有黄斑裂孔视网膜脱离)的研究中,所有患者 MRS 结构均有所改善,4/5 的患者视力上升,在视力表上至少改善1 行[77]。对黄斑裂孔视网膜脱离的病例,57%患眼的视敏度上升且 1 年内未复发视网膜脱离。目前,该方法的长期疗效尚不明确。除玻璃体切割术之外,巩膜缩短术也可用于治疗难治性病例。

16.8 病理性近视性黄斑视网膜脱离的其他类型

16.8.1 黄斑裂孔性视网膜脱离(MHRD)

高度近视眼中全层黄斑裂孔最容易导致视网膜脱离[60,63,78]。Ripandelli 等[43]回顾了 214 例病理性近视眼(眼轴长度大于 30mm,伴有后巩膜葡萄肿)的 OCT 结果,18 例(8.4%)出现全层黄斑裂孔。高度近视伴全层黄斑裂孔时,部分病例可能无临床症状。Coppe 等[79]检查373 例无视觉异常的高度近视患者,发现 24 例(6.26%)有全层黄斑裂孔,可能因为裂孔位于旁中心凹区域,部分患者无临床症状。Akiba 等[63]对 52 例继发黄斑裂孔的重度近视眼病例进行回顾,发现 37 例(71%)患眼出现广泛视网膜脱离。Morita 等[61]发现,屈光度>−8.25 D的近视患者的黄斑裂孔性视网膜脱离发病率为 97.6%,屈光度为−8.0 D~−3.25 D 的患者发病率为 67.7%,屈光度小于−3.0 D 的发病率为 1.1%。有大片脉络膜萎缩、斑点状或线状脉络膜萎缩的患眼,MHRD 的发病率分别为 100%和 90.6%;有近视性豹纹状眼底的患眼发病率为 64.3%,无近视性豹纹状眼底或萎缩的患眼发病率为 0;伴有后巩膜葡萄肿和不伴有葡萄肿的患眼 MHRD 发病率分别为 96.0%和 8.2%。Oie 和 Ikuno[80]报道,按 Curtin 分类法对各种葡萄肿分类,其中 Ⅱ 型葡萄肿在日本 MHRD 患者中的发病率较高。黄斑裂孔性视网膜脱离眼的对侧眼 MHRD 发病风险也较高[81–83]。Oie 和 Emi[82]分析 MHRD 的对侧眼,发现高度近视对侧眼 MHRD 的发病率为 12.8%。

尽管能够采取手术干预,但黄斑裂孔性视网膜脱离仍然是最难治疗的一种视网膜脱离类型,视力通常预后不良[84]。即使经过治疗,患眼仍有可能出现黄斑裂孔未闭或复发,甚至视网膜脱离;另外,部分患者可能需经多次手术才能在结构上有所改善。

高度近视眼在接受下列医疗干预后会出现黄斑裂孔性视网膜脱离,包括小梁切除术后眼压下降[85]、YAG激光晶状体后囊切开术后[86]、白内障手术后[87]、透明晶状体摘除术后[88]和 LASIK 术后[89,90]。Shimada 等[12]用OCT 检查患有脉络膜新生血管膜和大视网膜脉络膜萎缩(>1 个视盘区)的患眼,发现 14%的患眼伴黄斑裂孔。裂孔位于旧脉络膜新生血管膜边缘以及视网膜萎缩病变周围。在完全性玻璃体后脱离的患眼中,89%出现视网膜脱离。因此该研究提出,导致伴有黄斑裂孔的高度近视眼进展为视网膜脱离的病变可能是由于后巩膜葡萄肿,而非前后玻璃体黄斑牵拉。

大量研究表明可采用手术治疗黄斑裂孔性视网膜脱离。最常见的手术包括玻璃体切割术、粘连玻璃体皮质切除术、视网膜前膜切除术、气液交换以及眼内气体填充(如果有必要,可采用硅油填塞)[78,87,91–98]。但也有研究报道称可在不剥离内界膜的情况下实现 MHRD愈合。Nakanishi 等[99]分析了玻璃体切除术使 MHRD 初步再附着的预后因素,发现高度近视眼 MHRD 患者在接受玻璃体切割术联合气体填充术后,唯一显著性的预后因素是眼轴长度。Jo 等[31]研究发现,伴有全层黄斑裂孔的高度近视患者在接受玻璃体切割术后,若患者出现 MRS,则该病变对患者的视力和解剖学预后均产生负面影响。还有研究发现黄斑加固术对 MHRD 也有一定疗效[100]。Michalewska 等[101]报道了最初用于治疗特发性黄斑裂孔的内界膜膜瓣倒置术。在玻璃体切割术中不完全剥离内界膜,保留部分内界膜附着在黄斑裂孔的边缘,然后轻轻翻过内界膜盖在黄斑裂孔上方,使翻转的内界膜膜瓣覆盖裂孔。近期 Kuriyama 等[102]发现这种手术方法可有效闭合近视性黄斑裂孔。对这种新手术方法还需做进一步研究以证实其疗效。

16.8.2 视乳头旁脉络膜内空腔(ICC)相关黄斑视网膜脱离

ICC 是一种位于视乳头下方的橙黄色病变,在高度近视眼患者中的发病率为 4.9%[37,40]。Spaide 等[40]发现 ICC 区存在后巩膜变形(见脉络膜章)。Shimada 等[103]报道了 1 例伴有视乳头旁 ICC 病变的高度近视黄斑视网膜脱离患者,OCT 检查显示当 ICC 上方出现视网膜全层组织缺损时,玻璃体腔即与 ICC 腔相通,ICC 通过近视弧区的视网膜下通道与视网膜脱离区相连(图 16.15)。

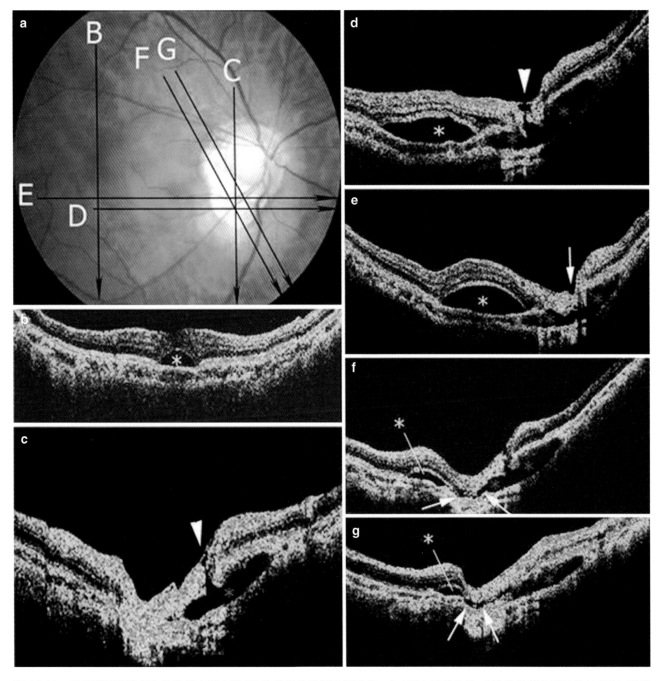

图 16.15 黄斑视网膜脱离和脉络膜内部空腔(ICC)的光学相干层析图像。(a)图中黑线为(b-f)光学相干断层扫描(OCT)扫描线(扫描长度为 10mm)。(b)OCT 垂直横截面扫描黄斑中心凹可见视网膜脱离(星号)。(c)OCT 垂直扫描脉络膜视网膜萎缩区的裂孔样缺损,可见裂孔样病变区有全层组织缺损(三角箭头)。玻璃体腔通过该缺损处与脉络膜内部空腔相连说明病变为 ICC(红色星号)。(d)OCT 水平扫描脉络膜视网膜萎缩区的裂孔样病变可见病变区有空腔(三角箭头)。玻璃体腔通过该缺损处与脉络膜内部空腔相连,说明病变为 ICC(红色星号)。还可观察到视网膜脱离(黄色星号),视网膜色素上皮层(RPE)分离视网膜与 ICC。(e)OCT 水平扫描近视弧和脉络膜视网膜萎缩区之间,位于边缘处的裂孔样病变可见视网膜在该处出现小空腔(箭)。相邻横断面中均未见全层视网膜缺损。脉络膜内空腔表明有 ICC(红色星号),可见视网膜脱离(黄色星号)。(f)OCT 斜向扫描脉络膜视网膜萎缩区内的裂孔样病变,可见 ICC(红色星号)通过近视弧区(箭)的外视网膜劈裂通道,延续为视网膜脱离(黄色星号)。(g)在(h)中的相邻截面可清楚地观察到 ICC 通过外视网膜劈裂样通路,延续为黄斑视网膜脱离。

表明视乳头旁 ICC 会增加患眼病变进展为黄斑视网膜脱离的风险。Akimoto 等[104]对 1 例相似病例进行研究,患者有黄斑视网膜脱离和视乳头旁 ICC 但无高度近视。Yeh 等[105]近期分析了 122 例视乳头旁 ICC 患眼,26.2%的 ICC 患眼无高度近视(<−6 D)。这表明视乳头旁 ICC 不是高度近视特有的病变。此外,视乳头周围的结构改变,如视盘倾斜,可能与 ICC 发病以及与继发的 ICC 相关性黄斑视网膜脱离形成相关。

16.8.3 黄斑萎缩或斑片状萎缩内部和周围视网膜破裂所导致的视网膜脱离

除黄斑裂孔以外,黄斑萎缩区内部或边缘可出现视网膜破裂[106,107]。近视性脉络膜新生血管膜(CNV)处于萎缩阶段时,收缩的 CNV 周围会出现黄斑萎缩[108,109]。因此,近视性 CNV 可在多个 CNV 阶段,从多种途径促使 MRS 和视网膜脱离。Chen 等[107]发现,在数例视网膜脱离患眼中, 由于斑片状萎缩区上方出现血管旁线状视网膜破裂使病变进展为视网膜脱离。由于斑片状视网膜脉络膜萎缩可通过黄斑 ICC 形成而导致 MRS,因此斑片状萎缩与黄斑萎缩一样,可从多种途径促进 MRS 和视网膜脱离的发生。

16.9 小结

MRS 是近期利用新的成像方式在高度近视眼中发现的一种黄斑病变。由于 OCT 技术以及手术技术的进步,已经对其病理学、发病机制和治疗的选择进行了大量研究。可以肯定未来在 MRS 的病理学和预防其导致视力下降方面将会取得巨大的进步。

(王进达 万文翠 译 雷博 校)

参考文献

1. Takano M, Kishi S. Foveal retinoschisis and retinal detachment in severely myopic eyes with posterior staphyloma. Am J Ophthalmol. 1999;128(4):472–6.
2. Baba T, Ohno-Matsui K, Futagami S, et al. Prevalence and characteristics of foveal retinal detachment without macular hole in high myopia. Am J Ophthalmol. 2003;135(3):338–42.
3. Menchini U, Brancato R, Virgili G, Pierro L. Unilateral macular retinoschisis with stellate foveal appearance in two females with myopia. Ophthalmic Surg Lasers. 2000;31(3):229–32.
4. Panozzo G, Mercanti A. Optical coherence tomography findings in myopic traction maculopathy. Arch Ophthalmol. 2004;122(10):1455–60.
5. Fujimoto M, Hangai M, Suda K, Yoshimura N. Features associated with foveal retinal detachment in myopic macular retinoschisis. Am J Ophthalmol. 2010;150(6):863–70.
6. Tang J, Rivers MB, Moshfeghi AA, et al. Pathology of macular foveoschisis associated with degenerative myopia. J Ophthalmol. 2010.
7. Jiang C, Wang W, Xu G, Wang L. Retinoschisis at macular area in highly myopic eye by optic coherence tomography. Yan Ke Xue Bao. 2006;22(3):190–4.
8. Sayanagi K, Ikuno Y, Tano Y. Tractional internal limiting membrane detachment in highly myopic eyes. Am J Ophthalmol. 2006;142(5):850–2.
9. Benhamou N, Massin P, Haouchine B, et al. Macular retinoschisis in highly myopic eyes. Am J Ophthalmol. 2002;133(6):794–800.
10. Curcio CA, Allen KA. Topography of ganglion cells in human retina. J Comp Neurol. 1990;300(1):5–25.
11. Shimada N, Ohno-Matsui K, Yoshida T, et al. Progression from macular retinoschisis to retinal detachment in highly myopic eyes is associated with outer lamellar hole formation. Br J Ophthalmol. 2008;92(6):762–4.
12. Shimada N, Ohno-Matsui K, Yoshida T, et al. Development of macular hole and macular retinoschisis in eyes with myopic choroidal neovascularization. Am J Ophthalmol. 2008;145(1):155–61.
13. Tanaka Y, Shimada N, Ohno-Matsui K, et al. Retromode retinal imaging of macular retinoschisis in highly myopic eyes. Am J Ophthalmol. 2010;149(4):635–40.e1.
14. Hayashi W, Shimada N, Hayashi K, et al. Retinal vessels and high myopia. Ophthalmology. 2011;118(4):791–e2.
15. Sayanagi K, Ikuno Y, Tano Y. Different fundus autofluorescence patterns of retinoschisis and macular hole retinal detachment in high myopia. Am J Ophthalmol. 2007;144(2):299–301.
16. Wu PC, Chen YJ, Chen YH, et al. Factors associated with foveoschisis and foveal detachment without macular hole in high myopia. Eye. 2009;23(2):356–61.
17. Johnson MW. Myopic traction maculopathy: pathogenic mechanisms and surgical treatment. Retina. 2012;32(2):S205–10.
18. Johnson MW. Perifoveal vitreous detachment and its macular complications. Trans Am Ophthalmol Soc. 2005;103:537–67.
19. Bando H, Ikuno Y, Choi JS, et al. Ultrastructure of internal limiting membrane in myopic foveoschisis. Am J Ophthalmol. 2005;139(1):197–9.
20. Shimada N, Ohno-Matsui K, Nishimuta A, et al. Detection of paravascular lamellar holes and other paravascular abnormalities by optical coherence tomography in eyes with high myopia. Ophthalmology. 2008;115(4):708–17.
21. Shimada N, Ohno-Matsui K, Nishimuta A, et al. Peripapillary changes detected by optical coherence tomography in eyes with high myopia. Ophthalmology. 2007;114(11):2070–6.
22. Ikuno Y, Gomi F, Tano Y. Potent retinal arteriolar traction as a possible cause of myopic foveoschisis. Am J Ophthalmol. 2005;139(3):462–7.
23. Sayanagi K, Ikuno Y, Gomi F, Tano Y. Retinal vascular microfolds in highly myopic eyes. Am J Ophthalmol. 2005;139(4):658–63.
24. Ohno-Matsui K, Akiba M, Moriyama M. Macular pits and scleral dehiscence in highly myopic eyes with macular chorioretinal atrophy. Retinal Cases Brief Rep. (In press).
25. Ohno-Matsui K, Akiba M, Moriyama M, et al. Intrachoroidal cavitation in macular area of eyes with pathologic myopia. Am J Ophthalmol. 2012;154:382–93.
26. Ohno-Matsui K, Akiba M, Modegi T, et al. Association between shape of sclera and myopic retinochoroidal lesions in patients with pathologic myopia. Invest Ophthalmol Vis Sci. 2012;9:9.
27. Chae JB, Moon BG, Yang SJ, et al. Macular gradient measurement in myopic posterior staphyloma using optical coherence tomography. Korean J Ophthalmol. 2011;25(4):243–7.

28. Gaucher D, Erginay A, Lecleire-Collet A, et al. Dome-shaped macula in eyes with myopic posterior staphyloma. Am J Ophthalmol. 2008;145(5):909–14.

29. Ikuno Y, Jo Y, Hamasaki T, Tano Y. Ocular risk factors for choroidal neovascularization in pathologic myopia. Invest Ophthalmol Vis Sci. 2010;51(7):3721–5.

30. Imamura Y, Iida T, Maruko I, et al. Enhanced depth imaging optical coherence tomography of the sclera in dome-shaped macula. Am J Ophthalmol. 2011;151(2):297–302.

31. Jo Y, Ikuno Y, Nishida K. Retinoschisis: a predictive factor in vitrectomy for macular holes without retinal detachment in highly myopic eyes. Br J Ophthalmol. 2012;96(2):197–200.

32. Maruko I, Iida T, Sugano Y, et al. Morphologic choroidal and scleral changes at the macula in tilted disc syndrome with staphyloma using optical coherence tomography. Invest Ophthalmol Vis Sci. 2011;52(12):8763–8.

33. Maruko I, Iida T, Sugano Y, et al. Morphologic analysis in pathologic myopia using high-penetration optical coherence tomography. Invest Ophthalmol Vis Sci. 2012;15:15.

34. Hayashi M, Ito Y, Takahashi A, et al. Scleral thickness in highly myopic eyes measured by enhanced depth imaging optical coherence tomography. Eye. 2013;27(3):410–7.

35. Alkabes M, Padilla L, Salinas C, et al. Assessment of OCT measurements as prognostic factors in myopic macular hole surgery without foveoschisis. Graefes Arch Clin Exp Ophthalmol. 2013;22:22.

36. Smiddy WE, Kim SS, Lujan BJ, Gregori G. Myopic traction maculopathy: spectral domain optical coherence tomographic imaging and a hypothesized mechanism. Ophthalmic Surg Lasers Imaging. 2009;40(2):169–73.

37. Freund KB, Ciardella AP, Yannuzzi LA, et al. Peripapillary detachment in pathologic myopia. Arch Ophthalmol. 2003;121(2):197–204.

38. Shimada N, Ohno-Matsui K, Yoshida T, et al. Characteristics of peripapillary detachment in pathologic myopia. Arch Ophthalmol. 2006;124(1):46–52.

39. Toranzo J, Cohen SY, Erginay A, Gaudric A. Peripapillary intrachoroidal cavitation in myopia. Am J Ophthalmol. 2005;140(4):731–2.

40. Spaide RF, Akiba M, Ohno-Matsui K. Evaluation of peripapillary intrachoroidal cavitation with swept source and enhanced depth imaging optical coherence tomography. Retina. 2012;32:1037–44.

41. Ellabban AA, Tsujikawa A, Matsumoto A, et al. Three-dimensional tomographic features of dome-shaped macula by swept-source optical coherence tomography. Am J Ophthalmol. 2012;3(12):00578–8.

42. Shimada N, Ohno-Matsui K, Hayashi K, et al. Macular detachment after successful intravitreal bevacizumab for myopic choroidal neovascularization. Jpn J Ophthalmol. 2011;55(4):378–82.

43. Ripandelli G, Rossi T, Scarinci F, et al. Macular vitreoretinal interface abnormalities in highly myopic eyes with posterior staphyloma: 5-year follow-up. Retina. 2012;32(8):1531–8.

44. Shimada N, Ohno-Matsui K, Baba T, et al. Natural course of macular retinoschisis in highly myopic eyes without macular hole or retinal detachment. Am J Ophthalmol. 2006;142(3):497–500.

45. Gaucher D, Haouchine B, Tadayoni R, et al. Long-term follow-up of high myopic foveoschisis: natural course and surgical outcome. Am J Ophthalmol. 2007;143(3):455–62.

46. Sun CB, Liu Z, Xue AQ, Yao K. Natural evolution from macular retinoschisis to full-thickness macular hole in highly myopic eyes. Eye (Lond). 2010;24(12):1787–91.

47. Sayanagi K, Ikuno Y, Tano Y. Spontaneous resolution of retinoschisis and consequent development of retinal detachment in highly myopic eye. Br J Ophthalmol. 2006;90(5):652–3.

48. Shimada N, Tanaka Y, Tokoro T, Ohno-Matsui K. Natural course of myopic traction maculopathy and factors associated with progression or resolution. Am J Ophthalmol. 2013;156(5):948–57.

49. Tanaka Y, Shimada N, Moriyama M, et al. Natural history of lamellar macular holes in highly myopic eyes. Am J Ophthalmol. 2011;152(1):96–9.

50. Polito A, Lanzetta P, Del Borrello M, Bandello F. Spontaneous resolution of a shallow detachment of the macula in a highly myopic eye. Am J Ophthalmol. 2003;135(4):546–7.

51. Kanda S, Uemura A, Sakamoto Y, Kita H. Vitrectomy with internal limiting membrane peeling for macular retinoschisis and retinal detachment without macular hole in highly myopic eyes. Am J Ophthalmol. 2003;136(1):177–80.

52. Kobayashi H, Kishi S. Vitreous surgery for highly myopic eyes with foveal detachment and retinoschisis. Ophthalmology. 2003;110(9):1702–7.

53. Ikuno Y, Sayanagi K, Ohji M, et al. Vitrectomy and internal limiting membrane peeling for myopic foveoschisis. Am J Ophthalmol. 2004;137(4):719–24.

54. Kwok AK, Lai TY, Yip WW. Vitrectomy and gas tamponade without internal limiting membrane peeling for myopic foveoschisis. Br J Ophthalmol. 2005;89(9):1180–3.

55. Hirakata A, Hida T. Vitrectomy for myopic posterior retinoschisis or foveal detachment. Jpn J Ophthalmol. 2006;50(1):53–61.

56. Scott IU, Moshfeghi AA, Flynn Jr HW. Surgical management of macular retinoschisis associated with high myopia. Arch Ophthalmol. 2006;124(8):1197–9.

57. Yeh SI, Chang WC, Chen LJ. Vitrectomy without internal limiting membrane peeling for macular retinoschisis and foveal detachment in highly myopic eyes. Acta Ophthalmol. 2008;86(2):219–24.

58. Kuhn F. Internal limiting membrane removal for macular detachment in highly myopic eyes. Am J Ophthalmol. 2003;135(4):547–9.

59. Futagami S, Inoue M, Hirakata A. Removal of internal limiting membrane for recurrent myopic traction maculopathy. Clin Experiment Ophthalmol. 2008;36(8):782–5.

60. Siam A. Macular hole with central retinal detachment in high myopia with posterior staphyloma. Br J Ophthalmol. 1969;53(1):62–3.

61. Morita H, Ideta H, Ito K, et al. Causative factors of retinal detachment in macular holes. Retina. 1991;11(3):281–4.

62. Stirpe M, Michels RG. Retinal detachment in highly myopic eyes due to macular holes and epiretinal traction. Retina. 1990;10(2):113–4.

63. Akiba J, Konno S, Yoshida A. Retinal detachment associated with a macular hole in severely myopic eyes. Am J Ophthalmol. 1999;128(5):654–5.

64. Wu TT, Kung YH. Comparison of anatomical and visual outcomes of macular hole surgery in patients with high myopia vs. non-high myopia: a case–control study using optical coherence tomography. Graefes Arch Clin Exp Ophthalmol. 2012;250(3):327–31.

65. Patel SC, Loo RH, Thompson JT, Sjaarda RN. Macular hole surgery in high myopia. Ophthalmology. 2001;108(2):377–80.

66. Ho TC, Chen MS, Huang JS, et al. Foveola nonpeeling technique in internal limiting membrane peeling of myopic foveoschisis surgery. Retina. 2012;32(3):631–4.

67. Shimada N, Sugamoto Y, Ogawa M, et al. Fovea-sparing internal limiting membrane peeling for myopic traction maculopathy. Am J Ophthalmol. 2012;24:24.

68. Ripandelli G, Coppe AM, Fedeli R, et al. Evaluation of primary surgical procedures for retinal detachment with macular hole in highly myopic eyes: a comparison [corrected] of vitrectomy versus posterior episcleral buckling surgery. Ophthalmology. 2001;108(12):2258–64.

69. Baba T, Tanaka S, Maesawa A, et al. Scleral buckling with macular plombe for eyes with myopic macular retinoschisis and retinal detachment without macular hole. Am J Ophthalmol. 2006;142(3):483–7.

70. Mateo C, Bures-Jelstrup A, Navarro R, Corcostegui B. Macular

buckling for eyes with myopic foveoschisis secondary to posterior staphyloma. Retina. 2012;32(6):1121–8.

71. Theodossiadis GP, Theodossiadis PG. The macular buckling procedure in the treatment of retinal detachment in highly myopic eyes with macular hole and posterior staphyloma: mean follow-up of 15 years. Retina. 2005;25(3):285–9.

72. Zhu Z, Ji X, Zhang J, Ke G. Posterior scleral reinforcement in the treatment of macular retinoschisis in highly myopic patients. Clin Experiment Ophthalmol. 2009;37(7):660–3.

73. Ward B, Tarutta EP, Mayer MJ. The efficacy and safety of posterior pole buckles in the control of progressive high myopia. Eye. 2009;23(12):2169–74.

74. Gili P, Yanguela J, Martin JC. Intraocular gas treatment for myopic foveoschisis. Eur J Ophthalmol. 2010;20(2):473–5.

75. Wu TY, Yang CH, Yang CM. Gas tamponade for myopic foveoschisis with foveal detachment. Graefes Arch Clin Exp Ophthalmol. 2012;10:10.

76. Stalmans P, Benz MS, Gandorfer A, et al. Enzymatic vitreolysis with ocriplasmin for vitreomacular traction and macular holes. N Engl J Med. 2012;367(7):606–15.

77. El Rayes EN. Supra choroidal buckling in managing myopic vitreoretinal interface disorders: 1-year data. Retina. 2013;23:23.

78. Ortisi E, Avitabile T, Bonfiglio V. Surgical management of retinal detachment because of macular hole in highly myopic eyes. Retina. 2012;32(9):1704–18.

79. Coppe AM, Ripandelli G, Parisi V, et al. Prevalence of asymptomatic macular holes in highly myopic eyes. Ophthalmology. 2005;112(12):2103–9.

80. Oie Y, Ikuno Y, Fujikado T, Tano Y. Relation of posterior staphyloma in highly myopic eyes with macular hole and retinal detachment. Jpn J Ophthalmol. 2005;49(6):530–2.

81. Tsujikawa A, Kikuchi M, Ishida K, et al. Fellow eye of patients with retinal detachment associated with macular hole and bilateral high myopia. Clin Experiment Ophthalmol. 2006;34(5):430–3.

82. Oie Y, Emi K. Incidence of fellow eye retinal detachment resulting from macular hole. Am J Ophthalmol. 2007;143(2):203–5.

83. Ripandelli G, Coppe AM, Parisi V, Stirpe M. Fellow eye findings of highly myopic subjects operated for retinal detachment associated with a macular hole. Ophthalmology. 2008;115(9):1489–93.

84. Kuriyama S, Matsumura M, Harada T, et al. Surgical techniques and reattachment rates in retinal detachment due to macular hole. Arch Ophthalmol. 1990;108(11):1559–61.

85. Higashide T, Nishimura A, Torisaki M, Sugiyama K. Retinal redetachment involving a macular hole resulting from hypotony after trabeculectomy in a highly myopic eye. Ophthalmic Surg Lasers Imaging. 2007;38(5):406–9.

86. Sakimoto S, Saito Y. Acute macular hole and retinal detachment in highly myopic eyes after neodymium: YAG laser capsulotomy. J Cataract Refract Surg. 2008;34(9):1592–4.

87. Zheng Q, Yang S, Zhang Y, et al. Vitreous surgery for macular hole-related retinal detachment after phacoemulsification cataract extraction: 10-year retrospective review. Eye. 2012;26(8):1058–64.

88. Ripandelli G, Billi B, Fedeli R, Stirpe M. Retinal detachment after clear lens extraction in 41 eyes with high axial myopia. Retina. 1996;16(1):3–6.

89. Arevalo JF, Rodriguez FJ, Rosales-Meneses JL, et al. Vitreoretinal surgery for macular hole after laser assisted in situ keratomileusis for the correction of myopia. Br J Ophthalmol. 2005;89(11):1423–6.

90. Arevalo JF, Mendoza AJ, Velez-Vazquez W, et al. Full-thickness macular hole after LASIK for the correction of myopia. Ophthalmology. 2005;112(7):1207–12.

91. Xie A, Lei J. Pars plana vitrectomy and silicone oil tamponade as a primary treatment for retinal detachment caused by macular holes in highly myopic eyes: a risk-factor analysis. Curr Eye Res. 2013;38(1):108–13.

92. Feng LG, Jin XH, Li JK, et al. Surgical management of retinal detachment resulting from macular hole in a setting of high myopia. Yan Ke Xue Bao. 2012;27(2):69–75.

93. Nadal J, Verdaguer P, Canut MI. Treatment of retinal detachment secondary to macular hole in high myopia: vitrectomy with dissection of the inner limiting membrane to the edge of the staphyloma and long-term tamponade. Retina. 2012;32(8):1525–30.

94. Kumar A, Tinwala S, Gogia V, Sinha S. Clinical presentation and surgical outcomes in primary myopic macular hole retinal detachment. Eur J Ophthalmol. 2012;22(3):450–5.

95. Nishimura A, Kimura M, Saito Y, Sugiyama K. Efficacy of primary silicone oil tamponade for the treatment of retinal detachment caused by macular hole in high myopia. Am J Ophthalmol. 2011;151(1):148–55.

96. Avitabile T, Bonfiglio V, Buccoliero D, et al. Heavy versus standard silicone oil in the management of retinal detachment with macular hole in myopic eyes. Retina. 2011;31(3):540–6.

97. Mete M, Parolini B, Maggio E, Pertile G. 1000 cSt silicone oil vs heavy silicone oil as intraocular tamponade in retinal detachment associated to myopic macular hole. Graefes Arch Clin Exp Ophthalmol. 2011;249(6):821–6.

98. Li KK, Tang EW, Li PS, Wong D. Double peel using triamcinolone acetonide and trypan blue in the management of myopic macular hole with retinal detachment: a case–control study. Clin Experiment Ophthalmol. 2010;38(7):664–8.

99. Nakanishi H, Kuriyama S, Saito I, et al. Prognostic factor analysis in pars plana vitrectomy for retinal detachment attributable to macular hole in high myopia: a multicenter study. Am J Ophthalmol. 2008;146(2):198–204.

100. Siam AL, El Maamoun TA, Ali MH. Macular buckling for myopic macular hole retinal detachment: a new approach. Retina. 2012;32(4):748–53.

101. Michalewska Z, Michalewski J, Adelman RA, Nawrocki J. Inverted internal limiting membrane flap technique for large macular holes. Ophthalmology. 2010;117(10):2018–25.

102. Kuriyama S, Hayashi H, Jingami Y, et al. Efficacy of inverted internal limiting membrane flap technique for the treatment of macular hole in high myopia. Am J Ophthalmol. 2013;24(13):00141–4.

103. Shimada N, Ohno-Matsui K, Iwanaga Y, et al. Macular retinal detachment associated with peripapillary detachment in pathologic myopia. Int Ophthalmol. 2009;29(2):99–102.

104. Akimoto M, Akagi T, Okazaki K, Chihara E. Recurrent macular detachment and retinoschisis associated with intrachoroidal cavitation in a normal eye. Case Rep Ophthalmol. 2012;3(2):169–74.

105. Yeh SI, Chang WC, Wu CH, et al. Characteristics of peripapillary choroidal cavitation detected by optical coherence tomography. Ophthalmology. 2012;1(12):00812–3.

106. Baba T, Moriyama M, Nishimuta A, Mochizuki M. Retinal detachment due to a retinal break in the macular atrophy of a myopic choroidal neovascularization. Ophthalmic Surg Lasers Imaging. 2007;38(3):242–4.

107. Chen L, Wang K, Esmaili DD, Xu G. Rhegmatogenous retinal detachment due to paravascular linear retinal breaks over patchy chorioretinal atrophy in pathologic myopia. Arch Ophthalmol. 2010;128(12):1551–4.

108. Hayashi K, Ohno-Matsui K, Shimada N, et al. Long-term pattern of progression of myopic maculopathy: a natural history study. Ophthalmology. 2010;117(8):1595–611, 611.e1–4.

109. Yoshida T, Ohno-Matsui K, Yasuzumi K, et al. Myopic choroidal neovascularization: a 10-year follow-up. Ophthalmology. 2003;110(7):1297–305.

第 **17** 章
周边视网膜异常

Sarah Mrejen，Michael Engelbert

17.1 引言

病理性近视相关的周边视网膜脉络膜异常主要包括格子样变性、非压迫白、色素变性、铺路石样变性、视网膜裂孔、视网膜撕裂以及视网膜脱离(RD)。这些病变各具有其独特的形态特点,且患病率随年龄和眼轴长度(AL)的增加而改变。除格子样变性的数量和程度在青少年期之后相对稳定外,其他病变均持续进展。玻璃体和视网膜相互作用的动态变化对周边视网膜异常的发生和进展以及临床表现起着重要作用。玻璃体后脱离导致的异常玻璃体视网膜牵拉,进而液化的玻璃体进入视网膜裂孔,导致孔源性视网膜脱离。高度近视液化玻璃体成分增加造成黏度和稳定性下降[1],并且导致异常玻璃体视网膜黏附,可见异常如格子样变性,或导致视网膜裂孔的不可见异常。与正视眼相比,高度近视患者在年轻时亦容易出现玻璃体后脱离[2]。因此,高度近视患者在年轻时孔源性 RD 的发生率较高。

对高度近视患者需要仔细眼底镜检查其周边视网膜,由于周边视网膜格子样变性与视网膜裂孔和孔源性 RD 关系密切,因此可能还需要进行广角视网膜影像检查。而非压迫白、铺路石样变性和色素变性通常为良性。在近视综合征(如 Stickler 综合征)中,还发现了其他一些重要的周边视网膜变性。

17.2 格子样变性

格子样变性是临床病理性高度近视患者最重要的玻璃体视网膜异常[3]。1904 年,Gonin 首次在摘除的

RD 患眼中发现赤道部存在与格子样变性一致的形态学改变[4]。尽管在主要的周边异常中其出现概率较低,但其与视网膜劈裂密切相关。因此,格子样变性被视为发生孔源性 RD 的先兆。尽管格子样变性在临床和形态学中被广泛研究,但在一些方面仍存在争议,特别是在疾病处理方面。

17.2.1 组织形态学

格子样变性之前有过各种叫法。1920 年,Gonin首次定义了格子样变性并将其描述为蜗牛迹变性、栅状变性和霜样变性[3]。1930 年,Vogt 首次完整描述了其临床特征且证明病变区的白线为血管,但这些血管并不是诊断格子样变性的必要条件。但其假说存在一个错误,即认为格子样变性与周边视网膜囊样病变相关。格子样变性的诸多名称亦反映出其临床表现的多样性。

17.2.2 临床特点

格子样变性的形状、位置以及来源具有以下特征:典型病变在赤道或赤道前部或与锯齿缘平行,呈边界清晰的椭圆形、圆形或线状病变。这些临床特征可以单独出现,也可以多个同时出现。在同一位患者眼中可出现一个或多个不同的格子样变性,说明格子样变性临床表现多样化[3]。这些病灶可表现包括:圆形、椭圆形、线性改变区域视网膜变薄;色素沉着;黄白色结晶样斑点沉着;圆形、椭圆形或线状的白色斑块;圆形、椭圆形或线性红色凹陷;大约占25%的小菱缩圆形孔;与视网膜分支血管相关、有厚或透明的鞘壁白线;黄色萎缩斑点;以及较为少见的发生在格子样变性区后缘的牵拉性视网膜裂孔(图 17.1)。白线并不是诊断

格子样变性的必要条件[3]。在这些格子样变性中色素沉着程度不同,可能由于 RPE 增殖到内层视网膜的程度不同导致,但色素沉着并不是诊断格子样变性的必要因素(图 17.1)[3]。格子样变性与玻璃体液化关系密切,且与视网膜玻璃体在变性区边缘的异常黏附密切相关。玻璃体后脱离(PVD)造成的玻璃体牵拉是导致视网膜破裂的重要原因。格子样变性大小各异,小的可单独出现,而大的可覆盖整个视网膜周边区域[3]。格子样变性通常为多发病灶,60 岁及以上患者平均病灶区数目较少,大约为 2 个,20~29 岁的患者病灶平均数量达 4.5 个[5]。因为格子样变性并不随时间消失,上述病灶数目的差别可能与样本的差异有关。

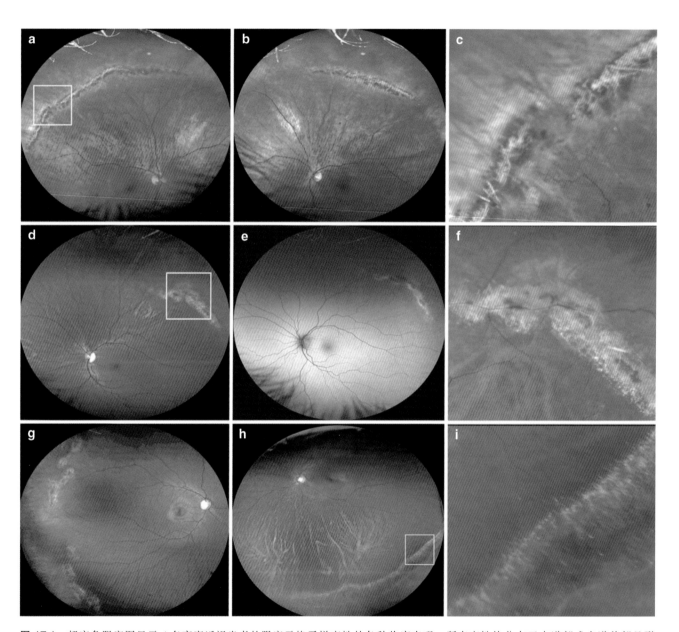

图 17.1　超广角眼底图显示 4 名高度近视患者的眼底示格子样变性的各种临床表现。所有变性均分布于赤道部或赤道前部且形成与锯齿缘平行的近融合的环形病变区域。(a–c)男,65 岁;(d–f)女,29 岁;(g)女,34 岁;(h,i)女,31 岁。(a–c)双侧颞上方格子样变性。(c)为(a)白色矩形方框内线性格子样变性区域的放大图:视网膜变薄,色素沉着,透明血管管壁形成白色分支线状结构,局部白色萎缩,黄白色反光的结晶样斑点沉着,视网膜血管鞘。(d–f)自发荧光眼底图。(e)格子样变性区自发荧光增强。(f)为(d)白色矩形区域的放大图:黄白色反光的结晶样斑点沉着,圆形白色斑块,中度色素沉着,视网膜血管鞘。(g)多发的格子样变性,表现为白色斑片状变性,白色闪亮斑点,无色素沉着。(h,i)格子样变性表现为单纯的蜗牛迹变性,(i)为(h)白色矩形区域方框的放大图,表现为离散的边界清晰的黄白色反光结晶样斑点沉着。

17.2.3 患病率

在一般人群中临床检查发现格子样变性的患病率为 7.1%[5]~8%[6]，组织学研究显示患病率为 10.7%[7]。有报告称格子样变性的患病率与性别、左右眼无关，也未见存在种族差异的报告。Cambiaggi[8]发现正常人群中格子样变性的患病率为 4.5%，而在>-8.0 D 的近视眼人群中为 19%。有报道格子样变性似乎在 10 岁前患病率最高[5]，但研究样本量较小，样本间差异较大。Bansal 和 Hubbard[9]对 30 例(54 只眼)10 岁以下高度近视患儿进行研究，发现 33%的患儿发生了周边视网膜异常，其中最常见的异常为格子样变性，占 20%。Karlin 和 Curtin 对 1437 例成年近视患者进行了研究，发现格子样变性的患病率为 6.1%，且随着眼轴的增长升高[10]。Celorio 和 Pruett 对 218 例(436 只眼)高度近视患者进行了研究，发现格子样变性患病率为 33%，且患病率与眼轴长度呈负相关[11]。最近 Lai 等对 337 例平均眼轴为 26.84mm 的中国高度近视成年患者的研究发现，格子样变性患病率 13.6%[12]。格子样变性患病率的差异可能是由于眼轴长度、屈光度及研究人群的年龄差异。

格子样变性通常双眼同时发生(34%[5]、40%[10]、50%[13]、63%[14])，且多见于颞侧[10,13,15,16]，并与眼轴相关[5,6]。

17.2.4 临床表现

17.2.4.1 蜗牛迹变性

线性非色素性变性是反光的结晶样改变，被称为蜗牛迹变性(图 17.1)。与典型的格子样变性相比其边界不清晰。黄白色反光的结晶样斑点沉着是诊断蜗牛迹变性的必要条件(图 17.1)，这些斑点间空隙呈半透明样。Gärtner 将蜗牛迹变性描述为"银河样"变性[3]。与格子样变性相比，蜗牛迹变性缺乏白线和色素沉着，并且与格子样变性不同时出现[17]。蜗牛迹变性与 RD 关系密切[18]。蜗牛迹变性是格子样变性的一种特殊类型还是一种单独的变性仍存在争议。但由于其形态结构特点，蜗牛迹变性通常被归类为格子样变性[3]。蜗牛迹变性发生位置靠近视网膜前段，典型病变位于锯齿缘后。在 80%的格子样变性患者中，可见不同程度的闪光蜗牛迹变性[5]。蜗牛迹变性通常与其他典型的格子样变性同时出现，如圆形萎缩孔、马蹄孔或泛红眼底[3]。总之，蜗牛迹变性可能是格子样变性的变异，或格子样变性的早期阶段[19]。

17.2.5 与先天性疾病的关系

格子样变性可能出现在各种先天性疾病中，如 Ehlers-Danlos 综合征[20]或 Wagner 先天性玻璃体视网膜退行性改变[21-24]及 Turner 综合征[25]。

17.2.6 组织形态学特点

Straatsma 等[7]对 86 例有格子样变性的尸眼进行了组织形态学研究。共发现 286 个格子样变性，这些格子样变性具有 3 个共同特征：视网膜变薄、玻璃体液化、玻璃体浓缩导致在病变边缘出现视网膜玻璃体异常黏附。研究还提到在损伤区域出现胶质增生。他们在电镜下进一步验证了格子样变性区存在视网膜变薄、血管纤维化、视网膜神经元丢失、细胞外胶原物质堆积及色素紊乱。越靠近变性中心区，视网膜越薄且变性越明显[7]。电子显微镜显示格子样变性区局部变薄，格子样变性的中心区还出现不连续的内界膜缺失[7]。变性区的大小、位置以及病变方向与年龄无关。但玻璃体视网膜异常黏附、色素沉着、白线、视网膜萎缩孔、玻璃体后脱离、视网膜裂孔与年龄呈正相关。有趣的是，格子样变性的组织形态学研究发现最早且最严重的变性发生在视网膜内层[7]，很少累及脉络膜[26]。

17.2.7 病因学

格子样变性的病因尚不明确。单眼病理性近视患者的双眼都可能发生格子样变性[27]，这提示与遗传因素相关。基因及环境因素对格子样变性的发展可能起重要作用。Michaelson 提出，格子样变性最初在脉络膜发生导致外层视网膜血流灌注下降[28]。但组织形态学观察并不支持这一假说，研究表明格子样变性很少累及脉络膜，并且格子样变性最早期的病变发生在内层视网膜。Tolentino 等提出，格子样变性是一种原发于玻璃体的疾病，随后导致视网膜变性[29]。此外，基于视网膜血管学说，视网膜缺血也被视为格子样变性的一种病因。

在病因学方面，格子样变性也可能由 Müller 细胞异常发育造成内界膜发育障碍或局部发育不良导致[30]。

17.2.8 进展及处理

格子样变性区不仅在病变区域形成圆孔,而且还会在病变后缘和边界处造成视网膜撕裂。一项针对视网膜裂孔患者的大规模研究发现,55%的视网膜撕裂孔患者同时有格子样变性[31]。这些视网膜裂孔往往导致视网膜脱离。在一般人群中,7%的患者发生格子样变性,其中大约25%在格子样变性区内发生萎缩孔。与正常人相比,格子样变性患者发生RD的概率是普通人群的2~3倍。部分萎缩孔伴有视网膜下液。尽管直径为一个视盘左右的视网膜下液有时被视为亚临床脱离,但超过1个视盘直径的视网膜下液被视为RD。Tillery等发现,2.8%的RD患者由变性区萎缩性视网膜裂孔导致[32]。

Benson等发现,在格子样变性区内发生视网膜萎缩孔的患者有45%进展为RD,而在格子样变性区内发生视网膜撕裂的患者有55%进展为RD[33]。

在年轻的近视患者中视网膜萎缩孔容易继发RD,而在高龄及轻度近视患者中视网膜撕裂孔是导致RD的主要原因[33]。与牵拉裂孔导致的RD相比,由格子样变性区内萎缩孔导致的RD相对稳定。日本的一项研究发现,这种萎缩孔导致的RD偶尔发生且为进展缓慢的浅脱离。在这种情况下,界线的形成并不罕见。格子样变性萎缩孔导致RD的概率为1/90[34],但RD常常被屈光问题所掩盖。格子样变性使RD发生的风险增加了6~7倍[35]。因此,RD可被视为格子样变性的常见继发症。

过去对格子样变性是否需要进行治疗一直存在较大的争议。在RD患者中,伴发格子样病变概率很大:20%[28]、29%[33]、30%[13,16]或38.5%[14]。在进行手术治疗的RD患者及预防性治疗的视网膜裂孔的患者中,格子样变性患病率为31%[13],甚至高达65%[36]。因此,在20世纪七八十年代,对这些病变通常采取治疗措施。事实上,RD主要由撕裂孔导致而非变性区直接导致,撕裂孔所致估计占1/4~1/2。经过长期研究,Byer对276例(423只眼)格子样变性的患者进行长达10.8年的随访,发生RD的患者只占1.08%(占所有患眼的0.7%)[37]。因此,Byer认为如果患者没有孔源性RD病史,那么对另一有晶体眼的格子样变性,无论是否具有视网膜孔均不需要进行预防性治疗[37]。如果一只眼曾发生孔源性RD,那么应对另一只眼的变性区进行预防性治疗。Folk等认为治疗可以将发生RD的概率从5.1%降低至1.8%[38]。2000年,一个玻璃体视网膜专家小组在预防成年人RD方面达成了一项共识:除非发生漂浮瓣,没有足够的证据证明需要对格子样变性进行预防性治疗[39]。这份共识同时认为,如果一只眼发生了RD,那么无论另外一眼是否有视网膜孔,均需要进行"一些治疗"。无晶状体且无症状的格子样变性眼"很少需要治疗"。而对于有晶状体的近视患者,无症状的格子样变性不需要治疗[39]。然而,对于1只眼已发RD,另一只眼近视<-6 D,格子样变性区域小于6个钟点范围特别是没有发生玻璃体后脱离的情况下,进行预防性治疗似乎会带来益处[38]。

17.3 非压迫白

17.3.1 临床表现

1952年,Schepens首次描述了非压迫视网膜变白或压迫变白的临床表现[40],即自发或在巩膜受压时出现的视网膜变白。这种灰白色的"半透明面纱"阻碍透见正常的脉络膜血管颜色和轮廓[41]。变白体征呈宽带状,几乎波及整个锯齿缘后视网膜全周(图17.2)。病变可向后延伸波及赤道部,甚至向后延伸至后极部血管弓[10,41]。Karlin和Curtin认为,非压迫白的形态和位置多变[10]。非压迫白边界可能很模糊,也可能与健康的脉络膜边界有清晰的界线(图17.2)[41]。病变可呈平坦或轻度隆起。通常这些病变融合可波及整个视网膜周边部,也可表现为小的局灶性病变,多见于颞侧,尤其是颞下象限[10]。与格子样变性[5]、视网膜劈裂[42]或雪花状变性[43]相似,非压迫白表面可见闪亮的黄白色反光结晶样斑点沉着和细线样改变(图17.2)。

17.3.2 患病率

非压迫视网膜变白更多见于年轻患者[10,44]。20岁以下患者的患病率为36%,而40岁以上患者患病率则降至9.5%[10]。且多见于有色人种[45]。

Kailin和Curtin发现,非压迫视网膜变白在19岁或以下的近视患者中较常见,如果患者视轴≥33mm,则患病率可达到100%[10]。Pierro等对513例(513只眼)视轴大于24mm、平均年龄48岁的患者进行研究,

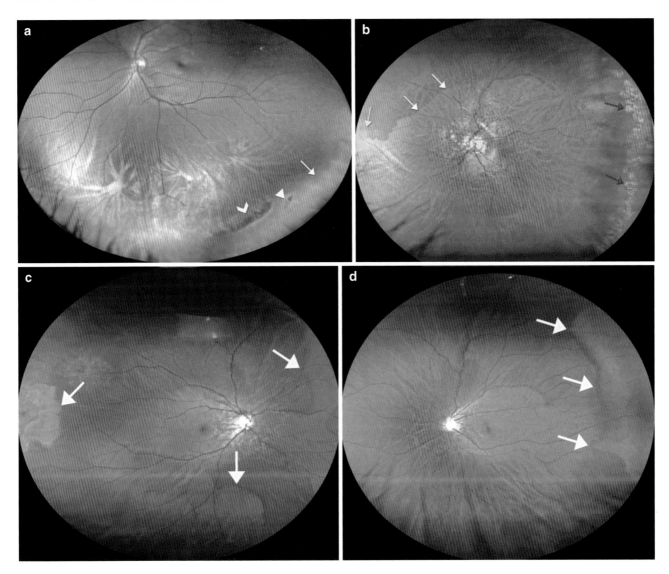

图 17.2　超广角彩色眼底照片显示 3 名男性高度近视患者眼底在不同部位出现不同形状的非压迫白。(a)27 岁，(b)52 岁，(c,d)37 岁。(a)片状，几乎波及整个视网膜周边的非压迫白，紧邻颞下象限的锯齿缘后界(白箭)。黄白色反光结晶样斑点沉着，边界不清晰。同时可见色素沉着的格子样变性(箭头)及视网膜萎缩孔(白三角)。(b)非压迫白，位于鼻侧象限，病变转宽，紧邻锯齿缘后界(黄色箭)，向后延伸至赤道部(白色箭)，其边缘清晰，周边脉络膜色泽正常。同时在颞侧周边视网膜可见铺路石样变性(红色箭)。(c,d)双侧多发的非压迫视网膜变白，呈宽环形病变，几乎波及全周。(c)颞侧、下侧及鼻侧病变(白色箭)。(d)左眼颞侧病变(白色箭)。

发现非压迫视网膜变白的患病率为 22.8%，仅次于铺路石样变性(27.1%)[44]，他们同时还印证了该病变在年轻患者中多见[44]。Bansal 和 Hubbard 对 30 例(54 只眼)年龄小于 10 岁的高度近视患儿进行研究，发现 11% 的患眼可见非压迫视网膜变白，仅次于格子样变性(20%)[9]。Lai 等对 337 例平均年龄 36 岁、平均眼轴长度 26.84mm 的高度近视中国患者进行研究，认为该病变的患病率为 21.1%[12]。在这些人群中最常见的改变是色素性视网膜变性(37.7%)[12]。Lam 等对 213 例(213 只眼)平均年龄 33.5 岁、平均眼轴长度 26.69mm 的高度近视中国患者进行研究，发现非压迫性视网膜变白的患病率为 31%，而在这些人群中最常见的周边视网膜异常为色素性视网膜变性(51.2%)[46]。这种病变在年轻患者中高发，因此可被认为是其他病变的早期阶段[10]，或该病变将随时间发生改变或消失[47]。

17.3.3 病因学与组织学

自 1952 年 Schepens 首次描述以来[40],关于该病变的文献并不多。Karlin 和 Curtin 推测,该病变可能进一步发展为视网膜囊样变性、视网膜浅脱离或扁平视网膜劈裂[10]。Nagpal 及其同事报道,在他们观察的所有患者中除了压迫视网膜变白区域外,其他区域均出现了PVD。因此,他们认为该病变区域可能有玻璃体视网膜牵拉[47]。很多研究认为非压迫视网膜变白是压迫性视网膜变白病程进展的进一步形式。压迫性视网膜变白常见于老年人,几乎只分布于格子样变性区域内或环绕视网膜裂孔周围[41]。它也常见于已经发生局部 RD 眼复位的视网膜,或单眼已发生孔源性 RD 的对侧眼中[41]。

17.3.4 病变进展及预后

Nagpal 等发现了一个奇特的现象:在 9 名各类血红蛋白病患者中发现视网膜非压迫白区出现迁移[47]。随访发现,病变轮廓发生了改变,有的缩小,有的变大[47]。研究者假设,病变的改变由视网膜与玻璃体分离后再黏附导致。他们同时认为,该病灶的迁移现象不仅仅出现在血红蛋白病患者中。视网膜非压迫白与血管阻塞、迂曲或海扇状分布无关,荧光血管造影也未见血管异常。各年龄组之间发生率的差异也证明该病变患病率随年龄增加而下降。非压迫白本质上属于一种良性病变。

17.3.5 相关疾病及变异

17.3.5.1 相关疾病

除视网膜玻璃体黏附外,一系列视网膜病变可导致与压迫性视网膜变白和非压迫视网膜变白相似的视网膜周边区域变白。1972 年 Condon 和 Serjeant 观察了76 名镰状细胞性贫血患者,发现周边视网膜发白[48],但是这可能是因为这些患者具有较高色素,另外,有色素并有镰刀状贫血患者的患病率并不比有色素无镰刀状贫血患者的患病率高。这些患者玻璃体基底膜发生了浓缩。绝大部分的发白区域边界不清,也有一些边界清晰且与血管异常相关。患者出现的病变可表现为视网膜非压迫白。1966 年,Tasman 及其同事称,未发育成熟的眼底表现包括视网膜非压迫白[49]。扁平部睫状体炎、雪花样变性[43]、视网膜劈裂、扁平 RD 亦与视网膜非压迫白相关。

视网膜非压迫白通常被偶然发现,其重要性在于其容易与 RD 相混淆。如果发生于儿童,则需要在麻醉的状态下进行鉴别[9]。

17.3.5.2 非压迫视网膜变黑

Nagpal 及其同事对 7 名黑人患者进行的眼底检查,描述了同种类型、轮廓类似、扁平的棕黄色区域,该区域被灰白色视网膜晕包围。这 7 名患者中 6 名有不同类型的血红蛋白症(图 17.3)。这些病变被称为"非压迫变黑眼底病变"[50]。病变与彩虹色闪光的斑点相关,其大小、形态、位置及方向各不相同。此类病变可呈放射状或环形分布,而大部分为暂时性病变。FFA 表明无血管异常改变。他们认为,这些发黑区域比较局限,且相对能够保护该区域,避免被周边边界不清的视网膜非压迫白病变区融合。与非压迫视网膜变白一样,该病变大小、形态、位置可发生变化,且可随着时间而消失。与非压迫视网膜变白不同,该病变常临近后极部或位于视网膜中周部,并且与玻璃体状态无相关性[50]。该病变通常也是被偶然发现。

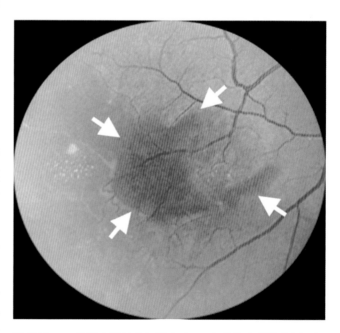

图 17.3 25 岁黑人男性血红蛋白症 SS 患者的右眼眼底图。视网膜非压迫变黑病变呈均质的棕黑色区域(白箭)。病变后缘不规则,前缘为曲面。(Courtesy of Dr. Morton Goldberg)

17.4 色素变性

17.4.1 临床表现

在视网膜周边部,色素变性表现为不同程度的色素沉着。色素沉着表现形式多样,可以为非常细小的尘状,也可以大到如散在的色素团块(图 17.4)。常发生于颞侧象限,尤其是颞上。病变后缘可以从锯齿缘向后延伸跨过数个视盘大小,但边界不清晰。其边界可与相对脱色素病变区域相连。典型病变为双眼发病。

17.4.2 患病率

色素变性的患病率随眼轴延长和年龄增加而提高[10]。文献报道该病变与性别无关。Karlin 对 1437 名高度近视患者进行的研究发现,在年轻人群中色素变

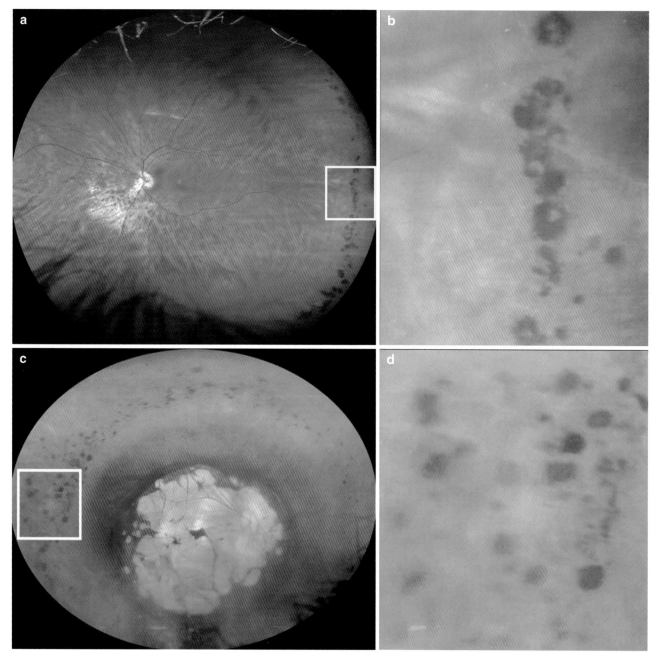

图 17.4　超广角彩色眼底图显示 2 名高度近视患者色素变性。(a)52 岁男性,颞侧周边视网膜发生色素变性;(b)为(a)白色矩形区域的放大图:黄白色反光的结晶样斑点沉着分布在色素变性区周边。(c)一名-34 D 男性近视患者,周边视网膜 360° 色素变性;(d)为(c)白色矩形区域的放大图:色素变性区域被相对脱色素区域包绕。(Botten Image courtesy of Jerome Sherman)。

性的患病率为 6%，而到 40 岁时患病率达到 41%[10]。两项以社区为基础的中国高度近视患者的研究发现，视网膜色素变性是最常见的周边视网膜异常[12,46]。Lam 等对 213 名平均年龄 33.5 岁、平均眼轴 26.69mm 的患者进行研究，色素变性患病率为 51.2%[46]。Lai 等对 337 名平均年龄 36 岁、平均眼轴 26.84mm 的患者进行研究，色素变性患病率为 37.7%[12]。对 30 名年龄小于 10 岁的患儿进行观察，未发现色素变性。

17.4.3 病因学及病变进展

尽管色素变性的患病率高，但很少有相关研究，因此人们对其了解最少。色素变性的形成涉及血管学说、炎症、毒性媒介。由于色素变性可能为其他类型病变的晚期表现，因此在老年人群中患病率更高。例如，人们普遍认为格子样变性色素沉着随年龄增加而加剧，从而逐渐难以与单纯色素变性区分。色素变性与视网膜萎缩孔及撕裂孔相关[10]。Everett 对已发生 RD 患者的对侧眼进行研究，32% 的色素变性患者出现了视网膜撕裂孔[51]。色素变性从根本上来看属于一种良性病变，可帮助人们发现潜在的格子样变性区形成的视网膜裂孔。

17.4.4 鉴别诊断

色素变性可发生在近视患者视网膜扁平浅脱离的周边区域，此类区域可表现为不同形态：钱币样、骨细胞样，或致密的颗粒状色素沉着。在近视眼中，双眼同时发生色素变性或大范围发生色素变性可能会被误诊为伴有骨细胞样改变的视网膜营养不良，如视网膜色素变性。

17.5 铺路石样变性（鹅卵石样变性）

17.5.1 临床表现

铺路石样变性是一种独特且常见的周边视网膜异常。在过去的一个世纪，该病变经历了一系列的名称改变：一些名称基于病理学假说，如脉络膜视网膜萎缩[52]或赤道部脉络膜炎[53]。另外一些名称则仅单纯从形态学上命名，如压陷状脉络膜视网膜变性[51]、铺路石样变性或鹅卵石样变性[36]。铺路石样变性可以与鹅卵石样变性相互交换使用。在美国，更常选用铺路石样

变性一词，可能是因为鹅卵石样变性应该像鹅卵石一样有隆起，但实际上该病变呈扁平或凹陷状[36]。1855 年 Donders 首次描述该病变：常见小尺寸、边界清晰、扁平或稍微凹陷、圆形、扁平状黄白色脱色素病变、视网膜变薄、可透见脉络膜大血管[54]（图 17.5）。病变边缘常有色素沉着。铺路石样变性通常位于锯齿缘后 1~2 个视盘直径的区域，且由完整的视网膜色素上皮将其与锯齿缘分隔。铺路石样变性直径从 0.1~1.5mm 大小不等[53]，可单独存在或成簇出现。当成簇出现时病变趋于融合，形成具有扇形边缘的条带状（图 17.5）。视网膜下方和颞侧象限容易被累及[10,53]，且该病变有 38%[55]~57%[10]的概率双眼发生。

17.5.2 患病率

铺路石样变性患病率与患者年龄及眼轴密切相关[10]。Kailin 和 Curtin 发现在年轻人群中其患病率<1%，而在年龄 40 岁及以上的人群中患病率达 40%[10]。Pierro 等对 513 例（513 只眼）眼轴>24mm、平均年龄 48 岁的患者进行研究，发现铺路石样变性为该人群最常见的周边视网膜变性，患病率为 27.1%[44]。Lam 等对 213 例（213 只眼）眼轴>26.69mm、平均年龄 33.5 岁的中国患者研究发现，鹅卵石样变性患病率仅为 5.2%[46]。Bansal 和 Hubbard 对 30 例（54 只眼）年龄小于 10 岁的近视患儿进行研究，未见任何鹅卵石样变性[9]。在尸眼检查中，年龄>20 岁尸检眼球中 27% 出现铺路石样变性，在 60 岁以上人群中患病率为 30%[53]，男女无显著差异[53]。但有一项研究报道男性患病率是女性患病率的 3 倍[52]。

17.5.3 组织学特征和病因学

对铺路石样变性尚未完全了解。O'Malley 等对 614 例（1223 只眼）连续获得的尸眼进行研究，发现 134 例（186 只眼）存在铺路石样变性。其形态学特征包括所有病变均出现 RPE 缺失区域，视网膜变薄并与 Bruch 膜黏附[53]。RPE 在该病变边缘突然消失，但在其周围区域正常。病变边缘色素增加表明 RPE 增生。视网膜变薄程度与病变大小无显著相关。视网膜变薄主要由视杆、视锥细胞、外界膜丢失导致。出现铺路石样变性后玻璃体未发现任何改变，当发生玻璃体后脱离在该病变区玻璃体也与视网膜不再粘连。在脉络膜水

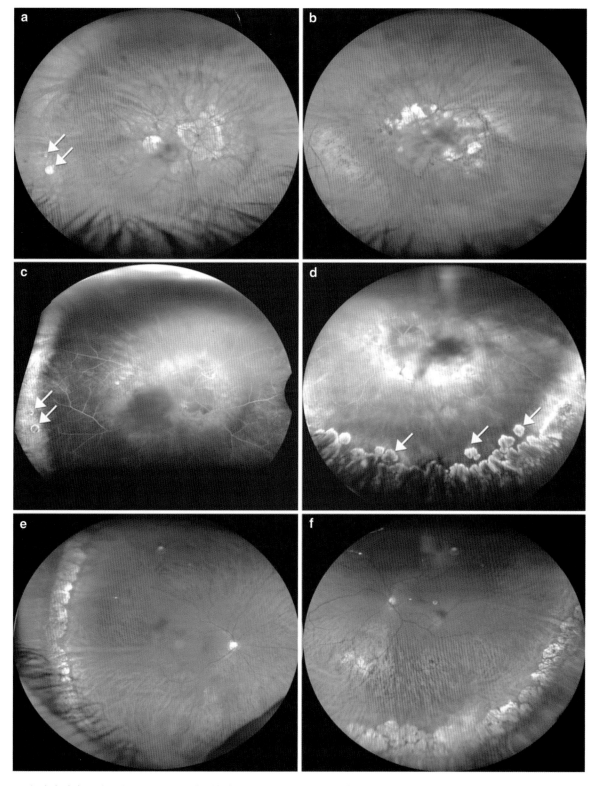

图 17.5　超广角彩色眼底照相和 FA 示(晚期)铺路石样变性:(a–d)63 岁高度近视女性;(e,f)58 岁高度近视男性;(a,c)右眼,铺路石样变性表现为:小尺寸、边缘清晰、扁平、圆形、白色脱色素区域、透见脉络膜大血管(白箭)。该病变位于视网膜颞侧周边,距锯齿缘大于 2 个视盘直径。FA 示其病变由于 RPE 局限性缺损,荧光下呈窗样缺损,透见高荧光,并可透见大脉络膜血管。(b,d)左眼多发铺路石样变性,分布于视网膜下方,逐渐融合。FA 示由于窗样缺损导致高荧光(白箭)。(e,f)双眼均可见铺路石样变性,表现为多发融合病变。右眼病变位于颞侧,左眼病变位于下方周边视网膜,病变均位于赤道部或赤道前部。

平仅脉络膜毛细血管层结构发生显著改变,表现为脉络膜毛细血管变薄甚至偶尔消失。铺路石样变性呈苍白色,通常因脉络膜毛细血管缺失所致。Brown 和 Shields 发现,铺路石样变性很快会进展为周边脉络膜黑色素瘤[56],因此他们提出,脉络膜黑色素瘤导致盗血综合征,铺路石样变性继发于周边脉络血流灌注下降[56]。

铺路石样病因学尚不清楚,但 O'Malley 提出了血管学说,因为该病变局限于脉络膜毛细血管供应区域,且病变区脉络膜毛细血管层形态学发生了改变,另外未见胶质细胞增生及纤维化,无炎症浸润等其他因素[53]。脉络膜毛细血管的解剖结构与该病变的大小和形态结构密切相关。高度近视患者的眼球延长可能由血管因素导致,脉络膜缺血可导致 RPE 和相应的视网膜萎缩。

17.5.4 病变进展

铺路石样改变与视网膜裂孔无显著相关性。考虑其患病率和形态学特点,其表现相对稳定,因此并无必要进行预防性治疗。Meyer-Schwickerath 认为对该变性区域进行治疗可能有害,会导致视网膜萎缩甚至视网膜断裂(引自[53])。

17.6　视网膜断裂

全层视网膜连续性中断被称为视网膜全层断裂,视网膜裂孔或视网膜撕裂属于视网膜断裂。这两种类型的视网膜断裂可基于其形态学特点、病理学机制及发生 RD 的风险区分开来。视网膜裂孔与脉络膜视网膜退行性改变相关,而视网膜撕裂由玻璃体牵拉视网膜薄弱区域,或悬韧带对视网膜的牵拉导致。

17.6.1 患病率

在形态学和临床研究中视网膜断裂的患病率差异较大,这可能由样本差异造成,因为随着年龄的增加[57]和眼轴的增长[10,46],视网膜断裂的患病率显著升高。形态学研究表明,视网膜断裂的患病率为 4.8%(2.4%的眼)[58]~18.3%(10.6%的眼)[59]。Byer 对 1700 名患者进行眼部全面检查发现,5.8%的患者至少有 1 个视网膜断裂。而在这些患者中,只有两名患者有临床症状:闪光感或眼前漂浮物[31]。Lai 等对 337 例(337 只眼)眼轴>26.84mm、平均年龄 36 岁的中国成年患者的研究发现,6.2%发生了视网膜断裂[12]。Lam 等对 213 例

(213 只眼)眼轴>26.69mm、平均年龄 33.5 岁的中国成年患者的研究发现,视网膜断裂患病率为 7.5%。在该项研究中,眼轴<30mm 时视网膜断裂患病率为 6.4%,而当眼轴>30mm 时患病率高达 30%[46]。Pierro 等对 513 例(513 只眼)眼轴>24mm、平均年龄 48 岁的患者进行研究,发现视网膜断裂患病率为 12.1%[44]。Bansal 和 Hubbard 对 30 例(54 只眼)年龄<10 岁(平均 6 岁)、平均屈光度-13.88 D 的高度近视患儿进行研究,发现在 2 只眼中有视网膜孔(3.7%只眼),在 1 只眼中发现玻璃体视网膜缮(1.9%的眼)[9]。

17.7　牵拉性视网膜撕裂

17.7.1 临床表现及分类

视网膜撕裂可表现为视网膜撕裂瓣(箭头形或马蹄形)(占所有撕裂的 64%)[60](图 17.6 和图 17.7),或形成带盖的撕裂孔。此类撕裂孔突然出现并表现出临床症状,但大多数没有症状[31,61]。临床最常见的主诉包括闪光感、眼前漂浮物,少数患者抱怨炫光,症状与发生视网膜撕裂孔的象限相对应。撕裂孔大小不等,小到小于 1/4 视盘直径,大到超过 1 个或多个象限。Bye 对 1700 名患者进行研究,发现 156 个视网膜撕裂孔,其中 76%的撕裂孔小于 1/4 视盘直径[31]。无论是近视或非近视患者,视网膜撕裂孔常发生在视网膜上半部或颞侧[62]。

Foos 等对尸眼发现的视网膜撕裂孔,基于撕裂孔与玻璃体基底膜的关系及其病理机制,对视网膜撕裂孔进行了分级[60]。这种基于解剖结构的分类有利于对临床上视网膜撕裂的预后进行判断。分别为:巩膜环口附近,位于锯齿缘水平;基底部内,位于玻璃体基底部以内;近基底部水平,位于玻璃体基底部后界;玻璃体基底部外,从紧邻玻璃体基底部后界到周边视网膜赤道部。Foos 认为 92%的视网膜撕裂孔位于巩膜环口区以后[60]。巩膜环口附近撕裂孔由玻璃体基底膜条索向后牵拉造成,通常与外伤和发育异常相关。因此,常见于年轻患者,20 岁时患病率达到高峰[63]。巩膜环口附近撕裂孔没有前部分的视网膜瓣,但有后半部分的视网膜瓣,传统上被称为锯齿缘离断。

基底膜内撕裂由悬韧带对视网膜牵拉造成。对尸

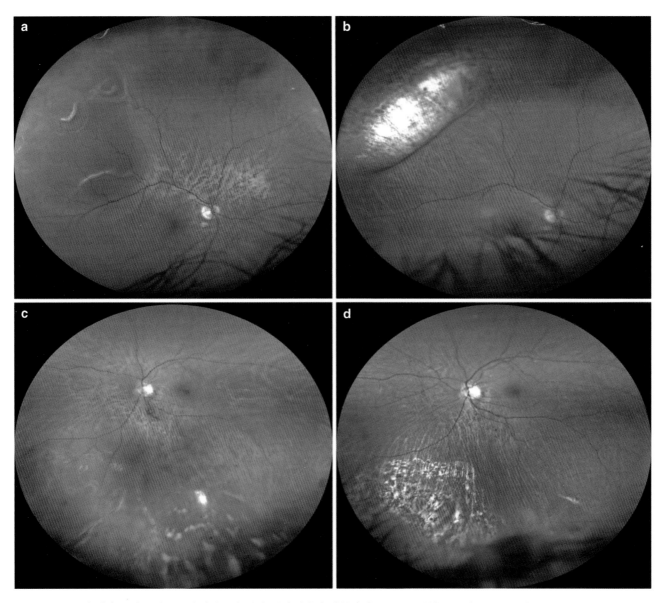

图 17.6 超广角彩色眼底照片示 2 名高度近视患者马蹄孔的各种临床表现：(a,b)男性，58 岁；(c,d)女性，41 岁。(a,b)颞上方 2 个马蹄形裂孔导致 RD。在放射状巩膜切开放液和冷冻术后视网膜平伏(b)。(c,d)鼻下方马蹄形裂孔。虽然经过预防性激光处理，但仍发生了 RD(c)。进行玻璃体切除手术，注气，眼内激光，术后 1 个月视网膜平伏(d)。

眼的研究中该类型的视网膜撕裂孔仅占 6.1%[64]，撕裂孔绝大多数有盖膜[60]。因此，由于裂孔周围没有来自玻璃体基底膜的牵拉，预后较好且很少导致 RD。

近基底膜裂孔是一种典型的具有漂浮瓣的撕裂孔，由玻璃体的急性改变造成，通常由于玻璃体后脱离或白内障手术造成。该牵拉条索源自玻璃体基底膜后缘，与视网膜漂浮瓣前端粘连。撕裂孔后界无任何牵拉。该类型撕裂孔极易造成 RD，尤其在急性玻璃体后脱离或白内障手术时，而随后发生 RD 的概率即下降[63]。基底膜外撕裂孔未受到任何牵拉，因此相对稳定且通常有盖膜。

在发生玻璃体后脱离时格子样变性可导致牵拉性视网膜裂孔，主要取决于玻璃体基底膜的牵拉方向。基底膜内和基底膜外与近基底膜水平裂孔相比，两者较少造成有瓣膜漂浮的裂孔[60,64]。Foos 对 4812 例尸眼研究发现，在具有漂浮瓣的病变中 17% 同时伴有格子样变性，但只有 20% 的格子样变性与漂浮瓣粘连。因此，Foos 认为在发生格子样变性的患眼中，除格子样变性区外尚有更广泛的玻璃体视网膜牵拉，视网膜也更加脆弱[64]。

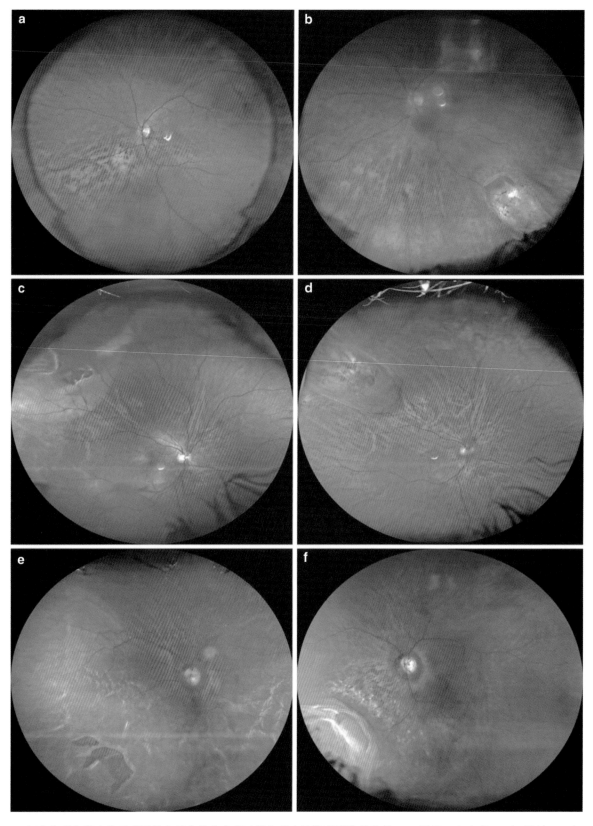

图 17.7　超广角彩色眼底像示采用径向环扎治疗高度近视患者由马蹄形裂孔导致的 RD。图示 3 名患者：(a,b)男性,57 岁；(c,d)男性,55 岁；(e,f)1 名男性单眼,63 岁。(a,b)由 1 个大马蹄形裂孔导致 RD,马蹄孔位颞下方,直径大约 2 个视盘直径大小。(a)径向环扎治疗后,同一天进行热激光治疗,视网膜平伏(b)。在彩色眼底图可见患者人工晶状体边缘(a)。(c,d)位于鼻上方连续的放射状排列的马蹄形裂孔,经过成功的径向巩膜环扎和冷冻后视网膜平伏(d)。(e,f)位于赤道部的两个大的马蹄形裂孔,导致黄斑下视网膜脱离(e)。经过大放射状巩膜环扎和冷冻治疗后视网膜平伏,未放液(f)。

17.7.2 巨大视网膜裂孔

巨大视网膜裂孔是由玻璃体后脱离造成的超过 1 个象限的裂孔[65,66]。巨大裂孔 RD 患病率低，占所有 RD 的 0.5%[67]。由于 RD 情况复杂并与增殖性玻璃体视网膜病变相关，易复发，其预后差[68]。已验证的相关因素包括近视[68]、外伤[69]、先天性玻璃体视网膜病变（如 Stickler 综合征[70]）和眼内手术[71]。在已发生巨大裂孔的 RD 患者中，即使没有出现外伤，另一只眼也存在进展为巨大视网膜裂孔的风险（11.3%），并且会导致 RD（高达 36%）[67,72]。因此，需要对另一只眼进行 360°的预防性光凝处理，但目前尚无前瞻性研究或病例对照研究表明该预防措施的确切效果[68]。

17.7.3 医源性视网膜裂孔

医源性视网膜裂孔可能由玻璃体手术造成，是玻璃体视网膜手术最严重的并发症之一。如果在有晶体眼[74,75]术中造成玻璃体后段脱离[73]，则更容易造成巨大医源性裂孔。相比传统 20G 手术，23G 玻璃体切割术由手术通道造成的医源性 RD 概率明显降低[74,76]。可能是由于反复进入眼内而不接触玻璃体凝胶，使玻璃体牵拉更少从而使更少的患者出现医源性裂孔。

17.8　萎缩性视网膜孔

典型的萎缩性视网膜孔很小，分布在格子样变性末端（图 17.8），通常发生于年轻患者中，与玻璃体后脱离无关且无临床症状[3]。Foos 对 5600 例尸眼研究，发现在所有格子样变性中，75%出现了圆形萎缩孔[77]。圆形萎缩孔分布在视网膜赤道水平或赤道部前。通常发生在视网膜下方，但在近视眼中则常见于视网膜上方[62]。

萎缩性视网膜孔常见于赤道部，可能由该区域血管的解剖结构特点决定。赤道部深层毛细血管丛消失。葡萄膜微循环在年龄相关或近视相关疾病导致脉络膜血管萎缩的情况下不能代偿该区域的血供[62]。血管假说在 FFA 造影中被进一步验证：造影中可见视网膜萎缩孔及其周边区域的脉络膜和视网膜无灌注[78]。75%的圆形视网膜萎缩孔位于格子样变性区，且格子样变性有基因易感性[79]，因此血管萎缩并不是导致该病变的唯一因素。

视网膜萎缩孔较牵拉性视网膜裂孔更常见，但其导致 RD 的概率低[3]。Tolloh 等对 422 例原发性 RD 患者进行检查发现 516 个视网膜萎缩孔，其中 222 个有漂浮裂孔瓣（比例为 2.3:1）[62]。有趣的是 65%的患者在 35 岁前形成新的视网膜萎缩孔[6]。随着年龄增长由视网膜萎缩孔导致 RD 的概率降低[3]。Tillery 和 Lucier 发现 2.8%的原发性 RD 由格子样变性视网膜圆形萎缩孔造成[32]。在年轻近视眼患者中（一般<30 岁,75%>-3.00 D），视网膜下方萎缩孔造成的 RD 通常进展缓慢且预后良好[32]。

17.9　视网膜脱离的危险因素和对视网膜断裂的预防性治疗

识别具有较高风险发展为 RD 的视网膜断裂非常必要，因为这可有助于确定是否需要进行预防性治疗，预防性治疗相对安全并能显著降低 RD 的发生率。Davis 对 213 例（222 只眼）具有至少一处视网膜断裂且未发生 RD（直径>2 个视盘直径）的患者进行研究，发现 39 只眼有症状而 183 只眼无症状[61]。所有 39 例有症状的断裂都有视网膜瓣（33 个为悬浮瓣,6 个形成盖膜瓣）；183 个无症状的视网膜断裂中 101 个有瓣（71 为漂浮瓣,30 个形成盖膜瓣）[61]。Davis 对 25 例新发有症状的悬浮瓣裂孔患者研究发现,9 例（36%）未治疗的患者在 6 周内发展为具有临床意义的 RD[61]。Colyear 和 Pischel 发现,在 20 例有症状的悬浮瓣撕裂孔患者中,11 例（55%）发展为 RD[80]。有临床症状的漂浮瓣裂孔是 RD 的高危险因素，也是唯一被充分循证验证需要进行系统预防性治疗的病变[39]。

新发有症状且有盖膜的裂孔较为少见。Davis 对 6 例该类型裂孔的研究发现，只有 1 例发生了 RD[61]。因此，通常认为该症状风险相对较低，但如果发生玻璃体与闭合瓣边缘牵拉，那么则转变为活动性悬浮瓣，需要进行治疗[81]。

对有晶状体眼无症状的视网膜裂孔与 RD 之间关系的研究较少，具有悬浮瓣的裂孔发展为 RD 的概率为 10%[61,82,83]，而具有盖膜的裂孔发生率则少于 5%[6,61]。目前已达成共识：对无症状的视网膜裂孔不需要进行预防性治疗，除非发生了锯齿缘离断、无晶状体眼、近视眼、对侧已经发生 RD 等情况[39]。一致的意见是，对有或无症状的锯齿缘离断均应采用三排激光或冷冻疗法

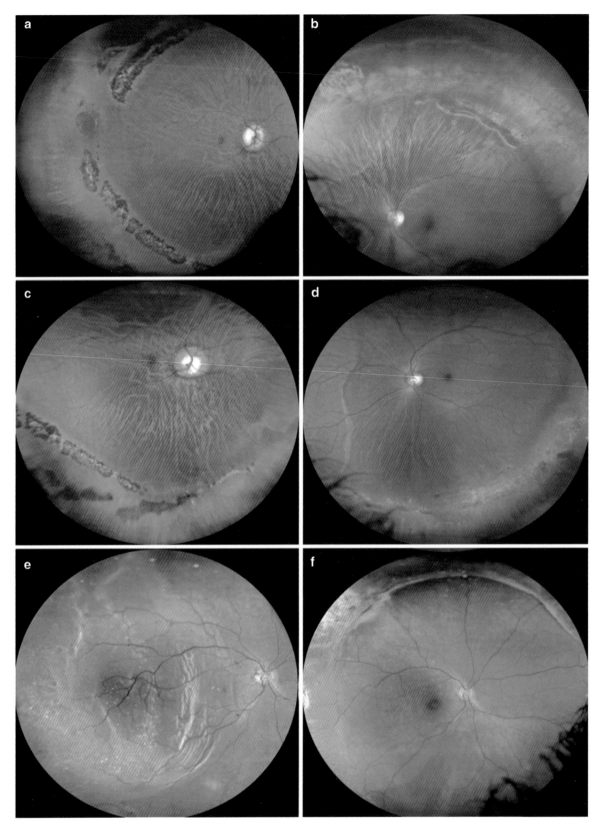

图 17.8 超广角彩色眼底照相示 2 名近视患者萎缩性视网膜孔的各种临床特征。(a-d)男性,39 岁;(e,f)男性,29 岁。(a-d)双侧发生格子样变性的圆形萎缩孔:大部分都非常小(b-d),其中一个为 1 个视盘直径大小(a)。左眼在格子样变性中的 1 个视网膜萎缩孔导致视网膜上方 RD(图中未体现)。因格子样变性区的萎缩孔较多,进行了环扎、冷冻治疗(b,d)。同时有一处非压迫视网膜变白区与左眼位于颞侧中周边的 RD 相融合(d)。(e,f)由于有大量视网膜萎缩孔(图中未显示),冷冻和环扎术后视网膜平伏(f)。

进行治疗[39]。

17.9.1 近视眼、无晶体眼和对侧眼的处理

Börhinger 报道,正视眼、远视眼和 >-1.0 D 的近视眼在一生中发生 RD 的概率为 0.2%,如果近视度数在 -5~-9 D 之间则 RD 发生概率为 4%,如果近视 >-9D 则 RD 发生概率达到 7%(引自[84])。1975 年仍采用晶状体囊内摘除的手术方式进行白内障手术,对 136 名高度近视患者白内障术后发生 RD 的概率进行统计,发现其发生率为 6.7%,而在正视眼中发生 RD 的概率为 0.28%[85]。最近对 2356 个高度近视患眼的研究发现术后发生 RD 的概率为 1.5%~2.2%[86]。

无晶体眼更容易出现视网膜断裂[61]。对于一只眼已经发生 RD 的患者,另一只眼发生 RD 的概率为 5%~10%[87-89]。如果一只眼已经发生 RD,另一只无晶体眼发生 RD 的概率为 26%[90]。因此,一致认为若近视眼、无晶体眼、发生过 RD 的对侧眼出现无症状游离裂孔瓣,有时需要进行治疗[39]。

(杜利平　李晓霞　译　雷博　校)

参考文献

1. Holekamp NM, Harocopos GJ, Shui YB, Beebe DC. Myopia and axial length contribute to vitreous liquefaction and nuclear cataract. Arch Ophthalmol. 2008;126(5):744; author reply.
2. Akiba J. Prevalence of posterior vitreous detachment in high myopia. Ophthalmology. 1993;100(9):1384–8.
3. Byer NE. Lattice degeneration of the retina. Surv Ophthalmol. 1979;23(4):213–48.
4. Gonin J. La pathogénie du décollement spontané de la rétine. Ann d'Oculist (Paris). 1904;132:30–54.
5. Byer NE. Clinical study of lattice degeneration of the retina. Trans Am Acad Ophthalmol Otolaryngol. 1965;69(6):1065–81.
6. Byer NE. Changes in and prognosis of lattice degeneration of the retina. Trans Am Acad Ophthalmol Otolaryngol. 1974;78(2): OP114–25.
7. Straatsma BR, Zeegen PD, Foos RY, et al. Lattice degeneration of the retina. XXX Edward Jackson Memorial Lecture. Am J Ophthalmol. 1974;77(5):619–49.
8. Cambiaggi A. Research on the role of myopic chorioretinal changes in the pathogenesis of retinal detachment. Ophthalmologica. 1968;156(2):124–32.
9. Bansal AS, Hubbard 3rd GB. Peripheral retinal findings in highly myopic children < or =10 years of age. Retina. 2010;30(4 Suppl):S15–9.
10. Karlin DB, Curtin BJ. Peripheral chorioretinal lesions and axial length of the myopic eye. Am J Ophthalmol. 1976;81(5):625–35.
11. Celorio JM, Pruett RC. Prevalence of lattice degeneration and its relation to axial length in severe myopia. Am J Ophthalmol. 1991;111(1):20–3.
12. Lai TY, Fan DS, Lai WW, Lam DS. Peripheral and posterior pole retinal lesions in association with high myopia: a cross-sectional community-based study in Hong Kong. Eye (Lond). 2008; 22(2):209–13.
13. Straatsma BR, Allen RA. Lattice degeneration of the retina. Trans Am Acad Ophthalmol Otolaryngol. 1962;66:600–13.
14. Morse PH. Lattice degeneration of the retina and retinal detachment. Am J Ophthalmol. 1974;78(6):930–4.
15. Arruga H. Ocular surgery. In: Hogan MJ, Chaparro LE, editors. 4th ed. New York: Mc-Graw-Hill; 1956.
16. Dumas J, Schepens CL. Chorioretinal lesions predisposing to retinal breaks. Am J Ophthalmol. 1966;61(4):620–30.
17. Aaberg TM, Stevens TR. Snail track degeneration of the retina. Am J Ophthalmol. 1972;73(3):370–6.
18. Chignell AH, editor. Retinal detachment surgery. Berlin: Springer; 1980.
19. Shukla M, Ahuja OP. A possible relationship between lattice and snail track degenerations of the retina. Am J Ophthalmol. 1981;92(4):482–5.
20. Pemberton JW, Freeman HM, Schepens CL. Familial retinal detachment and the Ehlers-Danlos syndrome. Arch Ophthalmol. 1966;76(6):817–24.
21. Alexander RL, Shea M. Wagner's disease. Arch Ophthalmol. 1965;74:310–8.
22. Hagler WS, Crosswell Jr HH. Radial perivascular chorioretinal degeneration and retinal detachment. Trans Am Acad Ophthalmol Otolaryngol. 1968;72(2):203–16.
23. Hirose T, Lee KY, Schepens CL. Wagner's hereditary vitreoretinal degeneration and retinal detachment. Arch Ophthalmol. 1973;89(3):176–85.
24. Urrets-Zavalia Jr A. Lesions predisposing to retinal detachment. Annee Ther Clin Ophtalmol. 1969;20:11–34.
25. Jesberg DO. Vitreoretinal degeneration in Turner's syndrome. In: McPherson A, editor. New and controversial aspects of retinal detachment. New York: Harper Row; 1968. p. 127–34.
26. Pau H. Which retinal areas are disposed to idiopathic retinal detachment and may be considered for prophylactic operation? Klin Monbl Augenheilkd Fortbild. 1959;134:848–62.
27. Zauberman H, Merin S. Unilateral high myopia with bilateral degenerative fundus changes. Am J Ophthalmol. 1969;67(5): 756–9.
28. Michaelson IC. Role of a distinctive choroido-retinal lesion in the pathogenesis of retinal hole; a clinical and pathological report. Br J Ophthalmol. 1956;40(9):527–35.
29. Tolentino FI, Schepens CL, Freeman HM. Vitreoretinal disorders, diagnosis and management. Philadelphia: Saunders; 1976.
30. Foos RY, Simons KB. Vitreous in lattice degeneration of retina. Ophthalmology. 1984;91(5):452–7.
31. Byer NE. Clinical study of retinal breaks. Trans Am Acad Ophthalmol Otolaryngol. 1967;71(3):461–73.
32. Tillery WV, Lucier AC. Round atrophic holes in lattice degeneration – an important cause of phakic retinal detachment. Trans Sect Ophthalmol Am Acad Ophthalmol Otolaryngol. 1976;81(3 Pt 1):509–18.
33. Benson WE, Morse PH. The prognosis of retinal detachment due to lattice degeneration. Ann Ophthalmol. 1978;10(9):1197–200.
34. Murakami-Nagasako F, Ohba N. Phakic retinal detachment associated with atrophic hole of lattice degeneration of the retina. Graefe's archive for clinical and experimental ophthalmology. Albrecht von Graefes Archiv fur klinische und experimentelle Ophthalmologie. 1983;220(4):175–8.
35. Tielsch JM, Legro MW, Cassard SD, et al. Risk factors for retinal detachment after cataract surgery. A population-based case–control study. Ophthalmology. 1996;103(10):1537–45.
36. Meyer-Schwickerath G, editor. Light coagulation. St Louis: Mosby; 1960.
37. Byer NE. Long-term natural history of lattice degeneration of the

retina. Ophthalmology. 1989;96(9):1396–401; discussion 401–2.

38. Folk JC, Arrindell EL, Klugman MR. The fellow eye of patients with phakic lattice retinal detachment. Ophthalmology. 1989; 96(1):72–9.

39. Wilkinson CP. Evidence-based analysis of prophylactic treatment of asymptomatic retinal breaks and lattice degeneration. Ophthalmology. 2000;107(1):12–5; discussion 5–8.

40. Schepens CL. Subclinical retinal detachments. AMA Arch Ophthalmol. 1952;47(5):593–606.

41. Watzke RC. The ophthalmoscopic sign "white with pressure". A clinicopathologic correlation. Arch Ophthalmol. 1961;66:812–23.

42. Shea M, Schepens CL, Von Pirquet SR. Retinoschisis. I. Senile type: a clinical report of one hundred seven cases. Arch Ophthalmol. 1960;63:1–9.

43. Hirose T, Lee KY, Schepens CL. Snowflake degeneration in hereditary vitreoretinal degeneration. Am J Ophthalmol. 1974;77(2): 143–53.

44. Pierro L, Camesasca FI, Mischi M, Brancato R. Peripheral retinal changes and axial myopia. Retina. 1992;12(1):12–7.

45. Hunter JE. Retinal white without pressure: review and relative incidence. Am J Optom Physiol Opt. 1982;59(4):293–6.

46. Lam DS, Fan DS, Chan WM, et al. Prevalence and characteristics of peripheral retinal degeneration in Chinese adults with high myopia: a cross-sectional prevalence survey. Optom Vis Sci. 2005;82(4): 235–8.

47. Nagpal KC, Huamonte F, Constantaras A, et al. Migratory white-without-pressure retinal lesions. Arch Ophthalmol. 1976;94(4): 576–9.

48. Condon PI, Serjeant GR. Ocular findings in homozygous sickle cell anemia in Jamaica. Am J Ophthalmol. 1972;73(4):533–43.

49. Tassman W, Annesley Jr W. Retinal detachment in the retinopathy of prematurity. Arch Ophthalmol. 1966;75(5):608–14.

50. Nagpal KC, Goldberg MF, Asdourian G, et al. Dark-without-pressure fundus lesions. Br J Ophthalmol. 1975;59(9):476–9.

51. Everett WG. The fellow-eye syndrome in retinal detachment. Am J Ophthalmol. 1963;56:739–48.

52. Rutnin U, Schepens CL. Fundus appearance in normal eyes. 3. Peripheral degenerations. Am J Ophthalmol. 1967;64(6):1040–62.

53. O'Malley P, Allen RA, Straatsma BR, O'Malley CC. Paving-stone degeneration of the retina. Arch Ophthalmol. 1965;73:169–82.

54. Donders FC. Beitrage zur Pathologischen Anatomie des Auges. Albrecht Von Graefes Arch Ophthalmol. 1855;1:106.

55. Allen RA. Cobblestone degeneration of the retina. In: Kimura SM, Caygill WB, editors. Pathology in retinal diseases. Philadelphia: Lea & Febiger; 1966.

56. Brown GC, Shields JA. Choroidal melanomas and paving stone degeneration. Ann Ophthalmol. 1983;15(8):705–8.

57. Hyams SW, Neumann E. Peripheral retina in myopia. With particular reference to retinal breaks. Br J Ophthalmol. 1969;53(5): 300–6.

58. Okun E. Gross and microscopic pathology in autopsy eyes. III. Retinal breaks without detachment. Am J Ophthalmol. 1961; 51:369–91.

59. Foos RY, Allen RA. Retinal tears and lesser lesions of the peripheral retina in autopsy eyes. Am J Ophthalmol. 1967;64 Suppl 3:643–55.

60. Foos RY. Tears of the peripheral retina; pathogenesis, incidence and classification in autopsy eyes. Mod Probl Ophthalmol. 1975; 15:68–81.

61. Davis MD. Natural history of retinal breaks without detachment. Arch Ophthalmol. 1974;92(3):183–94.

62. Tulloh CG. Distribution of holes and tears in primary retinal detachment. Br J Ophthalmol. 1965;49(8):413–31.

63. Sigelman J. Vitreous base classification of retinal tears: clinical application. Surv Ophthalmol. 1980;25(2):59–70.

64. Foos RY. Postoral peripheral retinal tears. Ann Ophthalmol. 1974;6(7):679–87.

65. Schepens CL, Dobble JG, Mc MJ. Retinal detachments with giant

66. Scott JD. Giant tear of the retina. Trans Ophthalmol Soc U K. 1975;95(1):142–4.

67. Freeman HM. Fellow eyes of giant retinal breaks. Trans Am Ophthalmol Soc. 1978;76:343–82.

68. Ang GS, Townend J, Lois N. Interventions for prevention of giant retinal tear in the fellow eye. Cochrane Database Syst Rev. 2012;(2):CD006909.

69. Aylward GW, Cooling RJ, Leaver PK. Trauma-induced retinal detachment associated with giant retinal tears. Retina. 1993; 13(2):136–41.

70. Ang A, Poulson AV, Goodburn SF, et al. Retinal detachment and prophylaxis in type 1 Stickler syndrome. Ophthalmology. 2008; 115(1):164–8.

71. Aaberg Jr TM, Rubsamen PE, Flynn Jr HW, et al. Giant retinal tear as a complication of attempted removal of intravitreal lens fragments during cataract surgery. Am J Ophthalmol. 1997; 124(2):222–6.

72. Freeman HM. Fellow eyes of giant retinal breaks. Mod Probl Ophthalmol. 1979;20:267–74.

73. Muselier A, Dugas B, Burelle X, et al. Macular hole surgery and cataract extraction: combined vs consecutive surgery. Am J Ophthalmol. 2010;150(3):387–91.

74. Gosse E, Newsom R, Lochhead J. The incidence and distribution of iatrogenic retinal tears in 20-gauge and 23-gauge vitrectomy. Eye (Lond). 2012;26(1):140–3.

75. Sjaarda RN, Glaser BM, Thompson JT, et al. Distribution of iatrogenic retinal breaks in macular hole surgery. Ophthalmology. 1995;102(9):1387–92.

76. Nakano T, Uemura A, Sakamoto T. Incidence of iatrogenic peripheral retinal breaks in 23-gauge vitrectomy for macular diseases. Retina. 2011;31(10):1997–2001.

77. Foos RY. Retinal holes. Am J Ophthalmol. 1978;86(3):354–8.

78. Tolentino FI, Lapus JV, Novalis G, et al. Fluorescein angiography of degenerative lesions of the peripheral fundus and rhegmatogenous retinal detachment. Int Ophthalmol Clin. 1976;16(1):13–29.

79. Meguro A, Ideta H, Ota M, et al. Common variants in the COL4A4 gene confer susceptibility to lattice degeneration of the retina. PLoS One. 2012;7(6):e39300.

80. Colyear Jr BH, Pischel DK. Preventive treatment of retinal detachment by means of light coagulation. Trans Pac Coast Otoophthalmol Soc Annu Meet. 1960;41:193–217.

81. Kramer SG, Benson WE. Prophylactic therapy of retinal breaks. Surv Ophthalmol. 1977;22(1):41–7.

82. Byer NE. Prognosis of asymptomatic retinal breaks. Arch Ophthalmol. 1974;92(3):208–10.

83. Neumann E, Hyams S. Conservative management of retinal breaks. A follow-up study of subsequent retinal detachment. Br J Ophthalmol. 1972;56(6):482–6.

84. Burton TC. The influence of refractive error and lattice degeneration on the incidence of retinal detachment. Trans Am Ophthalmol Soc. 1989;87:143–55; discussion 55–7.

85. Hyams SW, Bialik M, Neumann E. Myopia-aphakia. I. Prevalence of retinal detachment. Br J Ophthalmol. 1975;59(9):480–2.

86. Neuhann IM, Neuhann TF, Heimann H, et al. Retinal detachment after phacoemulsification in high myopia: analysis of 2356 cases. J Cataract Refract Surg. 2008;34(10):1644–57.

87. Merin S, Feiler V, Hyams S, et al. The fate of the fellow eye in retinal detachment. Am J Ophthalmol. 1971;71(2):477–81.

88. Mitry D, Singh J, Yorston D, et al. The fellow eye in retinal detachment: findings from the Scottish Retinal Detachment Study. Br J Ophthalmol. 2012;96(1):110–3.

89. Tornquist R. Bilateral retinal detachment. Acta Ophthalmol (Copenh). 1963;41:126–33.

90. Benson WE, Grand MG, Okun E. Aphakic retinal detachment. Management of the fellow eye. Arch Ophthalmol. 1975;93(4): 245–9.

breaks: preliminary report. Trans Am Acad Ophthalmol Otolaryngol. 1962;66:471–9.

第 **18** 章

视网膜脱离

C. P. Wilkinson

18.1 引言

自发明检眼镜之后,人们借助该仪器很快确定了裂孔性视网膜脱离(RRD)和近视眼的关系[1]。超过半数的视网膜脱离发生在具有不同程度近视的患者中[2]。近视患者视网膜脱离的风险是正视眼或远视眼的 3~8 倍[2,3]。视网膜脱离风险与近视的程度呈线性相关,1~3 D 近视 RD 的风险增加 4 倍,>3 D 风险增加 10 倍[2]。年轻人比 65 岁以上老人的相对风险更高[2,4],可能因为老年患者玻璃体后脱离(PVD)的概率增加。

视网膜脱离仍然是导致视力下降的一个重要原因。因此,预防视网膜脱离一直被认为非常必要。然而,除了在急性马蹄型裂孔方面有一些成功案例外,其他努力好像效果并不明显[5]。截至目前,尚没有一级循证医学证据证实预防视网膜脱离措施的有效性[6]。由于视网膜脱离患者往往存在视网膜裂孔,并出现一定程度的玻璃体液化,且视网膜破裂区域存在持续性的玻璃体视网膜牵拉,因此玻璃体凝胶性状的改变在此类视网膜脱离的发病机制中至关重要。然而,目前大多数预防视网膜脱离的方法侧重于治疗周边视网膜病变,包括退行性病变,如格子样变性、各类退行性变性和视网膜裂孔[5-7]。另一个策略是在赤道部前创建一个 360°的脉络膜视网膜烧灼粘连区。该策略将在后文进行详细描述,但其有效性尚未被证实[7],而有效预防 RRD 的方法仍是不可企及的目标。

本章将讨论易患视网膜脱离的近视患者玻璃体视网膜相对独立的特征,以检验此类疾病的预防是否能够降低视网膜脱离风险。此外,本章还对手术复位方法进行简短综述,另外涉及近视相关玻璃体病变和周边玻璃体视网膜退行性病变。

18.2 近视眼:预示视网膜脱离的特征

大部分视网膜脱离都与玻璃体凝胶改变、玻璃体视网膜退行性变化及玻璃体视网膜异常粘连相关,而这些特征在近视患者中普遍存在。

18.2.1 近视眼玻璃体凝胶改变

通常引起临床 RRD 的玻璃体变化始于玻璃体液化,其导致本身流动性增加和稳定性降低[8]。玻璃体的改变会引起玻璃体后脱离(PVD),进而导致玻璃体后皮质表面从大部分视网膜内表面分离(图 18.1)。

18.2.2 玻璃体液化和近视

大量的生化、实验、组织病理学和临床证据显示,相对于正视眼和远视眼,近视眼的玻璃体凝胶液化[8]导致玻璃体黏度相对减弱和玻璃体稳定性降低。

18.2.3 玻璃体后脱离(PVD)

近视眼玻璃体液化与眼球扩张两个因素使年轻患者玻璃体后脱离的患病率增加[8-10]。此外,越来越多的证据表明玻璃体牵引力的提高,导致年轻近视患者发生玻璃体后脱离[11]。直到最近,PVD 仍被认为是一种突发的快速进展事件,但超声和光学相干断层成像(OCT)研究表明,在后极部 PVD 通常经历了数月或数年的缓慢进展[12]。最后,大部分玻璃体后皮质表面迅速从视网膜内表面分离,出现"闪光和飞蚊"症状。在大多数眼中 PVD 并不引起视网膜裂孔,这是因为从后极部到玻璃体基底部后缘之间,玻璃体皮质表面可与视网

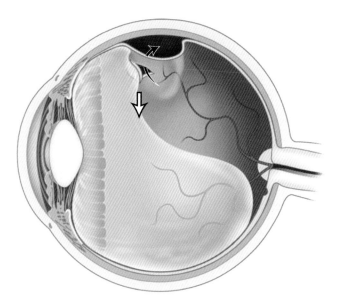

图 18.1　视网膜裂孔通常发生在玻璃体后脱离后视网膜与玻璃体紧密相连的部位。游离的玻璃体皮层对视网膜产生前后或切线方向的牵拉力(白色箭),造成周边部的视网膜裂孔,液化玻璃体通过视网膜裂孔进入视网膜下腔(黑色箭)。

膜内表面完全分开。然而,如果玻璃体与视网膜表面粘连,那么就容易导致视网膜裂孔(图 18.1)[8,13,14]。因此,玻璃体与视网膜的粘连在视网膜脱离的发病机制中起着关键作用。

18.2.4 与周边玻璃体视网膜变性相关的玻璃体视网膜粘连

　　在大部分视网膜脱离的眼有异常玻璃体视网膜粘连部位,玻璃体皮质与视网膜表面在这里不完全分离,马蹄形裂孔常发生于此部位(图 18.1)。另一种常见的视网膜脱离发生在玻璃体牵引格子样变性区(含萎缩孔)(图 18.2)。只有在玻璃体视网膜牵引力被视网膜裂孔完全释放的情况下,如在视网膜撕裂部位形成瓣膜盖时,继发的视网膜脱离才会出现。一旦视网膜裂孔和持续视网膜玻璃体牵引力相关的局部视网膜脱离出现,各种力量会共同促使视网膜下液增加和视网膜脱离面积扩大(图 18.3)。在某些患者尤其是高度近视患者,最初 PVD 并不总是完全的,PVD 会在玻璃体视网膜粘连部位进展,进而才会在先前没有发生玻璃体分离的区域造成视网膜裂孔和脱离[15,16]。这种粘连可以是可见的或不可见的,当 PVD 进展并出现裂孔时粘连才变得明显。尽管可见粘连是一种导致孔源性视网膜脱离的危险因素,但是在近视眼中不可见粘连也

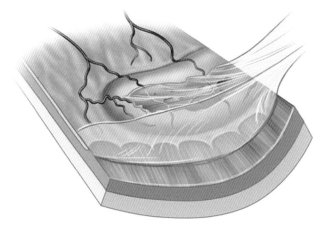

图 18.2　虽然在格子样变性区的裂孔被认为是"萎缩干孔",但格子样变性边缘的玻璃体视网膜牵拉促使液化的玻璃体进入视网膜下腔。

很常见[16,17]。

18.2.5 可见的玻璃体视网膜粘连

　　在视网膜脱离的危险因素中,格子样变性是最常

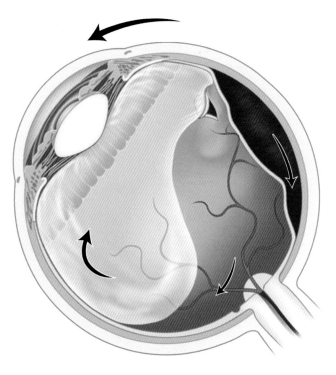

图 18.3　眼球运动(上方大箭)导致玻璃凝胶运动(玻璃体腔内较大的黑箭)延迟。反过来又对玻璃体视网膜粘连部位形成更大的牵引力。此外,玻璃体腔的液体(小玻璃体腔箭)使玻璃体视网膜的牵引力增加,而视网膜下腔的液体(箭)促使视网膜下液流动。

发生的、可见的周围视网膜玻璃体视网膜退行性病变。这些病变的特点多种多样,临床表现也各不相同,如蜗牛迹样变性、周边视网膜变性与色素变性。但在相应病变区域边缘,都会出现视网膜和玻璃体皮质之间的粘连。相对于正视眼和远视眼,近视眼格子样变性更为常见。尽管近视程度与格子样变性的患病率可能没有确切的关系,但近视加格子样变性似乎增加了视网膜脱离的风险。

其他在 PVD 后可发生视网膜裂孔的可见的玻璃体视网膜粘连部位包括囊腔样视网膜病变部位、脉络膜视网膜瘢痕、活动或静止的视网膜炎症部位[7]。

18.2.6 不可见的玻璃体视网膜粘连

不可见的玻璃体视网膜粘连只有在 PVD 较为严重或出现视网膜裂孔时才可见[17]。尽管这种粘连与很多视网膜裂孔和视网膜脱离相关,但因为它们出现在 PVD 之前看似"正常"的区域,因此无法直接进行预防性治疗。随着年龄增加,后段玻璃体基底部的不规则重构被视为导致前段部位与 PVD 相关的马蹄形裂孔的原因[18]。另外,典型的不可见玻璃体视网膜粘连常沿着视网膜血管出现,由此形成的裂孔导致的视网膜脱离常见于高度近视患者[18,19]。

Sebag[8,13,14]曾经报道年轻患者的玻璃体皮质和视网膜的黏附力比老年患者强,因此在年轻近视患者中,玻璃体液化加速以及较强的不可见玻璃体皮质和视网膜黏附是导致年轻近视患者视网膜脱离的重要因素。因此,如果 PVD 发生比较早,那么年轻患者的"正常"玻璃体与皮质黏附就会变成"异常"玻璃体视网膜黏附[13]。这种机制最常见于高度近视患者中。典型的玻璃体改变通常发生缓慢,这可能就解释了玻璃体凝胶改变后视网膜裂孔与脱离出现得较晚的原因。

Stirpe 和 Heimann[20]在高度近视伴有 RRD 的眼,对玻璃体改变和相关的玻璃体视网膜黏附做了重要的补充研究。他们研究了 496 个屈光度从 −18 D 到 −30 D 近视的有晶体眼。根据手术前和手术中玻璃体凝胶状态、视网膜、玻璃体与视网膜粘连情况,将这些病例分为五组。玻璃体液化、玻璃体视网膜粘连是形成 RRD 的基本条件,而玻璃体脱离的程度与上述分组相关。研究总结见表 18.1。相对于轻度近视,高度近视更容易表现出异常的后段玻璃体视网膜粘连和 PVD。

关于相对常见的视网膜撕裂和脱离的发生机制,Stirpe 和 Heimann[20]及其他[18]报道中的下列观察结果似乎最为重要:

• 完全型 PVD、严重但不完全型 PVD 和局限性 PVD 在高度近视眼中均可见。

• 普通视网膜撕裂引起的视网膜脱离,包括格子样变性相关的撕裂,常发生于被 PVD 发生区域包绕的玻璃体视网膜粘连区。

• 格子样变性区中萎缩孔引起的视网膜脱离常发生于完全或部分 PVD 眼,而这些 PVD 常发生在格子样变性区的周围。

• 广泛玻璃体液化或后极部凹陷但无明显 PVD 的视网膜脱离通常由巨大视网膜裂孔或相对高度近视眼玻璃体视网膜牵拉诱发的不常见后极部破裂造成。

• 极其局限的 PVD 相关的视网膜脱离并不少见,常发生于相对年轻、相对低度和相对常见病变的近视

表 18.1 高度近视视网膜脱离患者的玻璃体视网膜特征

组别	平均年龄	平均屈光度(D)	格子样破裂(%)	撕裂(%)	巨大撕裂(%)
完全型 PVD	54	−15.5	45	40	15
不完全型 PVD	59	−18.5	44	31	0
玻璃体液化,无 PVD	39	−19.5	0	0	71
玻璃体腔隙,无 PVD	57	−24	N/A	N/A	0
少许 PVD	23	−10.5	84	84	0

Adapted from Stirpe and Heimann.[20]

眼,包括格子样变性区的萎缩性裂孔、视网膜锯齿缘离断和马蹄状视网膜裂孔。

这些观察结果是支持下述观点的重要依据:①视网膜破裂能够接触到液化的玻璃体对形成 RRD 十分重要;②玻璃体视网膜粘连和对视网膜破裂的牵拉是导致视网膜脱离的常见原因;③PVD 通过产生视网膜破裂或增加对已有的含有视网膜萎缩裂孔的格子样变性的牵拉造成 RRD。预防和治疗视网膜脱离的方法应包含对上述几个事实的认识。

18.3 近视眼 RRD 的预防

如前文所述,形成视网膜裂孔的原因包括玻璃体液化导致的完全 PVD 或大而不全的 PVD,以及 PVD 对玻璃体视网膜粘连区域(伴有格子样变性、萎缩孔)牵拉形成的新裂孔(图 18.1 至图 18.3)。但是,不伴有 PVD 的格子样萎缩性孔导致的视网膜脱离是个例外情况。此类情况常见于玻璃体液化较早发生的年轻近视患者中[4],在没有 PVD 的情况下格子样变性区有玻璃体视网膜牵拉。第二个没有视网膜脱离发生前 PVD 的例外是由视网膜离断或巨大视网膜撕裂所致的视网膜脱离。这种情况常见于外伤后或其他情况,除非在非外伤性巨大视网膜撕裂患者的对侧眼,否则临床上很少考虑在发生视网膜离断或巨大视网膜裂孔前给予预防性治疗。

考虑到近视眼 RRD 的发生机制,预防多数近视眼 RRD 的方案应包括减少以下情况的发生:①玻璃体液化;②PVD;③玻璃体视网膜牵拉;④玻璃体视网膜粘连处的视网膜撕裂;⑤视网膜撕裂,周围视网膜下液的扩展。尽管白内障术后保持完整的晶状体后囊膜可能延迟玻璃体液化和(或)PVD,但仍无有效方案可以阻止玻璃体液化和(或)PVD 的发生。玻璃体切除与视网膜外垫压可以减少玻璃体视网膜牵拉,但将其作为广泛应用的预防性方法并不现实。目前提出的预防方法是在可见的玻璃体视网膜粘连区域减少裂孔产生或阻止裂孔周围视网膜下液集聚[6,7,21]。治疗方法是在可见的局限性退行性病灶或视网膜破裂周围用激光或冷凝制造脉络膜视网膜粘连。也有人提出做一个周边脉络膜视网膜粘连的环,以防止可见和不可见的玻璃体视网膜粘连区出现撕裂[7]。

18.3.1 可见玻璃体视网膜粘连的治疗

专家小组利用当代证据质量评价方法,对已发表的以治疗可见玻璃体视网膜粘连,比如格子样变性进而预防视网膜脱离为主题的论文进行评价,美国眼科学会(AAO)发表了关于预防性治疗的临床指南(PPP)[6]。

在 AAO 的 PPP 中,没有前瞻性随机试验可以证明对玻璃体视网膜损害(包括所有类型的视网膜裂孔)治疗的有效性。最佳证据表明对局部视网膜脱离(包括无症状的马蹄状裂孔)的治疗有效。有"确切"证据表明,治疗近视格子样变性无效。对于近视患者,如果一只眼由于格子样变性已经发生视网膜脱离,那么对另外一只眼的治疗效果有限[22]。然而,同样的循证证据显示这些治疗对>-6 D 的近视眼或超过 6 个钟点区域的格子样变性无价值。因此,预防性治疗对这些高危近视眼价值有限。

表 18.2 为 AAO-PPP 推荐的对近视患者不同级别

表 18.2 证据分级[6]的预防性治疗推荐

证据级别	推荐	患者类型
Ⅰ 级证据"强力"	------	------
------	------	------
Ⅱ 级证据"重要"	迅速治疗	有症状的带瓣撕裂
------	------	------
Ⅲ 级证据"共识"	无需治疗	无症状格子样变性 a
------	几乎不需治疗	无晶体眼的无症状格子样变性
------	------	无症状的马蹄状撕裂
------	------	无症状带盖撕裂
------	------	无症状萎缩性裂孔
------	有时需要治疗	外伤性视网膜裂孔
------	------	有症状带盖撕裂
无证据或者共识	------	马蹄状视网膜撕裂对侧眼
------	------	格子样变性对侧眼
------	------	无症状视网膜脱离

Modified from the American Academy of Ophthalmology–PPP [6]

a 所有的格子样变性包括伴有和不伴有视网膜裂孔。

损害的治疗方法。这些推荐方案中的多数属于"Ⅲ级"（专家意见共识），即最低级别的证据。不幸的是，除对有症状的马蹄形视网膜撕裂之外，其他治疗的价值非常有限。

18.3.2 不可见玻璃体视网膜粘连的治疗

治疗可见玻璃体视网膜粘连最大的限制在于PVD 发生之前粘连所致视网膜撕裂和脱离处看起来是正常的（图 18.4）[7,17]。在任何一个真正有效的预防性治疗中，这些不可见玻璃体视网膜粘连处发生的视网膜撕裂均应被考虑进去。为了实现对不可见玻璃体视网膜粘连的治疗目标，一些研究者推荐在周边视网膜从赤道部到玻璃体基底部后缘的区域完成一个 360°的脉络膜视网膜激光光凝（图 18.5）[7,23,24]。人们已尝试激光或冷冻方法。Byer 总结了欧洲有关这方面的文献[9]。目前缺乏证据表明这种治疗方案有效，但有些资料表明这种治疗存在危险性。广泛的视网膜脱离预防性治疗会引起病理生理改变，这反而会造成不良影响。由于在高度近视眼中，不可见玻璃体视网膜粘连常发生在相应较后段的部位[22]，因此，对这些患者的这种"拦阻坝"式的治疗在理论上存在着明显的问题。强有力的例子可能要算 Stickler 1 病，一种发生视网膜脱离

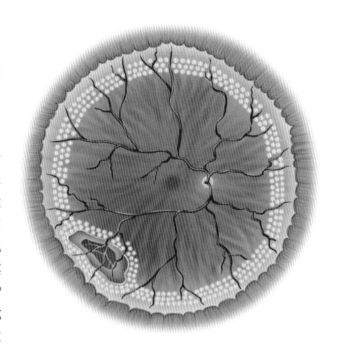

图 18.5　一些研究者推荐 360°激光或冷冻作为预防性治疗方式。

风险巨大的疾病。尽管并未进行优化的前瞻性临床对照研究，对这些病例进行横跨锯齿缘两侧的 360°冷凝似乎有一定价值[25]。

18.4　近视孔源性视网膜脱离的治疗

如前所述，与高度近视孔源性视网膜脱离（RRD）相关的因素包括玻璃体液化的增加、PVD 发生的频率、格子样变性和无症状的视网膜破裂。而 PVD 的患病率明显与近视程度相关。除了周边视网膜异常，后极部玻璃体视网膜界面的改变在高度近视眼黄斑孔引起 RRD 的发生机制中起着重要作用。相对不常见的是高度近视眼后极部视网膜破裂导致了 RRD，而这种情况常导致漏诊[26]。这些典型的视网膜破裂呈线性，与临近的后极部血管弓视网膜血管平行，几乎全部位于小片状的脉络膜萎缩区。除了各种类型的视网膜破裂，近视性萎缩性和新生血管性黄斑病变、后极部巩膜葡萄肿以及黄斑劈裂均可影响近视患者的视力。

尽管对于 RRD 手术治疗方式选择的争议广泛存在，但眼外科医生一致认同封闭视网膜裂孔和视网膜复位的 3 个基本步骤：

1.术前和术中彻底进行检查，发现并定位所有视

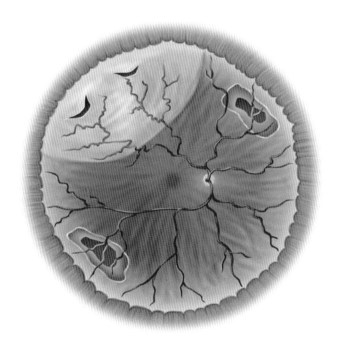

图 18.4　治疗可见格子样变性损害并不能预防不可见玻璃体视网膜粘连部位的视网膜裂孔。

网膜破裂,并评估玻璃体的牵拉。

2.制造一个对视网膜色素上皮和视网膜的局限性损伤,进而在所有视网膜破裂周围产生一个脉络膜视网膜粘连,使得玻璃体液无法再进入视网膜下腔。

3.利用一种技术,例如巩膜扣带术和(或)玻璃体腔注气,缩小视网膜破裂与其下视网膜色素上皮细胞的距离。

如果眼外科医生遵循这些基本原则并运用现代手术技巧,简单的原发性视网膜脱离患者一次性手术治疗视网膜复位率超过85%,加上二次手术及其他手术复位率可达到95%以上。在成功的解剖复位手术后,因为术前黄斑脱离的巨大影响和对术后视力的不可逆性损伤,这些眼的视力结果仍然很差。此外,高度近视眼后极部脉络膜视网膜的病变也是术后视力较差的原因。

自20世纪50年代以来,传统的巩膜扣带术曾作为一种成功的视网膜脱离治疗技术。然而,近年来形成了更全面的视网膜脱离复位手术方法,因此医生可以根据病情选择合适的手术方案(表18.3)[27]。玻璃体手术已成为最受欢迎的治疗方法,尤其用于治疗人工晶体眼。而对一些特定类型的视网膜脱离,玻璃体注气术备受医生欢迎。巩膜扣带术在有些情况下仍是一种非常有价值的手术方式,尤其是在修复伴有格子样变性的近视性视网膜脱离或视网膜离断时,这两种情况典型地伴有局限性PVD。然而,对于某个具体病例的"最佳"手术方案永远不可能达到一致,就像单一口味的冰激凌永远不能被所有人青睐一样。

由周边视网膜破裂引起的几种相对较常见的简单

表 18.3　修复孔源性视网膜脱离的手术方式选择

巩膜扣带联合或者不联合视网膜下液引流
　环扎
　节段性
玻璃体切割术
　联合气体填充
　联合硅油填充
　联合视网膜前膜撕除
　联合内界膜撕除
气体填充视网膜固定术
联合手术

的近视性RRD,通常采用下面三种方法之一来处理(表18.3)。真正复杂的手术是玻璃体切割术。大部分简单的病例可以采用巩膜扣带术和(或)玻璃体切割术,许多医生喜欢联合手术。不考虑技术问题,如果所有视网膜裂孔都可以通过手术闭合且不发生PVR或其他少见的并发症,那么这些手术可成功实现解剖复位。

18.4.1 伴有周边视网膜裂孔的非复杂性近视性孔源性视网膜脱离的手术治疗方式

巩膜扣带术、玻璃体切除术和特殊病例情况下使用的充气性视网膜固定术属于修复裂孔相对常用的方式。每一种方式都有其各自的优点和缺点。

18.4.2 巩膜扣带术

20世纪80年代之前,巩膜扣带术是唯一常用的孔源性视网膜脱离治疗方式,它可应用于大多数可充分看到视网膜的非复杂性视网膜脱离病例中。近视并不影响解剖复位的成功率[28]。这项技术并不是因为解剖复位的成功率而受限,而是由于替代性技术的发展导致其应用率下降。这些新技术的成功复位率较高而并发症较少或各不相同,并在特殊病例中具有其他优势。

巩膜扣带术最常见的并发症(除了解剖复位失败)与非扣带术、玻璃体切割术或气体填充术并不相同。此外,气体填充术具有诊室操作的优势,减少了术后的不舒适性。而玻璃体切割术为禁忌巩膜扣带术的患者提供了一种治疗方案,如显著的玻璃体混浊和后极部视网膜破裂。

18.4.3 优点

巩膜扣带术的最主要优势在于其数十年来作为一种标准治疗手段,对它的成功率和并发症发生率有相当深入的认识和接受度。另一个重要的优势在于除了极少情况下需要选择性地进行视网膜下液引流和(或)玻璃体腔注气等重要步骤外,该治疗通常是一种眼外操作。因此,该治疗通常不会直接造成眼内或玻璃体切割术常引起的玻璃体的改变。尽管该治疗所需的设备和辅助材料比气体填充术稍多,但是远远少于玻璃体切割术。该治疗不引起术后白内障进展加速。

18.4.4 缺点

与眼内气体填充术相比,巩膜扣带术的主要缺点在于其必须在手术室进行操作,且需要额外设备,花费较高。巩膜扣带术的失败率高于气体填充术和联合扣带术的玻璃体切割术。与玻璃体切割术相比其主要的缺点包括处理巨大和(或)后极部视网膜破裂的难度增加,以及修复相对"困难"的视网膜脱离的失败率高。眼外肌失调和屈光状态改变是巩膜扣带术后的重要并发症,与眼内气体填充术或未联合扣带术的玻璃体切割术相比,这两种并发症在巩膜扣带术后的发生率更高。近视眼患者常伴有巩膜变薄,这一不利因素将增加在缝线时穿透巩膜的概率。一个逐渐增长但相对不明朗的不利因素是在许多玻璃体视网膜治疗的培训中,有关巩膜扣带术的经验非常有限。

18.4.5 玻璃体切割术

玻璃体切割术最初用于治疗视网膜脱离伴有严重的玻璃体出血、增生性玻璃体视网膜病变、增生性糖尿病视网膜病变、巨大视网膜撕裂等。直到 20 世纪 80 年代中期,该手术才被应用于更多的常规病例中。此后玻璃体切割术就成为非常受欢迎的手术方式,特别用于治疗人工晶状体眼患者。

18.4.6 优点

玻璃体切割术的主要优点包括消除屈光介质混浊、横贯玻璃体和周边视网膜的玻璃体与增生膜的牵引力、增强可视化和视网膜裂孔的定位、术中复位视网膜以及粘连技术的精确应用。除非联合进行巩膜扣带术与玻璃体切割术,这些手术通常不伴发巩膜扣带术后相对常见的那些并发症。如前面提及的高度近视眼常伴有后极部视网膜破裂和残留的后极部玻璃体视网膜粘连,这些情况更适合于玻璃体切割术。

18.4.7 缺点

在有晶状体眼中,玻璃体切割术的主要缺点为术后核性白内障进展。有证据显示玻璃体切割术数十年以后人工晶状体眼可能会进展为开角型青光眼。该手术的成本远高于气体填充视网膜固定术或巩膜扣带术。近视患者视网膜脱离可能会增加后极部玻璃体视网膜粘连的发生率,玻璃体与视网膜分离可能相对较为困难,尤其是对于年轻患者。尽管对 PVR 的发生仍需要深入的研究评价,但玻璃体切除的失败可能与发生相对严重的 PVR 相关。目前的缺陷是玻璃体切割术

是一个相对较新的技术,现在仍缺乏手术失败确切原因的相关资料和数据,期待未来会获得这些结果。

18.4.8 气体填充术

经典与"理想"的非复杂性孔源性视网膜脱离充气术适用于治疗一个或一组位于接近 10 点与 2 点方位的视网膜裂孔,其范围不超过 1 个钟点区域。尽管这项技术可以成功应用于视网膜裂孔既不位于上方也不临近上方的情况,但很少有医生在这类情况下选择该手术方式。另外,明显的玻璃体后脱离、无格子样变性和玻璃体出血、人工晶状体眼的状态更适合选择气体填充术。

气体填充术术一次性复位的成功率比巩膜扣带术低约 10%,但再次手术后的成功率相近。因此,相对于其他复位手术来说气体填充术是一个合理的标准选择。有趣的是,这种手术方式在美国比欧洲或英国更受欢迎。

18.4.9 优点

气体填充视网膜固定术的主要优点在于它可以很快地在治疗室环境下及适度局部麻醉下实施,且其成功率可接受。并发症的发病率通常比其他手术低而且成本也大大降低。白内障的进展与该手术方式无关。

18.4.10 缺点

气体填充术的主要缺点在于其应用较为局限,大多数医生仅采用该项手术治疗单一上方的视网膜裂孔和局限玻璃体视网膜退行性病变的患者,但在许多常见类型的病例中并不应用该项技术。值得注意的是,完全的玻璃体后脱离在近视眼患者中并不常见,而格子样变性相对比较常见,这两项特征使得气体填充术在高度近视患者中并不流行。此外,即使在精心挑选的病例中气体填充术比巩膜扣带术的解剖成功率低近 10%。然而,并没有证据表明一次失败的气体填充术会降低最终解剖成功复位或视力改善成功率。

18.4.11 伴有后极部视网膜破裂的近视性孔源性视网膜脱离的手术

后极部视网膜破裂在近视眼患者中更为常见,黄斑裂孔性视网膜脱离的发生率与近视的程度直接相关[29]。手术治疗这些病例,尤其是伴有后巩膜葡萄肿和

广泛脉络膜视网膜萎缩的病例特别困难。对于周边视网膜破裂引起的视网膜脱离,目前的治疗要么基于内眼的手术方式,要么是基于外眼的手术方式,以及在特殊复杂病例中应用两者联合的方式。内眼的手术方式可以采用简单的气体填充术或复杂的玻璃体切割术联合注射硅油。外眼的巩膜扣带术在理论上很简单,但在技术上却难以实现。所有这些技术解剖复位成功率高低不一,而且视力恢复的结果经常受到与高度近视相关的后极部病变的影响。玻璃体后皮质和视网膜之间的关系至关重要,视网膜前膜会使治疗方案进一步复杂化。

18.4.12 黄斑裂孔导致的近视性孔源性视网膜脱离的气体填充治疗

一些研究[29,30]认为,近视性黄斑裂孔性视网膜脱离的首选治疗方式是采用简单的气体填充术。在注气前可以清除或不清除玻璃体腔内的液体,然后将可膨胀的气体注射到玻璃体内。另有一些医生引流视网膜下液后采用激光治疗裂孔[31]。单独气体填充术的优点在于方法简单、价格便宜。主要缺点为永久性性视网膜复位的不可预测性,解剖复位成功率较低,为 20%~90%[29]。增生性玻璃体视网膜病变与后极部视网膜上的持续性玻璃体牵拉似乎是预测手术成功率的关键因素 [29],但有些研究并不支持这一假设[32]。

18.4.13 黄斑裂孔导致的近视性孔源性视网膜脱离的玻璃体切割术

后极部玻璃体视网膜牵拉似乎是黄斑裂孔相关的近视性孔源性视网膜脱离的主要因素。自 1982 年以来人们一直讨论应用玻璃体切割术消除牵拉力[33]。这是将注气(全氟化碳)、轻和重硅油联合的一种手术方式。大多数权威人士认为去除视网膜前膜可以减少切线牵拉力[34],并且在手术过程中撕除内界膜的兴趣也有增加。病例的选择以及各种替代性辅助手术技术的应用,使得人们难以比较玻璃体切割术治疗黄斑裂孔导致的近视性孔源性视网膜脱离的优缺点。

玻璃体切割术似乎比简单气体填充术的成功率更高,对于视网膜前膜在手术中成功剥离的患者来说尤为如此[29]。虽然近期报道[35]采用注射曲安奈德和台盼蓝"双剥离"玻璃体皮质和内界膜术后有较高的复位率和较好的视力结果,但目前尚不确定剥离内界膜的价值[29]。

解剖复位失败的主要原因为黄斑裂孔重新出现,这与后葡萄肿、广泛的脉络膜视网膜萎缩、视网膜色素上皮层与神经视网膜之间的天然粘连减少有关[20]。为了提高解剖成功率,一些医生喜欢采用永久性眼内填充硅油的方式。最近,一些国家已开始使用高密度硅油并报道称成功率得到了提升[36]。封闭引起视网膜脱离的视网膜裂孔的治疗原则在黄斑裂孔导致的近视性孔源性视网膜脱离的修复中经常被忽略,原因在于黄斑裂孔封闭后对术后视力具有显著的影响。目前仍采用激光方式封闭裂孔,特别用于治疗裂孔重新出现的患者[36]。目前,仍不可能在循证医学的基础上对众多辅助性玻璃体切割手术技巧真正的相对价值进行评价。

18.4.14 黄斑裂孔导致的近视性孔源性视网膜脱离的巩膜扣带术

巩膜扣带术治疗黄斑孔在将后极部巩膜表面由凹形改变为凸形、减轻玻璃体视网膜和切向的牵拉力方面具有显著的优势[36,37]。一些研究显示该项术式比玻璃体切割术有优势[35,36]。巩膜扣带术的主要缺点在于手术的难度。

缺少前瞻性随机对照研究、多数报道的样本量小、病例选择方法的不同和随访时间的差异等情况导致难以将巩膜扣带术与其他技术进行比较[29]。

总结

孔源性视网膜脱离在近视患者中很常见,特别是在高度近视患者。由于屈光不正会导致玻璃体视网膜、眼球发生结构改变,因此近视是导致视网膜脱离的主要危险因素。大多数视网膜脱离是由在相应视网膜破裂处附近玻璃体视网膜粘连的持续性牵拉相关的视网膜撕裂瓣或裂孔引起。最显著的玻璃体视网膜牵拉力发生于 PVD,这种情况在近视眼出现得更早、更频繁。

玻璃体视网膜粘连可被视为周边性玻璃体视网膜变性的一种形式。大多数粘连区域不可见,但有些区域(如格子样变性)却相当明显。在某种程度上,不可见的玻璃体视网膜粘连可被认为是年龄相关的不可逆性改变,而较强的粘连似乎常出现在相对年轻的近视患者中[14]。由于玻璃体液化和玻璃体后脱离常发生在年轻的高度近视患者中,如果出现玻璃体后脱离且粘连导致较大的视网膜撕裂,则这种正常的玻璃体视网膜粘连可被视为"异常"粘连[13]。这种异常的玻璃体变化与相对牢固的玻璃体视网膜粘连共存的现象似乎在近视患者中更为常见。

无症状的近视性视网膜脱离似乎不可能进行预防[1]，除非在有症状性玻璃体后脱离的同时或之后短时间内出现可见的视网膜瓣撕裂[2]，或在格子样变性的萎缩区出现"亚临床性脱离"的显著性进展[21]。因此，当前治疗高风险视网膜脱离的最佳方法为：重视玻璃体后脱离出现的任何症状[21]，定期复查具有格子样变性的高度近视患者，特别是有格子样变性伴萎缩孔和少量视网膜下液的患者。

大多数近视眼中发生的孔源性视网膜脱离并不复杂，主要由周边视网膜破裂导致，它们的修复方法与正视眼中发生的孔源性视网膜脱离的修复方法相同。尽管现在玻璃体切割术比巩膜扣带术更受欢迎，但仍难以确定最佳的手术方式。

在某些地区黄斑裂孔导致的近视性孔源性视网膜脱离较为常见。尽管玻璃体视网膜手术取得了很大进步，但近视性孔源性视网膜脱离的修复仍面临诸多挑战。

（杨晓慧 杜利平 译 雷博 校）

参考文献

1. von Graefe A. Mittheilungen vermischten Inhalts. Arch f Ophthalmol. 1857;2:187–9.
2. The Eye Disease Case Control Study Group. Risk factors for idiopathic rhegmatogenous retinal detachment. Am J Epidemiol. 1993;137:749–57.
3. Austin KL, Palmer JR, Seddon JM, et al. Case–control study of idiopathic retinal detachment. Int J Epidemiol. 1990;19:1045–50.
4. Burton TC. The influence of refractive error and lattice degeneration on the incidence of retinal detachment. Trans Am Ophthalmol Soc. 1989;87:143–55.
5. Wilkinson CP. Evidence-based analysis of prophylactic treatment of asymptomatic retinal breaks and lattice degeneration. Ophthalmology. 2000;107:12–5.
6. American Academy of Ophthalmology. Management of posterior vitreous detachment, retinal breaks, and lattice degeneration. Preferred practice pattern. San Francisco: American Academy of Ophthalmology; 2008.
7. Byer NE. Rethinking prophylactic therapy of retinal detachment. In: Stirpe M, editor. Advances in vitreoretinal surgery. New York: Ophthalmic Communications Society; 1992. p. 399–411.
8. Sebag J. Myopia effects upon vitreous-significance in retinal detachments. In: Stirpe M, editor. Anterior and posterior segment surgery: mutual problems and common interests. New York: Ophthalmic Communications Society; 1998. p. 366–72.
9. Pierro L, Camesasca FI, Mischi M, Brancato R. Peripheral retinal changes and axial myopia. Retina. 1992;12:12–7.
10. Akiba J. Prevalence of posterior vitreous detachment in high myopia. Ophthalmology. 1993;100:1384–8.
11. Meskauskas J, Repetto R, Siggers J. Shape changes of the vitreous chamber influences retinal detachment and reattachment processes: is mechanical stress during eye rotations a factor? Invest Ophthalmol Vis Sci. 2012;53(10):6271–81.
12. Johnson MW, Brucker AJ, Chang S, et al. Vitreomacular disorders: pathogenesis and treatment. Retina. 2012;32 Suppl 2:S173–232.
13. Sebag J. Anomalous posterior vitreous detachment: a unifying concept in vitreo-retinal disease. Greaefes Arch Clin Exp Ophthalmol. 2004;242:690–8.
14. Sebag J. Age-related differences in the human vitreo-retinal interface. Arch Ophthalmol. 1991;109:966–71.
15. Ripandelli G, Coppe AM, Pavisi V, et al. Fellow eye findings of highly myopic subjects operated for retinal detachment associated with macular hole. Ophthalmology. 2008;115:1489–93.
16. Chan CK, Tarasewicz DG, Lin SG. Relation of pre-LASIK and post-LASIK retinal lesions and retinal examination for LASIK eyes. Br J Ophthalmol. 2005;89:299–301.
17. Mastropasqua L, Carpineto P, Ciancaglini M, et al. Treatment of retinal tears and lattice degeneration in fellow eyes in high risk patients suffering retinal detachment: a prospective study. Br J Ophthalmol. 1999;83:1046–9.
18. Mitry D, Fleck BW, Wright AF, et al. Pathogenesis of rhegmatogenous retinal detachment: predisposing anatomy and cell biology. Retina. 2010;30:1561–72.
19. Chen L, Wang K, Esmaili DD, Xu G. Rhegmatogenous retinal detachment due to paravascular linear retinal breaks over patchy chorioretinal atrophy in pathologic myopia. Arch Ophthalmol. 2010;128(12):1551–4.
20. Stirpe M, Heimann K. Vitreous changes and retinal detachment in highly myopic eyes. Eur J Ophthalmol. 1996;6:50–8.
21. Byer NE. Natural history of posterior vitreous detachment with early management as the premier line of defense against retinal detachment. Ophthalmology. 1994;101:1503–13.
22. Folk JC, Arrindell EL, Klugman MR. The fellow eye of patients with phakic lattice retinal detachment. Ophthalmology. 1989; 96:72–9.
23. Koh HJ, Cheng L, Kosobucki B, et al. Prophylactic intraoperative 360-degree laser retinopexy for prevention of retinal detachment. Retina. 2007;27:744–9.
24. Chalam KV, Murthy RK, Gupta SK, et al. Prophylactic circumferential intraoperative laser retinopexy decreases the risk of retinal detachment after macular hole surgery. Eur J Ophthalmol. 2012; 22:799–802.
25. And A, Poulson AV, Goodburn SF, et al. Retinal detachment and prophylaxis in type 1 Stickler syndrome. Ophthalmology. 2008;115:164–8.
26. Chen L, Wang K, Esmaili DD, et al. Rhegmatogenous retinal detachment due to paravascular linear breaks over patchy chorioretinal atrophy in pathologic myopia. Arch Ophthalmol. 2012; 128:1551–5.
27. Alyward GW. Optimal procedures for retinal detachment repair. In: Ryan SJ, Wilkinson CP, editors. Retina, vol. 3. 5th ed. New York: Elsevier; 2013. p. 1784–92.
28. Rodriguez FJ, Lewis H, Krieger AE, et al. Scleral buckling for rhegmatogenous retinal detachment associated with severe myopia. Am J Ophthalmol. 1991;111:595–600.
29. Ortisi E, Avitabile T, Bonfiglio V. Surgical management of retinal detachment because of macular hole in highly myopic eyes. Retina. 2012;32:1704–18.
30. Miyake Y. A simplified method of treating retinal detachment with macular hole. Long-term follow-up. Arch Ophthalmol. 1986;104:1234–6.
31. Ripandelli G, Parisi V, Friberg TR, et al. Retinal detachment associated with macular hole in high myopia: using the vitreous anatomy to optimize the surgical approach. Ophthalmology. 2004;111:726–31.
32. Chen FT, Yeh PT, Lin CP, et al. Intravitreal gas injection for macu-

lar hole with localized retinal detachment in highly myopic patients. Acta Ophthalmol. 2011;89:172–8.

33. Gonvers M, Machemer R. A new approach to treating retinal detachment with macular hole. Am J Ophthalmol. 1982;94:468–72.

34. Oshima Y, Ikuno Y, Motokura M, et al. Complete epiretinal membrane separation in high myopic eyes with retinal detachment resulting from a macular hole. Am J Ophthalmol. 1998;126: 669–76.

35. Avitabile T, Bonfiglio V, Buccoliero D, et al. Heavy versus standard silicone oil in the management of retinal detachment with macular hole in myopic eyes. Retina. 2011;31:540–6.

36. Yu J, Wang F, Cao H, et al. Combination of internal limiting mem-

brane peeling and endophotocoagulation for retinal detachment related to high myopia in patients with macular hole. Ophthalmic Surg Lasers Imaging. 2012;41:215–21.

37. Ripandelli G, Coppe AM, Fedeli R, et al. Evaluation of primary surgical procedures for retinal detachment with macular hole in highly myopic eyes: a randomized comparison of vitrectomy versus posterior episcleral buckling surgery. Ophthalmology. 2001;108:2258–64.

38. Ando F, Ohba N, Touura K, et al. Anatomical and visual outcomes after episcleral macular buckling compared with those after pars plana vitrectomy for retinal detachment caused by macular hole in highly myopic eyes. Retina. 2007;27:37–44.

第 19 章

近视与青光眼

Sung Chul Park，Jeffrey M. Liebmann，Robert Ritch

19.1 引言

在过去几十年中，近视患病率在全球范围内快速增加，在东亚地区增长尤其显著[1-3]，病理性近视患病率可能也随之增加。近视的增加带来了严重的公共卫生问题，因为近视可能会诱发一些致盲性疾病。在众多近视相关的病理性疾病中，本章聚焦于青光眼。

青光眼是一类有特定视神经病变及视野缺损的进展性视神经病变。目前可采用多种影像检查设备诊断和监测青光眼。然而，如果青光眼合并近视，会显著增加青光眼诊断、随访及治疗的难度和复杂性。近视合并青光眼在诊断方面的挑战性在于，近视的视盘及青光眼的视盘存在相似性，因此近视引起的视野缺损和青光眼视野缺损也有相似性。影像检查的正常数据库并不包括近视的相关数据，因此检查结果应仔细分析并解读，以免由于近视的影响造成误诊。近视视神经病变可随时间进展，导致对青光眼的诊断更为困难。青光眼合并近视的治疗难点主要在于眼轴增长、巩膜变薄。此外，近视提高了开角型青光眼（OAG）的患病率。尽管其病理机制尚不明确，但该危险因素独立于眼压[4-5]。

因此，理解近视的视盘结构特征、巩膜结构，以及近视对眼部影像和视野检查影像的影响，对于准确诊断和治疗青光眼来说至关重要。

19.2 近视是 OAG 的危险因素

近视是 OAG 的危险因素，近视患者罹患青光眼的概率增加 2~3 倍[4-5]。在一项基于 11 个人群横断面研究的荟萃分析[4]发现，近视和 OAG 之间的合并比值比为 1.92（95% CI：1.54~2.38），近视度数和青光眼之间存在中度的量化关系，高度近视和 OAG 之间的合并比值比为 2.46（1.93~3.15），而低度近视与 OAG 之间的合并比值比为 1.77（1.41~2.33），临界点为 -3.00 D。然而，目前尚未确定哪种程度的近视对 OAG 影响最大。在上述 11 项研究中，正视和低度近视的定义不尽相同，范围为 -0.01 D~-1.5 D，大部分研究采用 -0.5 D 或 -1 D 的标准。

尽管有很多假说[6-7]，但近视和青光眼之间的病理生理学机制尚不明确。眼压导致的筛板及视盘旁巩膜的压力和应力，可能造成结缔组织结构的细胞水平甚至分子水平的改变[8]。而且眼压导致的压力和应力可能影响筛板区的血流，减少视网膜节细胞轴突的氧和营养物质供应[8]。与非近视眼相比，近视眼视盘旁巩膜张力更大，导致青光眼易感性增加[9]。近视眼的筛板更薄，导致跨筛板压力梯度更高[10,11]，同样增加了青光眼的易感性[12-14]。在一项以人群为基础的研究中，近视与非近视者的眼压相似[15]，但其他研究发现近视眼的眼压显著高于非近视眼，近视眼更容易罹患青光眼[16,17]。此外，由于青光眼发生机制中血流供应可能发挥重要作用，而在近视眼中血流减少[18,19]，可能降低视盘复合体（视盘及视盘旁组织）对压力的耐受性[20-22]。视盘倾斜是近视眼的一种特征，倾斜程度与近视程度及眼轴呈正相关[23]。在视盘倾斜的情况下，一些视网膜节细胞轴突的轴浆交换可能会受到影响，可能对近视和青光眼之间的相关性产生影响[24]。

中央角膜厚度（CCT）是预测 OAG 发展的一个有效的指标[25]，也是在初期检查中预测晚期青光眼损

259

伤的一个高风险因素[26]。眼轴增长是近视的标志,但眼球外层(包括角膜、巩膜及筛板)变薄主要发生在眼球后部[27,28]。既往研究发现 CCT 不随眼轴或近视屈光度的变化显著增加或降低[29-32]。但近期对韩国和印度人群的研究发现 CCT 和眼轴之间的关系呈正相关,发现在近视眼中角膜更厚[33,34]。这些研究结果表明角膜结构和厚度并不会影响近视与青光眼之间的相关性。

19.3 近视合并青光眼的诊断和监测:视神经结构

医生一般通过评估视盘及视盘旁结构来对青光眼进行诊断和随访。与非近视眼相比,近视眼存在以下特征:很多都存在视盘倾斜[20-22,35,36]、杯盘比更大[7]、视盘面积更大[35,37,38]、视盘旁 β 区萎缩弧(PPA)更大[21,22,37,39,40]。这些特征增加了准确诊断和监测青光眼的难度。

利用眼底照相或视盘立体照相技术进行评估时,视盘盘沿和其他参数共同用于对青光眼的评估。局限性或弥漫性盘沿变窄是青光眼的特征性表现,进展性的盘沿变窄则提示疾病进展。然而在近视眼中,准确评估盘沿宽度变得比较困难。近视的视盘倾斜使得与 PPA 交界处的盘沿呈缓坡状(图 19.1),因此对盘沿边界的确定尤为困难。此外近视眼视杯大、杯盘比大,与青光眼的表现类似,因此可能干扰对青光眼的诊断,甚至导致不必要的治疗。视盘结构不仅在静态情况下不易评估,在动态变化情况下也难以识别。

视网膜神经纤维层(RNFL)减少,即视盘旁 RNFL 较相邻区域变薄,会形成较暗的条带状或楔形区域。RNFL 缺损在视网膜色素上皮(RPE)颜色较深的眼中比较容易分辨,如亚洲人眼就比高加索人眼更容易分辨。因为近视眼眼底色素少,所以 RNFL 减少不容易鉴别。利用眼部光学相干断层扫描仪(OCT)能够评估视盘旁 RNFL 厚度,该技术被广泛应用于青光眼诊断和

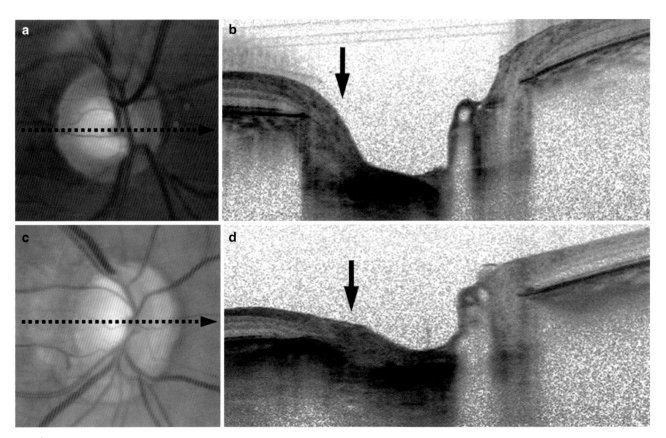

图 19.1　近视眼视盘颞侧边缘表面(黑色箭)。相较于正视眼(c,d),近视眼(a,b)更为陡峭。(a)和(c)中虚线箭分别为(b)和(d)中 OCT 扫描线所在位置。

随访。一般是与正常人的 RNFL 厚度和分区图(如象限或钟点图)数据库来做比较发现 RNFL 减少,但近视眼的 RNFL 比正视眼薄[41-45],和青光眼视神经病变相似,因此容易导致假阳性发生[46]。

在正确的位置进行视盘旁 RNFL 扫描至关重要,因为扫描位置会影响 RNFL 厚度以及每个象限的厚度。相比视盘处扫描位置在视神经管开口边界处得出的数据与正常数据库更具有可比性[47]。在非近视无视盘倾斜眼中,视盘位置基本与圆形或椭圆形的视神经管开口(Bruch 膜开口)呈同心圆排列,因此 RNFL 扫描区域应该放在以视盘为中点的同心圆位置。而对于近视眼,倾斜视盘组织与视神经管开口位置形成了偏心圆或椭圆,因此在颞侧视盘倾斜的眼中,如果扫描环位于视盘则颞侧 RNFL 厚度可能被高估,而鼻侧RNFL厚度可能被低估。

经典的 OCT 上 RNFL 曲线有个双峰,分别位于颞上方和颞下方 RNFL 束。随着眼轴增加,颞上方和颞下方的 RNFL 束角度变小,即近视眼的 RNFL 束更靠近黄斑区[48-50]。因此在无青光眼的近视眼中,有一些

RNFL 图会显示统计学中的临界值(正常数据库 1%~5%)或异常结果(正常数据库 1%以内),同样在没有青光眼的近视眼,有一些视盘周围扇区被标为异常(图19.2)。

在近视眼中,当 RNFL 扫描位于 PPA 的 β 区时,图像质量会局部下降。在这种情况下,通常低估或高估 RNFL 的厚度导致假阳性或假阴性结果(图 19.3)。通过手动校正 RNFL 厚度图可以获得准确的测量结果。

在近视眼中,原始 RNFL 扫描的不稳定性要比在非近视眼高。因此更容易因 RNFL 扫描位于范围之外而导致错误(图 19.4)。不稳定的扫描还容易导致局部区域图像质量降低,导致错误的结果。

PPA 是视盘常见的结构。根据其临床和病理学特征 PPA 被分为 α 区和 β 区。α 区位置靠外,其特征为不规则的低色素和高色素区和脉络膜视网膜组织变薄;而 β 区的颜色偏白,位于 α 区和有脉络膜毛细血管及 RPE 萎缩的巩膜环之间。β 区与青光眼的发生[51-54]及青光眼功能损伤的进展均相关[55-58]。β 区的扩大也与疾

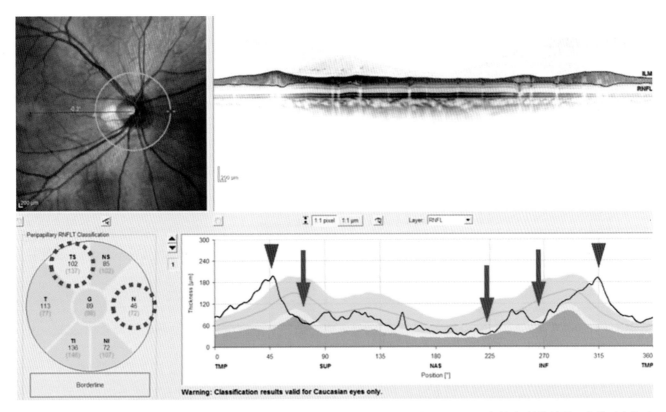

图 19.2　高度近视视网膜神经纤维层(RNFL)厚度轮廓剖面图。其中颞上和颞下方的 RNFL(蓝色箭头)较统计学正常值更为靠近视盘和中心凹的连线。红色箭和红色虚线圈分别指区域边界和正常 RNFL 厚度。

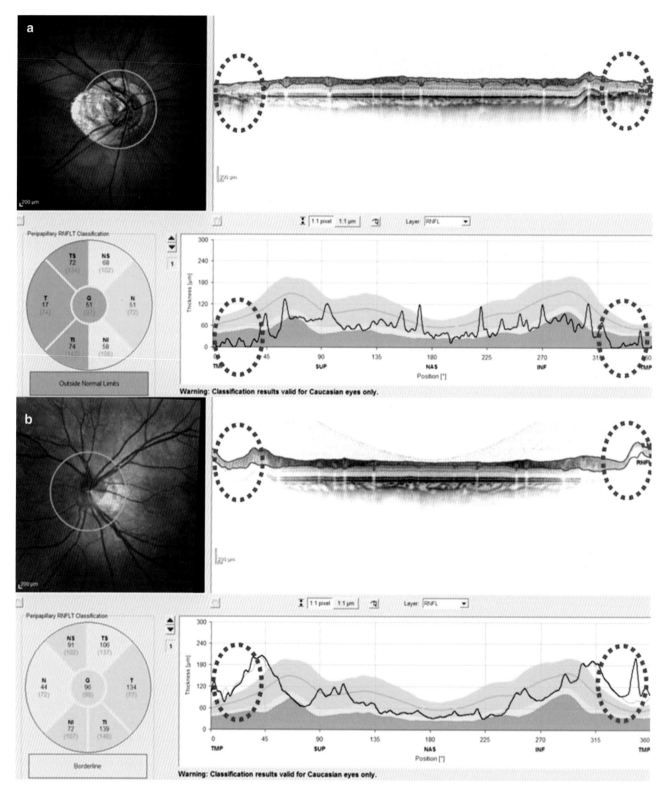

图 19.3　两例伴有大面积视盘旁 β 区萎缩弧的高度近视眼的视网膜神经纤维层(RNFL)厚度轮廓剖面图。虚线椭圆区域指由于 RNFL 分段计算误差所导致的 RNFL 厚度被过低(a)或过高(b)估计。

病进展相关[59,60]。在近视眼中,现行的 β 分区 PPA 定义经常还包括由于眼轴增长的外圈巩膜口部分[61]。该区域并非真正的萎缩区,因为在胚胎期该区不存在 RPE

或脉络膜毛细血管。因此在近视眼中以此评估 PPA β 区的大小、范围及变化会产生一定的错误。近期对经典的 β 区萎缩弧根据是否存在 Bruch 膜进一步分

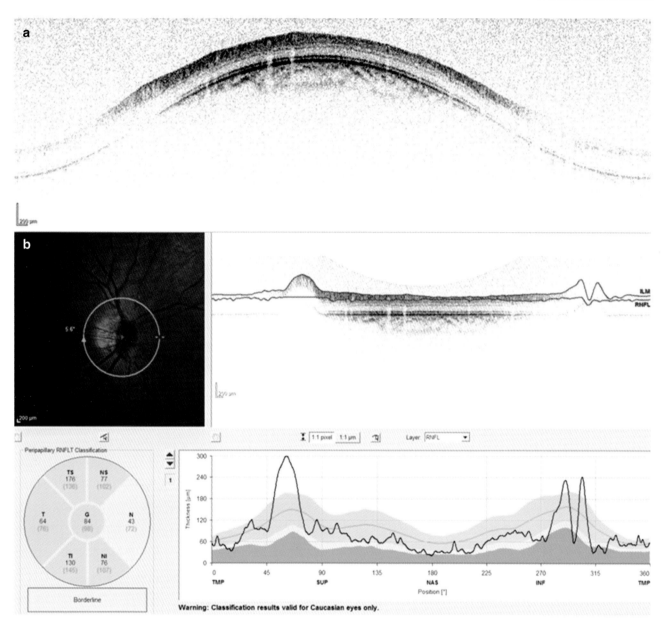

图 19.4　高度近视眼的原始视网膜神经纤维层(RNFL)扫描图像。(a)的波动导致图像两端区域质量下降,引起 RNFL 厚度轮廓剖面图出现误差(b)。

为 γ 区和(新)β 区(图 19.5)[62,63]。γ 区无Bruch 膜及RPE,与眼轴相关,但与青光眼无关。新的 β 分区有 Bruch膜但没有 RPE,与青光眼相关但与眼轴无关[62,63]。这些研究表明,PPA 新 β 区与青光眼具有较高的相关性,因此应纳入临床评估。然而,对 PPA 新 β 区需要借助OCT 进行分析,而无法用眼底镜或眼底照片直接进行评估。

利用 OCT 进行黄斑节细胞层厚度分析对于高度近视合并青光眼的诊断是比较可靠的方法,因为该技术能够提高分析的准确性。由于难以区分黄斑

区节细胞层和内界膜层,因此二者被统称为节细胞复合体(GCC)。与视盘旁 RNFL 厚度相比,在高度近视眼青光眼的诊断中 GCC 厚度具有类似[64,65]或更佳[66,67]的诊断效果。尽管 GCC 和 RNFL 均来自视网膜节细胞,但它们在青光眼的诊断和监测中可以相互补充。

应用视盘和视盘旁结构评估近视眼具有一定的局限性。临床医生应知道近视视盘的结构特征以及如何校正假阳性或假阴性结果。不过最好能够依据仔细的长期随访来进行准确诊断并制订治疗方

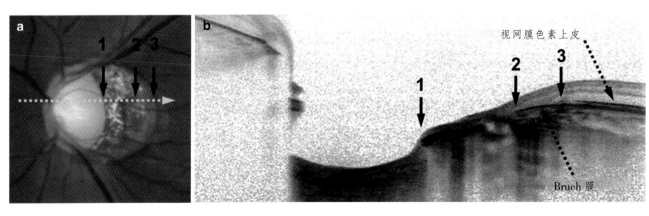

图 19.5　典型视盘旁 β 区萎缩弧(箭,1 和 3 之间)根据是否有 Bruch 膜又可分为 γ 区(箭,1 和 2 之间)和新 β 区(箭,2 和 3 之间)。虚线箭指 OCT 扫描线所在位置(b)。

案。未来的研究可能侧重于开发新的技术或计算方法,以便在较短的随访期内确诊并明确近视眼中青光眼的病情。

19.4　近视合并青光眼的诊断和监测:视神经功能

　　自动视野是评估青光眼患者或疑似患者视觉功能最常用的方法。早期青光眼不一定会出现可观察到的视野缺损(如前周边视野青光眼)。但若出现与视神经盘沿或 RNFL 损伤对应的视野损害,则能增加青光眼诊断的可靠性。在近视眼中,当形态学检查不足以判断青光眼时,视野检查则变得尤为重要。然而近视眼的视野检查结果有时也很难评价,因为有些视盘倾斜会出现类似青光眼的视野损害。而近视越重,眼轴越长,倾斜也越严重[23]。

　　目前有关近视和视盘倾斜与视野损害关系的证据存在矛盾。澳大利亚的蓝山眼病研究发现 62 只视盘倾斜眼中有 12 只(19.4%)存在视野缺损,缺损最常发生于颞上象限[36]。该研究仅关注了下方、鼻下、颞侧、颞上的视盘倾斜,因此这些眼中很多可能有视盘倾斜综合征。此外,对 41 只视盘倾斜眼进行了为期 61 个月的观察,发现 11 只眼有青光眼或高度近视性视网膜病变[36]。在另一项针对 137 名年龄 19~24 岁的近视患者进行的前瞻性研究中,40.2%存在视盘倾斜,倾斜比(视盘最短和最长直径的比值)<0.8[23]。在该研究中只有 1 名患者在戴测试眼镜和接触镜校

正后存在可重复的视野缺损。该患者近视–8.00 D,视盘倾斜比为 0.83,并不符合研究人员对视盘倾斜的定义。4 名受试者佩戴测试校正眼镜后出现视野缺损,但换成接触镜后则未出现缺损。在一项对 38 只视盘倾斜眼的研究中,额外小度数近视校正改善了视野检查的结果[68]。在使用 Goldmann 视野检查进行初始视野测试后,再测试 35 只眼中缺损的等视线,逐渐增加近视矫正直到视野没有进一步变化为止。近视矫正屈光度增加到(3.1±1.5)D 时,视野缺损部分或完全消失。一项回顾性病例系列报道了 16 例屈光不正范围为–11.25 D~+0.25 D 的患者,其视盘凹陷和视野缺损稳定 7 年[24]。75%的患者有视盘倾斜,但没有视盘倾斜的详细定义。在另一项为期 11.6 年的回顾性研究中发现 492 名高度近视眼中有 13.2%出现了新发视野缺损[69],该比率在椭圆视盘眼中高于圆形视盘眼。由于颞侧视野缺损比例非常大,研究者认为高度近视眼出现视野缺损的机制与青光眼性视野缺损机制不同。但有约 1/3 的眼仅有鼻侧视野缺损[69]。

　　视盘旁脉络膜内空腔形成与视野缺损相关。空腔在临床上表现为视盘旁橘黄色锥形结构[70],在 OCT 上显示为 RPE 和巩膜之间的脉络膜内空腔[71]。在一项对 127 名高度近视患者进行的研究中,发现青光眼性视野缺损更常存在于视盘旁脉络膜空腔的眼中(64.3 % 对 19.5 %)[72]。此外,约 1/4 的视盘旁脉络膜空腔眼有视网膜缺损(也有 RNFL 缺损),这可能导致类似青光眼样的视野缺损[73]。

解读近视眼视野的另外一个问题在于,随近视度数加深视野敏感性会下降[74]。一项对99名屈光度超过−4 D的年轻男性士兵进行的研究发现,视野损害与眼轴增长及近视加重明显相关,与使用两种屈光校正方式(测试眼镜与接触镜)进行的研究得出的结果一致。研究人员推测近视度数相关的视野敏感性下降可能由眼底扩张、视网膜及脉络膜结构改变、眼轴增长引起的视网膜光感受器复合体位置扭曲,以及校正镜片引起的刺激信号缩小/变形等导致。

19.5 近视合并青光眼的治疗

缩瞳滴眼剂能开放小梁网,提高房水外流功能,但是这些药物可能导致一些副作用,甚至在极少数情况下会引起视网膜脱离。由于高度近视患者视网膜脱离罹患率相对较高,因此在给缩瞳剂前必须散瞳并仔细检查周边眼底以评估是否可以使用缩瞳剂。此外,缩瞳剂另外一个常见的副作用为诱发性近视,因此要告知患者在用药期间可能会出现近视加重的现象。对于其他抗青光眼药物,在青光眼合并或不合并近视患者中并没有特殊的差异。

对青光眼的手术治疗需要慎重考虑近视的情况。高度近视眼在球后麻醉中发生眼部损伤或穿孔的概率会大大增加[75],术前测量眼轴有助于估计眼球的大小进而控制麻醉时进针的角度。对于眼轴特别长的患者应该考虑其他麻醉方式。绝大多数青光眼患者通常在手术中接受表面麻醉或球旁麻醉。

在青光眼滤过手术中近视是导致低眼压和脉络膜脱离的危险因素之一[76,77]。在内眼手术或滤过手术中,因为近视眼变薄的巩膜可能会因压力低、球壁凹陷而失去原有形状。在小梁切除术中,薄的巩膜还可能会导致难以做巩膜瓣以及缝合。细致的结膜缝合可防止伤口漏),增大巩膜瓣面积以及紧密缝合巩膜瓣能够防止滤过过强。避免/尽量较少使用抗纤维化药物也能降低术后出现低眼压的可能。对于年轻男性患者更需要注意此类情况,因为他们出现低眼压性黄斑水肿的概率更高。近视还会在内眼手术中或术后导致脉络膜上腔出血。除上述要点之外,还需要控制血压、尽量降低术前眼压、术中缓慢降眼压、

维持前房等。此外,近视眼还容易出现另一些并发症,如使用抗纤维化药物相关的巩膜变薄/穿孔或眼内炎,这也说明应尽少使用抗纤维化增殖药物,不使用或少用抗代谢药物。采用术中降眼压缓慢的非滤过性手术可能有助于治疗高度近视眼,不过降眼压效果或许并不理想[78]。对既往有局限巩膜变薄区的近视眼患者,眼内手术更需要进行仔细的术前和术中监控。

总结

尽管近视眼增加了诊断和治疗青光眼的困难,但很多困难可以通过了解近视视盘的结构特征、正确进行图像和视野解读来克服。鉴于很大一部分近视眼存在类似青光眼但不会进展的临床特征,因此保守的密切观察可能比早期治疗更能使患者受益,从而避免诊治错误。近视确认合并青光眼的患者比非近视青光眼患者的病情进展速度更快,因此需要更积极地进行早期治疗,同时也需要更频繁地进行检查,尤其在获得可靠的视野进展数据之前要增加随访次数。由于近视患病率增加,复杂青光眼病例也可能随之增多,因此应制订近视合并青光眼的诊断和治疗指南。

致谢:本研究获得纽约青光眼研究所 Susan Kahn 研究基金支持。感谢纽约眼耳鼻喉医院 Peter Crowley 研究科学家学会的 Park 医生。

(王亚星 郑仕洁 译 雷博 校)

参考文献

1. Lin LL, Shih YF, Hsiao CK, Chen CJ. Prevalence of myopia in Taiwanese schoolchildren: 1983 to 2000. Ann Acad Med Singapore. 2004;33(1):27–33.
2. Pan CW, Ramamurthy D, Saw SM. Worldwide prevalence and risk factors for myopia. Ophthalmic Physiol Opt. 2012;32(1):3–16.
3. Vitale S, Sperduto RD, Ferris 3rd FL. Increased prevalence of myopia in the United States between 1971-1972 and 1999-2004. Arch Ophthalmol. 2009;127(12):1632–9.
4. Marcus MW, de Vries MM, Junoy Montolio FG, Jansonius NM. Myopia as a risk factor for open-angle glaucoma: a systematic review and meta-analysis. Ophthalmology. 2011;118(10):1989–94.e2.
5. Mitchell P, Hourihan F, Sandbach J, Wang JJ. The relationship between glaucoma and myopia: the Blue Mountains eye study. Ophthalmology. 1999;106(10):2010–5.
6. Chang RT. Myopia and glaucoma. Int Ophthalmol Clin. Summer 2011;51(3):53–63.

7. Fong DS, Epstein DL, Allingham RR. Glaucoma and myopia: are they related? Int Ophthalmol Clin. Summer 1990;30(3):215–8.

8. Crawford Downs J, Roberts MD, Sigal IA. Glaucomatous cupping of the lamina cribrosa: a review of the evidence for active progressive remodeling as a mechanism. Exp Eye Res. 2011;93(2):133–40.

9. Cahane M, Bartov E. Axial length and scleral thickness effect on susceptibility to glaucomatous damage: a theoretical model implementing Laplace's law. Ophthalmic Res. 1992;24(5):280–4.

10. Jonas JB, Berenshtein E, Holbach L. Lamina cribrosa thickness and spatial relationships between intraocular space and cerebrospinal fluid space in highly myopic eyes. Invest Ophthalmol Vis Sci. 2004;45(8):2660–5.

11. Ren R, Wang N, Li B, et al. Lamina cribrosa and peripapillary sclera histomorphometry in normal and advanced glaucomatous Chinese eyes with various axial length. Invest Ophthalmol Vis Sci. 2009;50(5):2175–84.

12. Chihara E, Liu X, Dong J, et al. Severe myopia as a risk factor for progressive visual field loss in primary open-angle glaucoma. Ophthalmologica. 1997;211(2):66–71.

13. Jonas JB, Budde WM. Optic nerve damage in highly myopic eyes with chronic open-angle glaucoma. Eur J Ophthalmol. 2005; 15(1):41–7.

14. Lotufo D, Ritch R, Szmyd Jr L, Burris JE. Juvenile glaucoma, race, and refraction. JAMA. 1989;261(2):249–52.

15. Xu L, Wang Y, Wang S, Jonas JB. High myopia and glaucoma susceptibility the Beijing eye study. Ophthalmology. 2007; 114(2):216–20.

16. Abdalla MI, Hamdi M. Applanation ocular tension in myopia and emmetropia. Br J Ophthalmol. 1970;54(2):122–5.

17. Perkins ES, Phelps CD. Open angle glaucoma, ocular hypertension, low-tension glaucoma, and refraction. Arch Ophthalmol. 1982;100(9):1464–7.

18. Ravalico G, Pastori G, Croce M, Toffoli G. Pulsatile ocular blood flow variations with axial length and refractive error. Ophthalmologica. 1997;211(5):271–3.

19. Shimada N, Ohno-Matsui K, Harino S, et al. Reduction of retinal blood flow in high myopia. Graefes Arch Clin Exp Ophthalmol. 2004;242(4):284–8.

20. How AC, Tan GS, Chan YH, et al. Population prevalence of tilted and torted optic discs among an adult Chinese population in Singapore: the Tanjong Pagar study. Arch Ophthalmol. 2009;127(7):894–9.

21. Hyung SM, Kim DM, Hong C, Youn DH. Optic disc of the myopic eye: relationship between refractive errors and morphometric characteristics. Korean J Ophthalmol. 1992;6(1):32–5.

22. Samarawickrama C, Mitchell P, Tong L, et al. Myopia-related optic disc and retinal changes in adolescent children from Singapore. Ophthalmology. 2011;118(10):2050–7.

23. Tay E, Seah SK, Chan SP, et al. Optic disk ovality as an index of tilt and its relationship to myopia and perimetry. Am J Ophthalmol. 2005;139(2):247–52.

24. Doshi A, Kreidl KO, Lombardi L, Sakamoto DK, Singh K. Nonprogressive glaucomatous cupping and visual field abnormalities in young Chinese males. Ophthalmology. 2007;114(3):472–9.

25. Gordon MO, Beiser JA, Brandt JD, et al. The ocular hypertension treatment study: baseline factors that predict the onset of primary open-angle glaucoma. Arch Ophthalmol. 2002;120(6):714–20; discussion 829–30.

26. Herndon LW, Weizer JS, Stinnett SS. Central corneal thickness as a risk factor for advanced glaucoma damage. Arch Ophthalmol. 2004;122(1):17–21.

27. Norman RE, Flanagan JG, Rausch SM, et al. Dimensions of the human sclera: thickness measurement and regional changes with axial length. Exp Eye Res. 2010;90(2):277–84.

28. Vurgese S, Panda-Jonas S, Jonas JB. Scleral thickness in human eyes. PLoS One. 2012;7(1):e29692.

29. Fam HB, How AC, Baskaran M, Lim KL, Chan YH, Aung T. Central corneal thickness and its relationship to myopia in Chinese adults. Br J Ophthalmol. 2006;90(12):1451–3.

30. Oliveira C, Tello C, Liebmann J, Ritch R. Central corneal thickness is not related to anterior scleral thickness or axial length. J Glaucoma. 2006;15(3):190–4.

31. Garcia-Medina M, Garcia-Medina JJ, Garrido-Fernandez P, et al. Central corneal thickness, intraocular pressure, and degree of myopia in an adult myopic population aged 20 to 40 years in southeast Spain: determination and relationships. Clin Ophthalmol. 2011;5:249–58.

32. Liu Z, Pflugfelder SC. The effects of long-term contact lens wear on corneal thickness, curvature, and surface regularity. Ophthalmology. 2000;107(1):105–11.

33. Lee S, Kim B, Oh TH, Kim HS. Correlations between magnitude of refractive error and other optical components in Korean myopes. Korean J Ophthalmol. 2012;26(5):324–30.

34. Kunert KS, Bhartiya P, Tandon R, Dada T, Christian H, Vajpayee RB. Central corneal thickness in Indian patients undergoing LASIK for myopia. J Refract Surg. 2003;19(3):378–9.

35. Chihara E, Chihara K. Covariation of optic disc measurements and ocular parameters in the healthy eye. Graefes Arch Clin Exp Ophthalmol. 1994;232(5):265–71.

36. Vongphanit J, Mitchell P, Wang JJ. Population prevalence of tilted optic disks and the relationship of this sign to refractive error. Am J Ophthalmol. 2002;133(5):679–85.

37. Jonas JB, Gusek GC, Naumann GO. Optic disk morphometry in high myopia. Graefes Arch Clin Exp Ophthalmol. 1988;226(6):587–90.

38. Wang TH, Lin SY, Shih YF, Huang JK, Lin LL, Hung PT. Evaluation of optic disc changes in severe myopia. J Formos Med Assoc. 2000;99(7):559–63.

39. Fulk GW, Goss DA, Christensen MT, Cline KB, Herrin-Lawson GA. Optic nerve crescents and refractive error. Optom Vis Sci. 1992;69(3):208–13.

40. Tong L, Saw SM, Chua WH, et al. Optic disk and retinal characteristics in myopic children. Am J Ophthalmol. 2004;138(1):160–2.

41. Hwang YH, Kim YY. Macular thickness and volume of myopic eyes measured using spectral-domain optical coherence tomography. Clin Exp Optom. 2012;95(5):492–8.

42. Kang SH, Hong SW, Im SK, Lee SH, Ahn MD. Effect of myopia on the thickness of the retinal nerve fiber layer measured by Cirrus HD optical coherence tomography. Invest Ophthalmol Vis Sci. 2010;51(8):4075–83.

43. Mohammad Salih PA. Evaluation of peripapillary retinal nerve fiber layer thickness in myopic eyes by spectral-domain optical coherence tomography. J Glaucoma. 2012;21(1):41–4.

44. Qiu KL, Zhang MZ, Leung CK, et al. Diagnostic classification of retinal nerve fiber layer measurement in myopic eyes: a comparison between time-domain and spectral-domain optical coherence tomography. Am J Ophthalmol. 2011;152(4):646–53.e2.

45. Savini G, Barboni P, Parisi V, Carbonelli M. The influence of axial length on retinal nerve fibre layer thickness and optic-disc size measurements by spectral-domain OCT. Br J Ophthalmol. 2012; 96(1):57–61.

46. Kim NR, Lim H, Kim JH, Rho SS, Seong GJ, Kim CY. Factors associated with false positives in retinal nerve fiber layer color codes from spectral-domain optical coherence tomography. Ophthalmology. 2011;118(9):1774–81.

47. Chung JK, Yoo YC. Correct calculation circle location of optical coherence tomography in measuring retinal nerve fiber layer thickness in eyes with myopic tilted discs. Invest Ophthalmol Vis Sci. 2011;52(11):7894–900.

48. Hwang YH, Yoo C, Kim YY. Myopic optic disc tilt and the characteristics of peripapillary retinal nerve fiber layer thickness measured by spectral-domain optical coherence tomography. J Glaucoma. 2012;21(4):260–5.

49. Hwang YH, Yoo C, Kim YY. Characteristics of peripapillary retinal nerve fiber layer thickness in eyes with myopic optic disc tilt and rotation. J Glaucoma. 2012;21(6):394–400.

50. Leung CK, Yu M, Weinreb RN, et al. Retinal nerve fiber layer

imaging with spectral-domain optical coherence tomography: interpreting the RNFL maps in healthy myopic eyes. Invest Ophthalmol Vis Sci. 2012;53(11):7194–200.

51. Jonas JB, Nguyen XN, Gusek GC, Naumann GO. Parapapillary chorioretinal atrophy in normal and glaucoma eyes. I. Morphometric data. Invest Ophthalmol Vis Sci. 1989;30(5):908–18.

52. Jonas JB, Naumann GO. Parapapillary chorioretinal atrophy in normal and glaucoma eyes. II. Correlations. Invest Ophthalmol Vis Sci. 1989;30(5):919–26.

53. Kono Y, Zangwill L, Sample PA, et al. Relationship between parapapillary atrophy and visual field abnormality in primary open-angle glaucoma. Am J Ophthalmol. 1999;127(6):674–80.

54. Park SC, Lee DH, Lee HJ, Kee C. Risk factors for normal-tension glaucoma among subgroups of patients. Arch Ophthalmol. 2009;127(10):1275–83.

55. Araie M, Sekine M, Suzuki Y, Koseki N. Factors contributing to the progression of visual field damage in eyes with normal-tension glaucoma. Ophthalmology. 1994;101(8):1440–4.

56. Tezel G, Kolker AE, Kass MA, Wax MB, Gordon M, Siegmund KD. Parapapillary chorioretinal atrophy in patients with ocular hypertension. I. An evaluation as a predictive factor for the development of glaucomatous damage. Arch Ophthalmol. 1997; 115(12):1503–8.

57. Martus P, Stroux A, Budde WM, Mardin CY, Korth M, Jonas JB. Predictive factors for progressive optic nerve damage in various types of chronic open-angle glaucoma. Am J Ophthalmol. 2005;139(6):999–1009.

58. Teng CC, De Moraes CG, Prata TS, Tello C, Ritch R, Liebmann JM. Beta-Zone parapapillary atrophy and the velocity of glaucoma progression. Ophthalmology. 2010;117(5):909–15.

59. Uchida H, Ugurlu S, Caprioli J. Increasing peripapillary atrophy is associated with progressive glaucoma. Ophthalmology. 1998; 105(8):1541–5.

60. Budde WM, Jonas JB. Enlargement of parapapillary atrophy in follow-up of chronic open-angle glaucoma. Am J Ophthalmol. 2004;137(4):646–54.

61. Kim TW, Kim M, Weinreb RN, Woo SJ, Park KH, Hwang JM. Optic disc change with incipient myopia of childhood. Ophthalmology. 2012;119(1):21–6.e1–3.

62. Dai Y, Jonas JB, Huang H, Wang M, Sun X. Microstructure of parapapillary atrophy: beta zone and gamma zone. Invest Ophthalmol Vis Sci. 2013;54(3):2013–8.

63. Jonas JB, Jonas SB, Jonas RA, et al. Parapapillary atrophy: histological gamma zone and delta zone. PLoS One. 2012;7(10):e47237.

64. Kim NR, Lee ES, Seong GJ, Kang SY, Kim JH, Hong S, Kim CY. Comparing the ganglion cell complex and retinal nerve fibre layer

measurements by Fourier domain OCT to detect glaucoma in high myopia. Br J Ophthalmol. 2011;95(8):1115–21.

65. Choi YJ, Jeoung JW, Park KH, Kim DM. Glaucoma detection ability of ganglion cell-inner plexiform layer thickness by spectral-domain optical coherence tomography in high myopia. Invest Ophthalmol Vis Sci. 2013;54(3):2296–304.

66. Shoji T, Sato H, Ishida M, Takeuchi M, Chihara E. Assessment of glaucomatous changes in subjects with high myopia using spectral domain optical coherence tomography. Invest Ophthalmol Vis Sci. 2011;52(2):1098–102.

67. Shoji T, Nagaoka Y, Sato H, Chihara E. Impact of high myopia on the performance of SD-OCT parameters to detect glaucoma. Graefes Arch Clin Exp Ophthalmol. 2012;250(12):1843–9.

68. Vuori ML, Mantyjarvi M. Tilted disc syndrome may mimic false visual field deterioration. Acta Ophthalmol. 2008;86(6):622–5.

69. Ohno-Matsui K, Shimada N, Yasuzumi K, et al. Long-term development of significant visual field defects in highly myopic eyes. Am J Ophthalmol. 2011;152(2):256–65.e1.

70. Freund KB, Ciardella AP, Yannuzzi LA, et al. Peripapillary detachment in pathologic myopia. Arch Ophthalmol. 2003; 121(2):197–204.

71. Toranzo J, Cohen SY, Erginay A, Gaudric A. Peripapillary intrachoroidal cavitation in myopia. Am J Ophthalmol. 2005;140(4): 731–2.

72. Shimada N, Ohno-Matsui K, Nishimuta A, Tokoro T, Mochizuki M. Peripapillary changes detected by optical coherence tomography in eyes with high myopia. Ophthalmology. 2007;114(11): 2070–6.

73. Spaide RF, Akiba M, Ohno-Matsui K. Evaluation of peripapillary intrachoroidal cavitation with swept source and enhanced depth imaging optical coherence tomography. Retina. 2012;32:1037–44.

74. Aung T, Foster PJ, Seah SK, et al. Automated static perimetry: the influence of myopia and its method of correction. Ophthalmology. 2001;108(2):290–5.

75. Churchill A, James TE. Should myopes have routine axial length measurements before retrobulbar or peribulbar injections? Br J Ophthalmol. 1996;80(6):498.

76. Silva RA, Doshi A, Law SK, Singh K. Postfiltration hypotony maculopathy in young Chinese myopic women with glaucomatous appearing optic neuropathy. J Glaucoma. 2010;19(2):105–10.

77. Costa VP, Arcieri ES. Hypotony maculopathy. Acta Ophthalmol Scand. 2007;85(6):586–97.

78. Hamel M, Shaarawy T, Mermoud A. Deep sclerectomy with collagen implant in patients with glaucoma and high myopia. J Cataract Refract Surg. 2001;27(9):1410–7.

第 20 章

近视的视神经病变

Kyoko Ohno-Matsui, Richard F. Spaide

几乎所有的眼部特征都会受到高度近视的影响。通过多种实验动物模型,目前人们对近视中眼内某些结构如巩膜等的改变已有了较为深入的了解。但对另一些与高度近视相关的结构改变知之甚少。视乳头及其周围的组织结构变化很容易通过影像学手段观察,但其功能的改变和可能的发病机制目前尚不清楚。眼科影像学检查技术的迅猛发展为探究高度近视中视乳头结构和功能的变化提供了更多的线索。本章将重点讨论高度近视所引起的视神经的改变。要想弄清楚其可能的发病机制,首先就要了解视神经及其相关组织的解剖结构和生理变化,以及高度近视所引起的结构变化。

20.1 视神经胚胎学

视泡自前脑翻转而出,但通过短小的视柄与前脑保持相连。视泡内陷继而形成视杯,其下方的胚裂使得视杯和视柄逐渐闭合。玻璃体的动、静脉进入视柄并与原始玻璃体相接。玻璃体动脉于视盘内面穿出玻璃体管。在胚胎第6~7周,视柄的胚裂(又称脉络膜裂)开始闭合形成管状结构。如果脉络膜裂闭合不全将会导致视神经的缺损。视神经纤维通过在其生长过程中复杂的相互吸引和排斥作用下聚集形成视盘[1]。胚胎发育第7周时,神经轴突开始在视柄腔内侧排列聚集,到第8周时则填满整个视柄并延伸至原始视交叉后部。视柄内侧的细胞分化为神经纤维间的胶质细胞,而外侧的细胞则分化为神经周围的胶质套。巩膜的发育在第5章和第8章中有详细阐述,但巩膜胶原纤维的发育形成则是按照从前到后、最终到达视神经的顺序。当胚胎发育第4月时,胶原纤维开始伸入神经并最终形成筛板,这个过程一直持续到出生后才最终完成[2]。第12周时,脑膜逐渐延伸形成包绕视神经的外层结构。视神经髓鞘则在妊娠第6个月之前开始形成。

20.2 视神经解剖学

在正常眼中约有120万无髓神经纤维通过筛板在视神经管汇聚。聚集的神经纤维及其相关的胶质细胞组成视神经的主体。神经纤维在进入视神经前经过约90°的转向。Bruch膜的开口被认为是视神经的内口,其后方巩膜段则被称为视神经管。视神经的筛板内侧部分称为筛板前视神经。其内表面由相对独立于视网膜内界膜的Elschnig内界膜,即一层胶原纤维和星形胶质细胞包绕构成。筛板前视神经则是由被胶质细胞分隔均匀的神经纤维束组成,在视神经的外侧边缘由Kuhnt中间组织将其与周边视网膜分隔,Jscoby组织则是其与脉络膜的交界区,Elschnig组织则位于过渡区与交界区之间。视神经穿过筛板处最为薄弱。筛板鼻侧和颞侧的结缔组织和胶质成分多于上方和下方[3]。筛板上方和下方的孔隙则大于鼻侧和颞侧象限[4]。筛板有一领结形嵴样结构从视神经管水平线的鼻侧一直延伸到颞侧[5]。同时筛板水平方位的结缔组织较垂直方位更为坚韧。而有趣的是,在外伤时眼球的水平径往往较垂直径更容易暴露。筛板之后的视神经直径增宽同时被髓鞘包裹。视神经的眶内段由软脑膜包裹,同样有胶质细胞、血管和结缔组织相间隔。蛛网膜下腔止于巩膜边界形成盲袋。硬脑膜则一直延伸到巩膜的外1/3。

视神经的不同部位因其来源不同,血供也不同,对此还存在一定的争议。视网膜中央动脉供应神经纤维层,其向心方向的分支动脉同时可营养前筛板部视神经。供应外周神经动脉环的不完整睫状后短动脉被称为 Zinn-Haller 环(由 Zinn[6]在 1755 年首次描述)[6-11]。Zinn-Haller 环的分支可营养筛板前及筛板部神经,并和邻近的脉络膜循环相吻合[7]。过去的观点认为脉络膜和筛板前神经的血流直接相通,因此对 Zinn-Haller 环目前尚存争议。视神经(和后方脉络膜)的血供来自众多的睫状后短动脉,并且这些血管在视神经周围相互聚集吻合。因此对于目前定义的 Zinn-Haller 环,究竟是视神经周围相互吻合的血管团还是相对独立的结构尚不明确[12]。本章中暂且将 Zinn-Haller 环认为是相对独立的结构,血流最终通过视网膜中央静脉分支回流。

20.3　正常眼中视盘的形态测量特点

通过对 319 例正常受试者的视盘进行放大校正的测量分析发现,视盘多为平均垂直径约 1.92mm,水平径约 1.76mm 的偏卵圆形结构[13]。在眼库中随机选取 60 例眼进行测量,平均垂直径为 1.88mm,水平径约为 1.76mm[14]。由于受不同研究中研究对象种族和测量方法不同的影响,测量的结果也会存在一定的偏差。其中白种人中平均视盘面积为 $1.73\sim2.63mm^2$,非裔美国人视盘面积最大,为 $2.46\sim2.67mm^2$,亚洲人群平均视盘面积与非裔美国人相近(由 Ramrattan 等[15]广泛回顾)。视杯是指视神经中间的凹陷区域。临床中通常将杯盘比,即中间凹陷视杯区域的直径与视盘直径的比值作为视盘形态的评价指标。尽管在实际应用中,视盘直径会因不同的测量方法、视盘颜色、深度或实际管径的改变而给测量造成一定的困难。视杯的直径仍可以反映其功能的变化,但其深度和形状的改变所反映的信息目前尚不清楚。杯盘比也受年龄和种族因素的影响。通常情况下垂直径下的杯盘比与水平径的杯盘比并不完全相同,Joans 等用放大调整倍率的方法测得水平径的杯盘比约为 0.39,垂直径的杯盘比也为 0.39[13]。但在鹿特丹的一项研究中,研究者用同步立体成像的方法对 55 岁及以上的人群的视盘进行测量发现,垂直径杯盘比为 0.49,水平径杯盘比为 0.40[15]。

对视神经进行评估通常首先通过巩膜环来估计视

盘的大小。当视网膜神经纤维穿出眼球时向上呈拱形并形成了视神经缘。筛板前视神经主要由神经纤维和胶质细胞构成。尽管 Anderson 指出神经胶质细胞占据了神经的大部分[16],但其具体成分构成是否存在个体差异目前尚不明确。猿的视盘较大,视神经纤维的数量也更多[17]。同样,在人类视盘较大的个体通常也伴有更大面积的神经缘区域和更多数量的神经纤维[18]。粗大的神经并不一定是由较小神经成比例增大形成。在视盘较大的个体中,神经边缘区域和视杯面积也随之增大。正常眼中,不同方位的视神经边缘厚度不同,并通常遵循 ISNT 原则,即下方最厚,上方次之,鼻侧薄于上方,颞侧最薄。包括切迹在内的视神经边缘丢失,都被认为可能与神经纤维的丢失有关。视神经为包含血管的结构,因此通常呈橙红色。从某种意义上说,神经纤维类似于光导管,正常视神经可以表现出反射光。当神经元发生丢失,诸如视神经病变等,可导致神经颜色苍白;因其深度变浅,反光随之变白。

20.4　两种常见的视神经异常

视神经发育不全是最常见的先天性视神经疾病[19]。常表现为视盘的明显缩小畸形,并被色素沉着环所包绕,称为双环征。常见的血管改变包括分支异常,视盘周围血管密度的改变以及静脉的迂曲扩张。视网膜神经纤维层则表现为广泛的减少或扇形缺失或两者兼有。但通常黄斑区能保留足够的神经纤维以维持近乎正常的视力。青光眼作为最常见的获得性视神经异常疾病,表现为比单纯老年性神经改变范围更广的视网膜神经纤维层的缺失,包括胶原纤维、弹性纤维和细胞外基质在内的视盘的改变[20-28]。同时也伴有视杯的加深、张力的增大和眼球支撑结构如视乳头周围巩膜、视神经管和筛板的变形[29-32]。青光眼中也常出现视神经管的扩张或压缩,筛板后移位等。筛板发生生物重塑时,筛板的改变并不单纯由应力效应所造成的过度牵拉而导致[33]。上述变化可通过青光眼手术获得一定程度的逆转[34,35]。多种证据表明筛板水平视网膜神经纤维层的破坏是青光眼发生的主要病理生理学机制。既然青光眼可以导致筛板发生生物力学的改变,那么我们有理由推测可能是机械因素最终导致了神经纤维的破坏。

20.5　高度近视的视神经病变

20.5.1　概述

　　视神经发育不全是最常见的与单侧眼高度近视相关的眼底疾病[36]。视神经发育不全患者常发生高度近视[37]。但根据目前所掌握的理论知识很难解释眼内局部结构的改变是导致高度近视的主要原因。由于二者同时出现的概率较高，因此推测视神经发育不全或者小视盘与高度近视间存在某种不知名的综合征[38]。高

度近视眼相较正视眼更容易出现视盘倾斜[39-42]。小视盘和视野缺损均与视盘倾斜相关（图 20.1 和图 20.2）[39,40]。一般来说，视乳头的直径随着近视的加深而增加（图像放大差异矫正后）（图 20.3）[15,44]，而视神经管和筛板又会随着视乳头直径的增加而扩张。由于高度近视造成视盘半径的增大和巩膜的变薄，根据 LaPlace 定律单位横截面积的巩膜壁张力也相应增加。一些超高度近视可因视杯的拉伸变形而导致视盘极度扩张（图 20.4 和图 20.5）。高度近视眼中视神经往往在穿过巩膜的过程中发生倾斜。获得性视神经凹陷、筛板裂隙和眼球后方蛛网膜下腔扩大所导致的硬脑膜膨隆，以及 Zinn-Haller 环的扩大导致眼球筛板前区血供降低，都

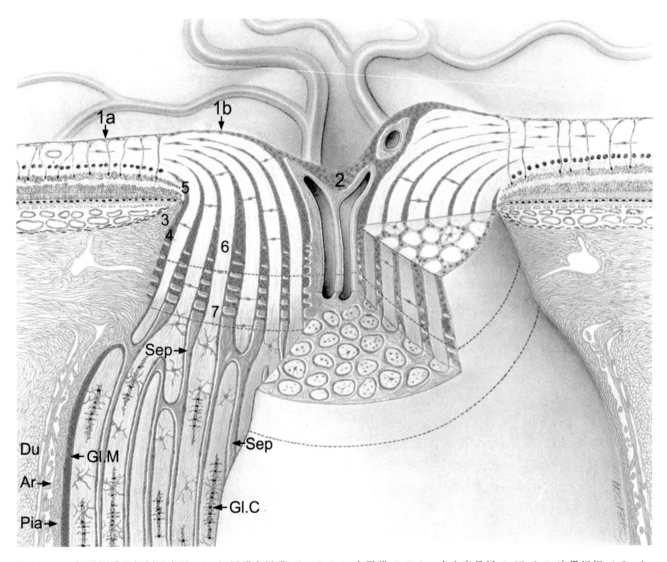

图 20.1　正视眼视神经解剖示意图。1a-视网膜内界膜；1b-Elschnig 内界膜；2-Kuhnt 中央半月板；3-Elschnig 边界组织；4-Jacoby 边界组织；5-Kuhnt 中间组织；6-筛板前部；7-筛板后部；Du-硬脑膜；Ar-蛛网膜；Pia-软脑膜；Gl.M-Fuchs 胶质鞘；Gl.C-胶质细胞；Sep-中隔。（From Anderson and Hoyt [43]）

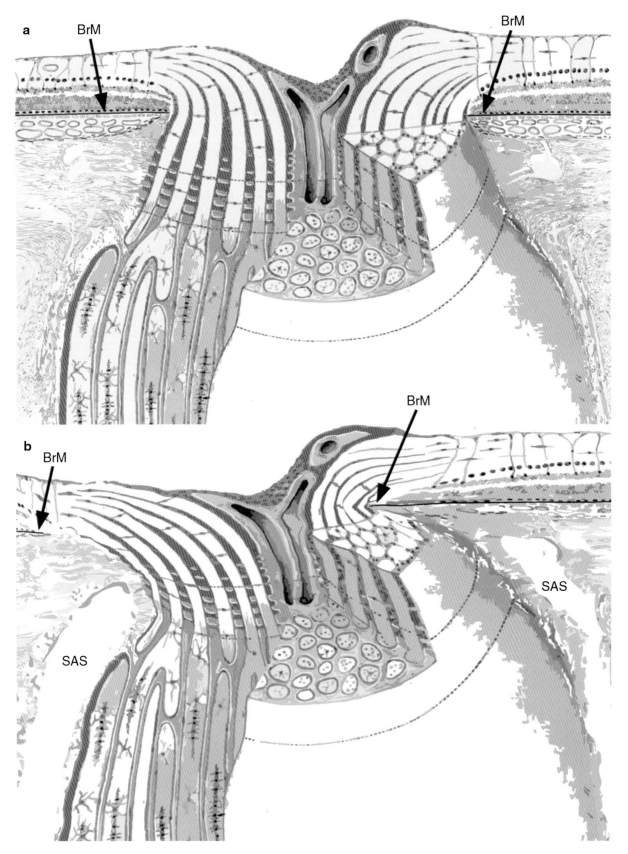

图 20.2　正视眼 (a) 和视盘倾斜眼 (b) 的视神经解剖示意图。BrM–Bruch 膜。神经纤维穿过位于巩膜管中央的 Bruch 膜开口。在发生视盘倾斜的高度近视患者中，Bruch 膜颞侧开口发生移位。巩膜内层也变薄并发生移位。同时脉络膜也变薄，甚至出现视盘旁鼻侧脉络膜缺损。蛛网膜下腔 (SAS) 扩大。

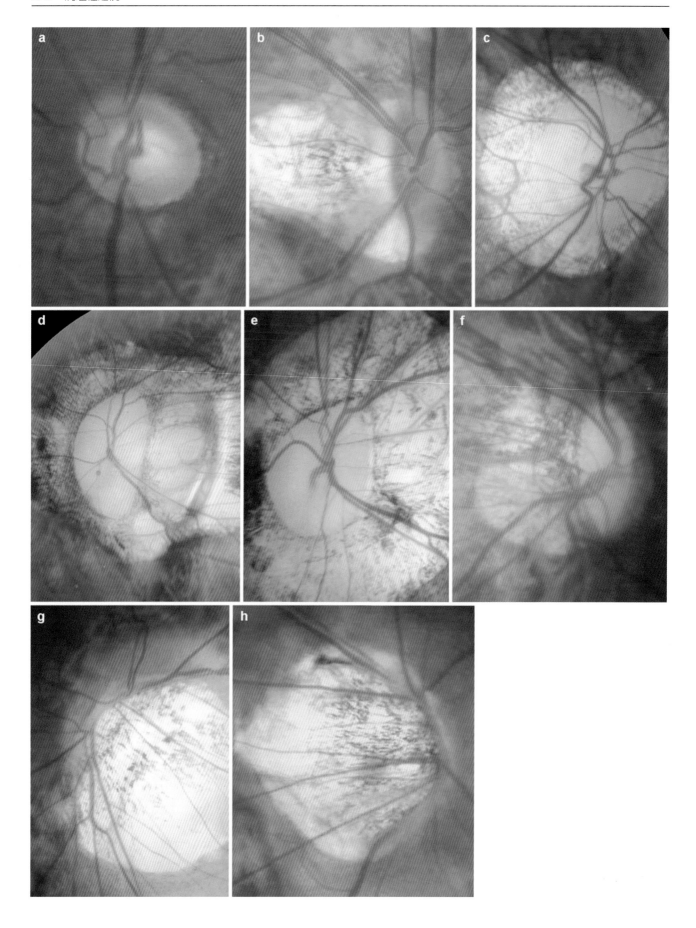

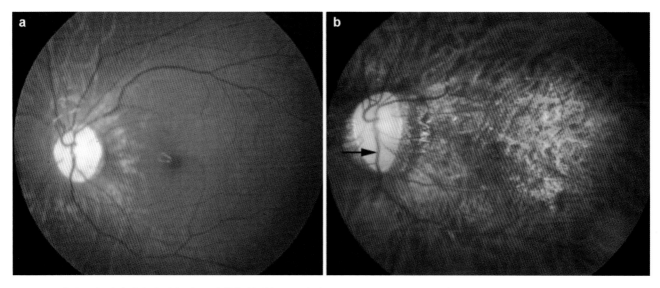

图 20.4　高度近视患者获得性大视盘可随着年龄增加而逐渐发展。(a)8 岁近视男孩左侧眼底视盘轻度倾斜,眼轴长度 27.96mm。(b)24 年后该男孩视盘垂直方向明显延长呈现大视盘外观,眼轴长 31.11mm,视盘面积 5.96mm²。在 24 年的随访中,视盘垂直向逐渐延长。值得注意的是,(a)中视网膜静脉穿过视盘(箭)时在视盘边界呈现分叉,而在(b)中,该分叉则位于视盘内。

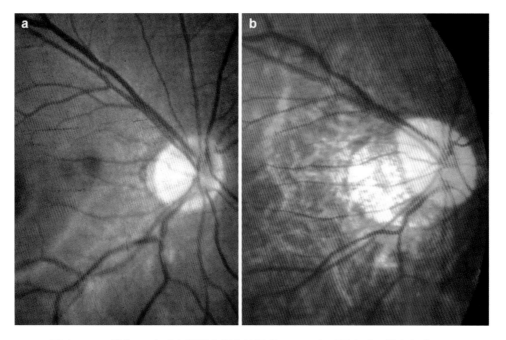

图 20.5　一男孩 14 岁时右眼眼底视盘呈圆形(a),22 年后视盘明显增大变形(b)。

图 20.3　正视眼视盘(a)和病理性近视眼视盘(b-h)。(a)43 岁女性正视眼圆形视盘(眼轴长度 23.3mm),视盘面积为 2.49mm²。(b)71 岁高度近视眼女性小视盘(眼轴长度 29mm),视盘面积为 0.975mm²。所有图像均已进行眼轴长度和角膜曲率校正。(c-e)病理性近视眼各种形状的大视盘。(c)右眼底不伴有倾斜,变性或椭圆状改变的圆形大视盘(眼轴长度 32.3mm),经过眼轴长度和角膜曲率校正后视盘面积为 9.57mm²。(d)59 岁高度近视女性左侧眼底椭圆形大视盘(眼轴长度 33mm),视盘面积为 5.21mm²。(e)50 岁近视女性左眼底大视盘(眼轴长度 35.3mm),经过眼轴长度和角膜曲率校正后视盘面积为 5.09mm²。(f)41 岁近视女性右眼底垂直椭圆形视盘(眼轴长度 32.3mm),椭圆度指数(即视盘最大直径与最小直径比值)为 2.36。(g-h)极度视盘倾斜示例。

被认为与近视眼球后部的扩张密切相关(图20.6和图20.7)。高度近视眼中的这两种机械应力和血供减少可能是其致病因素,任何一种因素或两者联合都可对神经造成影响。本章接下来将对这些导致视神经功能障碍的因素进行探讨。

合并青光眼极大地增加了高度近视的诊疗难度。由于高度近视可导致眼解剖结构的改变,视盘增大、视杯扁平或者因视盘倾斜变形而看上去缩小的视杯都使青光眼的诊断变得困难。问题的症结常在于判断这些异常是否全部或部分由青光眼所导致。如果如此,治疗通常以控制眼压为主。不同于正视眼,近视可能引起视网膜神经纤维的进行性异常。此种改变能否通过控制眼压得到缓解?这些改变是否应与青光眼所致损伤一起治疗?通过一项对来自国家健康与营养调查数据库的5277名受试者的分析研究发现,高度近视患者相较于正视眼和轻度近视更容易出现视野缺损,尽管青光眼的自报患病率在三组之间没有明显差异[45]。由于高度近视是青光眼的危险因素之一,Qui及其同事得出结论,应加强对高度近视患者的随访观察以防止青光眼的漏诊[45]。青光眼的诊疗所面临的种种困难也将在本章中详细阐述。

20.6 视盘倾斜

客观事物通常具有三维空间轴向,但目前描述视神经的眼科术语尚停留在二维空间层面。视盘倾斜是指视神经的水平一侧发生横向旋转,通常鼻侧位于颞侧之前。由于视盘出现倾斜,因此看起来小于正常视盘,同时视盘倾斜多成竖椭圆状,所以视盘横轴缩短而长轴增长。这可能与筛板区纵轴结构不如横向结构支

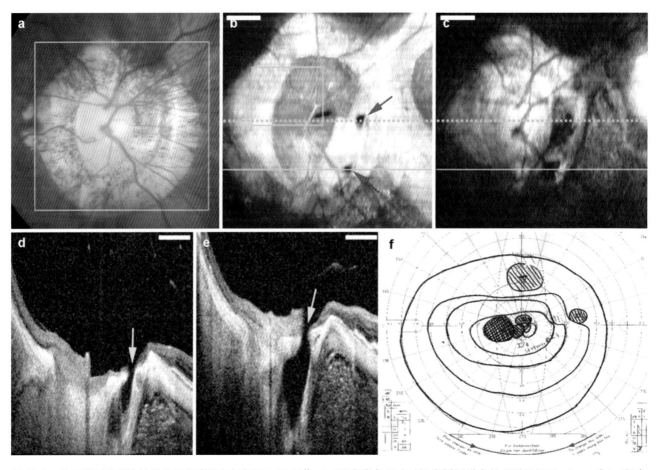

图20.6　蛛网膜下腔凹陷扩张的眼底彩照和扫频源OCT图像。(a)眼底彩色照片示视盘周围增大的环形近视弧。(b-c)为(a)绿色区域的En face横断面扫描图像。这些来自不同层面的En face图像提示视盘颞侧边界可见两处凹陷状孔隙(箭)同时这些凹陷扩大并朝向蛛网膜下腔(c)。(d-e)3D B超扫描显示凹陷(箭)扩大朝向蛛网膜下腔,并可能与蛛网膜下腔相交通。(f)Goldmann视野计显示中心和鼻侧旁中心暗点。比例尺为1mm。

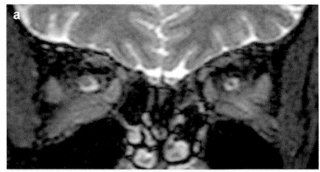

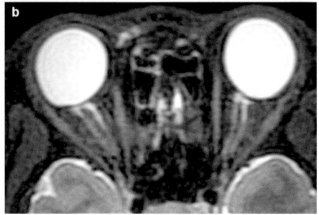

图 20.7　蛛网膜下腔扩张在 MRI 图像中表现为环形征。(a)冠状面 MRI T2 加权像中视神经周围扩张的蛛网膜下腔表现为环形征。(b)水平面则表现为沿球后视神经的双轨征。

撑坚固的特点有关。然而目前尚无法准确测量视盘宽度值。直视下的宽度值实际是由神经真正的宽度值乘以后旋角度的余弦值得出。单纯通过目测无法得知旋转角度,但是随着光学相关断层成像(OCT)技术的应用,使角度的测量得以实现。最近很多研究者通过计算视盘的倾斜指数,即最小直径与最大直径的比值来评估其倾斜程度[46]。当视盘发生倾斜时该比值必然减小,但由于眼底图像中所看到的最小宽度值并不能代表实际的宽度值,因此该比值在不同个体中不具有可比性。例如,一个视盘宽度较窄但并未发生倾斜的患者和另一个视盘倾斜但横径较宽的患者,二者的视盘倾斜指数可能相同。

　　视盘倾斜不仅发生在近视眼,也可发生于正视眼和远视眼[39-42]。视盘倾斜也可能与圆柱度误差增大和眼轴的增长相关。与视盘倾斜相关的眼内异常包括小视盘、小视杯、视网膜血管转位、神经血管分布异常以及视网膜血管分支异常等。但并不是所有的视盘倾斜都伴有以上特征。通常情况下视网膜中央动脉在眼内呈放射状走行,分布于并营养视网膜的颞上、颞下、鼻

上和鼻下象限。而在视盘倾斜患者眼内,往往视盘上会观察到比平时更多或更少的血管分支,并且这些血管的分布并不遵循四个象限的规律。有时大血管可在视盘周围走行异常。一些研究者倾向于将视盘倾斜视为一种先天性疾病,但尚无足够证据证明所有的视盘倾斜都是先天性的。

　　Samarawickrama 及其同事对 1765 名 6 岁儿童进行眼底检查发现其中 20 例(1.6%)有视盘倾斜[47],但无人发生近视。Samarawickrama 等[39]又在蓝山研究中对 3583 例成人眼底进行检查,发现其中 56 例(1.6%)有视盘倾斜,但这个比例在高度近视患者中明显升高。以上两项研究得出了视盘倾斜在不同人群中有同样的发生率,支持视盘倾斜很可能是先天性的这一观点。另一方面,Kim 及其同事也记录了随着时间推移[48],视盘倾斜儿童的视盘所发生的包括视盘形状改变在内的变化。单眼近视患者可只出现近视眼的视盘倾斜,或近视眼比正视眼有更为明显的双眼不对称视盘倾斜。因此,视盘倾斜可能是因高度近视的发展所带来的眼球壁形态改变如巩膜葡萄肿等作用的结果。值得注意的是,某些研究对象虽然尚未发生近视,眼球已经出现明显近视改变,提示其未来可能发生高度近视。

　　高度近视眼的视网膜神经纤维仍然汇聚于视神经管,但当视盘发生倾斜时其路径也会发生改变。早在 19 世纪,眼科医生就发现了倾斜的视盘中视网膜各层尤其是 Bruch 膜与巩膜管开口之间关系的变化[49,50]。随着高分辨率 OCT 的应用,这些变化可以在体内被直接观察到。由于巩膜管附近 Bruch 膜的颞侧改变较明显,导致鼻侧 Bruch 膜呈现似乎切入倾斜视神经鼻侧的效果。视神经的鼻侧边界通常被认为是 Bruch 膜的开口,往往比在眼底镜下的粗略定位要更靠近鼻侧。这是因为鼻侧神经纤维以更为锐利的角度进入视神经。德国眼科医生将其称为"向上牵引(supertraktion)",英国眼科医生则将其称为"supertraction"或"牵引性弧形斑(supertraction crescent)"[49-52]。视神经颞侧组织缺损被称为神经颞侧弧形斑[52],是由组织平面位移造成的离断。颞侧视神经纤维以大于 90°的角度进入倾斜视盘。通常认为视盘倾斜与下方的葡萄肿相关,详见第 8 章和第 13 章。

视盘倾斜的眼通常会出现典型的弓形视野缺损，最常见为双眼颞侧的缺损但不涉及中线。这种特征可与视交叉的病变相鉴别。而在青光眼早期偶见的弓形视野缺损同样也不影响水平中线。Vongphanit 及其同事发现视盘倾斜和视野缺损患者的平均球面镜度数为−5.6 D[53]，但是与视盘倾斜相关的视野缺损却并不一定伴有近视或高度近视[53-55]。与 Young 的早期发现一致[54]，视野缺损最常见于颞上方。视野盲点的扩大与弧形斑的萎缩面积成正比。1976 年，在最初对视盘倾斜综合征的描述中认为引起上方视野缺损的原因之一是"局部葡萄肿扩张"所引起的"变异性近视"[54]。在命名视盘倾斜综合征之前，早期的研究者将类似的情况称为伴有下方弧形斑的倒置视盘[56-60]。据数十年后的报道[61]，近视所引起的视野缺损可随着屈光不正的矫正而消失 [57,59]。下方的葡萄肿使眼球壁凸向后下方，导致成像落在视网膜前。视网膜的敏感度即光感受器单位面积上的光通量，敏感度的高低主要取决于光照强度，即光感受器单位面积的光通量。传递相同数量的光子的离焦图像需要更大的面积，也就降低了阈值变化的敏感度。尽管公认某些伴有下方葡萄肿的近视患者可通过改变屈光的方法使得视野缺损消失，且自 20 世纪 50 年代以来文献中也曾多次报道，但在实际临床中这种矫正方法却很少使用。因此许多文献报道都认为视盘倾斜综合征所伴有的视野缺损可能与屈光不正有关。但是 Young 及其同事却认为并非每位患者都伴有葡萄肿[54]，Hamada 等也发现视野缺损与眼球解剖改变并无联系[62]。Odland 等报道完全矫正近视可使视野盲点缩小，但却不能使其完全消失[59]。因此，肯定还有其他原因导致视野缺失。伴有视野缺损的视盘倾斜患者多表现出临界融合频率[63]以及包括多焦视网膜电图[62,64,65]在内的改变和视觉诱发电位反应[62]降低。其中某些异常被研究者认为是由局部图像离焦所造成。目前，一些视野缺损的发病机制已被提出，主要包括视网膜脉络膜的发育不全、视盘周围结构异常[57]、视网膜色素上皮改变以及脉络膜萎缩等[60]。

视盘倾斜综合征的视野缺损一般比较稳定，这一点有助于与青光眼相鉴别。高度近视的视野缺损则常常波动。早在 19 世纪 Carl Stellwag von Carionn 就通过多年的观察指出葡萄肿多为获得性，且进展十分缓慢，可能会持续数年[66]。由于屈光或生理因素的影响，视野缺损的发生被认为可能与葡萄肿有一定关系，同时通过长时间的观察发现视野缺损可逐渐加重。当高度近视出现不能由近视性眼底病变所解释的视野缺损时，Ohno-Matsui 及其同事应用多元回归分析的方法试图找出视野缺损与以下 6 个相关因素之间的关系，包括初始测试年龄及末次测试年龄、眼轴长度、初诊眼压和随访过程中的平均眼压、视盘的最大和最小直径，以及是否伴有视盘颞侧巩膜曲率的陡然变化[67]。结果表明视盘颞侧巩膜曲率的陡然变化是与高度近视进行性视野缺损唯一的相关因素[67]。除了之前已有的关于高度近视患者视觉敏感度降低可能的机制外，该研究也提到一些新的可能性。其一，巩膜曲率的改变可能会给神经纤维增加机械压力从而造成损伤。其二，由于光感受器的倾斜使其反应降低，从而发生 Stiles-Crawford 效应。Akagi 等发现神经纤维厚度与神经纤维和视盘旁巩膜突之间的夹角成反比[68]。这个发现指出了与葡萄肿相关曲率变化的重要性。当怀疑青光眼时，进一步测量神经纤维层的厚度是有帮助的。视盘倾斜综合征患者的视网膜神经纤维分布往往伴有上方、下方、鼻侧以及平均值的变薄，而颞侧纤维增厚以及上方、下方顶点处向颞侧移位[69,70]。视盘倾斜的患眼通常在近视时倾斜更多，倾斜更多的眼在眼神经纤维厚度测量中显示有颞侧移位更多。

椭圆形视盘在冠状面发生旋转称为视盘扭转。其以逆时针旋转更为常见，即右眼长轴的上方旋转到了颞侧。黄斑区颞侧周边的神经纤维不再直接穿过中心凹而是绕过黄斑进入视盘上方和下方。黄斑上方和下方的神经纤维则也分别遵循类似的路径。因此，大量神经纤维汇聚于视神经管的上方或下方。视神经的扭转同样也会引起神经纤维进入视神经路径的改变。Chennai 进行的一项有关青光眼的研究[71]发现，向外旋转的上方视神经边缘厚度增加。Park 等发现正常眼压性青光眼的近视眼患者平均年龄小于正视眼患者，同时视神经扭转的方向往往对应着其视野缺损的位置[72]。视神经扭转比单纯视盘倾斜更为常见。研究者通常将视盘倾斜和扭转统称为倾斜。而其余轴向的旋转都可能引起矢状面的偏移，导致视盘上方的高度与下方不一致。由于葡萄肿多见于下方，因此视盘下方位置也更靠后。

20.7 广泛扩大相关的视盘异常

眼轴长度、近视和视盘大小之间的关系似乎很容易界定，但至今却一直没有定论。之前一项研究的统计直方图显示人群中受试比例和屈光不正之间呈正态分布，其中仅有一例出现向右偏斜。对大多数在低度远视到中度近视之间的患者而言，屈光不正(或相应的眼轴长度)与视盘面积之间几乎没有什么相关性[73-80]。但在高度近视眼，近视与视盘面积之间却存在着明确的联系。但得出这种不同结果的受试者毕竟只代表了人群中的一小部分，并且与其他的数据不一致。从某种程度上说，高度近视是离散值，当和其他人群一并统计时会影响屈光不正与视盘面积在人群总体中的相关性。鹿特丹眼科研究报道每增加一个屈光度，视盘面积增加 0.033mm[2,15]。即使这种规律适用于低度近视患者，但增大的视盘面积却微乎其微。然而，对高度近视尤其是屈光度大于 -8 D 的患者，视盘面积相应大幅增加[76,77]。两组研究者分别使用 OCT 的研究以为，视盘面积与屈光度和眼轴长度之间呈负相关，但他们没有进行任何图像尺寸校正[81,82]。

正视眼中的视盘大小因人而异，专属光度无关。大于普通视盘面积的视盘称为大视盘。在一项北京人群眼病研究中，Jonas 计算出正常视盘面积的阈值为 3.79mm2[76]。大视盘通常被分为两类，一类是原发性大视盘，即视盘面积不受屈光度数的影响；二类是继发性或获得性，视盘的扩大常与近视尤其是屈光度在 -8.0 D 及以上的近视相关。与近视相关的大视盘的典型表现为视盘的广泛扩大，但扩大并不一定是等向性的。因此视盘通常呈现为扩张变形状态。由于视盘边缘变薄，使得大视盘视杯部分变得平坦同时伴有杯盘比的增大。同正视眼相比，视盘也显得更为苍白。反之，与近视无关的大视盘则通常不伴有视盘的苍白和平坦，视杯呈现加深。而随着视盘的扩大，周围的巩膜组织也逐渐变薄神经及其周围的巩膜出现凹陷。

继发于高度近视的大视盘的视乳头周围区域总是伴有明显的视盘旁萎缩弧，萎缩弧累及脉络膜、RPE 和外层视网膜。一些患者神经纤维层明显变薄甚至缺损。由于通常用于测量神经纤维层厚度的分界线消失，所以导致神经纤维层厚度难以准确测量。而这部分患者往往难以与青光眼相鉴别。通常情况下，高度近视伴有视盘扩大患者多伴有视盘边缘缩小、视盘苍白，视野测试结果提示生理盲点扩大，但神经纤维层厚度难以准确测量。超高度近视患者则伴有视觉敏感度阈值降低。由于神经纤维层厚度分析难度增加，可利用测量细胞体的方法来取代轴突的测量。视网膜神经节细胞复合体具有可视、可分割、可测量等特点，因此有助于高度近视合并青光眼的诊断[83-85]。视网膜神经节细胞复合体曲线下面积的测量可等同于甚至优于神经纤维层的测量。对新方法中参数变异和近视的测量目前尚存争议。Shoji 及其同事未发现神经纤维层厚度与近视程度存在相关性[84]，而 Zhao 和 Jiang 则认为二者有相关性[85]。

20.7.1 眼周围蛛网膜下腔扩大和乳头周围巩膜变薄

早在 100 多年前，视神经开口旁的蛛网膜下腔 (SAS)扩张就已引起人们的注意[86-91]，但那时候所使用的专业术语与现在不同。蛛网膜下腔终止于以巩膜纤维为分界线的蛛网膜和硬脑膜相融合的盲端结构。多数学者将其称为鞘间隙，另一部分学者将其称为蛛网膜下腔。炎症、眼内压升高、肿瘤、视神经萎缩和近视等都可引起蛛网膜下腔扩大。von Jaeger 首次描述了蛛网膜下腔认为其扩张是由于近视发展所导致的眼球扩张而引起；Schnabel 则认为蛛网膜下腔扩张是一种伴发于近视的先天性结构异常；而 Landolt 则认为巩膜葡萄肿所导致的后极部薄弱是硬脑膜扩张的主要原因之一[91]。随着近视眼中眼球层间间隙的扩大，外层巩膜变得极为菲薄，Parsons 曾将之形容为 "仅剩一些残余的巩膜片层结构"[90]。Okisaka[92]发现在正视眼中，眼周蛛网膜下腔较为狭窄，其盲端终止于筛板水平，而硬脑膜则附着于围绕筛板周围的视盘旁巩膜组织。与之相反，在高度近视眼中，眼周蛛网膜下腔随眼球轴的增长而逐渐扩大(图 20.6)。

随着更多研究和认识的深入，Okisaka 和 Jonas[93,94]重新定义和阐述了蛛网膜下腔扩张及眼球后壁相关组织学的变化。Jonas 首次发现并定义了巩膜缘，是指视神经边界与硬脑膜在巩膜的附着点之间的区域。巩膜缘与眼轴的增长呈正比，与巩膜的厚度呈反比[93]。近视时巩膜缘厚度变薄，有的甚至可 <100μm[94](Jonas 等[94]

的图 4)。过去的一个多世纪以来,人们一直通过解剖尸眼的方法来观察眼周蛛网膜下腔。

在 MRI 的 T_2 加权像中,视神经周围扩张的蛛网膜下腔表现为一环形征象,与颅内压增高的患者 MRI 表现有些类似(图 20.7)。随着眼科影像技术的发展,光学相干断层扫描的增强深度扫描模式(EDI-OCT)和扫频源 OCT 比传统的频域 OCT 增强了对深部组织的成像能力,使得眼科医生可以更好地观察到活体眼内深部结构的变化。Park 等[95]利用 EDI-OCT 对 139 例青光眼患眼进行观察,发现其中 25 只眼(18%)都伴有视神经周围蛛网膜下腔的扩张。同时这 25 只眼中的大多数还有高度近视并伴发视乳头周围的大片萎缩弧。Ohno-Matsui 及其同事[96]利用扫频源 OCT 对 133 例高度近视眼进行观察,发现其中 124 只眼(93.2%)可直接看到扩张的蛛网膜下腔,但在正视眼中却无法观察到。蛛网膜下腔为基底朝向眼球、围绕着视神经的三角形结构(图 20.6),其间包含许多分支结构。临近视乳头区域的稍偏移位置为硬脑膜在眼球壁的附着点,由于硬脑膜的附着,使得该部位的巩膜曲率也发生了变化。而在高度近视眼中,蛛网膜下腔与眼球内腔可通过凹陷样小孔直接相通(图 20.6)。

在脑脊液压力的作用下,扩张区域会影响巩膜葡萄肿的形成并引起相应的临床表现。Marcus Gunn 提到在患有脑肿瘤的高度近视眼中,很少观察到视神经的肿胀[97]。他认为二者合并出现的概率很小,并指出过高的脑脊液压力可通过在眼后极部的较大范围内扩散或者通过高度近视眼周菲薄的硬脑膜局部吸收得以缓解。正如 Landolt[87]提到的那样,这也可能是削弱的眼球壁的作用。但葡萄肿的形成不仅是因为巩膜的变薄,同时也受到大面积暴露于脑脊液压之下而导致的巩膜横断面应力改变的影响。尽管目前很多问题都尚属未知,但随着眼科影像技术的发展,病变区域的结构和改变也将逐渐被了解。

20.7.2 获得性视盘小凹和弧形斑的形成

本书第 8 章叙述了由于眼球后极部的扩张,巩膜亦发生显著的扩张。类似的扩张性改变可见于视神经周围区域。黄斑区的小凹样改变(详见第 8 章)也可出现于近视弧形斑区[98]。高度近视眼由于受眼球扩张所带来的压力改变的影响,视神经的边界区域可出现裂隙。严重者最终可导致类似于青光眼表现的筛板撕裂,这可能与视神经受压或视神经小凹有关[99]。Ohno-Matsui 及其同事[98]利用扫频源 OCT 分别对高度近视和正视眼进行研究,发现在 198 例高度近视眼中有 32 只眼(16.2%)出现了视神经边界外侧或与巩膜邻近区域的小凹样裂隙改变,而未见于正视眼。在这 32 例眼中,11 例的小凹位于视盘(图 20.8 和图 20.9),22 例位于视盘外侧的近视弧区域。由于小凹处的神经纤维并不连续,这也可能是导致高度近视患者出现视野缺损的原因之一。在有些病例中可以看到有视网膜血管疝入近视弧的小凹内。图 20.10 为视盘小凹进展形成的示意图。神经或巩膜的小凹处通常伴有神经纤维层的缺损(见第 8 章),可能导致视野的缺损。然而,严格意义上说,这类缺损并不是由于视神经的病变引起的。

20.7.3 Zinn-Haller 环与视神经分离

由于 Zinn-Haller 环位于巩膜层间,难以在体内直接观察到它。早期研究多采用人眼组织切片[10,100]或利用甲基丙烯酸甲酯进行血管铸型[101-103]等方法。Elmassri 在 1971 年[104]提出 Zinn-Haller 环的扩张及其相关的循环改变可能是导致高度近视眼视乳头周围脉络膜萎缩的原因之一。之后对 Zinn-Haller 环的认识则多来源于血管造影和多普勒超声[105]。对伴有视乳头周围脉络膜萎缩的病理性近视患者通常采用荧光素钠联合吲哚菁绿(ICG)眼底血管造影的方法来观察[106-110](图 20.11)。EDI-OCT 可显示与 ICG 上观察到的与 Zinn-Haller 环相对应的血管横断面。通过 ICG 血管造影中 Zinn-Haller 环的充盈可进一步了解其解剖结构。在伴有大面积近视弧的高度近视眼中,Zinn-Haller 环多呈现为水平的长菱形,同时睫状后短动脉从视盘边缘的最远点汇入。尽管目前高度近视患者中与 Zinn-Haller 环扩张相关的眼部异常改变尚不完全清楚,但其所致的神经血流的减少可能是导致视盘苍白的原因,同时也增加了高度近视患者患青光眼的风险[111]。

20.7.4 眼球形态异常

最初 Klein 和 Curtin 在对漆裂纹的描述中提到,漆裂纹的出现往往伴有中央视野的缩小,且蓝光下比红光更为明显。但他们认为视野缺损可能与葡萄肿的形成有关,而非漆裂纹引起。患者在蓝光下的视野缺

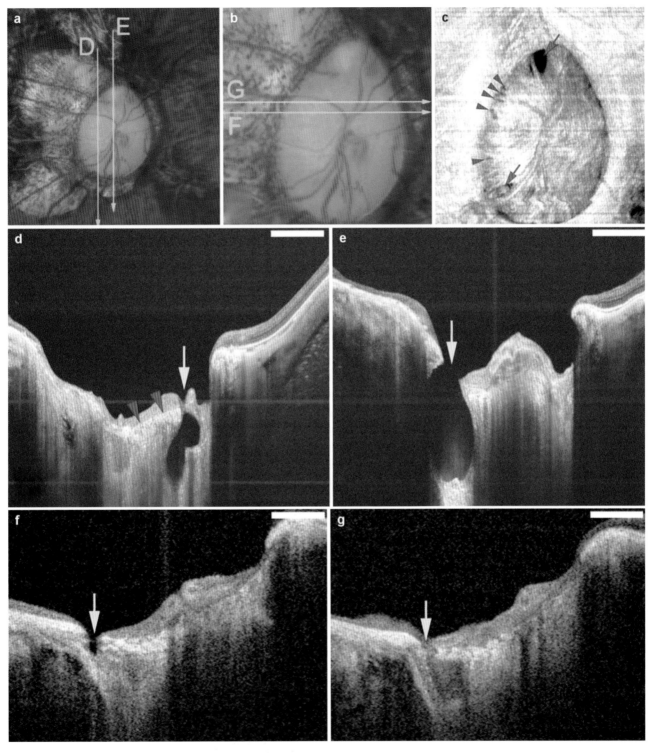

图 20.8　疑似合并青光眼的高度近视眼(−18.0 D,眼轴长 29.4mm)视盘的明显凹陷结构。标尺为 1mm。(a)45 岁中年女性右眼眼底彩照,视盘可见青光眼样萎缩及颞侧萎缩弧。图中绿色箭为分别为(d)和(e)扫频源 OCT 扫描线所在位置。(b)放大图像可见视盘扩大,凹陷加深。注意下方血管如何穿出视盘下方边界。图中绿色箭为分别为(g)和(f)扫频源 OCT 扫描线所在位置。(c)扫频源 OCT 的 3D 重建视盘 En face 图像,可见视盘上方和下方各有一个大的凹陷(箭)。凹陷呈三角形,底边朝向视盘边缘。在视盘颞侧边缘也可观察到多种凹陷状结构(箭头)。(d)为(a)中 D 线位置的频域 OCT 扫描图像,视盘下级凹陷样结构(箭)向后延伸并超越筛板,凹陷上方神经纤维层中断,箭头示筛板内表面。(e)为(a)中 E 线位置的频域 OCT 扫描图像,视盘呈椭圆形,视盘上方伴有明显开口状凹陷(箭)。筛板开口于凹陷位置的视盘旁巩膜,该处神经纤维由于凹陷而中断。凹陷深度为 1142 μm。(f)为(b)中 F 线位置的频域 OCT 扫描图像,可见沿视盘颞侧边缘的浅凹陷状结构(箭)。(g)(f)毗邻位置扫描图像,可见不连续的筛板结构(箭)。缺损后部呈低反射区域。

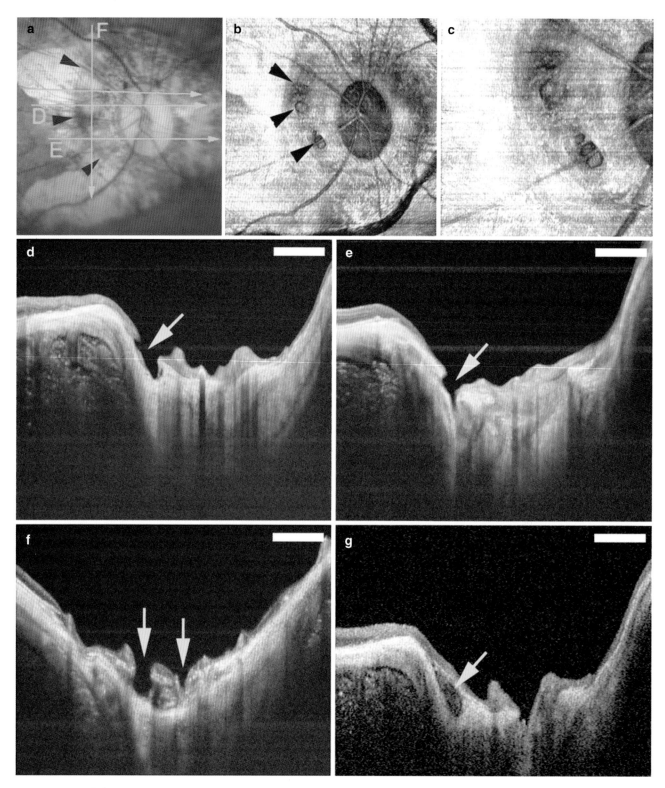

图 20.9   IX 型葡萄肿（Curtin 分类法）表现的巩膜嵴颞侧的近视弧凹陷（眼轴长 32.8mm，人工晶体眼）。标尺：1mm。(a)64 岁老年女性眼底彩照，椭圆形视盘伴大面积萎缩弧。箭头所示为巩膜嵴。图中绿色箭分别为(d-g)扫频源 OCT 扫描线所在位置。(b)扫频源 OCT 的 3D 重建视盘 En face 图像，可见多个与视盘边缘几乎等距离的凹陷结构（箭头）。(c)为(b)的放大图像，可见凹陷状结构集中于巩膜嵴颞侧。(d)扫频源 OCT 图像提示凹陷位于巩膜嵴斜面内侧（箭）。凹陷处视盘旁巩膜和神经纤维连续性中断。(e)视盘颞下方另一处凹陷。(f)视盘颞侧垂直 OCT 扫描可见多个凹陷（箭），凹陷周围组织出现巩膜劈裂。(g)凹陷毗邻区域扫频源 OCT 图像可见巩膜劈裂的低回声区域（箭），缺损处神经纤维层中断。

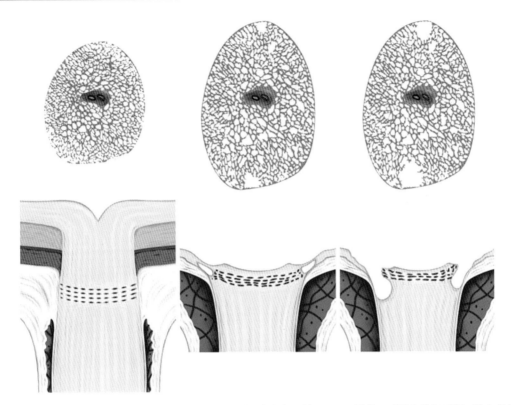

图 20.10　高度近视眼中视盘改变进展示意图。上图为视盘及视乳头旁区域 En face 图像。下图为纵切面图。视盘最初由于视乳头区域机械力作用而扩张(上方中间图)。由于视盘机械性扩张,导致视盘旁巩膜尤其是上极和下极部的巩膜产生裂开。这一时期在扫频源 OCT 中表现为筛板和视盘旁巩膜之间的低反射间隙带。随着间隙带的进一步扩大,其间神经纤维发生凹陷、消失或破坏,在扫频源 OCT 中表现为视盘凹陷(右下图)。

损大于红光,可作为视网膜功能障碍的征象之一[112]。Fledelius 和 Goldschmidt 通过对高度近视患者进行检查发现,随着近视度数的增加,眼球形态的异常和视野缺损的程度也随之升高[113]。利用 3D MRI(详见葡萄肿一章)技术对人类眼球形态进行分析,Moriyama 及其同事[114]发现从眼球下方的角度观察,眼球形态可分为四类:鼻侧扭曲型、颞侧扭曲型、锥型和桶型。统计学分析发现颞侧扭曲型更易出现视野缺损。由于视神经在眼球颞侧突起的鼻侧边缘进入眼内,因此视网膜的形态改变也就多发生在视盘的颞侧。同样,如果在立体眼底镜中观察到视盘颞侧有嵴样凸起,则视野缺损的发生率明显增高[67]。

　　Ohno-Matsui 利用扫频源 OCT 对高度近视患者的巩膜形态和厚度进行分析[115],发现根据其巩膜内表面曲率的不同,可大致分为倾斜朝向视神经型、对称集中于中心凹型、非对称型和无规则型。其中无规则型患者的平均年龄最大、眼轴最长、黄斑中心凹下巩膜厚度最薄,同时眼底改变和视野缺损出现的概率也最高。

通过比较 OCT 成像和 3D MRI 发现,3D MRI 观察到的所有颞侧扭曲型眼球在扫频源 OCT 中都表现为无规则型巩膜。综合以上研究发现可以看出,无论是 3D MRI 中的颞侧扭曲型眼球、扫频源中的无规则型巩膜,还是眼底镜检查所观察到的眼底弧度陡峭的葡萄肿,可能都是同一病变在不同检查手段中的不同表现。这些眼球形态的改变都可以造成局部折射率的变化,类似的扭曲也都可能给视网膜神经纤维层带来力学的改变从而构成神经病变的要素之一。未来的研究将致力于其病变发生的具体机制。如果伴有这些眼部形态改变特征的高度近视眼出现视野缺损,可能是受眼局部改变的影响而非视神经病变所致。

20.7.5　视盘旁萎缩

　　Rudnicka 和 Edgar 等发现视盘旁萎缩面积的增大与眼球视野阈值指数的降低密切相关[116,117]。平均敏感度与眼轴长度和近视等值球镜度数呈高度线性负相关。标准差也随近视度数的增加尤其是视盘旁萎缩面

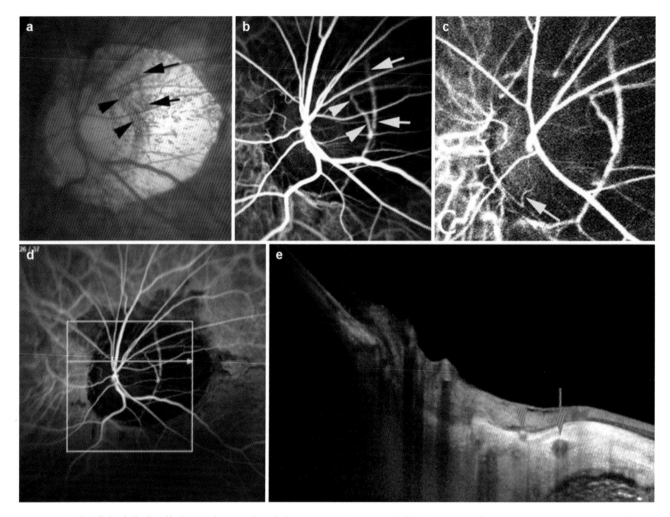

图 20.11　吲哚菁绿脉络膜血管造影联合 OCT 检查高度近视眼 Zinn-Haller 动脉环。(a)60 岁高度近视男性左眼眼底彩照(等效球镜度数-11.25 D,眼轴长 28.4mm)。视盘颞侧大片萎缩弧。萎缩弧内可见 Zinn-Haller 动脉环血管走行(箭头),亦可见睫状后短动脉分支(箭)。(b)吲哚菁绿注射后 1 分钟血管造影图像,可见视盘周围环形 Zinn-Haller 血管充盈(箭头)。睫状后短动脉分支(箭)。(c)吲哚菁绿注射后 12 秒血管造影图像可见从 Zinn-Haller 环到视神经的向心分支血管(箭)。(d)绿色箭头为(e)中 OCT 图像扫描线所在位置。(e)OCT 图像可见视盘旁巩膜内表面附近的呈小圆形低反射的 Zinn-Haller 环的横断面(箭头)。连接 Zinn-Haller 环和球后 SPCA 的血管则呈更大、位置更深的环形低反射区域(箭)。

积的增大而增大。在伴有视盘旁萎缩区患者中组间标准差明显增大,也就意味着随着近视度数的增加,视野的个体差异逐渐变大。

20.8　未来研究方向

高度近视患者可能伴有视野缺损,但是目前尚无法确定视野缺损是由于特定神经损害导致还是由其他共存的眼部异常所导致。青光眼在近视人群的发病率明显更高,但明确近视合并青光眼的诊断却并不容易,尤其是高度近视,因为高度近视眼常常会出现类似青光眼的改变,但从严格意义上说却并不是青光眼。毫

无疑问,眼内机械应力的改变会导致神经纤维层和筛板前的灌注减少。这些因素支持这可能是一类与近视相关或因近视而加重的视神经病变。

目前仍存在诸多其他致病因素,尚不完全清楚。眼球形状的改变可能会直接或间接导致非神经损害性的视野缺损。近视使眼轴增长,导致同一焦距物体在近视眼视网膜成像变大。眼球形状的改变导致视网膜不同区域的焦距不同,因而容易出现视野的缺损。其中也可能存在由视网膜成像平面波动的非屈光因素的复杂发病机制。眼球的扩张同样还可引起决定眼光学成像的光感受细胞的密度的改变[118,119]。近视患者周边视力明显下降[120]。高度近视相较正视眼通常周边屈光不正

较中央更为明显[121],这也可能是造成视野改变的原因之一。随着眼轴的增长,脉络膜也随之变薄。Huang 和 Tokoro 等发现有豹纹状改变眼底(脉络膜变薄的特征性表现)的高度近视患者往往敏感度阈值降低[122]。

　　高度近视出现视野缺损的根本原因仍然是目前研究的一大挑战,因为有太多可变因素,其中一些已经被研究发现,但更多的尚属未知。因此合适的对照研究或至少是测量高度近视中这些可变因素,是我们目前了解其如何造成视野异常的唯一途径。

(郑仕洁 姜利斌 译　雷博 校)

参考文献

1. Stuermer CA, Bastmeyer M. The retinal axon's pathfinding to the optic disk. Prog Neurobiol. 2000;62(2):197–214.
2. Wang J, Liu G, Wang D, Yuan G, Hou Y, Wang J. The embryonic development of the human lamina cribrosa. Chin Med J (Engl). 1997;110(12):946–9.
3. Radius RL, Gonzales M. Anatomy of the lamina cribrosa in human eyes. Arch Ophthalmol. 1981;99(12):2159–62.
4. Quigley HA, Addicks EM. Regional differences in the structure of the lamina cribrosa and their relation to glaucomatous optic nerve damage. Arch Ophthalmol. 1981;99(1):137–43.
5. Park SC, Kiumehr S, Teng CC, Tello C, Liebmann JM, Ritch R. Horizontal central ridge of the lamina cribrosa and regional differences in laminar insertion in healthy subjects. Invest Ophthalmol Vis Sci. 2012;53(3):1610–6.
6. Zinn IG. Descripto Anatomica Oculi Humani. 1st ed. Gottingen: Abrami Vandenhoeck; 1755. p. 216–7.
7. Hayreh SS. Blood supply of the optic nerve head and its role in optic atrophy, glaucoma, and oedema of the optic disc. Br J Ophthalmol. 1969;53(11):721–48.
8. Lieberman MF, Maumenee AE, Green WR. Histologic studies of the vasculature of the anterior optic nerve. Am J Ophthalmol. 1976; 82:405.
9. Jonas JB, Jonas SB. Histomorphometry of the circular peripapillary arterial ring of Zinn-Haller in normal eyes and eyes with secondary angle-closure glaucoma. Acta Ophthalmol. 2010;88(8):e317–22.
10. Ko MK, Kim DS, Ahn YK. Morphological variations of the peripapillary circle of Zinn-Haller by flat section. Br J Ophthalmol. 1999;83(7):862–6.
11. Zhao Y, Li F. Microangioarchitecture of the optic papilla. Jpn J Ophthalmol. 1987;31:147–59.
12. Ruskell G. Blood flow in the Zinn-Haller circle. Br J Ophthalmol. 1998;82(12):1351.
13. Jonas JB, Gusek GC, Naumann GO. Optic disc, cup and neuroretinal rim size, configuration and correlations in normal eyes. Invest Ophthalmol Vis Sci. 1988;29(7):1151–8.
14. Quigley HA, Brown AE, Morrison JD, Drance SM. The size and shape of the optic disc in normal human eyes. Arch Ophthalmol. 1990;108(1):51–7.
15. Ramrattan RS, Wolfs RC, Jonas JB, Hofman A, de Jong PT. Determinants of optic disc characteristics in a general population: the Rotterdam study. Ophthalmology. 1999;106(8):1588–96.
16. Anderson DR. Ultrastructure of human and monkey lamina cribrosa and optic nerve head. Arch Ophthalmol. 1969;82(6):800–14.
17. Quigley HA, Coleman AL, Dorman-Pease ME. Larger optic nerve heads have more nerve fibers in normal monkey eyes. Arch Ophthalmol. 1991;109(10):1441–3.
18. Jonas JB, Schmidt AM, Müller-Bergh JA, Schlötzer-Schrehardt UM, Naumann GO. Human optic nerve fiber count and optic disc size. Invest Ophthalmol Vis Sci. 1992;33(6):2012–8.
19. Brodsky MC. Congenital optic disc anomalies in pediatric neuro-ophthalmology. New York: Springer; 2010. p. 59–67.
20. Quigley HA, Green WR. The histology of human glaucoma cupping and optic nerve damage: clinicopathologic correlation in 21 eyes. Ophthalmology. 1979;86:1803–30.
21. Quigley HA, Addicks EM, Green WR, et al. Optic nerve damage in human glaucoma. II. The site of injury and susceptibility to damage. Arch Ophthalmol. 1981;99:635–49.
22. Quigley HA, Hohman RM, Addicks EM, Massof RW, Green WR. Morphologic changes in the lamina cribrosa correlated with neural loss in open-angle glaucoma. Am J Ophthalmol. 1983;95(5): 673–91.
23. Hernandez MR. Ultrastructural immunocytochemical analysis of elastin in the human lamina cribrosa. Changes in elastic fibers in primary open-angle glaucoma. Invest Ophthalmol Vis Sci. 1992;33(10): 2891–903.
24. Fukuchi T, Sawaguchi S, Hara H, Shirakashi M, Iwata K. Extracellular matrix changes of the optic nerve lamina cribrosa in monkey eyes with experimentally chronic glaucoma. Graefes Arch Clin Exp Ophthalmol. 1992;230(5):421–7.
25. Fukuchi T, Sawaguchi S, Yue BY, Iwata K, Hara H, Kaiya T. Sulfated proteoglycans in the lamina cribrosa of normal monkey eyes and monkey eyes with laser-induced glaucoma. Exp Eye Res. 1994;58(2):231–43.
26. Hernandez MR, Yang J, Ye H. Activation of elastin mRNA expression in human optic nerve heads with primary open-angle glaucoma. J Glaucoma. 1994;3(3):214–25.
27. Park HY, Jeon SH, Park CK. Enhanced depth imaging detects lamina cribrosa thickness differences in normal tension glaucoma and primary open-angle glaucoma. Ophthalmology. 2012;119(1):10–20.
28. Quigley HA, Dorman-Pease ME, Brown AE. Quantitative study of collagen and elastin of the optic nerve head and sclera in human and experimental monkey glaucoma. Curr Eye Res. 1991;10(9):877–88.
29. Burgoyne CF, Downs JC, Bellezza AJ, et al. Three-dimensional reconstruction of normal and early glaucoma monkey optic nerve head connective tissues. Invest Ophthalmol Vis Sci. 2004;45: 4388–99.
30. Downs JC, Yang H, Girkin C, et al. Three dimensional histomorphometry of the normal and early glaucomatous monkey optic nerve head: neural canal and subarachnoid space architecture. Invest Ophthalmol Vis Sci. 2007;48:3195–208.
31. Yang H, Downs JC, Girkin C, et al. 3-D histomorphometry of the normal and early glaucomatous monkey optic nerve head: lamina cribrosa and peripapillary scleral position and thickness. Invest Ophthalmol Vis Sci. 2007;48:4597–607.
32. Yang H, Downs JC, Bellezza AJ, et al. 3-D histomorphometry of the normal and early glaucomatous monkey optic nerve head: prelaminar neural tissues and cupping. Invest Ophthalmol Vis Sci. 2007;48:5068–84.
33. Crawford Downs J, Roberts MD, Sigal IA. Glaucomatous cupping of the lamina cribrosa: a review of the evidence for active progressive remodeling as a mechanism. Exp Eye Res. 2011;93(2):133–40.
34. Mochizuki H, Lesley AG, Brandt JD. Shrinkage of the scleral canal during cupping reversal in children. Ophthalmology. 2011;118(10): 2008–13.
35. Lee EJ, Kim TW, Weinreb RN. Reversal of lamina cribrosa displacement and thickness after trabeculectomy in glaucoma. Ophthalmology. 2012;119(7):1359–66.
36. Weiss AH. Unilateral high myopia: optical components, associated factors, and visual outcomes. Br J Ophthalmol. 2003;87(8): 1025–31.

37. Weiss AH, Ross EA. Axial myopia in eyes with optic nerve hypoplasia. Graefes Arch Clin Exp Ophthalmol. 1992;230(4):372–7.

38. Fledelius HC, Goldschmidt E. Optic disc appearance and retinal temporal vessel arcade geometry in high myopia, as based on follow-up data over 38 years. Acta Ophthalmol. 2010;88(5):514–20.

39. Vongphanit J, Mitchell P, Wang JJ. Population prevalence of tilted optic disks and the relationship of this sign to refractive error. Am J Ophthalmol. 2002;133(5):679–85.

40. You QS, Xu L, Jonas JB. Tilted optic discs: the Beijing eye study. Eye (Lond). 2008;22(5):728–9.

41. How AC, Tan GS, Chan YH, Wong TT, Seah SK, Foster PJ, Aung T. Population prevalence of tilted and torted optic discs among an adult Chinese population in Singapore: the Tanjong Pagar study. Arch Ophthalmol. 2009;127(7):894–9.

42. Witmer MT, Margo CE, Drucker M. Tilted optic disks. Surv Ophthalmol. 2010;55(5):403–28.

43. Anderson DR, Hoyt WF. Ultrastructure of intraorbital portion of human and monkey optic nerve. Arch Ophthalmol. 1969;82(4):506–30.

44. Jonas JB, Gusek GC, Naumann GO. Optic disk morphometry in high myopia. Graefes Arch Clin Exp Ophthalmol. 1988;226(6):587–90.

45. Qiu M, Wang SY, Singh K, Lin SC. Association between myopia and glaucoma in the United States population. Invest Ophthalmol Vis Sci. 2013;54(1):830–5.

46. Tay E, Seah SK, Chan SP, Lim AT, Chew SJ, Foster PJ, Aung T. Optic disk ovality as an index of tilt and its relationship to myopia and perimetry. Am J Ophthalmol. 2005;139(2):247–52.

47. Samarawickrama C, Pai A, Tariq Y, Healey PR, Wong TY, Mitchell P. Characteristics and appearance of the normal optic nerve head in 6-year-old children. Br J Ophthalmol. 2012;96(1):68–72.

48. Kim TW, Kim M, Weinreb RN, Woo SJ, Park KH, Hwang JM. Optic disc change with incipient myopia of childhood. Ophthalmology. 2012;119(1):21-6.e1.

49. Jaeger E. Beiträge zur Pathologie des Auges. Wien: Kaiserlich-KÖnigliche Hof- und Staatsdruckerei; 1870. p. 202.

50. Heine L. Beiträge zur Anatomie des myopischen Auges. Arch f Augenheilk. 1899;36:277–90.

51. Siegrist A. Refraktion und akkomodation des menschlichen auges. Berlin: J. Springer; 1925. p. 111.

52. Collins ET, Mayou MS. An international system of ophthalmic practice. In: Pathology and bacteriology. Philadelphia: P. Blakiston's Sone and Co; 1912. p. 505–7.

53. Vongphanit J, Mitchell P, Wang JJ. Prevalence and progression of myopic retinopathy in an older population. Ophthalmology. 2002;109(4):704–11.

54. Young SE, Walsh FB, Knox DL. The tilted disk syndrome. Am J Ophthalmol. 1976;82(1):16–23.

55. Doshi A, Kreidl KO, Lombardi L, Sakamoto DK, Singh K. Nonprogressive glaucomatous cupping and visual field abnormalities in young Chinese males. Ophthalmology. 2007;114(3):472–9.

56. Caccamise WC. Situs inversus of the optic disc with inferior conus and variable myopia: a case report. Am J Ophthalmol. 1954;38(6):854–6.

57. Fuchs E. Uber den anatomischen Befund einiger angeborener Anomalien der Netzhaut und des Sehnerven. v. Graefes. Arch Ophthalmol. 1917;93:1–48.

58. Schmidt T. Perimetrie relativer Skotome. Ophthalmologica. 1955;129:303–15.

59. Odland M. Bitemporal defects of the visual fields due to anomalies of the optic discs. Acta Neurol Scand. 1967;43(5):630–9.

60. Traquair HM. Choroidal changes in myopia. In: Scott GI, editor. Traquair's clinical perimetry. 7th ed. London: Kimpton; 1957. p. 105–6.

61. Vuori ML, Mäntyjärvi M. Tilted disc syndrome may mimic false visual field deterioration. Acta Ophthalmol. 2008;86(6):622–5.

62. Hamada T, Tsukada T, Hirose T. Clinical and electrophysiological features of tilted disc syndrome. Jpn J Ophthalmol. 1987;31(2):265–73.

63. Feigl B, Zele AJ. Macular function in tilted disc syndrome. Doc Ophthalmol. 2010;120(2):201–3.

64. Giuffrè G, Anastasi M. Electrofunctional features of the tilted disc syndrome. Doc Ophthalmol. 1986;62(3):223–30.

65. Moschos MM, Triglianos A, Rotsos T, Papadimitriou S, Margetis I, Minogiannis P, Moschos M. Tilted disc syndrome: an OCT and mfERG study. Doc Ophthalmol. 2009;119(1):23–8.

66. Stellwag von Carion C. Treatise on the diseases of the eye, including the anatomy of the organ (trans. by Roosa J, Bull CS, Hackley CE.). New York: William Wood and Co.; 1873. p. 354–5.

67. Ohno-Matsui K, Shimada N, Yasuzumi K, Hayashi K, Yoshida T, Kojima A, Moriyama M, Tokoro T. Long-term development of significant visual field defects in highly myopic eyes. Am J Ophthalmol. 2011;152(2):256–65.e1.

68. Akagi T, Hangai M, Kimura Y, Ikeda HO, Nonaka A, Matsumoto A, Akiba M, Yoshimura N. Peripapillary scleral deformation and retinal nerve fiber damage in high myopia assessed with swept-source optical coherence tomography. Am J Ophthalmol. 2013;155(5):927–36.

69. Hwang YH, Yoo C, Kim YY. Myopic optic disc tilt and the characteristics of peripapillary retinal nerve fiber layer thickness measured by spectral-domain optical coherence tomography. J Glaucoma. 2012;21(4):260–5.

70. Hwang YH, Yoo C, Kim YY. Characteristics of peripapillary retinal nerve fiber layer thickness in eyes with myopic optic disc tilt and rotation. J Glaucoma. 2012;21(6):394–400.

71. Arvind H, George R, Raju P, Ve RS, Mani B, Kannan P, Vijaya L. Neural rim characteristics of healthy South Indians: the Chennai glaucoma study. Invest Ophthalmol Vis Sci. 2008;49(8):3457–64.

72. Park HY, Lee K, Park CK. Optic disc torsion direction predicts the location of glaucomatous damage in normal-tension glaucoma patients with myopia. Ophthalmology. 2012;119(9):1844–51.

73. Britton RJ, Drance SM, Schulzer M, Douglas GR, Mawson DK. The area of the neuroretinal rim of the optic nerve in normal eyes. Am J Ophthalmol. 1987;103(4):497–504.

74. Varma R, Tielsch JM, Quigley HA, Hilton SC, Katz J, Spaeth GL, Sommer A. Race-, age-, gender-, and refractive error-related differences in the normal optic disc. Arch Ophthalmol. 1994;112(8):1068–76.

75. Rudnicka AR, Frost C, Owen CG, Edgar DF. Nonlinear behavior of certain optic nerve head parameters and their determinants in normal subjects. Ophthalmology. 2001;108(12):2358–68.

76. Wang Y, Xu L, Zhang L, Yang H, Ma Y, Jonas JB. Optic disc size in a population based study in northern China: the Beijing eye study. Br J Ophthalmol. 2006;90(3):353–6.

77. Xu L, Li Y, Wang S, Wang Y, Wang Y, Jonas JB. Characteristics of highly myopic eyes: the Beijing eye study. Ophthalmology. 2007;114(1):121–6.

78. Samarawickrama C, Wang XY, Huynh SC, Burlutsky G, Stapleton F, Mitchell P. Effects of refraction and axial length on childhood optic disk parameters measured by optical coherence tomography. Am J Ophthalmol. 2007;144(3):459–61.

79. Nangia V, Matin A, Bhojwani K, Kulkarni M, Yadav M, Jonas JB. Optic disc size in a population-based study in central India: the Central India Eye and Medical Study (CIEMS). Acta Ophthalmol. 2008;86(1):103–4.

80. Fledelius HC. Optic disc size: are methodological factors taken into account? Acta Ophthalmol. 2008;86(7):813–4.

81. Cheung CY, Chen D, Wong TY, Tham YC, Wu R, Zheng Y, Cheng CY, Saw SM, Baskaran M, Leung CK, Aung T. Determinants of quantitative optic nerve measurements using spectral domain optical coherence tomography in a population-based sample of non-glaucomatous subjects. Invest Ophthalmol Vis Sci. 2011;52(13):9629–35.

82. Knight OJ, Girkin CA, Budenz DL, Durbin MK, Feuer WJ, Cirrus OCT, Normative Database Study Group. Effect of race, age, and

axial length on optic nerve head parameters and retinal nerve fiber layer thickness measured by Cirrus HD-OCT. Arch Ophthalmol. 2012;130(3):312–8.

83. Kim NR, Lee ES, Seong GJ, Kang SY, Kim JH, Hong S, Kim CY. Comparing the ganglion cell complex and retinal nerve fibre layer measurements by Fourier domain OCT to detect glaucoma in high myopia. Br J Ophthalmol. 2011;95(8):1115–21.

84. Shoji T, Nagaoka Y, Sato H, Chihara E. Impact of high myopia on the performance of SD-OCT parameters to detect glaucoma. Graefes Arch Clin Exp Ophthalmol. 2012;250(12): 1843–9.

85. Zhao Z, Jiang C. Effect of myopia on ganglion cell complex and peripapillary retinal nerve fiber layer measurements: a Fourier domain optical coherence tomography study of young Chinese persons. Clin Experiment Ophthalmol. 2012;41(6):561–6. doi:10.1111/ceo.12045.

86. Donders FC. Die Anomalien der Refraction und Accommodation des Auges. Wein: Wilhelm Braumuller; 1866. p. 316.

87. Landolt E. Refraction and accommodation of the eye and their anomalies (trans. by Culver CM). Philadelphia: J. B. Lippincott Company; 1886. p. 432.

88. De Wecker L. Ocular therapeutics (trans. by Forbes L). London: Smith Elder & Co; 1879. p. 413–9.

89. Terrien F. Contribution a l'anatomie de loeil myope. Archives d' Ophtalmologie. 1906;737–61.

90. Parsons JH. The pathology of the eye, vol. III. New York: G.P. Putnam's Sons; 1906.

91. Schnabel I. The anatomy of staphyloma posticum, and the relationship of the condition to myopia (trans. by Reed CH). In: Norris WF, Oliver CA, editors. System of diseases of the eye. Part III. Local diseases, glaucoma, wounds and injuries, operations. Philadelphia: J. B. Lippincott; 1900.

92. Okisaka S. Myopia. Tokyo: Kanehara Shuppan; 1987. p. 110–21.

93. Jonas JB, Berenshtein E, Holbach L. Lamina cribrosa thickness and spatial relationships between intraocular space and cerebrospinal fluid space in highly myopic eyes. Invest Ophthalmol Vis Sci. 2004;45:2660–5.

94. Jonas JB, Jonas SB, Jonas RA, Holbach L, Dai Y, Sun X, Panda-Jonas S. Parapapillary atrophy: histological gamma zone and delta zone. PLoS One. 2012;7(10):e47237. doi:10.1371/journal. pone.0047237.

95. Park SC, De Moraes CG, Teng CC, et al. Enhanced depth imaging optical coherence tomography of deep optic nerve complex structures in glaucoma. Ophthalmology. 2012;119:3–9.

96. Ohno-Matsui K, Akiba M, Moriyama M, et al. Imaging the retrobulbar subarachnoid space around the optic nerve by swept source optical coherence tomography in eyes with pathologic myopia. Invest Ophthalmol Vis Sci. 2011;52:9644–50.

97. Marcus Gunn R. Certain affections of the optic nerve. In: Ophthalmology: essays, abstracts and reviews. Chicago, IL: American Medical Association Press, vol. 3(4); 1907. p. 253–69.

98. Ohno-Matsui K, Akiba M, Moriyama M, et al. Acquired optic nerve and peripapillary pits in pathologic myopia. Ophthalmology. 2012;119(8):1685–92.

99. Kiumehr S, Park SC, Syril D, et al. In vivo evaluation of focal lamina cribrosa defects in glaucoma. Arch Ophthalmol. 2012; 130(5):552–9.

100. Jonas JB, Jonas SB. Histomorphometry of the circular peripapillary arterial ring of Zinn-Haller in normal eyes and eyes with secondary angle-closure glaucoma. Acta Ophthalmol. 2010;88(8): 1755–3768.

101. Olver JM, Spalton DJ, McCartney AC. Quantitative morphology of human retrolaminar optic nerve vasculature. Invest Ophthalmol Vis Sci. 1994;35(11):3858–66.

102. Olver JM, Spalton DJ, McCartney AC. Microvascular study of the retrolaminar optic nerve in man: the possible significance in ante-rior ischaemic optic neuropathy. Eye. 1990;4(Pt 1):7–24.

103. Morrison JC, Johnson EC, Cepurna WO, Funk RH. Microvasculature of the rat optic nerve head. Invest Ophthalmol Vis Sci. 1999;40(8):1702–9.

104. Elmassri A. Ophthalmoscopic appearances after injury to the circle of Zinn. Br J Ophthalmol. 1971;55(1):12–8.

105. Park KH, Tomita G, Onda E, Kitazawa Y, Cioffi GA. In vivo detection of perineural circular arterial anastomosis (circle of Zinn-Haller) in a patient with large peripapillary chorioretinal atrophy. Am J Ophthalmol. 1996;122(6):905–7.

106. Ohno-Matsui K, Morishima N, Ito M, et al. Indocyanine green angiography of retrobulbar vascular structures in severe myopia. Am J Ophthalmol. 1997;123(4):494–505.

107. Hollo G. Peripapillary circle of Zinn-Haller revealed by fundus fluorescein angiography. Br J Ophthalmol. 1998;82(3):332–3.

108. Ko MK, Kim DS, Ahn YK. Peripapillary circle of Zinn-Haller revealed by fundus fluorescein angiography. Br J Ophthalmol. 1997;81(8):663–7.

109. Ohno-Matsui K, Futagami S, Yamashita S, Tokoro T. Zinn-Haller arterial ring observed by ICG angiography in high myopia. Br J Ophthalmol. 1998;82(12):1357–62.

110. Yasuzumi K, Ohno-Matsui K, Yoshida T, et al. Peripapillary crescent enlargement in highly myopic eyes evaluated by fluorescein and indocyanine green angiography. Br J Ophthalmol. 2003;87(9):1088–90.

111. Marcus MW, de Vries MM, Junoy Montolio FG, Jansonius NM. Myopia as a risk factor for open-angle glaucoma: a systematic review and meta-analysis. Ophthalmology. 2011;118(10): 1989–94.e2.

112. Klein RM, Curtin BJ. Lacquer crack lesions in pathologic myopia. Am J Ophthalmol. 1975;79(3):386–92.

113. Fledelius HC, Goldschmidt E. Eye shape and peripheral visual field recording in high myopia at approximately 54 years of age, as based on ultrasonography and Goldmann kinetic perimetry. Acta Ophthalmol. 2010;88(5):521–6.

114. Moriyama M, Ohno-Matsui K, Hayashi K, et al. Topographical analyses of shape of eyes with pathologic myopia by high-resolution three dimensional magnetic resonance imaging. Ophthalmology. 2011;118(8):1626–37.

115. Ohno-Matsui K, Akiba M, Modegi T, et al. Association between shape of sclera and myopic retinochoroidal lesions in patients with pathologic myopia. Invest Ophthalmol Vis Sci. 2012;9:9.

116. Rudnicka AR, Edgar DF. Automated static perimetry in myopes with peripapillary crescents–part I. Ophthalmic Physiol Opt. 1995;15(5):409–12.

117. Rudnicka AR, Edgar DF. Automated static perimetry in myopes with peripapillary crescents–part II. Ophthalmic Physiol Opt. 1996;16(5):416–29.

118. Kitaguchi Y, Bessho K, Yamaguchi T, et al. In vivo measurements of cone photoreceptor spacing in myopic eyes from images obtained by an adaptive optics fundus camera. Jpn J Ophthalmol. 2007;51:456–61.

119. Chui TY, Song H, Burns SA. Individual variations in human cone photoreceptor packing density: variations with refractive error. Invest Ophthalmol Vis Sci. 2008;49:4679–87.

120. Chui TY, Yap MK, Chan HH, Thibos LN. Retinal stretching limits peripheral visual acuity in myopia. Vision Res. 2005;45: 593–605.

121. Atchison DA, Pritchard N, Schmid KL. Peripheral refraction along the horizontal and vertical visual fields in myopia. Vision Res. 2006;46(8–9):1450–8.

122. Huang SJ, Tokoro T. Early change of visual field in high myopia. In: Proceedings of fourth international conference on Myopia, Singapore 1990 Myopia International Research Foundation, New York; 1990. p. 109–18.

第 21 章

病理性近视白内障手术的注意事项

Jack M. Dodick，Jonathan B. Kahn

21.1 引言

现代的小切口超声乳化白内障手术具有成功率高、安全性好的特点。轴性近视眼的白内障手术风险高，有一些需要注意的特殊注意事项，因此需要白内障手术医生谨慎地设计手术方案和处理方法。应特别关注白内障手术的各个方面，包括术前计划、手术技巧和术后护理。

21.2 流行病学

以人群为基础研究近视和白内障之间相关性的文献较少。Beaver Dam 眼病研究发现，近视眼与核性白内障之间存在横断面相关性。该研究认为近视与白内障形成无直接相关性，但与白内障手术率相关（OR:1.99）[1]。蓝山眼病研究发现高度近视（屈光度 ≤ -6.0 D）和核性白内障发病率之间的相关性在统计学上具有显著性差异（OR:3.3）。中度和高度近视（屈光度 ≤ -3.5 D）也与后囊下型白内障相关（OR:4.4）。在所有试验组中，高度近视组接受白内障手术的比例最高（OR:3.4）。此外，该研究还发现，早发性近视（20 岁之前出现的近视）是导致后囊下型白内障的独立高危因素。近视程度和后囊下型白内障呈现出剂量反应关系。高度近视与所有类型的白内障均相关[2,3]。

21.3 术前计划

白内障手术医生必须对患者进行仔细的术前评估，通常需要联合玻璃体视网膜专科医生共同完成评估。医生应细致、有条理地进行术前评价，确保评价的完整性，以便为手术做好准备。

术前评估首先要获取患者详尽的眼科病史，并明确双侧眼的手术史。患者的对侧眼可能曾接受过白内障手术，在这种情况下应注意检查患者有无任何术中或术后并发症，如视网膜脱离或屈光误差。在晶体度数计算和手术技术方面，应采取适当的调整和改进以避免出现手术并发症。

如果患者的一侧或双侧眼有屈光手术史，则应了解患者之前的屈光状态以及当前的屈光预期目标。例如，部分患者可能会更倾向于单眼视觉，而部分患者则不需要，这取决于既往经验和屈光手术的效果。其他患者还可能有再次屈光手术史，这在高度近视患者中较为常见。在任何情况下，医生在进行白内障手术前均必须获得完整的屈光记录并进行术前评估[4]。对于有屈光手术史的患眼，在计算人工晶状体度数时，还应考虑其他特殊注意事项，这些内容将在后续章节讨论。

此外，还需要注意患者是否有一侧或双侧眼曾因视网膜裂孔、撕裂或脱离而接受视网膜手术，这类病史可能在患者接受白内障手术后有视网膜脱离的风险[5]。另外，许多患者不认为激光治疗属于一种手术。因此，应特别询问患者是否曾因视网膜裂孔或撕裂而接受过激光治疗。

弱视常见于高度近视眼和（或）散光眼，可能会影响术后最佳矫正视力；因此，还应了解患者是否有屈光性弱视史或遮盖治疗史[6]。

接下来，医生必须进行细致的验光，通过检查确定患者屈光性近视、散光和屈光参差的程度（如有此类病变）。另外，医生还应检查对侧眼的晶状体状态和屈光度。当年轻患者出现快速进展性近视和散光时，应仔细评估其是否为圆锥角膜，原因在于此类患者在接受白内障手术前可能需要采用药物或手术方式来治疗角膜扩张[7]。

采用生物显微镜全面检查患眼，包括详细的散瞳眼底检查。通常白内障医生会联合玻璃体视网膜专科医生仔细进行视网膜检查，确定周边视网膜是否有裂孔或变薄。患者也可能存在近视性黄斑病变，这会影响术后视力。医生必须在白内障手术前治疗并稳定这些视网膜病变，以减少术中或术后发生视网膜脱离的风险，从而尽可能地改善术后视力[8,9]。

医生必须在术前与患者就手术目的、预期疗效和手术风险等方面进行充分沟通，并获得患者的知情同意。患者尤其需要了解高度近视眼在接受白内障手术时发生视网膜脱离和屈光误差的风险较高。近期研究发现，在无并发症的高度近视眼视网膜脱离的发病率为 0.8%[8]，与无轴性近视眼（0.4%）相比，其发病风险更高[9]。

21.3.1 眼轴长度和角膜曲率

在术前计划中，手术医生还应通过手动或自动方法仔细测量角膜曲率和眼轴长度。

后巩膜葡萄肿导致眼轴长度的测量值偏高，可能使得病理性近视眼眼轴长度的评估尤为困难[10]（见图21.1）。对视盘倾斜和（或）葡萄肿边缘跨越中心凹的患

眼来说尤为如此，其 A 超结果的质量和准确度较差。据报道，在眼轴长度>33.5mm 时有 70%的患眼会出现后巩膜葡萄肿。但事实上几乎所有病理性近视眼均存在不同程度的后巩膜葡萄肿[11]。通常认为浸没法生物测量比 A 超具有更高的准确性，但这种检查既费时也不够舒适，而且浸没技术不能解释所有由后巩膜葡萄肿造成的测量误差。

目前，自动式生物测量技术越来越受欢迎。光学生物测量仪器，如 IOLMaster（Carl Zeiss Meditec；见图21.2），采用相干干涉测量可获得准确的生物测量结果[12]。IOLMaster 的眼轴长度测量范围为 14~38mm。事实上，IOL Master 对于能固视的高度近视患者是一种理想的生物测量方法。如果患者能很好地固视目标，即可测量出屈光性眼轴长度（角膜后顶点至中心凹的距离）；这种测量技术最适用于计算人工晶状体度数。相反，若患眼存在葡萄肿，当采用 A 超接触性和浸没式生物测量仪时，解剖学眼轴长度（角膜后顶点至眼后极的距离）的测量值会高于实际值[11]。

如果患者无法固视，可采用浸没式超声（包括 B超和 A 超）作为替代检查方式，从而获取准确的眼轴长度值。该项技术采用水平轴 B 超使膜和晶状体回声居中。然后调整 A 超的矢量方向使之直接穿过角膜中央、前部和后部晶状体回声。这种超声排列方式可以保证矢量在中心凹区的视网膜处交叉[13]。

许多医师会采用多种技术来获取患者的生物测量值，然后对人工和自动测量值进行比较。如果视网膜 A

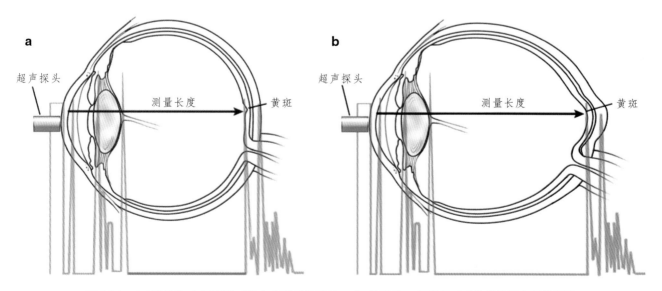

图 21.1 （a）接触性 A 超测量正常大小眼球的眼轴。（b）接触性 A 超测量后巩膜葡萄肿患眼的眼轴。

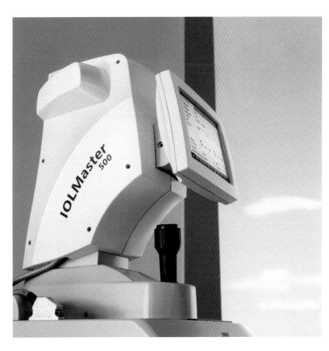

图 21.2　IOLMaster。(Permission by Carl Zeiss Meditec)

超波峰较高并且双眼眼轴长度之差<0.2mm,结果可信度高。

部分手术医生会在术前测量前房深度(ACD)以及角膜地形图。角膜地形图检查(包括 Placido 盘和 Scheimpflug 成像)尤其适用于识别高度近视和散光眼的不规则散光和圆锥角膜[14]。

21.3.2　人工晶状体度数计算

在计算人工晶状体(IOL)的度数时,应采用恰当的计算公式。传统的公式(如 SRK 公式)不适用于眼轴较长的患眼[10]。对此,建议采用其他理论公式,如 Holladay II 公式。该公式采用了其他几个传统公式没有的额外变量计算人工晶状体度数。结合角膜水平直径、晶状体厚度、前房深度、年龄以及术前屈光状态变量,根据眼轴长度进行适当的调整[4,10]。

有屈光手术史、又需要白内障手术治疗的患者越来越多。这就造成了一种困境,由于屈光手术对角膜基质进行了重塑,因此难以确定人工晶状体计算的平均角膜曲率。针对这些复杂的屈光状态,有多种人工晶状体计算公式。美国白内障和屈光医生协会提供了一种在线工具,可用于计算这类病例的人工晶状体度数[15]。调查发现简单的临床病史法属于一种既简洁又好用的计算方法。该计算方法为:屈光术前的平均角膜曲率结果减去(如果曾接受远视矫正,则是增加)因 LASIK 或 PRK 改变的屈光度 [即 K2=K1-(R2-R1),其中 K2 指屈光术后"理论"角膜曲率,K1 指屈光术前的平均角膜曲率,R2 指屈光术前等效球镜,而 R1 指屈光术后等效球镜。其中,R1 值应在屈光术后 12 个月以内的访视期内获取;因为随后的屈光状态可能受白内障近视偏移的影响],所得出的"理论"平均角膜曲率值可以用于此类人工晶体的计算。此外,还可采用硬性角膜接触镜过折射技术,即一个已知曲率和度数的接触镜来确定屈光术后的平均角膜曲率。部分手术医生还会根据 Scheimpflug 地形图和断层扫面仪器估算总角膜度数,并将其运用到计算中去。进行术中无晶状体像差测量的新技术为屈光术后患者的人工晶状体选择提供了又一个方法。需要注意的是,手动式角膜曲率计、自动式角膜曲率计以及传统的角膜地形图,不足以为这些患者确定合适的平均角膜曲率并可能会导致术后远视,从而使患者非常不满意。

应根据患者期望的术后屈光结果计算人工晶状体度数。大部分高度近视患者希望采用低度数的人工晶状体从而减少近视。因此,医生应就选择何种术后屈光结果与患者进行详细讨论。部分患者会要求单眼视力,但建议患者在确定这一选择之前通过佩戴眼镜或接触镜完成单眼视试验。患者还应对出现术后轻度屈光误差做好心理准备。一项研究表明 69%的高度近视患者白内障手术后的屈光度与预期的屈光度误差在 1 D 以内[16]。这也表明相干干涉测量(见上文所述的 IOL-Master)可提高高度近视眼达到理想屈光状态的精确性[12]。

在确定术后屈光目标时手术医生还应考虑对侧眼的屈光状态。如果对侧眼也患有显著影响视力的白内障,且即将接受白内障手术,则手术医生可能选择的屈光目标为平光至轻度近视(-0.75 球镜度数)。因为对于大部分患者来说轻度近视比轻度远视更为理想,患者倾向于选择轻度。如果对侧眼未患有显著影响视力的白内障,但仍采用平光至轻度近视作为手术眼的屈光目标,则会导致高度屈光参差而使得患者难以接受。在这种情况下,手术医生应选择与对侧眼相似的屈光度作为术后屈光目标以实现屈光平衡。或可以考虑对侧眼透明晶状体摘除术、有晶体眼人工晶状体植入、角膜接触镜或屈光手术以平衡双眼的屈光状态,并抵消手术性屈光参差。

21.3.3 人工晶状体的选择

大部分白内障手术患者选择植入单焦点人工晶状体(IOL)。对于高度近视患者,丙烯酸酯三片式人工晶状体的最低度数为-5.0 D(MA60MA,MN60MA,Alcon,Fort Worth,TX)。还可选择硅胶人工晶状体,其最低度数为-10.0 D(MZ60PD,Alcon,Fort Worth,TX)。对日后可能需要接受视网膜手术的患眼,应避免选择硅凝胶材质的人工晶状体。

患者也可以考虑植入其他特殊而高端的 IOL。如果患眼存在高度散光,则比较适合选择散光矫正型人工晶状体。一些合适的患者可采用多焦点可调节性人工晶状体,此类人工晶状体尤其适用于眼球具有调节能力的年轻患者。但多焦点可调节性人工晶状体也有其局限性,会造成术后对比敏感度下降。如果高度近视患者已经习惯于不戴眼镜近距离阅读,往往对白内障术后需要佩戴眼镜阅读小字不满意。根据多焦点或可调节性 IOL 的屈光状态,这些患者可能还需要佩戴中距视力眼镜。同时,考虑到高度近视眼的玻璃体液化可能会改变调节性 IOL 的焦点,从而影响最终屈光状态。

选择人工晶状体还需要考虑后囊膜混浊(PCO)的发生率。因为手术会增加高度近视眼发生视网膜脱离的风险[8,10],为尽量避免患眼再行 Nd-YAG 晶状体囊切开术,应优选 PCO 发生率较低的人工晶状体。

21.3.4 手术预期

最后,手术医生和患者均必须考虑适当的手术预期效果。患者必须了解,高度近视眼接受白内障手术可能导致更高的围手术期风险,同时还可能需要针对术后视网膜脱离或屈光误差接受二次手术或进行进一步治疗。

如果患眼存在假性剥脱综合征,会增加悬韧带不稳定性和人工晶状体脱位的风险。还需要告知患者手术有可能会导致一些罕见的并发症,如视力丧失、失明,甚至由于视网膜脱离或眼内炎导致眼球摘除等。当患者对术后效果期望值很高时,医生应向患者解释,即使采用多焦点或可调节性人工晶状体其术后也不可能对任何距离的视力都能达到 20/20。此

外,如果患眼存在近视性黄斑病变,则应让患者了解这种术前存在的视网膜病变可能会影响他们的最佳矫正视力。

21.4 手术时机

高度近视白内障手术的时机选择非常重要。针对高度近视患者,大部分白内障手术医生选择更保守的手术方法,而且会等到白内障严重影响视觉功能时才要求患者接受高风险的白内障手术。但是也不能过于拖延手术,否则,高密度白内障会使手术更难进行,还会进一步增加发生手术并发症的可能性。

如果患眼出现任何渗出性黄斑病变,应等病变稳定后才进行手术。如果在黄斑病变稳定之前进行白内障手术,可能会加剧病变的严重程度且更难控制病情的进展。同样,对任何处于活动期的眼内病变,如增殖性视网膜病变、眼内炎症以及未控制的青光眼,必须在控制病情后才能进行白内障手术。如果未在术前稳定病情,则视网膜病变、炎症和眼内压,均难以在术后短期内得到控制。另外,还应在进行白内障手术前处理眼外病变,如重度睑外翻和睑内翻,否则术后可能会出现角膜不愈合问题。

在某些情况下,当玻璃体视网膜医生检查眼后极部时白内障密度可能会干扰其检查。此时,医生可以在黄斑病变或视网膜病变完全稳定前进行白内障切除术,以帮助玻璃体视网膜医生进行诊断和治疗。

如果双侧眼需要连续进行白内障手术,患者和医生应推迟二次手术,从而避免远期的屈光参差。在某些国家,即时-连续白内障手术很受欢迎。但是在美国,考虑到感染和术中污染的风险不推荐采用这种手术。采用即时-连续手术时,患者通常需要住院并接受全身麻醉。

21.5 麻醉

手术医生应制订恰当的麻醉计划,优化患者的手术舒适度和配合度,同时最大程度减少围术期的风险。如果患者配合程度较高,可采用表面麻醉。如果手术医生认为患者的术中配合度较低,则可以考虑采用局部麻醉(球后、球周或 Tenon 囊下麻醉)或全身麻醉。对需要高水平镇静但全麻风险很大的患者还可选择喉

罩气道(LMA)麻醉,该麻醉技术属于一种折中的麻醉方法。

通常眼轴较长的患者发生眼球穿孔的风险较高,因此,手术医生应避免采用球后麻醉。如果进行局部麻醉应尽量采用球周或 Tenon 囊下注射麻醉。Greenbaum 套管(图 21.3)可有效进行 Tenon 囊下阻滞,在手术过程中足以达到眼球固定、麻醉和减少眼睑活动的效果[17,18]。这种较短、柔韧、塑料的非创伤性套管使用方便且为一次性用品,因此优于其他商业用金属套管。

21.6 手术注意事项

由于高度近视眼的眼轴较长,因此对患眼进行眼内手术的难度较高。这类患眼的前房会变得更深。此外,由于玻璃体收缩以及巩膜弹性改变会使晶状体-虹膜膈和晶状体后囊的位置经常出现波动(图 21.4)。针对这些解剖特点,手术医生应对手术方法做出合理调整。

就切口而言,如果考虑做透明角膜切口则应首选短隧道而非长隧道的切口。当器械在很深的前房内进行操作时,较短的隧道可以避免形成角膜皱褶。

撕囊时首选直径偏大的前囊口,这样有助于将晶状体从囊袋内移入前房进行超声乳化。这种技术能降低超声乳化手柄在很深的前房内的操作难度(图 21.5)。然而,手术医生必须考虑到高度近视眼的瞳孔直径可能较大,有时可达 9.5mm。大瞳孔时应避免将囊撕得太大。

撕囊后手术医生应对晶状体进行少量的水分离。

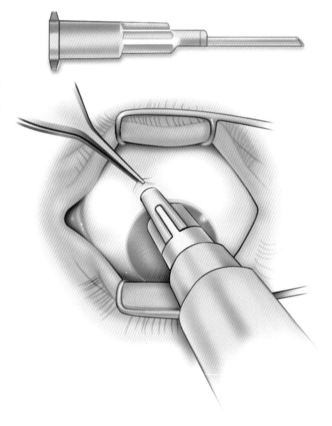

图 21.3　(上图)麻醉用的 Greenbaum 套管。(下图)Tenon 囊下麻醉中,Greenbaum 套管的正确放置位置。

许多医生还会选择进行水分层,将晶状体核与核壳以及皮质分开。在较大角度进行超声乳化时,核周皮质可在核与后囊之间起到一个必要的保护性缓冲作用。

手术医生应避免快速改变前房的深度,这在眼轴较长的患眼中尤为重要。玻璃体快速向前运动会增加视网膜裂孔和撕裂的风险。手术器械不能多次移出或

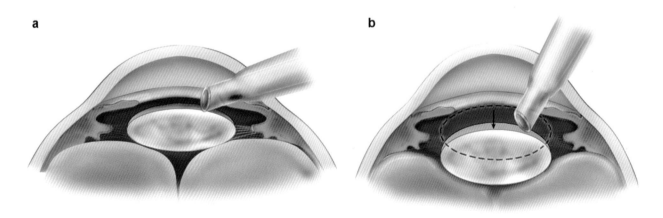

图 21.4　(a)在正常尺寸的眼球中,超声乳化手柄接近白内障的位置。(b)在轴性近视眼中,超声乳化手柄试图接近白内障。器械进入角度更陡峭,而且前房深度加深,使得该操作变得很困难。

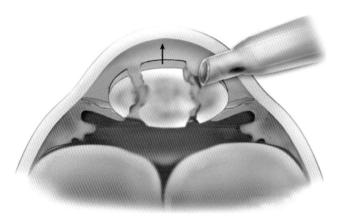

图 21.5 采用囊膜上技术,在前房超声乳化白内障。

进入前房,尤其是灌注器械,如超声乳化手柄和灌注/抽吸手柄,从而防止晶状体-虹膜膈过度地前后移动。可适当降低灌注瓶高度以减少灌注对晶状体虹膜膈的后推力。但如果灌瓶高度过低又会增加超声乳化术中发生阻塞后涌流的风险。在晶状体刻槽的过程中,可从侧切口伸入辅助器械使灌注液缓慢向外流出,避免前房深度极度加深。此外,从前房移出灌注手柄前应使用黏弹剂维持前房,避免前房突然急剧变浅。

一些手术医生主张当手柄在虹膜平面下方时才启

动灌注,从而减少前房深度的波动。灌注液将充满后房而不是前房,减少晶状体-虹膜膈的前后运动。晶状体位置越稳定,手术效果就越好。

劈核的技术多种多样,每种技术各有其优缺点。其中,最简单直接、最基本的技术是"分而治之"方法(见图 21.6)。该方法采用超声乳化手柄,在晶状体核上刻出十字交叉槽;随后将晶状体核分为四个象限,然后依次乳化各块晶状体核。

新的劈核技术如水平劈核或垂直劈核因不需要进行初始刻槽,可降低总体超声能量。垂直劈核(见图 21.7)又称快速劈核,使超声乳化手柄到达晶状体核中心,将劈核钩放置于超声乳化手柄的旁边或前方;手柄吸住并上抬晶状体核,劈核钩则向下用力使晶状体出现裂缝,然后对晶状体碎片进一步劈核、抬起并乳化。

推荐采用预劈核技术(见图 21.8),该技术可减少对晶状体悬韧带的压力且不需要使用超声即可安全地劈核。预劈核技术中用两个直角劈核钩,180°相对放置,然后两个劈核钩朝中心相向用力将核劈开。然后抬起和乳化晶状体核块。其他劈核技术包括拦截劈核、爆破劈核和翻转劈核等。

摘除晶状体核、核周皮质和皮质后,在植入人工晶

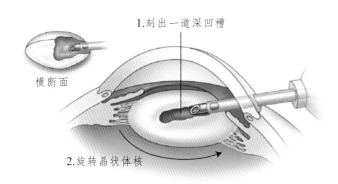

1.刻出一道深凹槽

横断面

2.旋转晶状体核

3.垂直于第一道凹槽,刻出第二道深凹槽

4.在两道凹槽间制作裂缝

5.旋转晶状体核,制作第二道裂缝

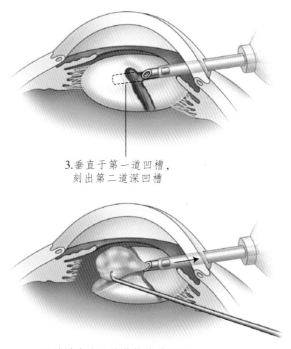

6.移动各个晶状体核块并乳化

图 21.6 "分而治之"法劈核。

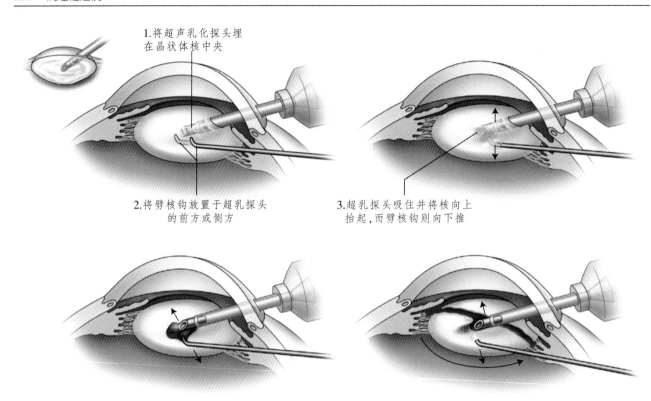

1.将超声乳化探头埋
在晶状体核中央

2.将劈核钩放置于超乳探头
的前方或侧方

3.超乳探头吸住并将核向上
抬起,而劈核钩则向下推

4.做出第一个晶状体核裂缝

5.旋转晶状体核,制造第二道裂缝

图 21.7 采用快速劈核法劈核(垂直劈核)。

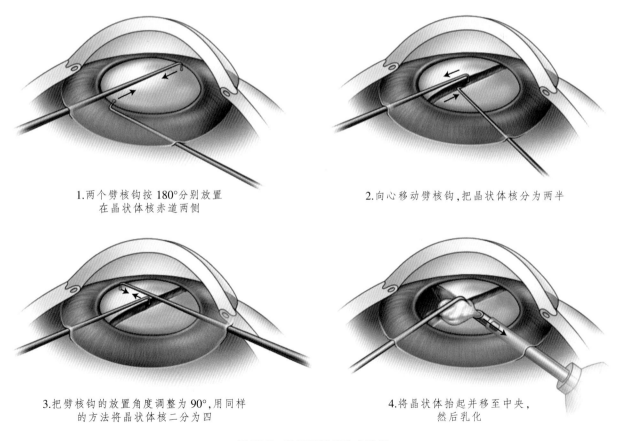

1.两个劈核钩按180°分别放置
在晶状体核赤道两侧

2.向心移动劈核钩,把晶状体核分为两半

3.把劈核钩的放置角度调整为90°,用同样
的方法将晶状体核二分为四

4.将晶状体抬起并移至中央,
然后乳化

图 21.8 采用预劈核技术劈核。

状体前应注入足量的黏弹剂充填前房和晶状体囊袋。大多数医生首选折叠式人工晶状体，这种人工晶状体能通过小口径的推注器。当眼轴非常长时，根据人工晶状体的计算结果可能需要选择度数非常低或负的人工晶状体。这种低度数或负数的人工晶体只有三片式的，因此在植入前需要折叠或推注。即使有符合预期度数的单片式人工晶状体，手术医生仍然会选择使用三片式人工晶状体，因为这种人工晶状体对于大囊袋而言更稳定。为顺利植入三片式人工晶状体，切口需要从 3mm 扩大至 3.5mm。如果根据人工晶状体的计算结果，人工晶状体的度数为 0 或接近 0 度，手术医生仍然推荐植入人工晶状体，而不让患者处于无晶状体的状态。人工晶状体不仅能够稳定囊袋和晶状体虹膜膈，而且是眼球前后部的重要屏障[10,16]。

对于白内障手术，最具潜在破坏性的并发症是爆发性脉络膜上腔出血。以前认为眼轴较长是导致术中急性脉络膜上腔出血的一项危险因素[19]，在白内障囊外摘除术中这是一个重要的危险因素。但随着超声乳化的普及，术中急性脉络膜上腔出血的发生率已经下降。Ling 等近期研究发现，白内障手术中脉络膜上腔出血的发生率估计为 0.04%[20]。基于如此低的发病率和很少的病例数，因此并不认为高度近视是超声乳化术中发生脉络膜上腔出血的危险因素。

21.7　术后处理

术后处理与手术本身同样重要。术后第一天患者应开始接受术后处理：抗生素滴眼液一天 4 次、类固醇滴眼液，如醋酸泼尼松龙或二氟泼尼酯一天 4 次。如果患者出现显著的角膜水肿和(或)眼内炎症反应则增加类固醇眼液的给药次数。许多手术医生建议使用非甾体类滴眼液一天 4 次，可有助于镇痛、减少炎症反应和预防术后黄斑囊样水肿(CME)。

术后必须密切监测眼压。对于年轻的近视患者，白内障手术后出现类固醇反应(局部类固醇药物引起的眼压反应性升高)的风险更高。Chang 等近期对年龄<65 岁、眼轴超过 29.0mm 的患者进行研究，发现与年龄>65 岁且眼轴正常的患者相比，近视患者出现类固醇反应的风险为对照组的 35~39 倍[21]。如果眼压难以控制则可考虑在术后采用低效类固醇药物，如氯替泼诺或氟米龙，以减少类固醇反应的程度。

由于人工晶状体周围的囊袋收缩会导致晶状体位置变动，术后屈光状态需要经过数周甚至数月才会稳定。如果术后出现屈光误差，手术医生应等病情稳定后再进行屈光调整。如果屈光误差较大，可考虑更换人工晶状体。患者可以考虑佩戴眼镜、角膜接触镜或接受屈光手术消除屈光误差。两片式后房型人工晶体(Piggyback)也越来越广泛地应用于此类病例。

植入丙烯酸酯人工晶状体术后后囊膜混浊(PCO)的发生率为 8%[22,23]。轴性近视眼接受标准 Nd-YAG 激光后囊切开术后，发生视网膜脱离的风险更高[8,10]。Ranta 等发现，当眼轴长于 25.0mm 时，每增长 1mm 其视网膜脱离的危险增加 1.51 倍[23]。一些手术医生通过术中进行后囊抛光来预防后囊混浊的发生。尽管后囊撕裂后液化的玻璃体难以处理，但仍可选择在术中对后囊行连续环形撕囊。如前所述，一些 IOL 的设计能降低 PCO 的发生率，因此术前选择这类 IOL 不失为一个明智的选择。

术后护理应与玻璃体视网膜医生一起进行，他们更擅长发现微小的视网膜裂孔或撕裂以及黄斑囊样水肿。如果术中出现玻璃体脱出或晶状体碎片残留，应由专科医生共同处理，适当的时候可以行玻璃体切割术和后部晶状体切除术。

总结

如果在围术期采取恰当的措施来降低并发症发生的风险，对轴性高度近视患者实施白内障手术可以比较安全并且成功。认真细致的手术计划和管理将更有可能获得良好的手术效果。

(李灿　万修华　译　雷博　校)

参考文献

1. Klein BE, Klein R, Moss SE. Incident cataract surgery: the Beaver Dam eye study. Ophthalmology. 1997;104(4):573–80.
2. Lim R, Mitchell P, Cumming RG. Refractive associations with cataract: the Blue Mountains eye study. Invest Ophthalmol Vis Sci. 1999;40(12):3021–6.
3. Younan C, Mitchell P, Cumming RG, et al. Myopia and incident cataract surgery: the Blue Mountains eye study. Invest Ophthalmol Vis Sci. 2002;43(12):3625–32.
4. Mifflin MD, Wolsey DH. Chapter 31. Cataract surgery after refractive surgery. In: Essentials of cataract surgery. Thorofare; p. 271–82.

5. Williams MA, et al. The incidence and rate of rhegmatogenous retinal detachment seven years after cataract surgery in patients with high myopia. Ulster Med J. 2009;78(2):99–104.

6. Attebo K, et al. Prevalence and causes of amblyopia in an adult population. Ophthalmology. 1998;105(1):154–9.

7. Chiou AG, et al. Management of corneal ectasia and cataract following photorefractive keratectomy. J Cataract Refract Surg. 2006;32(4):679–80.

8. Jacobi FK, Hessemer V. Pseudophakic retinal detachment in high axial myopia. J Cataract Refract Surg. 1997;23(7):1095–102.

9. Szijarto Z, et al. Pseudophakic retinal detachment after phacoemulsification. Ann Ophthalmol. 2007;39(2):13409.

10. Seward H, et al. Management of cataract surgery in a high myope. Br J Ophthalmol. 2001;85:1372–8.

11. Curtin BJ, Karlin DB. Axial length measurements and fundus changes in the myopic eye. Am J Ophthalmol: 1971;71:42–53.

12. Roessler GF, et al. Accuracy of intraocular lens power calculation using partial coherence interferometry in patients with high myopia. Ophthalmic Physiol Opt. 2012;32:228–33.

13. Byrne SF, Green RL. Ultrasound of the eye and orbit. St. Louis, MO: Mosby; 1992. p. 2e.

14. Wolf A, et al. Mild topographic abnormalities that become more suspicious on Scheimpflug imaging. Eur J Ophthalmol. 2009;19(1):10–7.

15. Wang L, et al. Evaluation of intraocular lens power prediction methods using the American Society of Cataract and Refractive Surgeons Post-Refractive Surgery IOL Calculator. J Cataract Refract Surg. 2010;36(9):1466–73. ASCRS.org.

16. Kohnen S, Brauweiler PJ. First results of cataract surgery and implantation of negative power intraocular lenses in highly myopic eyes. J Cataract Refract Surg. 1996;22:416–20.

17. Greenbaum S. Parabulbar anesthesia. Am J Ophthalmol. 1992; |114:776.

18. Kumar CM, Dodds D. Evaluation of the Greenbaum sub-Tenon's block. Br J Anaesth. 2001;87(4):631–3.

19. Beatty S, Lotery A, Kent D, et al. Acute intraoperative suprachoroidal hemorrhage in ocular surgery. Eye (Lond). 1998; 12(Pt 5):815–20.

20. Ling R, Cole M, James C, et al. Suprachoroidal hemorrhage complicating cataract surgery in the UK: epidemiology, clinical features, management, and outcomes. Br J Ophthalmol. 2004;88(4):478–80.

21. Chang DF, Tan JJ, Tripodis Y. Risk factors for steroid response among cataract patients. J Cataract Refract Surg. 2011;37(4):675–81.

22. Wejde G, et al. Posterior capsular opacification: comparison of 3 intraocular lenses of different material and design. J Cataract Refract Surg. 2003;29(8):1556–9.

23. Ranta P, Tomilla P, Kivela T. Retinal breaks and detachment after neodymium: YAG laser posterior capsulotomy: five-year incidence in a prospective cohort. J Cataract Refract Surg. 2004;30(1):58–66.

第 22 章

眼球运动异常

Tsuranu Yokoyama

22.1 高度近视性斜视

病理性近视有时会引起特征性斜视,此类斜视具有明显的眼球运动异常。眼球在外展和上转时均机械性受限,从而导致内斜视和下斜视[1,2]。这类斜视最终会进展为固定性斜视,患眼眼位固定于内斜位和下斜位,甚至其他方向的被动运动也受到限制[3-5]。这种极端情况也被称为"聚集性固定斜视"[3]或"近视性固定斜视"[6]。然而高度近视引起的斜视并非总是固定性斜视。斜视程度变化较大,变化范围为伴轻度外转受限但眼球运动能过中线的小角度内斜视直至固定性斜视[6,7]。此外,斜视也并非总是内斜视,也有发生外斜视和下斜视的病例报道[8]。其中最常见的是轴性高度近视和眼球运动受限。对此,本章将就高度近视性斜视进行讨论。

22.1.1 病因学

高度近视性斜视属于一种获得性斜视,可累及成年高度近视患者。眼轴长度通常超过 30mm[9]。图 22.1 显示了高度近视性斜视患者的眼轴长度分布,眼轴长度范围为 19.9~35.5mm[均值±标准差:(31.9±2.05)mm]。

一些研究人员已经指出该类斜视的多种病因[10-13],但在计算机成像或 MRI 等图像技术得到实质性进展以前,斜视发展的机制尚不明确。1989 年,Demer 和 von Noorden[12]首次将 CT 扫描应用于探索斜视的病因。1994 年,Kowal 等[4]首次报告了应用 MRI 技术的成果。但笔者认为下述应用不同方法的3 项研究在发现眼外直肌(LR)向下移位方面取得了

重大突破:Ohta 等应用轴性 CT 扫描[14],Herzau 和 Ioannakis[15]通过术中观察,Krzizok 等应用冠状 MRI[8]。他们 [16] 均推测眼外直肌向下移位可能会妨碍外展功能。眼外直肌的向下移位可能会减弱外展的力量,但无法解释外展和上转同时受限,对于固定性斜视来说尤为如此,而且也无法清楚地解释眼外直肌如何下移。

Yokoyama 等[17,18]报道,患有高度近视性斜视的眼球通过上直肌(SR)和外直肌间隙从肌锥中脱位,脱位可能是导致斜视的直接原因。此发现同样也能解释外直肌是如何向下移位的。

图 22.2 显示一例双侧固定性斜视的中轴 MRI 图像。在水平扫描中,由于 LR 向下移位,内直肌和外

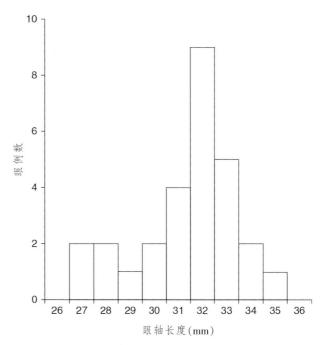

图 22.1 高度近视性斜视的眼轴长度分布。均值±标准差为(31.9±2.05)mm。轴长最短为 27.9mm,最长为 35.5mm。

直肌有时并不在同一水平。上图显示为包含眼球最大横断面的层面。该层面包括内直肌(MR)，但 LR 显示在更低的平面，即 MR 下方 6mm 的平面处(如下图所示)。这也与 Ohta 等[14]用 CT 扫描所获得的结果一致。不过，该情况在高度近视性斜视中并不常见，只有当眼球脱位异常严重(即固定性斜视)时才出现。

冠状位扫描是诊断高度近视性斜视最有效的方法。图 22.3 所示的冠状位 MRI 源于另一个双侧固定性斜视患者。眼球向上方和颞侧脱位，大部分已经位于肌锥外。图 22.4 是源于此 MRI 的三维重建。如背面观所示，眼球后部明显从肌锥中脱出，夹在上直肌和外直肌之间。在这种情况下，由于上直肌的阻挡眼球后极部无法向鼻侧转动，导致外展受限。类似情况为，外直肌悬于眼球后部下方阻挡了上转。Herzau 和 Ioannakis[15]通过手术观察也得出了有关外直肌的类似结果。以上即为眼球固定机制。

图 22.5 比较了固定性斜视患者和对照患者的眼眶。对照患者为一名没有斜视和眼球异常运动的高度近视患者。对照患者的 SR 位于下直肌(IR)偏颞侧一点，MR 和 LR 几乎在同一水平。然而在固定性斜视患者中，SR 向鼻侧移位，LR 向下移位。有人可能认为这

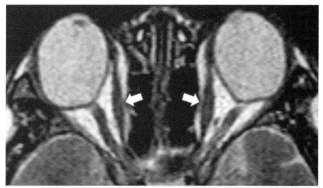
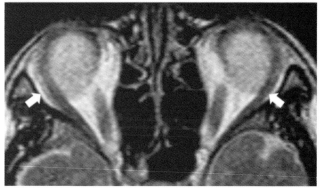

图 22.2　一例双侧固定性斜视患者的中轴 MRI。内直肌(上图，箭)并未与外直肌(下图，箭)显示于同一平面。下图显示的为比上图低 6mm 的层面。相比正常状态，在固定性斜视状态下外直肌常在眼球表面走行更长。

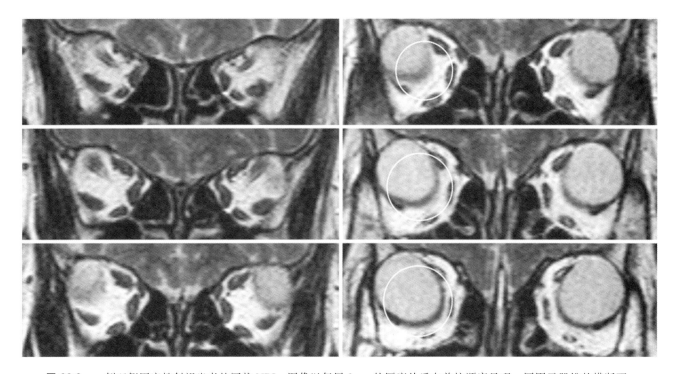

图 22.3　一例双侧固定性斜视患者的冠状 MRI。图像以每层 3mm 的厚度从后向前按顺序呈现。圆圈示肌锥的横断面。

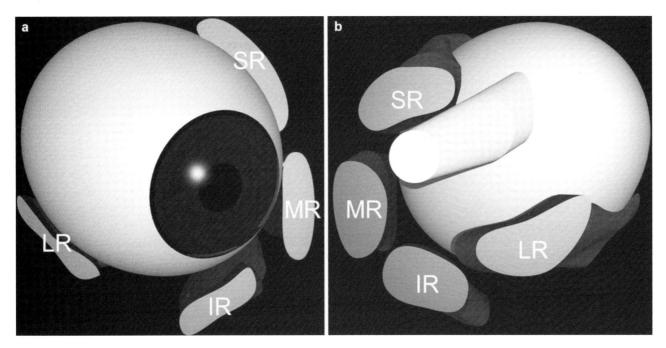

图22.4 三维重建。(a)前方视图。(b)背面视图。SR,上直肌;MR,内直肌;IR,下直肌;LR,外直肌。此图为图22.3MRI的重建。沿四条直肌和视神经的走行逐个层面追踪。重建的眼球为球体叠加以准确模拟眼球的真实形态。

两条肌肉位置变化很大,但实际上它们只是部分移位,只是眼球向颞上移位,产生了SR和LR大幅度移位的假象。

22.1.2 脱位角

一些测量眼球脱位严重程度的指标对于定量研究眼球脱位角度和眼球运动受限程度之间的关系至关重要。

图22.6中的白圈分别代表眼球(G)、上直肌(SR)和外直肌(LR)的中央位置。其坐标借助电脑软件Scion Image®(Scion Corporatitn, Fredenik, Maryland, USA)获得。曲线所示包括眼眶的颞上象限LGS角。由于该角度属于一项反映眼球脱位严重程度的有效指标,因此称其为脱位角。如果该角度>180°,则超过1/2的眼球横断面位于肌锥以外。脱位角与最大外展角度和最大上转角度有显著相关性[9]。36只高度近视性斜视眼球的平均脱位角为(179.9 ±30.8)°,而正常对照眼的平均脱位角为(102.9 ±6.8)°。

22.1.3 手术治疗

将上直肌和外直肌肌腹联结术是一种可以有效复位高度近视性斜视眼球脱位的手术方式。该手术不仅可以改善眼球的异常位置,也可以改善眼球运动缺陷。

图22.7显示了将上直肌和外直肌联结的流程。该手术旨在将眼球推回至正常位置,即肌锥内。用单针缝线缝合这两条直肌并打结。该手术最适合采用5-0不可吸收的聚酯线,因为其足够强韧且不会产生任何不良的组织反应。缝线分别在距肌肉边缘不同距离处缝入两条肌肉。这种方式可以利用缝线的摩擦力将肌肉联结牢固。直到这两条肌肉安全靠近并相互接触后再将缝线打结。两条肌肉之间务必不能留有空隙,因为如果存在空隙裸露的缝线可能会切割巩膜并最终穿透眼球。缝线位置大约位于上直肌和外直肌止端后15mm处。由于该位置有时候很难达到,因此为了拉出肌肉的关键部位常常需要在肌肉止端后10mm处预置一根缝线(图22.8)。每当仅用斜视钩钩取肌肉太紧而难以操作时就需要使用预置缝线,尤其在老年患者直肌脆弱且在强力操作很容易撕裂时采用该操作。在上直肌更是如此,因为其止端在四条直肌中距角膜缘最远处,且被上眼睑覆盖。相反,如果仅用斜视钩钩取外直肌比上直肌更容易暴露,通常不需要预置缝线。在眼球暴露过程中为了能使肌肉的侧方运动流畅,需

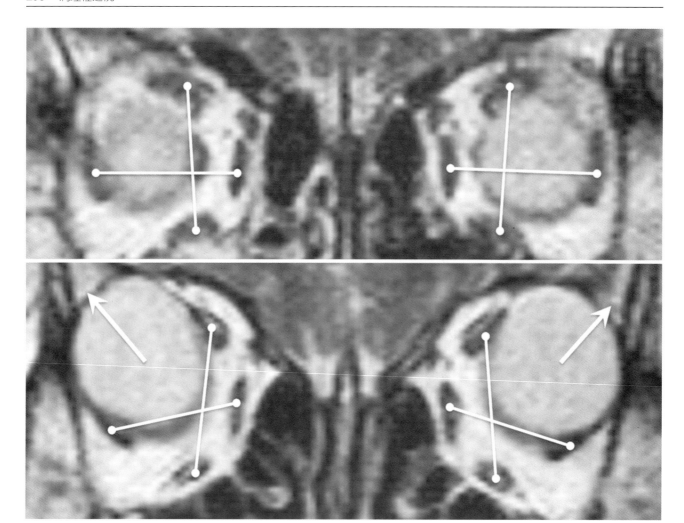

图 22.5　正常对照和固定性斜视比较。上图为不伴有斜视或眼球运动异常的高度近视患者眼眶图像。下图为伴有固定性斜视的高度近视患者的图像。在患者的扫描图中，由于眼球脱位(箭)推动了眼外肌导致上直肌向鼻侧移位，外直肌向下方移位。

要全面、仔细地分离肌间膜，但不应去除覆盖于肌肉表面的 Tenon 囊，以防止肌肉裂开。在肌肉上选择缝线位置也同样重要。为了避免缺血，至少要保留一半以上的肌肉宽度。然而，如果缝线的缝合位置过于靠近边缘，肌肉可能无法确保联结牢固，最终导致手术效果不尽人意。

　　有关该联结手术还需要强调其他一些要点。在固定性斜视中异常下斜肌的止端常比外直肌的上缘高(图 22.9a)，尽管正常的止端应位于外直肌的下缘附近。同样，上斜肌的止端位于上直肌的颞侧缘的颞侧(图 22.9b)。这是因为由于眼球脱位，这两条直肌位置也发生位移。需要注意的是，不要将斜肌和直肌缝合在一起，因为这会导致直肌无法运动。

　　肌肉连接手术可能具有下述两种作用：第一，手术可以使上直肌和外直肌的肌力矢量恢复正常；第二，手术通过消除眼球运动的机械障碍使眼球在肌锥内运动流畅。眼球赤道部处的外直肌固定[19]或肌肉转位术对一些患者来说可带来有效的治疗效果。此类手术旨在矫正眼外肌路径中的脱位，同时也有助于眼球脱位的复位。

　　图 22.10 为联结手术前后的冠状位 MRI 图像。术前图像中大约一半的眼球位于肌锥外，上直肌和外直肌被脱位的眼球推向一边。在术后扫描图像中，眼球已成功复位至肌锥内。脱位角从术前的 181.1°改善为术后的 103.6°。

22.1.4 手术方式选择

　　上直肌和外直肌的联结术有时不足以完全恢复高度近视性斜视中的异常眼球运动。其中一个原因在于内直肌因长期内斜视而发生挛缩。如果在联结手术后，

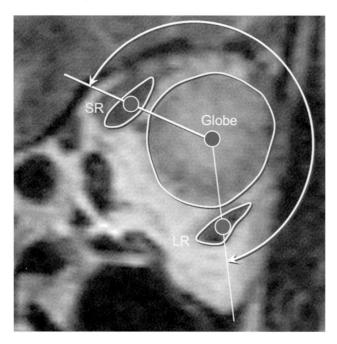

图 22.6　脱位角。SR，上直肌；LR，外直肌。脱位角由三个点连结形成，即上直肌、眼球和外直肌区域的中心（圆圈），面向眼眶的颞上侧壁（曲线）。此角与最大外展角和最大上转角显著相关。

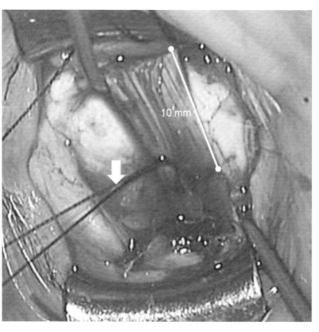

图 22.8　上直肌预置缝线。一根丝线（箭）预置于肌止端后10mm处，用以拉出肌肉。相比仅用斜视钩，可更安全地暴露所需的肌肉部分。

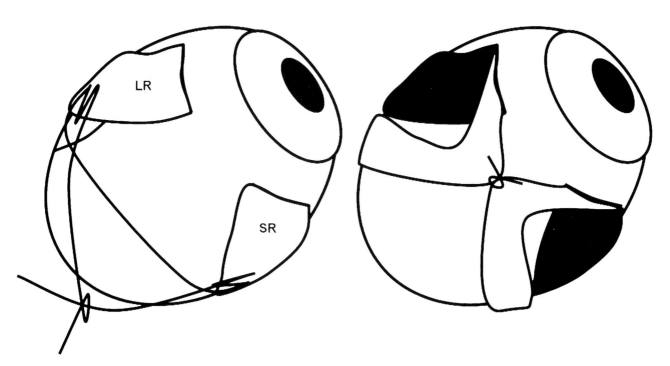

图 22.7　上直肌-外直肌联结手术示意图。LR，外直肌；SR，上直肌（手术医师的视角）。缝线位于每条直肌肌止端后大约15mm处。

尽管 MRI 确认眼球已经复位，但仍然存在内斜视和外转的机械性限制，可采用内直肌后退术进行下一步治疗。然而，并不建议在联结手术之前行内直肌的超量

后退，这有可能会造成过度矫正，导致不可控制的大角度外斜视（图 22.11）。在联结手术前行外直肌截除术会加重眼球的脱位，因为当脱位角度超过 180°时缩短

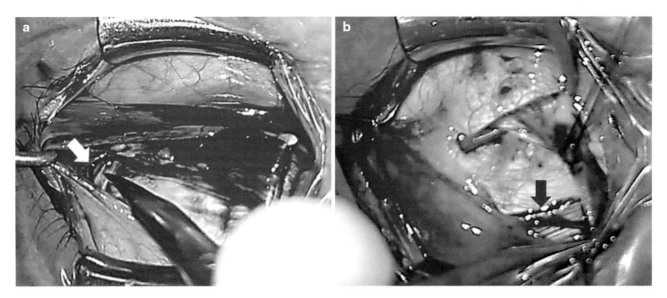

图 22.9　固定性斜视中下斜肌和上斜肌的异常位置。(a)下斜肌(箭)。(b)上斜肌(箭)。

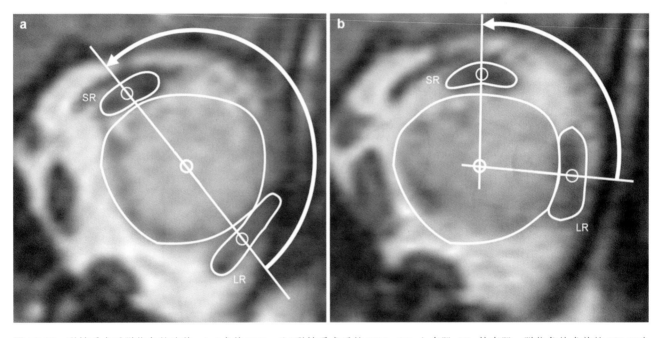

图 22.10　联结手术后脱位角的改善。(a)术前 MRI。(b)联结手术后的 MRI。SR,上直肌;LR,外直肌。脱位角从术前的 181.1°改善为术后的 103.6°。

的外直肌会进一步将眼球从肌锥内推出,导致上直肌和外直肌联结困难。即使肌肉联结后成功将脱位眼球复位,在联结术前行外直肌截除术也可能会引起过度矫正。

根据笔者的经验,23 只眼中有 4 只眼以前未接受过斜视手术,并不需要额外的内直肌后退术,仅凭肌肉联结术就足以矫正异常眼球运动。该结果表明

内直肌后退术并非治疗高度近视性斜视的必要部分,只有当肌肉联结术后确认内直肌有挛缩时才应计划实施。

研究同时得出行肌肉联结术和内直肌后退术(如果必要)后的一些参数改善数据:术前与术后相比脱位角从(184.0 ± 31.5)°变为(101.1 ± 21.7)°,最大外转角从(−14.0 ± 42.1)°变为(46.3 ± 22.1)°,最大上转角从

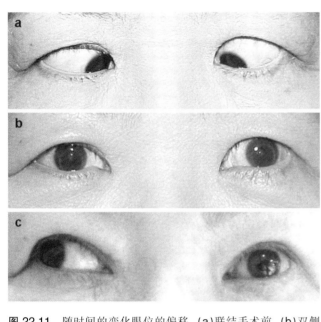

图 22.11 随时间的变化眼位的偏移。(a)联结手术前。(b)双侧联结手术后 52 天。(c)14 年后。该患者在接受联结手术前,双眼已经接受过多次后退–截除手术。

$(-10.8 \pm 30.6)°$变为$(38.5 \pm 15.7)°$,斜视角从$(56.8° \pm 36.0)°$变为$(0.7 \pm 9.0)°$。外转和上转的负值提示眼球无法到达中线。

22.1.5 眼球脱位的动态变化

图 22.12 中所有的图均来自同一患者。该患者双侧均有固定性斜视,双眼均接受上直肌–外直肌联结手术。在左列图中,患者向右下方看。右眼因为外转不能过中线而呈下转。在右列图中,患者向左下方看,右眼呈内下转。当右眼内下转时,眼球脱位比单纯下转时更明显。换句话说,眼球脱位的严重程度会随眼位不同而呈动态变化。因此当用 MRI 进行评价时必须要记录几个不同的眼位,至少在内下转和外下转时不得忽略此类动态变化。患者行肌肉联结手术已经不足以改善异常的眼球运动。目前尚未找到其他可以改善该患者眼球运动的方法。

Ohba 等[20]也采用不同的方法阐述了眼球脱位的

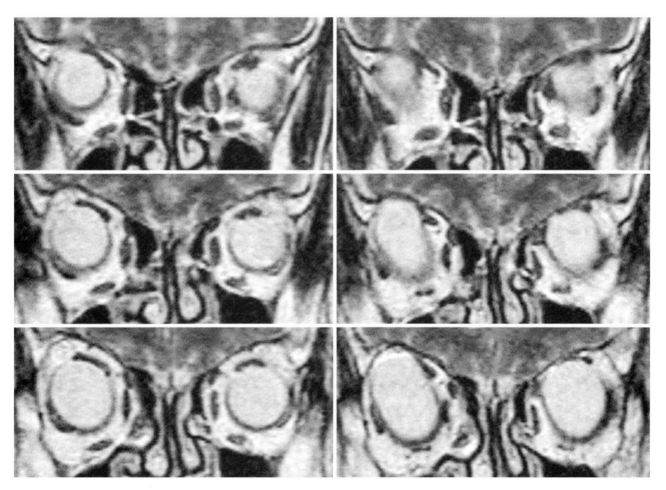

图 22.12 眼球脱位的动态改变。左列图:患者向右下方看;右列图:患者向左下方看。右眼内下转时比下转时的眼球脱位更明显。

不稳定性。对一例单侧固定性斜视病例的研究发现，患者的脱位眼球可以手动复位。通过将指尖轻压眼睑推压眼球，患者自己便可以暂时使外转不足变为正常。

22.2 近视和共同性斜视

近视与内斜视以及外斜视均相关。未进行近视矫正的儿童由于眼睛经常受到模糊视网膜成像的刺激，其双眼视觉功能可能无法发育正常。单眼高度近视比双眼近视更容易引起斜视（知觉性斜视），原因在于单眼病例中的双眼视觉损害更为严重。如果单眼视力丧失发生在出生时或 5 岁以前，内斜视和外斜视的发生率大致相同。但对大龄儿童和成人来说外斜视更占主导地位[21]。到目前为止，尚无明确证据表明近视会引起伴发性内斜视。一些研究者认为，伴有非调节性内斜视的近视眼其大部分临床特征与伴有同样斜视的正视眼或远视眼之间并没有不同[22]。

在一项对 1017 名近视患者的连续系列研究中，Curtin 发现外隐斜视（574 例）较内隐斜视（303 例）更普遍[23]。人们可能会认为这些外隐斜视是由于未矫正的近视眼需要更少的调节，从而减少调节性集合所造成的。然而，斜视患者中屈光不正分布情况与非斜视人群相似[22]。一些成人外斜视患者以失去清晰的成像为代价，通过发挥过度的调节性集合来达到正位[24]。他们常常倾向于配戴过矫近视眼镜以达到眼球正位和清晰视觉的双重效果。该类假性近视在外斜视矫正术后即可消失。Ekdawi 等最近报道，间歇性外斜视儿童到 20 岁时出现近视的概率超过 90%[25]。有趣的是外斜视有可能是近视的病因。

Kappa 角是瞳孔轴与视轴之间的夹角。在近视眼中，该角度通常很小，甚至偶尔为负值。Damms 等报道在高度近视儿童中的负 Kappa 角以及黄斑向视盘方向移位[26]。当 Kappa 角为负时角膜映光点位于瞳孔中央的颞侧，与此相反，当 Kappa 角为正时角膜映光点位于鼻侧。负 Kappa 角给人假性内斜视的感觉，但遮盖试验一般能显示出眼球真实的位置。比如，在没有斜视的情况下，当遮盖一眼时 Kappa 角为负的一眼仍保持表象上的内斜位。然而，对婴儿或欠配合的成人进行角膜映光试验时需要尤为注意，对他们的遮盖试验不可能准确进行。

（付　晶　张　黎　译　　雷　博　校）

参考文献

1. Mansour AM, Wang F, el-Baba F, Henkind P. Ocular complications in strabismus fixus convergens. Ophthalmologica. 1987;195:161–6.
2. Kaynak S, Durak I, Ozaksoy D, Canda T. Restrictive myopic myopathy: computed tomography, magnetic resonance imaging, echography, and histological findings. Br J Ophthalmol. 1994;78:414–5.
3. Bagolini B, Tamburrelli C, Dickmann A, Colosimo C. Convergent strabismus fixus in high myopic patients. Doc Ophthalmol. 1990;74:309–20.
4. Kowal L, Troski M, Gilford E. MRI in the heavy eye phenomenon. Aust N Z J Ophthalmol. 1994;22:125–6.
5. Taylor R, Whale K, Raines M. The heavy eye phenomenon: orthoptic and ophthalmic characteristics. Ger J Ophthalmol. 1995; 4:252–5.
6. Sturm V, Menke MN, Chaloupka K, Landau K. Surgical treatment of myopic strabismus fixus: a graded approach. Graefes Arch Clin Exp Ophthalmol. 2008;246:1323–9.
7. Hayashi T, Iwashige H, Maruo T. Clinical features and surgery for acquired progressive esotropia associated with severe myopia. Acta Ophthalmol Scand. 1999;77:66–71.
8. Krzizok TH, Kaufmann H, Traupe H. Elucidation of restrictive motility in high myopia by magnetic resonance imaging. Arch Ophthalmol. 1997;115:1019–27.
9. Yamaguchi M, Yokoyama T, Shiraki K. Surgical procedure for correcting globe dislocation in highly myopic strabismus. Am J Ophthalmol. 2010;149:341–6.
10. Hugonnier R, Magnard P. Oculomotor disequilibrium observed in cases of severe myopia. Ann Ocul (Paris). 1969;202:713–24.
11. Duke-Elder S, Wybar KC. Strabismus fixus. In: Duke-Elder S, editor. System of ophthalmology, vol. 6. London: Henry Kimpton; 1973. p. 607–8.
12. Demer JL, von Noorden GK. High myopia as an unusual cause of restrictive motility disturbance. Surv Ophthalmol. 1989; 33:281–4.
13. Aydin P, Kansu T, Sanac AS. High myopia causing bilateral abduction deficiency. J Clin Neuroophthalmol. 1992;12:163–5; discussion 166.
14. Ohta M, Iwashige H, Hayash T, Maruo T. Computed tomography findings in convergent strabismus fixus. Nippon Ganka Gakkai Zasshi Soc. 1995;99:980–5.
15. Herzau V, Ioannakis K. Pathogenesis of eso- and hypotropia in high myopia. Klin Monatsbl Augenheilkd. 1996;208:33–6.
16. Krzizok TH, Schroeder BU. Measurement of recti eye muscle paths by magnetic resonance imaging in highly myopic and normal subjects. Invest Ophthalmol Vis Sci. 1999;40:2554–60.
17. Yokoyama T, Tabuchi H, Ataka S, Shiraki K, Miki T, Mochizuki K. The mechanism of development in progressive esotropia with high myopia. In: de Faber JTHN, editor. Transactions of the 26th meeting, European Strabismological Association, Barcelona, Spain, September 2000. Lisse: Swets & Zeitlinger Publishers; 2001. p. 218–21.
18. Yokoyama T, Ataka S, Tabuchi H, Shiraki K, Miki T. Treatment of progressive esotropia caused by high myopia – a new surgical procedure based on its pathogenesis. In: de Faber JTHN, editor. Transactions of the 27th meeting, European Strabismological Association, Florence, Italy, June 2001. Lisse: Swets & Zeitlinger Publishers; 2002. p. 145–8.
19. Krzizok TH, Kaufmann H, Traupe H. New approach in strabismus surgery in high myopia. Br J Ophthalmol. 1997;81:625–30.
20. Ohba M, Kawata H, Ohguro H, Fukushi N. An unusual case of adult progressive esotropia caused by high myopia. Binocular Vis Strabismus Q. 2008;23:31–5.
21. Sidikaro Y, von Noorden GK. Observations in sensory heterotropia. J Pediatr Ophthalmol Strabismus. 1982;19:12–9.

22. von Noorden GK, Campos EC. Binocular vision and ocular motility. Theory and management of strabismus. 6th ed. St. Louis: Mosby; 2002.

23. Curtin BJ. Motility. In: The myopias. Basic science and clinical management. Philadelphia: Harper & Row; 1985. p. 292–7.

24. Shimojyo H, Kitaguchi Y, Asonuma S, Matsushita K, Fujikado T. Age-related changes of phoria myopia in patients with intermittent exotropia. Jpn J Ophthalmol. 2009;53:12–7.

25. Ekdawi NS, Nusz KJ, Diehl NN, Mohney BG. The development of myopia among children with intermittent exotropia. Am J Ophthalmol. 2010;149:503–7.

26. Damms T, Damms C, Schulz E, Haase W. Pseudo-esotropia caused by nasal dislocation of the macula in patients with high infantile myopia. Ophthalmologe. 1994;91:77–80.

第 23 章
近视眼与全身性疾病

Quan V. Hoang, Jamie A. Leong, Roberto Gallego-Pinazo

23.1 引言

对高度轴性近视的并发症或继发性眼部疾病、全身性疾病、遗传综合征和全身用药开展研究,可有助于了解近视的发病机制并研发新的治疗方法。虽然早期认为一些眼部和全身因素通常会引起轻度近视改变,且单纯的屈光矫正可减轻视力下降,但由于有威胁视力的后遗症和造成永久性视力丧失的风险,对高度病理性轴性近视的认识仍十分重要。因此,应重点研究高度轴性近视,特别是那些可能存在因果关系的病例。此外,对于尚未学会说话的儿童或无法用语言有效沟通的重度屈光不正患者,难以确定高度近视相关的某些综合征的发病趋势。临床研究和基础科学通常相互映衬并相互促进。本章将详细介绍相关临床观察和研究结果,主要涉及业已证明或未来将获证明的视觉正视化和已在本书其他章全面讨论过的近视动物模型。

23.2 近视眼与眼部疾病

形觉剥夺性近视与透镜诱发性近视是制作近视动物模型中常用的两种方法[1-6]。此外,研究发现眼球壁中巩膜胶原成分的改变或代谢异常可能会导致病理性眼轴变长[7-11]。大多数临床报告和可能与高度近视有因果关系的眼部疾病研究均倾向于认为,高度近视往往与视觉剥夺或结缔组织疾病相关。最具启发性的案例是对单侧眼轴性高度近视[12]和双胞胎[13]的研究。与近视相关的其他诸多眼病也未见清晰的因果关系,如与近视进展同时发生的疾病(如小角膜和先天性静止性夜盲),或在高度近视患者较晚发生的。

23.2.1 与形觉剥夺相关的高度近视

可导致轴性高度近视的形觉剥夺会出现在视轴感光视网膜前(从眼睑和眼眶异常到神经纤维层)的任何位置。这些情况支持视网膜上(通常被认为存在于周边视网膜)存在焦点-感受器的观点,感受器可传递信号调节巩膜的重塑。目前仍有争议此类信号是独自包含在视网膜-脉络膜-巩膜复合体,还是需要通过视神经沟通[14]。

Hoyt 等对 8 例单侧上睑下垂婴幼儿的单眼轴性近视进行了研究,研究结果与实验性新生儿眼睑缝合模型的结果一致[15,16]。另外,婴幼儿上睑毛细血管瘤与近视和散光相关,并在血管瘤治疗后仍然存在。这可能支持形觉剥夺的作用[17,18]。

在眼前节,早期单侧角膜混浊患者由于眼后节增长出现眼轴长度>26mm[19,20],这与在猕猴研究中观察到的结果一致[21]。双眼形觉剥夺的猕猴出现双侧轴性近视[1]。先天性白内障也与高度近视相关,例如在一对同卵双胞胎中,一个患先天性晶状体混浊[13]。根据高度近视相关的眼后节疾病,Miller-Meeks 等对一个小案例进行了研究。2.5 岁以下单眼玻璃体出血的婴儿,遮蔽眼后极部会出现近视性屈光参差,范围为 1.37 D~12 D[22]。

23.2.2 高度近视与眼结缔组织疾病

轴性近视很容易受巩膜胶原结构成分的影响。据报道,一些眼部状况可能存在结缔组织改变,这与高度近视相关。先天性巩膜扩张症表现为后巩膜变薄和膨出,通常出现在视乳头周围区域,与轴性近视相关[23]。近视还与全身性结缔组织疾病相关,具体将在下文予以讨论。

值得注意的是,圆锥角膜是一种角膜胶原疾病,表现为渐进的中央或旁中央角膜变薄和角膜前膨隆,可单独发生或合并许多眼部先天性异常和畸形综合征。圆锥角膜患者几乎均有近视合并散光症状。虽然圆锥角膜中大多数近视属于自然形成,但也有眼轴增长的情况,不过仅增长至 24.4mm(主要由后节增长导致)[24-26]。如果圆锥角膜与其他眼球结缔组织疾病相关(也涉及巩膜胶原),则可预见角膜扩张程度与眼轴长度相关。到目前为止,尚无研究发现此类相关性[24,25]。

23.2.3　与近视相关的其他眼部疾病

其他多种眼部疾病也与高度轴性近视相关(可能与近视同时发生,或倾向于在近视后发生)。在眼前节中小角膜即为相关疾病,其特点为角膜水平直径<11mm、角膜表面扁平、角膜厚度正常和角膜内皮细胞变性,但很少有研究认为其与高度轴性近视相关[27,28]。无虹膜属于一种先天性双眼疾病,与虹膜发育不良(可伴多种疾病如黄斑和视神经发育不良、眼球震颤、白内障、青光眼和角膜混浊)相关。高度近视可能由虹膜角膜交界处的异常导致,PAX6 基因突变可导致高度近视[29,30]。基于鸡和灵长类动物近视模型的动物实验发现,视网膜中的 PAX6 基因表达出现改变,与上述结果一致[31,32]。

一些眼后节疾病也属于该类范畴。先天性静止性夜盲(CSNB)是一种与高度近视相关的典型非进行性视杆细胞营养不良疾病。高度近视性 CSNB 的类型为 X-连锁隐性遗传,但 CSNB 也可以属于常染色体隐性遗传或常染色体显性遗传[33,34]。CSNB 视网膜电图(ERG)最大混合反应经常为负波形,即 b 波选择性消失[35]。完全型 CSNB 可能与高度近视相关[36]。有趣的是,在视锥-视杆细胞营养不良[34,37]、色盲[38]和视网膜色素变性[34,39,40]中,也存在 X-连锁遗传高度轴性近视。这种联系指导遗传研究,确认了第一个高度近视染色体位点 X(MYP1,OMIM 310460)[41]和相关的 TEX28 基因拷贝数变异[42]。

在早产儿视网膜病变(ROP),视网膜血管发育出现异常,随后在周边视网膜形成新生血管,未经治疗的病例最终会出现牵引性视网膜脱离。近视常见于 ROP 患者。虽然近视通常由眼前节病变造成,但近视程度与瘢痕性视网膜血管病的严重程度呈正相关[43]。对于儿童,约 70%高危阈前 ROP 患眼患有近视。在 6 个月和 3 岁之间,高度近视的比例稳步增加[44]。这些病例一般不属于高度轴性近视,但与浅前房和晶状体增厚相关[44]。相比激光治疗,冷冻治疗 ROP 与高度屈光性近视有更大的相关性[45]。抗-VEGF 治疗 ROP 较激光治疗更少导致近视[46]。

23.3　与全身性疾病和综合征相关的近视

大量全身性疾病和综合征与近视相关。表 23.1 总结了这些综合征的主要全身特征和眼部特征。本节将描述其中最常见的相关特性。

如第 23.2.2 小节中所述,全身性结缔组织疾病与高度近视相关。马方综合征是一种常见的遗传性结缔组织病,由 15 号染色体 FBN-1 基因(编码结缔组织蛋白 Fibrillin-1)突变引起[106]。马方综合征的典型特征为身材高大、手指四肢细长、脊柱侧凸、二尖瓣瓣膜脱垂、主动脉瘤和复发性气胸,伴有眼部颞上方晶状体半脱位、青光眼、视网膜色素变性、视网膜脱离和高度轴性近视眼[107]。Ehlers-Danlos 综合征是一组异质性软结缔组织病,该病导致皮肤、韧带、关节、血管和器官(包括眼)中胶原蛋白广泛脆弱。Ehlers-Danlos 综合征与影响胶原的基因突变(ADAMTS2、COL1A1、COL1A2、COL3A1、COL5A1、COL5A2 引起的 PLOD1 和 TNXB[108])相关。有研究发现其与轴性高度近视和巩膜葡萄肿相关[109]。Stickler 综合征由 Ⅱ 型原胶原基因缺陷导致,已确定具有 4 个主要突变基因:COL2A1(75%)、COL11A1、COL11A2(非眼性 Stickler 综合征)和 COL9A1(常染色体隐性变异)[110]。Stickler 综合征的全身特征包括扁平面容(常与 Pierre Robin 序列相关)、关节弹性超强、关节炎、小颌畸形和听力下降[92,111]。Stickler 综合征主要的眼部表现包括高度近视、青光眼、皮质性白内障,易发生大或巨大的视网膜裂孔性视网膜脱离,双眼增殖性玻璃体视网膜病变的发病率较高。玻璃体凝

表 23.1　近视综合征

综合征	全身特征	眼部特征
Aberfield 综合征 (Schwartz-Jampel-Aberfield 综合征)[47]	强直性肌病、骨发育不良、关节挛缩、侏儒症	睑裂狭小、睫毛长、近视
Achard 综合征[48]	骨形成缺陷,局限于手、脚关节松弛、蜘蛛样指(趾)、下颌支短	斜视、球形晶状体、晶状体异位、脉络膜缺损、白内障
Beals-Hecht 综合征[49-51]	关节挛缩、马方样表现、脊柱侧凸、耳朵皱小	蓝色巩膜、晶状体缺如、睫状体发育不全、青光眼、高度近视
18 号染色体部分缺失综合征 (de Grouchy 综合征)[52]	发育迟缓、身材矮小、肌张力低下、听力障碍、足部畸形、小头畸形	近视
Cohen 综合征[53,54]	侏儒症、青春期延迟、精神发育迟滞、小头畸形、肥胖、低眼压	小眼球、色素性脉络膜视网膜营养不良、近视
先天性眼外肌麻痹[55,56]	无	先天性非进行性限制性眼外肌麻痹、上睑下垂、眼球震颤、高度近视
Cornelia de Lange 综合征[57,58]	生长迟缓、身材矮小、智力低下、小头畸形、肢体畸形、多毛、典型的一字眉、生殖器发育不良	
Fabry 病[59-61]	肢端感觉异常、蛋白尿、肾功能衰竭、角质血管瘤、高血压、心肌病	角膜藻,后轮辐状白内障、视神经乳头水肿或视神经萎缩、视网膜血管扩张、结膜壶状血管扩张、近视
胎儿酒精综合征[62,63]	发育缺陷、人中扁平、薄红唇、小睑裂、神经损害	斜视、视神经发育不全、近视
Forsius-Eriksson 综合征 (Aland 岛病)[64]	无	眼底色素减退、进行性轴性近视、眼球震颤、色觉障碍
Gillum-Anderson 综合征[65]	无	上睑下垂、高度近视、晶状体异位
Haney-Falls 综合征[66]	智力低下、生长迟缓、短指	局限性后圆锥角膜、近视
遗传性外胚叶发育异常综合征[67-69]	两个或两个以上外胚层发育异常(头发、指甲、牙齿、皮肤)	眼睫毛脱落、眶周色素沉着增加、白内障、近视
Kartagener 综合征[70-72]	内脏转位(右位心),慢性鼻窦炎、支气管扩张症和原发性纤毛运动障碍导致的听力低下	视网膜色素变性
Kenny 综合征[73,74]	侏儒症、骨皮质增厚形成管状骨、颅骨异常、前额突出、面中部发育不良、贫血、短暂性甲状旁腺功能减退症	小眼球、高度近视或远视
Kniest 病[75,76]	侏儒症、肿大关节伴有疼痛性限制性运动障碍、脊柱后凸、扁平椎骨、圆平脸、听力降低	近视
Laurence-Moon-Bardet-Biedl 综合征[77-79]	精神发育迟缓、肥胖、多指畸形,生殖腺发育不全、尿崩症、肾功能障碍、癫痫	视网膜色素变性、脉络膜缺损、眼球震颤、近视
Marchesani 综合征 (Weill-Marchesani 综合征)[80,81]	短头畸形、短指畸形、关节僵硬	球形晶状体和晶状体异位、近视
Marshall 综合征[82]	小颌畸形、腭裂、关节弹性过强和关节炎、听力低下	近视、白内障
Matsoukas 综合征 (Matsoukas-Liarikos-Giannikas 综合征)[83]	侏儒症、精神发育迟滞、关节弹性过强、小颌畸形	近视

(待续)

表 23.1　近视综合征(续)

综合征	全身特征	眼部特征
McCune–Albright 综合征[84,85]	腿和手臂及头颅的多发性纤维性发育不良、性早熟、单侧咖啡牛奶色素斑	近视、压迫性视神经病变
Meyer–Schwickerath 和 Weyers (眼齿指)综合征[86,87]	牙齿小、牙缺失、并指畸形、过小牙、牙缺失畸形、指甲变脆、鼻翼发育不良、小头畸形、发音障碍、痉挛性麻痹、癫痫发作、少毛、听力低下	小眼球、小角膜、虹膜多孔海绵状异常、白内障、青光眼、视神经萎缩、高度近视
Noonan 综合征[88-90]	侏儒症、精神发育迟滞、翼状胬肉杆菌、肺动脉瓣狭窄、颈后积液、无巨核细胞减少、Arnold Chiari 畸形、脊柱侧凸	高度近视
肥胖-脑-眼-骨骼异常综合征[91]	肥胖、肌张力低下、精神发育迟缓、小头畸形、肘关节及近端指间关节过度伸展、并指畸形	小眼球、斜视、脉络膜缺损、明显的脉络膜血管、高度近视
Pierre Robin 综合征[92,93]	颌畸形、舌后坠、腭裂	伴有 Stickler 综合征、近视、斜视、Möbius 综合征、鼻泪管阻塞、青光眼、白内障、小眼球、脉络膜缺损、视网膜脱离
Prader–Willi 综合征[94,95]	肌张力低下、性功能减退、嗜睡、脊柱侧凸、肥胖、精神发育迟滞	内斜视、近视
Riley–Day 综合征(家族性自主神经功能障碍)[96,97]	自主神经功能障碍伴有无汗症、低血压、泪液分泌减少、感觉减退、吞咽困难、构音障碍、脊柱侧凸	干眼症、近视
Rubinstein–Taybi 综合征(宽拇指-外翻综合征)[76,98,99]	身材矮小、宽拇指和宽第一脚趾、精神发育迟滞、患癌风险增加	泪小管阻塞、角膜异常、近视、青光眼、白内障
Schwartz 综合征(Schwartz–Jampel 综合征)[100,101]	身材矮小、强直性肌营养不良症、睑裂狭小、容颜褶皱、骨骼发育不良、关节强直	近视
Tuomaala–Haapanen 综合征[102]	侏儒、短手指和脚趾、宽鼻梁、小颌、尖头、皮肤色素减退、脱发、小颌畸形、牙缺失	反先天愚型眼裂、双行睫、眼球震颤、斜视、近视、白内障、黄斑中心凹发育不良
Van Bogaert–Hozay 综合征[103]	精神发育迟缓、皮肤萎缩、小颌畸形、外耳畸形、手足发绀、手指和脚趾发育不全	高度近视、上睑下垂、斜视
皱纹皮肤综合征[104,105]	精神发育迟缓、身材矮小、脸部皱纹、肌张力低下、小头畸形	白内障、近视、斜视

胶异常具有特殊性,可划分为 I 型(无法正常形成玻璃体导致晶状体后残余物呈现空腔)和 II 型(该型玻璃体凝胶呈串珠状和纤维状)[111]。Wagner 综合征由多能聚糖(玻璃体的成分,硫酸软骨素蛋白多糖-2)基因缺陷导致。该综合征的特点是缺乏正常结构的"空"玻璃体凝胶。与 Stickler 综合征不同,Wagner 综合征无全身性表现,视网膜脱离的发病率较低但常导致高度近视[112]。由于导致 Wagner 综合征的基因突变改变了玻璃体成分,不同于 Stickler 综合征对玻璃体的改变。因此在玻璃体视网膜界面对粘连的影响可能不同,这部分地解释了为什么视网膜脱离发病率不同。在 Stickler 综合征和 Wagner 综合征中,异常玻璃体在高度屈光性近视中可能起着很大的作用,这与在 Ehlers Danlos 综合

征中观察到的高度轴性近视不同。此外，van der Hoeve 综合征(成骨不全症的一个亚型)的特征包括蓝色巩膜、骨质脆、传导性耳聋，与高度轴性近视眼相关[113,114]。幼年特发性关节炎也与近视高度相关(高达 43%[115])。据推测，慢性炎症可能削弱巩膜结缔组织且易于患近视[115,116]。此外，视盘倾斜综合征、圆锥角膜的后部膨隆被认为与中、高度轴性近视相关[117-119]。

先天性代谢异常也与近视相关。回旋形萎缩(由OAT 基因上常染色体隐性遗传突变导致的高鸟氨酸血症)的特征包括夜盲、轴性高度近视(>26mm)、囊性白内障和典型的中周部脉络膜视网膜萎缩斑[120-124]。高胱氨酸尿症也称为胱硫醚-β-合成酶缺乏症，是一种蛋氨酸代谢相关的遗传性疾病。该疾病可导致血清和尿中同型半胱氨酸增加并引起精神发育迟滞、癫痫发作、细长指和广泛的动脉粥样硬化。高度屈光性近视可能是高胱氨酸尿症的一个体征，可用于早期诊断并帮助制订治疗方案以避免血栓栓塞性疾病[125]。与回旋形萎缩所见到的轴性近视相反，高胱氨酸尿症中的高度近视通常伴有典型的晶状体向下方半脱位或脱位[125,126]。

唐氏三体综合征典型的特征包括精神发育迟滞和生长延迟、小颌畸形、内眦赘皮、肌张力低下、扁平鼻梁、巨舌症以及房间隔缺损。眼部症状包括斜视、白内障、青光眼、圆锥角膜以及虹膜周围 Brushfield 斑。约 25% 的患者发生近视[127-130]。此外，有证据表明白化病与高度轴性近视相关。动物实验发现白化动物更容易诱发形觉剥夺性近视[131,132]，有其他一些病例报告支持该结论[133]。

23.4 药物诱发的近视

近年来，一直有研究报道药物诱发的近视案例，幸运的是，几乎所有此类近视都为短暂一过性近视。典型的临床表现包括服药后 1~2 天出现近视症状，停药后持续 2~8 天[134]。最常见的药物为磺胺类药物、磺酰胺衍生物以及抗癫痫药物。近视的程度为-0.75 D~-8 D[134]。除短暂性近视，此类药物还可能导致前房明显变浅，以及急性闭角型青光眼，需要采取紧急干预措施防止永久性视力丧失，包括立即停止服用致病药物、

滴用降眼压药物以及考虑采取虹膜周边切除术。此外，由于存在脉络膜脱离[136]，还可能观察到视网膜水肿和中央放射状皱褶[135]。

23.4.1 药物性近视的可能机制

目前仍未就药物引起近视的机制达成一致[137]。由于所服用的药物不同，因此导致近视的机制可能有所不同。近视可能由调节痉挛、晶状体-虹膜膈前移(由睫状体水肿或脉络膜渗漏引起)以及晶状体表面曲率增加(由睫状体肿胀或晶状体肿胀引起)导致[138-141]。

睫状体或调节痉挛被视为抗淋巴细胞球蛋白诱发近视的原因之一，睫状肌麻痹剂可以完全缓解此类近视[142]。然而，其他研究发现睫状肌麻痹剂通常无法完全解决药物引起的近视屈光不正，表明有其他机制参与诱发近视[143]。睫状体水肿可能导致睫状体前旋转和晶状体悬韧带过度松弛，进而导致晶状体增厚和晶状体前移[134,144]。睫状体水肿既可能由过敏机制引起[139,145-147]，也可能由非过敏性机制引起(如睫状体上腔渗漏 [134])。具体来说，Krieg 和 Schipper 提出，在没有全身性过敏反应的情况下，类花生酸类物质(前列腺素-凝血噁烷-白三烯)代谢失衡[134]会导致睫状体水肿[148,149]。

此外，脉络膜渗漏也是一个假设的机制。超声研究表明脉络膜渗出[150]和睫状体脉络膜渗出导致晶状体前移和晶状体小幅度增厚[151,152]。Jampolsky 和 Flom 估计前房深度减少 0.5~3.05mm 能够产生-3.3 D 屈光变化[153]。一些研究人员支持晶状体增厚在药物性近视中的作用，尤其是在服用利尿剂的情况下，因为渗透压差流动可能发挥主要作用 [137,145,154,155]。除了晶状体和睫状体变化外，Jampolsky 和 Flom 还提出了其他可能的机制[153]。药物性短暂近视可能由屈光间质和巩膜改变所致，比如屈光间质折射率改变、玻璃体和房水折射率(由血糖水平改变引起)的差异性变化和巩膜拉伸。

23.4.2 药物诱发机制之间的区别

已通过数种方法对药物诱发近视的机制进行了探讨。对于调节或睫状肌痉挛致病机制，可以采用睫状肌麻痹试验确定是否可以矫正近视。在梳理可能的

致病机制时,影像也起着重要的作用。超声生物显微镜可以获得更高分辨率的图像,比 B 超聚焦更靠前,在检查睫状体水肿、前旋转或睫状体脉络膜渗漏时发挥较大的作用。这些机制通常以不同的程度同时起作用。

23.4.3 引起近视的药物

早在数十年之前就已发现药物性短暂近视。1952年,Mattsson 对 50 多名磺胺类药物引起的短暂近视患者进行了研究[156]。1960 年,Muirhead 和 Scheie 回顾了 8 例特殊的磺胺类药物乙酰唑胺诱发的近视病例[157]。之后, 其他研究发现碳酸酐酶抑制剂 (如乙氧苯唑胺)[158]、磺酰胺衍生的降压利尿剂包括氢氯噻嗪[159]、氯噻酮[160]和丙氯拉嗪[161]也可诱发短暂性近视。虽然药物性短暂近视比较罕见, 但在过去的几年中已有诸多药物诱发近视的报道。表 23.2 列出一些药物并附以相应的参考文献。

表 23.3 中所列的药物中,最常见的药物包括磺胺类药物(包括在碳酸酐酶抑制剂中的磺胺类衍生物[136,157,158,162,163,184]、抗高血压药物(特别是利尿剂降压药[149,150,171,178])、糖尿病药物[176]、磺胺抗生素复方新诺明[143,168]以及抗癫痫药物(尤其是托吡酯)[137,151,152,194,199,203]。还有研究表明自主神经阻断剂(β-受体阻滞剂[169]、肾上腺素能受体激动剂[164])和非甾体类抗炎药[166,167,183,186]也可引起近视。硝酸盐,如异山梨醇硝酸酯属于常见的短暂近视的诱发因素[179]。

23.4.3.1 磺胺类药物

磺酰胺官能团–S (=O)2 NH2 是一连接到氨基的磺酰基。磺胺类药物是具有多种用途、比较常见的药物。柳氮磺胺吡啶在治疗类风湿性关节炎时会诱发近视[195]。然而,通常情况下特别是作为联合药物的一个组成部分时,根据药名判断一种药物是不是磺胺或磺酰胺衍生药物并不准确[206]。表 23.3 列出了常见的磺胺和磺酰胺衍生类药物的通用名和品牌名。

23.4.3.2 抗癫痫药

抗癫痫药物已被列为诱发近视的药物,尤其是托吡酯。同时还包括其他药物(如琥珀酰亚胺类、乙琥胺、甲琥胺和米隆丁)[137,151,152,194,199-203]。托吡酯是

表 23.2　引起近视的药物

药物	文献
乙酰唑胺	[136,157,162,163]
肾上腺素能受体阻滞剂(肼苯哒嗪、六甲胺)	[164]
氨磺必利	[165]
阿司匹林	[166,167]
复方新诺明(甲氧苄氨嘧啶磺酰胺)	[143,147,168]
β-受体阻滞剂(倍他洛尔、噻吗洛尔)	[169]
溴麦角环肽	[170]
卡巴可	[138]
氯酞酮	[134,160,171,172]
糖皮质激素	[173]
环磷酰胺	[174]
乙氧苯噻唑磺胺	[158]
氟卡胺	[175]
乙环己脲	[176]
双氢氯散疾	[150,159,177]
吲达胺	[178]
硝酸异山梨酯	[179]
异维甲酸、苯壬四烯酯	[180,181]
甲氧异丁嗪	[182]
甲灭酸(和其他非甾体抗炎药,如布洛芬)	[183]
美舍唑咪	[184]
咪唑尼达	[185]
奥沙拉嗪	[186]
类罂粟碱(可待因、吗啡)	[187]
口服避孕药	[188]
青霉胺	[189]
苯乙双胍	[190]
吩噻嗪类	[148,182]
毒扁豆碱	[191]
毛果芸香碱	[145]
普鲁氯嗪	[161]
非那更	[148,155]
奎宁	[192]
安体舒通	[155,193]
琥珀酰亚胺抗癫痫药(乙琥胺、甲琥胺、苯琥胺)	[194]
磺胺类药物(柳氮磺胺吡啶)	[139,140,145-147,154,156,195,196]
四环素类抗生素	[197]
噻吗洛尔	[198]
托吡酯	[137,151,152,199-203]

表 23.3   磺胺和磺胺类药物

药品	通用名称	品牌名称
抗癫痫药	托吡酯[137,151,152,199-203]	Topamax
	唑尼沙胺	Zonegran
抗高血压药		
噻嗪类利尿药	双氢氯散疾(HCTZ)[150,159,177]	Zaroxolyn
	甲磺喹唑碘胺	
复合抗高血压药		
利尿合剂	氨苯蝶啶[150]和 HCTZ[150,159,177]	Dyazide, Maxzide, Aldactazide
	螺内酯和 HCTZ[150,159,177]	
β-受体阻滞剂和利尿剂	阿替洛尔和氯噻酮[134,160,171,172]	Tenoretic
	必索洛尔和 HCTZ	Ziac
ACE 抑制剂和利尿剂	苯了酸赖脯酸和 HCTZ[150,159,177]	Zestoretic
	恩纳普利和 HCTZ[150,159,177]	Vaseretic
血管紧张素 II 受体	氯沙坦和 HCTZ[150,159,177]	Hyzaar
拮抗剂和利尿剂	缬沙坦和 HCTZ[150,159,177]	Diovan
	依贝沙坦和 HCTZ[150,159,177]	Avalide
髓袢利尿剂	利尿磺酸和 HCTZ[204]	Lasix
碳酸酐抑剂	醋氮酰胺[136,157,162,163]	Diamox
	甲醋唑胺[184]	Neptazane
糖尿病药物		
磺脲类	灭糖脲	Glucotrol
	格列美脲	Amaryl
	优降糖	Diabeta
抗生素	磺胺嘧啶[196]	Bactrim
	复方磺胺甲恶唑甲/氧苄啶[143,147,168]	
抗炎药	磺胺柳吡啶[195]	Azulfidine
其他药物	塞来考昔[205]	Celebrex
	伐地考昔[205]	Bextra

Adapted from Lee et al.[206]

一种由氨基磺酸酯取代单糖的新型抗癫痫药物,包含一个-O-S(=O)2-NH 2 基团。由于有一个相邻的氧原子而非碳原子(譬如磺酰胺,见上文),因此硫处于不同的氧化状态。氨基磺酸酯和磺胺类药物仍属于生物电子等排体,因此该药物被列为功能类似药物。Fraunfelder 等对 115 例受托吡酯影响的近视患者进行研究,发现患眼有视觉异常、急性眼内压升高、急性近视、高剂量时复视、眼球震颤和伴有房角关闭浅前房等问题[137]。他们还注意到,近视可能与眼睑痉挛、肌纤维颤搐、动眼危象和脉络膜上腔渗漏相关。具体为其中 17 例出现-8.75 D 的急性双眼近视,9 例出现脉络膜上腔渗漏,86 例出现急性青光眼。在服用托吡酯数小时后会发生急性近视,但无论是否采用药物治疗,近视一般在数周后才可以完全缓解。目前,仍未就托吡酯诱发近视的机制达成一致观点。机制可能包括晶状体肿胀[203]、晶状体-虹膜膈前旋[152,201,202]、睫状体肿胀引起晶状体表面曲率增加[151]和调节痉挛[137]。

（张黎 刘克高 译   雷博 校）

参考文献

1. Wiesel TE, Raviola E. Myopia and eye enlargement after neonatal lid fusion in monkeys. Nature. 1977;266:66–8.

2. Sherman SM, Norton TT, Casagrande VA. Myopia in the lid sutured tree shrew (Tupaia glis). Brain Res. 1977;124:154–7.

3. Kirby AW, Sutton L, Weiss AH. Elongation of cat eyes following neonatal lid suture. Invest Ophthalmol Vis Sci. 1982;22:274–7.

4. Raviola E, Wiesel TN. An animal model of myopia. N Engl J Med. 1985;312:1609–16.

5. Lauber JK, Oishi T. Lid suture myopia in chicks. Invest Ophthalmol Vis Sci. 1987;28:1851–8. Kaufman L Jr. Pediatric tumors of the eye and orbit. Pediatr Clin North Am. 2003;50(1):149–72.

6. Diether S, Schaeffel F. Local changes in eye growth induced by imposed local refractive error despite active accommodation. Vision Res. 1997;37(6):659–68.

7. McBrien NA, Cornell LM, Gentle A. Structural and ultrastructural changes to the sclera in a mammalian model of high myopia. Invest Ophthalmol Vis Sci. 2001;42(10):2179–87.

8. Avetisov ES, Savitskaya NF, Vinetskaya MI, Iomdina EN. A study of biochemical and biomechanical qualities of normal and myopic eye sclera in humans of different age groups. Metab Pediatr Syst Ophthalmol. 1983;7(4):183–8.

9. Wollensak G, Iomdina E. Crosslinking of scleral collagen in the rabbit using glyceraldehyde. J Cataract Refract Surg. 2008; 34(4):651–6.

10. McBrien NA, Lawlor P, Gentle A. Scleral remodeling during the development of and recovery from axial myopia in the tree shrew. Invest Ophthalmol Vis Sci. 2000;41:3713–9.

11. Norton TT, Rada JA. Reduced extracellular matrix in mammalian sclera with induced myopia. Vision Res. 1995;35(9):1271–81. Robb RM. Refractive errors associated with hemangiomas of the eyelids and orbit in infancy. Am J Ophthalmol. 1977;83(1):52–8.

12. Weiss AH. Unilateral high myopia: optical components, associated factors, and visual outcomes. Br J Ophthalmol. 2003;87(8):1025–31.

13. Johnson CA, Post RB, Chalupa LM, Lee TJ. Monocular deprivation in humans: a study of identical twins. Invest Ophthalmol Vis Sci. 1982;23(1):135–8.

14. Wildsoet CF, Schmid KL. Optical correction of form deprivation myopia inhibits refractive recovery in chick eyes with intact or sectioned optic nerves. Vision Res. 2000;40(23):3273–82.

15. Hoyt CS, Stone RD, Fromer C, Billson FA. Monocular axial myopia associated with neonatal eyelid closure in human infants. Am J Ophthalmol. 1981;91(2):197–200.

16. von Noorden GK, Lewis RA. Ocular axial length in unilateral congenital cataracts and blepharoptosis. Invest Ophthalmol Vis Sci. 1987;28(4):750–2.

17. Castillo Jr BV, Kaufman L. Pediatric tumors of the eye and orbit. Pediatr Clin North Am. 2003;50(1):149–72.

18. Robb RM. Refractive errors associated with hemangiomas of the eyelids and orbit in infancy. Am J Ophthalmol. 1977;83(1):52–8.

19. Gee SS, Tabbara KF. Increase in ocular axial length in patients with corneal opacification. Ophthalmology. 1988;95(9):1276–8.

20. Mahler O, Hoffman P, Pollack A, Marcovich A. Increase in posterior segment depth in eyes with corneal opacities. Harefuah. 2006;145(3):202–4, 245.

21. Wiesel TN, Raviola E. Increase in axial length of the macaque monkey after corneal opacification. Invest Ophthalmol Vis Sci. 1979;18:1232–6.

22. Miller-Meeks MJ, Bennett SR, Keech RV, Blodi CF. Myopia induced by vitreous hemorrhage. Am J Ophthalmol. 1990;109(2):199–203.

23. Yesou C, Poletti J. Posterior scleral ectasis. Bull Soc Ophtalmol Fr. 1990;90(3):349–52.

24. Ernst BJ, Hsu HY. Keratoconus association with axial myopia: a prospective biometric study. Eye Contact Lens. 2011;37(1):2–5.

25. Tuft SJ, Fitzke FW, Buckley RJ. Myopia following penetrating keratoplasty for keratoconus. Br J Ophthalmol. 1992;76(11):642–5.

26. Touzeau O, Scheer S, Allouch C, Borderie V, Laroche L. The relationship between keratoconus and axial myopia. J Fr Ophtalmol. 2004;27(7):765–71.

27. Sohajda Z, Holló D, Berta A, Módis L. Microcornea associated with myopia. Graefes Arch Clin Exp Ophthalmol. 2006;244(9):1211–3.

28. Batra DV, Paul SD. Microcornea with myopia. Br J Ophthalmol. 1967;51(1):57–60.

29. Hewitt AW, Kearns LS, Jamieson RV, Williamson KA, van Heyningen V, Mackey DA. PAX6 mutations may be associated with high myopia. Ophthalmic Genet. 2007;28(3):179–82.

30. Valenzuela A, Cline RA. Ocular and nonocular findings in patients with aniridia. Can J Ophthalmol. 2004;39(6):632–8.

31. Zhong XW, Ge J, Deng WG, Chen XL, Huang J. Expression of pax-6 in rhesus monkey of optical defocus induced myopia and form deprivation myopia. Chin Med J (Engl). 2004;117(5):722–6.

32. Ashby RS, Megaw PL, Morgan IG. Changes in the expression of Pax6 RNA transcripts in the retina during periods of altered ocular growth in chickens. Exp Eye Res. 2009;89(3):392–7.

33. Price MJ, Judisch GF, Thompson HS. X-linked congenital stationary night blindness with myopia and nystagmus without clinical complaints of nyctalopia. J Pediatr Ophthalmol Strabismus. 1988; 25(1):33–6.

34. Haim M, Fledelius HC, Skarsholm D. X-linked myopia in Danish family. Acta Ophthalmol (Copenh). 1988;66(4):450–6.

35. Schubert G, Bornschein H. Analysis of the human electroretinogram. Ophthalmologica. 1952;123(6):396–413.

36. Miyake Y, Yagasaki K, Horiguchi M, et al. Congenital stationary night blindness with negative electroretinogram: a new classification. Arch Ophthalmol. 1986;104(7):1013–20.

37. Mäntyjärvi M, Tuppurainen K. Progressive cone-rod dystrophy and high myopia in a Finnish family. Acta Ophthalmol. 1989;67(3): 234–42.

38. François J, Verriest G, Matton-Van Leuven T, De Rouck A, Manavian D. Atypical achromatopia of sex-linked recessive inheritance. Am J Ophthalmol. 1966;61(5 Pt 2):1101–8.

39. Kaplan J, Bonneau D, Frézal J, Munnich A, Dufier JL. Clinical and genetic heterogeneity in retinitis pigmentosa. Hum Genet. 1990; 85(6):635–42.

40. Bende P, Natarajan K, Marudhamuthu T, Madhavan J. Severity of familial isolated retinitis pigmentosa across different inheritance patterns among an Asian Indian cohort. J Pediatr Ophthalmol Strabismus. 2013;50(1):34–6.

41. Schwartz M, Haim M, Skarsholm D. X-linked myopia: Bornholm eye disease. Linkage to DNA markers on the distal part of Xq. Clin Genet. 1990;38(4):281–6.

42. Metlapally R, Michaelides M, Bulusu A, Li YJ, Schwartz M, Rosenberg T, Hunt DM, Moore AT, Züchner S, Rickman CB, Young TL. Evaluation of the X-linked high-grade myopia locus (MYP1) with cone dysfunction and color vision deficiencies. Invest Ophthalmol Vis Sci. 2009;50(4):1552–8.

43. Nissenkorn I, Yassur Y, Mashkowski D, Sherf I, Ben-Sira I. Myopia in premature babies with and without retinopathy of prematurity. Br J Ophthalmol. 1983;67(3):170–3.

44. Quinn GE, Dobson V, Davitt BV, Hardy RJ, Tung B, Pedroza C, Good WV, Early Treatment for Retinopathy of Prematurity Cooperative Group. Progression of myopia and high myopia in the early treatment for retinopathy of prematurity study: findings to 3 years of age. Ophthalmology. 2008;115(6):1058–1064.e1.

45. Quinn GE, Dobson V, Siatkowski R, Hardy RJ, Kivlin J, Palmer EA, Phelps DL, Repka MX, Summers CG, Tung B, Chan W, Cryotherapy for Retinopathy of Prematurity Cooperative Group. Does cryotherapy affect refractive error? Results from treated versus control eyes in the cryotherapy for retinopathy of prematurity

trial. Ophthalmology. 2001;108(2):343–7.

46. Harder BC, Schlichtenbrede FC, von Baltz S, Jendritza W, Jendritza B, Jonas JB. Intravitreal bevacizumab for retinopathy of prematurity: refractive error results. Am J Ophthalmol. 2013;155(6):1119–1124.e1.

47. Nessler M, Puchala J, Kwiatkowski S, Kobylarz K, Mojsa I, Chrapusta-Klimeczek A. Multidisciplinary approach to the treatment of a patient with chondrodystrophic myotonia (Schwartz-Jampel vel Aberfeld syndrome): case report and literature review. Ann Plast Surg. 2011;67(3):315–9.

48. Duncan PA. The Achard syndrome. Birth Defects Orig Artic Ser. 1975;11(6):69–73.

49. Jones JL, Lane JE, Logan JJ, Vanegas ME. Beals-Hecht syndrome. South Med J. 2002;95(7):753–5.

50. Tunçbilek E, Alanay Y. Congenital contractural arachnodactyly (Beals syndrome). Orphanet J Rare Dis. 2006;1:20.

51. Gallego-Pinazo R, López-Lizcano R, Millán JM, Arevalo JF, Mullor JL, Díaz-Llopis M. Beals-Hecht syndrome and choroidal neovascularization. Clin Ophthalmol. 2010;4:845–7.

52. Izquierdo NJ, Maumenee IH, Traboulsi EI. Anterior segment malformations in 18q- (de Grouchy) syndrome. Ophthalmic Paediatr Genet. 1993;14(2):91–4.

53. Kivitie-Kallio S, Norio R. Cohen syndrome: essential features, natural history, and heterogeneity. Am J Med Genet. 2001;102(2):125–35.

54. Douzgou S, Petersen MB. Clinical variability of genetic isolates of Cohen syndrome. Clin Genet. 2011;79(6):501–6.

55. Mace JW, Sponaugle HD, Mitsunaga RY, Schanberger JE. Congenital hereditary nonprogressive external ophthalmoplegia. Am J Dis Child. 1971;122(3):261–3.

56. Houtman WA, van Weerden TW, Robinson PH, de Vries B, Hoogenraad TU. Hereditary congenital external ophthalmoplegia. Ophthalmologica. 1986;193(4):207–18.

57. Levin AV, Seidman DJ, Nelson LB, Jackson LG. Ophthalmologic findings in the Cornelia de Lange syndrome. J Pediatr Ophthalmol Strabismus. 1990;27(2):94–102.

58. Liu J, Baynam G. Cornelia de Lange syndrome. Adv Exp Med Biol. 2010;685:111–23.

59. Galanos J, Nicholls K, Grigg L, Kiers L, Crawford A, Becker G. Clinical features of Fabry's disease in Australian patients. Intern Med J. 2002;32(12):575–84.

60. Orssaud C, Dufier J, Germain D. Ocular manifestations in Fabry disease: a survey of 32 hemizygous male patients. Ophthalmic Genet. 2003;24(3):129–39.

61. Nguyen TT, Gin T, Nicholls K, Low M, Galanos J, Crawford A. Ophthalmological manifestations of Fabry disease: a survey of patients at the Royal Melbourne Fabry Disease Treatment Centre. Clin Experiment Ophthalmol. 2005;33(2):164–8.

62. Strömland K, Pinazo-Durán MD. Ophthalmic involvement in the fetal alcohol syndrome: clinical and animal model studies. Alcohol Alcohol. 2002;37(1):2–8.

63. Hiratsuka Y, Li G. Alcohol and eye diseases: a review of epidemiologic studies. J Stud Alcohol. 2001;62(3):397–402.

64. O'Donnell FE, Green WR, McKusick VA, Forsius H, Eriksson AW. Forsius-Eriksson syndrome: its relation to the Nettleship-Falls X-linked ocular albinism. Clin Genet. 1980;17(6):403–8.

65. Gillum WN, Anderson RL. Dominantly inherited blepharoptosis, high myopia, and ectopia lentis. Arch Ophthalmol. 1982;100(2):282–4.

66. Haney WP, Falls HF. The occurrence of congenital keratoconus posticus circumscriptus in two siblings presenting a previously unrecognized syndrome. Am J Ophthalmol. 1961;52:53.

67. Gündüz K, Shields CL, Doych Y, Schnall B, Shields JA. Ocular ectodermal syndrome of epibulbar dermoid and cutaneous myxovascular hamartoma. Br J Ophthalmol. 2000;84(6):669–70.

68. Ekins MB, Waring III GO. Absent meibomian glands and reduced corneal sensation in hypohidrotic ectodermal dysplasia. J Pediatr Ophthalmol Strabismus. 1981;18:44–7.

69. Freire MN, et al. A syndrome of hypohidrotic ectodermal dysplasia with normal teeth, peculiar facies, pigmentary disturbances, psychomotor and growth retardation, bilateral nuclear cataract, and other signs. J Med Genet. 1975;12:308–10.

70. Mossberg R. Immotile-cilia syndrome: clinical features. Eur J Respir Dis Suppl. 1982;118:111–5.

71. Davenport JR, Yoder BK. An incredible decade for the primary cilium: a look at a once-forgotten organelle. Am J Physiol Renal Physiol. 2005;289(6):F1159–69.

72. Krawczyński MR, Dmeńska H, Witt M. Apparent X-linked primary ciliary dyskinesia associated with retinitis pigmentosa and a hearing loss. J Appl Genet. 2004;45(1):107–10.

73. Majewski F, Rosendahl W, Ranke M, Nolte K. The Kenny syndrome, a rare type of growth deficiency with tubular stenosis, transient hypoparathyroidism and anomalies of refraction. Eur J Pediatr. 1981;136(1):21–30.

74. Tsai CE, Chiu PC, Lee ML. Kenny syndrome: case report and literature review. J Formos Med Assoc. 1996;95(10):793–7.

75. Maumenee IH, Traboulsi EI. The ocular findings in Kniest dysplasia. Am J Ophthalmol. 1985;100(1):155–60.

76. Bardelli AM, Lasorella G, Barberi L, Vanni M. Ocular manifestations in Kniest syndrome, Smith-Lemli-Opitz syndrome, Hallermann-Streiff-François syndrome, Rubinstein-Taybi syndrome and median cleft face syndrome. Ophthalmic Paediatr Genet. 1985;6(1–2):343–7.

77. Héon E, Westall C, Carmi R, Elbedour K, Panton C, Mackeen L, Stone EM, Sheffield VC. Ocular phenotypes of three genetic variants of Bardet-Biedl syndrome. Am J Med Genet A. 2005;132A(3):283–7.

78. Abd-El-Barr MM, Sykoudis K, Andrabi S, Eichers ER, Pennesi ME, Tan PL, Wilson JH, Katsanis N, Lupski JR, Wu SM. Impaired photoreceptor protein transport and synaptic transmission in a mouse model of Bardet–Biedl syndrome. Vision Res. 2007;47(27):3394–407.

79. Zaldivar RA, Neale MD, Evans WE, Pulido JS. Asymptomatic renal cell carcinoma as a finding of Bardet Biedl syndrome. Ophthalmic Genet. 2008;29(1):33–5.

80. Evereklioglu C, Hepsen IF, Er H. Weill-Marchesani syndrome in three generations. Eye (Lond). 1999;13(Pt 6):773–7.

81. Faivre L, Dollfus H, Lyonnet S, Alembik Y, Mégarbané A, Samples J, Gorlin RJ, Alswaid A, Feingold J, Le Merrer M, Munnich A, Cormier-Daire V. Clinical homogeneity and genetic heterogeneity in Weill-Marchesani syndrome. Am J Med Genet A. 2003;123A(2):204–7.

82. Shanske AL, Bogdanow A, Shprintzen RJ, Marion RW. The Marshall syndrome: report of a new family and review of the literature. Am J Med Genet. 1997;70(1):52–7.

83. Matsoukas J, Liarikos S, Giannikas A, Agoropoulos Z, Papachristou G, Soukakos P. A newly recognized dominantly inherited syndrome: short stature, ocular and articular anomalies, mental retardation. Helv Paediatr Acta. 1973;28(5):383–6.

84. Bocca G, de Vries J, Cruysberg JR, Boers GH, Monnens LA. Optic neuropathy in McCune-Albright syndrome: an indication for aggressive treatment. Acta Paediatr. 1998;87(5):599–600.

85. Niwald A, Budzińska-Mikurenda M, Rogozińska-Zawiślak A, Mikołajczyk W, Niwald M, Grałek M. Visual symptoms in McCune-Albright syndrome – case report. Klin Oczna. 2006;108(1–3):131–3.

86. Braun M, Seitz B, Naumann GO. Juvenile open angle glaucoma with microcornea in oculo-dento-digital dysplasia (Meyer-Schwickerath-Weyers syndrome). Klin Monbl Augenheilkd. 1996;208(4):262–3.

87. Reich H. Meyer-Schwickerath-Weyers syndrome (oculo-dento-digital syndrome). Hautarzt. 1980;31(9):515.

88. Tartaglia M, Mehler EL, Goldberg R, Zampino G, Brunner HG,

Kremer H, van der Burgt I, Crosby AH, Ion A, Jeffery S, Kalidas K, Patton MA, Kucherlapati RS, Gelb BD. Mutations in PTPN11, encoding the protein tyrosine phosphatase SHP-2, cause Noonan syndrome. Nat Genet. 2001;29(4):465–8.

89. Tartaglia M, Gelb BD, Zenker M. Noonan syndrome and clinically related disorders. Best Pract Res Clin Endocrinol Metab. 2011; 25(1):161–79.

90. Marin Lda R, da Silva FT, de Sá LC, Brasil AS, Pereira A, Furquim IM, Kim CA, Bertola DR. Ocular manifestations of Noonan syndrome. Ophthalmic Genet. 2012;33(1):1–5.

91. Cohen Jr MM, Hall BD, Smith DW, Graham CB, Lampert KJ. A new syndrome with hypotonia, obesity, mental deficiency, and facial, oral, ocular, and limb anomalies. J Pediatr. 1973;83(2):280–4.7.

92. Huang F, Kuo HK, Hsieh CH, Lai JP, Chen PK. Visual complications of Stickler syndrome in paediatric patients with Robin sequence. J Craniomaxillofac Surg. 2007;35(2):76–80.

93. Witmer MT, Vasan R, Levy R, Davis J, Chan RV. Bilateral maculopathy associated with Pierre Robin sequence. J AAPOS. 2012;16(4):409–10.

94. Hered RW, Rogers S, Zang YF, Biglan AW. Ophthalmologic features of Prader-Willi syndrome. J Pediatr Ophthalmol Strabismus. 1988;25(3):145–50.

95. Wang XC, Norose K, Kiyosawa K, Segawa K. Ocular findings in a patient with Prader-Willi syndrome. Jpn J Ophthalmol. 1995; 39(3):284–9.

96. Josaitis CA, Matisoff M. Familial dysautonomia in review: diagnosis and treatment of ocular manifestations. Adv Exp Med Biol. 2002;506(Pt A):71–80.

97. Mendoza-Santiesteban CE, Hedges 3rd TR, Norcliffe-Kaufmann L, Warren F, Reddy S, Axelrod FB, Kaufmann H. Clinical neuro-ophthalmic findings in familial dysautonomia. J Neuroophthalmol. 2012;32(1):23–6.

98. van Genderen MM, Kinds GF, Riemslag FC, Hennekam RC. Ocular features in Rubinstein-Taybi syndrome: investigation of 24 patients and review of the literature. Br J Ophthalmol. 2000;84(10):1177–84.

99. Kumar S, Suthar R, Panigrahi I, Marwaha RK. Rubinstein-Taybi syndrome: clinical profile of 11 patients and review of literature. Indian J Hum Genet. 2012;18(2):161–6.

100. Mallineni SK, Yiu CK, King NM. Schwartz-Jampel syndrome: a review of the literature and case report. Spec Care Dentist. 2012;32(3):105–11.

101. Arya R, Sharma S, Gupta N, Kumar S, Kabra M, Gulati S. Schwartz Jampel syndrome in children. J Clin Neurosci. 2013;20(2):313–7.

102. Tuomaala P, Haapanen E. Three siblings with similar anomalies in the eyes, bones and skin. Acta Ophthalmol (Copenh). 1968;46(3):365–71.

103. Durner W. Van Bogaert-Hozay-syndrome. A case demonstration. Klin Monbl Augenheilkd. 1973;162(5):658–60.

104. Zlotogora J. Wrinkly skin syndrome and the syndrome of cutis laxa with growth and developmental delay represent the same disorder. Am J Med Genet. 1999;85(2):194.

105. Hamamy H, Masri A, Ajlouni K. Wrinkly skin syndrome. Clin Exp Dermatol. 2005;30(5):590–2.

106. Dietz HC, Saraiva JM, Pyeritz RE, Cutting GR, Francomano CA. Clustering of fibrillin (FBN1) missense mutations in Marfan syndrome patients at cysteine residues in EGF-like domains. Hum Mutat. 1992;1(5):366–74.

107. Nahum Y, Spierer A. Ocular features of Marfan syndrome: diagnosis and management. Isr Med Assoc J. 2008;10(3):179–81.

108. De Paepe A, Malfait F. The Ehlers-Danlos syndrome, a disorder with many faces. Clin Genet. 2012;82(1):1–11.

109. Pemberton JW, Freeman HM, Schepens CL. Familial retinal detachment and the Ehlers-Danlos syndrome. Arch Ophthalmol. 1966;76(6):817–24.

110. Snead MP, Yates JR. Clinical and Molecular genetics of Stickler syndrome. J Med Genet. 1999;36(5):353–9.

111. Snead MP, McNinch AM, Poulson AV, Bearcroft P, Silverman B, Gomersall P, Parfect V, Richards AJ. Stickler syndrome, ocular-only variants and a key diagnostic role for the ophthalmologist. Eye (Lond). 2011;25(11):1389–400.

112. Godel V, Nemet P, Lazar M. The Wagner-Stickler syndrome complex. Doc Ophthalmol. 1981;52(2):179–88.

113. Van der Hoeve J, de Kleyn A. Blaue Scleren, Knochenbrüchigkeit und Schwerhörigkeit. Arch Ophthalmol. 1918;95:81–93.

114. Alikadić-Husović A, Merhemić Z. The blue sclera syndrome (Van der Heave syndrome). Med Arh. 2000;54(5–6):325–6.

115. Fedelius H, Zak M, Pedersen FK. Refraction in juvenile chronic arthritis: a long-term follow-up study, with emphasis on myopia. Acta Ophthalmol Scand. 2001;79:237–9.

116. Herbort CP, Papadia M, Neri P. Myopia and inflammation. J Ophthalmic Vis Res. 2011;6(4):270–83.

117. Alexander LJ. The tilted disc syndrome. J Am Optom Assoc. 1978;49(9):1060–2.

118. Sowka J, Aoun P. Tilted disc syndrome. Optom Vis Sci. 1999;76(9):618–23.

119. Manor RS. Temporal field defects due to nasal tilting of discs. Ophthalmologica. 1974;168(4):269–81.

120. Bangal S, Bhandari A, Dhaytadak P, Gogri P. Gyrate atrophy of choroid and retina with myopia, cataract and systemic proximal myopathy: a rare case report from rural India. Australas Med J. 2012;5(12):639–42.

121. Shenoi A, Nirmala L, Christopher R. Hyperornithinemia associated with gyrate atrophy of the choroid and retina in a child with myopia. Indian Pediatr. 2001;38(8):914–8.

122. Valle D, Kaiser-Kupfer M. Gyrate atrophy of the choroid and retina. Prog Clin Biol Res. 1982;82:123–34.

123. Sergouniotis PI, Davidson AE, Lenassi E, Devery SR, Moore AT, Webster AR. Retinal structure, function, and molecular pathologic features in gyrate atrophy. Ophthalmology. 2012;119(3):596–605.

124. Renner AB, Walter A, Fiebig BS, Jägle H. Gyrate atrophy: clinical and genetic findings in a female without arginine-restricted diet during her first 39 years of life and report of a new OAT gene mutation. Doc Ophthalmol. 2012;125(1):81–9.

125. François J. Ocular manifestations in aminoacidopathies. Adv Ophthalmol. 1972;25:28–103.

126. Zaidi SH, Faiyaz-Ul-Haque M, Shuaib T, Balobaid A, Rahbeeni Z, Abalkhail H, Al-Abdullatif A, Al-Hassnan Z, Peltekova I, Al-Owain M. Clinical and molecular findings of 13 families from Saudi Arabia and a family from Sudan with homocystinuria. Clin Genet. 2012;81(6):563–70.

127. Scherbenske JM, Benson PM, Rotchford JP, James WD. Cutaneous and ocular manifestations of Down syndrome. J Am Acad Dermatol. 1990;22(5 Pt 2):933–8.

128. Creavin AL, Brown RD. Ophthalmic abnormalities in children with Down syndrome. J Pediatr Ophthalmol Strabismus. 2009;46(2):76–82.

129. Ljubic A, Trajkovski V. Refractive errors in children and young adults with Down's syndrome. Acta Ophthalmol. 2011;89(4):324–7.

130. Stirn Kranjc B. Ocular abnormalities and systemic disease in Down syndrome. Strabismus. 2012;20(2):74–7.

131. Jiang L, Long K, Schaeffel F, Zhang S, Zhou X, Lu F, Qu J. Disruption of emmetropization and high susceptibility to deprivation myopia in albino guinea pigs. Invest Ophthalmol Vis Sci. 2011;52(9):6124–32.

132. Rymer J, Choh V, Bharadwaj S, Padmanabhan V, Modilevsky L, Jovanovich E, Yeh B, Zhang Z, Guan H, Payne W, Wildsoet CF. The albino chick as a model for studying ocular developmental abnormalities, including refractive errors, associated with albinism. Exp Eye Res. 2007;85(4):431–42.

133. Fonda G, Thomas H, Gore 3rd GV. Educational and vocational placement, and low-vision corrections in albinism. A report bases on 235 patients. Sight Sav Rev. 1971;41(7):29–36.

134. Krieg PH, Schipper I. Drug-induced ciliary body oedema: a new theory. Eye (Lond). 1996;10(Pt 1):121–6.

135. Ryan Jr EH, Jampol LM. Drug-induced acute transient myopia with retinal folds. Retina. 1986;6(4):220–3.

136. Fan JT, Johnson DH, Burk RR. Transient myopia, angle-closure glaucoma, and choroidal detachment after oral acetazolamide. Am J Ophthalmol. 1993;115(6):813–4.

137. Fraunfelder FW, Fraunfelder FT, Keates EU. Topiramate-associated acute, bilateral, secondary angle-closure glaucoma. Ophthalmology. 2004;111(1):109–11.

138. Fraunfelder FT, Fraunfelder FW. Drug-induced ocular side effects. 5th ed. Boston: Butterworth-Heinemann; 2001.

139. Bovino JA, Marcus DF. The mechanism of transient myopia induced by sulfonamide therapy. Am J Ophthalmol. 1982;94(1):99–102.

140. Hook SR, Holladay JT, Prager TC, Goosey JD. Transient myopia induced by sulfonamides. Am J Ophthalmol. 1986;101(4):495–6.

141. Chirls IA, Norris JW. Transient myopia associated with vaginal sulfanilamide suppositories. Am J Ophthalmol. 1984;98(1):120–1.

142. Milea D, Zech C, Dumontet C, Coiffier B, Trepsat C. Transient acute myopia induced by antilymphocyte globulins. Ophthalmologica. 1999;213(2):133–4.

143. Ramos-Esteban JC, Goldberg S, Danias J. Drug induced acute myopia with supraciliary choroidal effusion in a patient with Wegener's granulomatosis. Br J Ophthalmol. 2002;86(5):594–6.

144. Kimura R, Kasai M, Shoji K, Kanno C. Swollen ciliary processes as an initial symptom in Vogt-Koyanagi-Harada syndrome. Am J Ophthalmol. 1983;95(3):402–3.

145. Drug-induced myopia. Rev Prescr. 2002;22(226):200–2.

146. Maddalena MA. Transient myopia associated with acute glaucoma and retinal edema following vaginal administration of sulfanilamide. Arch Ophthalmol. 1968;80(2):186–8.

147. Grinbaum A, Ashkenazi I, Gutman I, Blumenthal M. Suggested mechanism for acute transient myopia after sulfonamide treatment. Ann Ophthalmol. 1993;25(6):224–6.

148. Bard LA. Transient myopia associated with promethazine (phenergan) therapy: report of a case. Am J Ophthalmol. 1964;58:682–6.

149. Ericson LA. Hygroton-induced myopia and retinal edema. Acta Ophthalmol (Copenh). 1963;41:538–43.

150. Söylev MF, Green RL, Feldon SE. Choroidal effusion as a mechanism for transient myopia induced by hydrochlorothiazide and triamterene. Am J Ophthalmol. 1995;120(3):395–7.

151. Banta JT, Hoffman K, Budenz DL, Ceballos E, Greenfield DS. Presumed topiramate-induced bilateral acute angle-closure glaucoma. Am J Ophthalmol. 2001;132(1):112–4.

152. Craig JE, Ong TJ, Louis DL, Wells JM. Mechanism of topiramate-induced acute-onset myopia and angle closure glaucoma. Am J Ophthalmol. 2004;137(1):193–5.

153. Jampolsky A, Flom B. Transient myopia associated with anterior displacement of the crystalline lens. Am J Ophthalmol. 1953;36(1):81–5.

154. Alvaro ME. Effects other than anti-infectious of sulfonamide compounds on the eye. Arch Ophthalmol. 1960;63:315–18.

155. Harrison RJ. Ocular adverse reactions to systemic drug therapy. Adverse Drug React Bull. 1996;180:683–6.

156. Mattsson R. Transient myopia following the use of sulphonamides. Acta Ophthalmol (Copenh). 1952;30(4):385–98.

157. Muirhead JF, Scheie HG. Transient myopia after acetazolamide. Arch Ophthalmol. 1960;63:315–8.

158. Beasley FJ. Transient myopia and retinal edema during ethoxzolamide (cardrase) therapy. Arch Ophthalmol. 1962;68:490–1.

159. Beasley FJ. Transient myopia and retinal edema during hydrochlorothiazide (hydrodiuril) therapy. Arch Ophthalmol. 1961;65:212–3.

160. Michaelson JJ. Transient myopia due to hygroton. Am J Ophthalmol. 1962;54:1146–7.

161. Yasuna E. Acute myopia associated with prochlorperazine (com-

162. Galin MA, Baras I, Zweifach P. Diamox-induced myopia. Am J Ophthalmol. 1962;54:237–40.

163. Garland MA, Sholk A, Guenter KE. Acetazolamide-induced myopia. Am J Obstet Gynecol. 1962;84:69–71.

164. Grossman EE, Hanley W. Transient myopia during treatment for hypertension with autonomic blocking agents. Arch Ophthalmol. 1960;63:853–5.

165. Stratos AA, Peponis VG, Portaliou DM, Stroubini TE, Skouriotis S, Kymionis GD. Secondary pseudomyopia induced by amisulpride. Optom Vis Sci. 2011;88(11):1380–2.

166. Sandford-Smith JH. Transient myopia after aspirin. Br J Ophthalmol. 1974;58(7):698–700.

167. Korol' EA. Transitory myopia in combination with transitory glaucoma. Zdravookhr Beloruss. 1962;8:66–7. Russian.

168. Postel EA, Assalian A, Epstein DL. Drug-induced transient myopia and angle-closure glaucoma associated with supraciliary choroidal effusion. Am J Ophthalmol. 1996;122(1):110–2.

169. Gilmartin B, Winfield NR. The effect of topical beta-adrenoceptor antagonists on accommodation in emmetropia and myopia. Vision Res. 1995;35(9):1305–12.

170. Manor RS, Dickerman Z, Llaron Z. Myopia during bromocriptine treatment. Lancet. 1981;1(8211):102.

171. Pallin O, Ericsson R. Ultrasound studies in a case of hygroton-induced myopia. Acta Ophthalmol (Copenh). 1965;43(5):692–6.

172. Mahesh G, Giridhar A, Saikumar SJ, Fegde S. Drug-induced acute myopia following chlorthalidone treatment. Indian J Ophthalmol. 2007;55(5):386–8.

173. Stern JJ. Transient myopia in case of dermatitis treated with corticotropin. AMA Arch Ophthalmol. 1955;54(5):762.

174. Arranz JA, Jiménez R, Alvarez-Mon M. Cyclophosphamide-induced myopia. Ann Intern Med. 1992;116(1):92–3.

175. Flecinide orale LP-Flecaine LP. L'evaluation n'a pas progresse. Rev Prescr. 2006;26(269):96.

176. Teller J, Rasin M, Abraham FA. Accommodation insufficiency induced by glybenclamide. Ann Ophthalmol. 1989;21(7):275–6.

177. Roh YR, Woo SJ, Park KH. Acute-onset bilateral myopia and ciliochoroidal effusion induced by hydrochlorothiazide. Korean J Ophthalmol. 2011;25(3):214–7.

178. Blain P, Paques M, Massin P, Erginay A, Santiago P, Gaudric A. Acute transient myopia induced by indapamide. Am J Ophthalmol. 2000;129(4):538–40.

179. Dangel ME, Weber PA, Leier CB. Transient myopia following isosorbide dinitrate. Ann Ophthalmol. 1983;15(12):1156–8.

180. Fraunfelder FT, Fraunfelder FW, Edwards R. Ocular side effects possibly associated with isotretinoin usage. Am J Ophthalmol. 2001;132(3):299–305.

181. Palestine AG. Transient acute myopia resulting from isotretinoin (accutane) therapy. Ann Ophthalmol. 1984;16(7):660, 662.

182. Kashani S, Barclay D, Lee E, Hollick E. A case of transient myopia in a patient with multiple myeloma secondary to levomepromazine. Palliat Med. 2005;19(3):261–2.

183. Vishwakarma P, Raman GV, Sathyan P. Mefenamic acid-induced bilateral transient myopia, secondary angle closure glaucoma and choroidal detachment. Indian J Ophthalmol. 2009;57(5):398–400.

184. Kwon SJ, Park DH, Shin JP. Bilateral transient myopia, angle-closure glaucoma, and choroidal detachment induced by methazolamide. Jpn J Ophthalmol. 2012;56(5):515–7.

185. Grinbaum A, Ashkenazi I, Avni I, Blumenthal M. Transient myopia following metronidazole treatment for Trichomonas vaginalis. JAMA. 1992;267(4):511–2.

186. Doman DB, Baum MD. Olsalazine sodium can cause myopia that can be clinically confused with the uveitis of inflammatory bowel disease. Am J Gastroenterol. 1992;87(11):1684–5.

187. Zeyneloglu P, Karaaslan P, Kizilkan A, Durmaz L, Arslan G. An unusual adverse effect of an accidental epidural morphine over-

pazine) therapy. Am J Ophthalmol. 1962;54:793–6.

dose. Eur J Anaesthesiol. 2006;23(12):1061–2.
188. Corcelle L. The eye and oral contraceptives. Annee Ther Clin Ophtalmol. 1971;22:157–63. French.
189. Michiels J, Laterre C, Dumoulin D. Ocular manifestations of Wilson's disease treated by penicillamine. Bull Soc Belge Ophtalmol. 1963;132:552–61. French.
190. Johnston L. Ocular toxicity-of systemic drugs. On Contin Pract. 1988;15(3):2–6.
191. Rengstorff RH. Myopia induced by ocular instillation of physostigmine. Am J Optom Arch Am Acad Optom. 1970;47(3):221–7.
192. Segal A, Aisemberg A, Ducasse A. Quinine, transient myopia and angle-closure glaucoma. Bull Soc Ophtalmol Fr. 1983;83(2):247–9. French.
193. Belci C. Transitory myopia in the course of therapy with diuretics. Boll Ocul. 1968;47(1):24–31. Italian.
194. Hilton EJ, Hosking SL, Betts T. The effect of antiepileptic drugs on visual performance. Seizure. 2004;13(2):113–28. Review.
195. Santodomingo-Rubido J, Gilmartin B, Wolffsohn JS. Drug-induced bilateral transient myopia with the sulphonamide sulphasalazine. Ophthalmic Physiol Opt. 2003;23(6):567–70.
196. Panday VA, Rhee DJ. Review of sulfonamide-induced acute myopia and acute bilateral angle-closure glaucoma. Compr Ophthalmol Update. 2007;8(5):271–6. Review.
197. Edwards TS. Transient myopia due to tetracycline. JAMA. 1963;186:69–70.
198. Worthen DM. Patient compliance and the "usefulness product" of timolol. Surv Ophthalmol. 1979;23(6):403–6.
199. Dorronzoro E, Santos-Bueso E, Vico-Ruiz E, Sáenz-Frances F, Argaya J, Gegúndez-Fernández JA. Myopia and retinal striae induced by topiramate. Arch Soc Esp Oftalmol. 2011;86(1):24–6.
200. Gualtieri W, Janula J. Topiramate maculopathy. Int Ophthalmol. 2013;33(1):103–6.
201. Ikeda N, Ikeda T, Nagata M, Mimura O. Ciliochoroidal effusion syndrome induced by sulfa derivatives. Arch Ophthalmol. 2002;120(12):1775.
202. Rhee DJ, Goldberg MJ, Parrish RK. Bilateral angle-closure glaucoma and ciliary body swelling from topiramate. Arch Ophthalmol. 2001;119(11):1721–3.
203. Sen HA, O'Halloran HS, Lee WB. Case reports and small case series: topiramate-induced acute myopia and retinal striae. Arch Ophthalmol. 2001;119(5):775–7.
204. Kirchner KA, Martin CJ, Bower JD. Prostaglandin E2 but not I2 restores furosemide response in indomethacin-treated rats. Am J Physiol. 1986;250(6 Pt 2):F980–5.
205. Fraunfelder FW, Solomon J, Mehelas TJ. Ocular adverse effects associated with cyclooxygenase-2 inhibitors. Arch Ophthalmol. 2006;124(2):277–9.
206. Lee GC, Tam CP, Danesh-Meyer HV, Myers JS, Katz LJ. Bilateral angle closure glaucoma induced by sulphonamide-derived medications. Clin Experiment Ophthalmol. 2007;35(1):55–8.

第24章

预防儿童和青少年近视进展

Takashi Fujikado

24.1 引言

儿童和青少年近视主要原因是正视化过程[1]中的眼轴增长。近视一旦发生，即在整个童年时期持续进展。高度近视的病理过程进展迅速[2]，因此即使采取部分近视预防措施，也只能延缓高度近视的病理进展。预防眼轴增长的策略基于3个不同的原则：①控制环境条件，如增加户外活动时间并减少近距离用眼；②改变眼睛的屈光状态，如配双光眼镜；③使用药物制剂，如阿托品滴眼液。

本章将详细讨论每一个原则，重点说明如何有效预防或减少近视进展。

24.1.1 正视化

首先了解一下眼球屈光力的正常发育过程。新生儿的眼轴长度大约为17mm。眼轴在婴儿期生长迅速，到2~3岁时生长速度开始放缓。在之后的10年眼轴并未显著增长[3]（图24.1a）。该阶段眼轴长度约为23mm，意味着眼轴平均增长6mm。如果其他因素保持不变，单纯眼轴增长会导致近视。

通过连续测量新生儿从出生到6个月时角膜前表面屈光度的变化，发现角膜曲率呈迅速下降的趋势。6个月后新生儿的角膜前表面屈光度没有显著变化[3]（图24.1b）。最近一项研究发现新生儿出生时角膜平均屈光力约为47 D~48 D，出生后3~9个月下降到43 D~44 D[4]。因此，在该阶段有4 D~5 D的远视漂移。

在出生后第1年，晶状体的屈光力变化最大，之后逐渐减慢。6~7岁后直至成年，晶状体的屈光力没有显著变化[3]（图24.1c）。最近一项研究发现，晶状体的平均屈光力与年龄相关，婴儿期的屈光力为41 D，到14岁时为22~23 D。早期婴儿晶状体前表面的平均曲率半径为7.2mm，14岁时达到11~12mm，增加4.5mm。后表面曲率半径变化遵循类似的演变过程。

出生时玻璃体腔的平均深度为10~11mm，14岁时增加到16~17mm[4]。

出生时眼的屈光力大部分为+1 D~+2.50 D，标准差为1.50 D~2.50 D[5]。眼的屈光力随着年龄增加而减小。在整个生命活动中，正常条件下人眼屈光力的变化保持相对稳定。眼睛的屈光力呈正态分布，青少年的峰值为0 D~+1 D。

因此，尽管角膜、晶状体和玻璃体在眼的发育过程中屈光力变化较大，但眼的屈光度比较稳定，接近0或正视化。不仅如此，眼的屈光力呈正态分布。这表明有某些机制控制眼光学系统中不同器官的发育，从而使眼的屈光状态保持稳定并接近于正视眼，该过程被称为正视化[6]。因此，这便提出这样一个问题：是否有些因素可以影响眼屈光度的动态变化过程。

一般近视发生在10岁之后[7]，即在不同屈光成分停止变化之后（图24.2）。然而，有证据表明一些眼睛的眼轴长度并未停止增长，而是持续增长。这种屈光成分不再变化而眼轴继续增长的情况一直被认为是导致近视的原因。如果该假设正确，就应该可以设计一个实验找出能够控制眼轴增长的决定性因素。

24.2 眼轴增长的环境危险因素

随着近视患病率的升高，对环境危险因素的认识

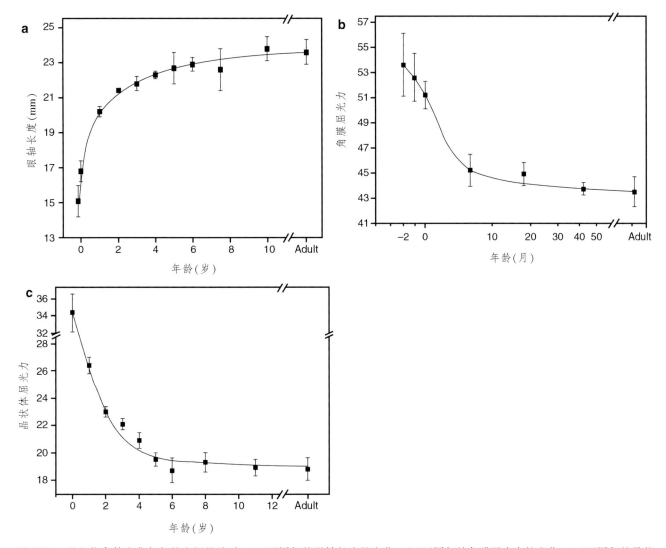

图 24.1 眼生物参数变化与年龄之间的关系。(a)不同年龄眼轴长度的变化。(b)不同年龄角膜屈光力的变化。(c)不同年龄晶状体屈光力的变化。

变得越来越重要。美国 1971—1972 年近视患病率为 25%,1999—2004 年则上升为 41.6%[8]。

悉尼近视研究发现近距离工作与近视呈弱相关,儿童持续阅读或近距离阅读有可能导致近视[9]。其他研究还发现,青少年近距离学习与近视相关[10]。但是,2011 年对 1318 名儿童开展的一项研究发现,一些人患有近视而其他人视力正常,而近距离活动在近视的发生发展之前并未表现出什么不同[11]。其他对近距离学习与近视相关性的研究也提出了一些疑问[12]。这些研究提示近距离学习并未在近视发生方面起重要作用。然而,已患有近视的人在近视发生之前或之后都较少参与体育和户外活动。

近期研究发现,儿童的生活方式、教育活动、父母的屈光状态与儿童近视存在显著相关性[13]。

24.3 户外活动

一项 Meta 分析显示,户外活动时间每周增加一小时可将近视患病率降低 2%。这意味着户外活动时间每天增加一个小时可将近视患病率降低 13%[14]。其他研究也发现增加户外活动时间可减少儿童近视患病率[15,16]。这些结果提示,在一定程度上增加户外活动时间可预防近视。

最近一项基于北京一所学校户外活动的试验[17]

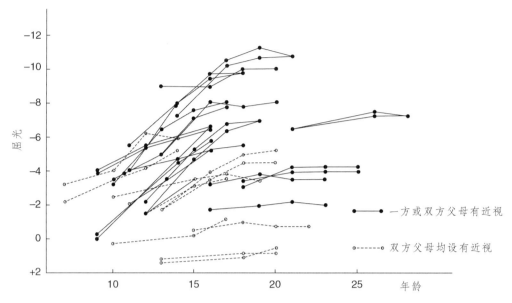

图 24.2 屈光状态与年龄之间的关系。近视进展主要发生于 10~16 岁。

发现,户外运动时间减少与近视发生明显相关(OR: 0.32)。

24.4 光学干预

24.4.1 欠矫

有关近视发生的文献表明存在一种光学离焦调节的主动正视化机制。在不同种动物的研究中,有力的证据发现透镜导致的离焦会引起代偿性眼球增长[18,19]。在动物眼中,远视性离焦形成的图像位于视网膜后,会导致近视发展和眼轴增长(图 24.3)。在动物眼中,近视性离焦光学图像位于视网膜前方,因此形成远视的生长反应。

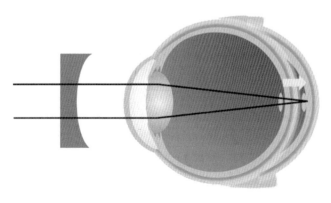

图 24.3* 视网膜图像离焦和眼轴增长。视网膜远视模糊引起的眼轴增长。箭表示眼轴增长的长度。

Chung 等对 94 名儿童进行了一项随机临床试验,观察两组不同的矫正情况对儿童视力的影响。试验采用单光镜片,实验组为 0.75 D 欠矫,对照组为完全矫正。在为期两年的实验研究中,完全矫正屈光不正组近视度数增长 0.77 D,明显小于欠矫组的 1 D($P<0.01$)[20]。Adler 等对 48 名儿童进行了一项采用单光镜片随机临床试验,对欠矫 0.50 D 和全矫的效果进行了对比。18 个月后,完全矫正组屈光改变为-0.82 D,而欠矫组为-0.99 D,但差异没有统计学意义[21]。

这两项研究发现欠矫并未延缓近视的进展。这可能与欠矫导致整体视觉功能不良相关[22]。

在动物实验中,离焦诱导的近视模型导致动物眼(尤其小鸡模型)远视变化[18]。但是,近视性离焦效果在猴眼中并不明显(图 24.4)[19]。因此,在小鸡和灵长类动物近视性离焦对眼轴增长的影响可能并不相同。

24.4.2 部分时间足矫

根据戴镜时间,将近视患者分为:①全时配戴者;②由远距离配戴转变为全时配戴者;③远距离配戴者;④不配戴者。对 43 名受试者进行的初步研究发现,不同的眼镜配戴方式并不影响近视的进展[23]。即使在 3 年后,这四组患者在屈光度变化也没有明显不同。因此需要开展随机大样本的临床试验来进一步研究不同配戴时间对近视进展的影响。

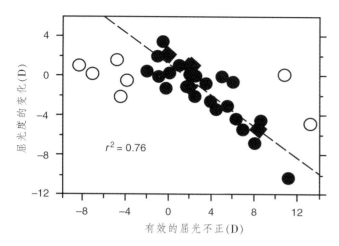

图 24.4 猴眼有效的正视化范围。实心圆表示正视化的眼睛，空心圆表示非正视化的眼睛。

24.4.3 渐进多焦点镜片

动物实验发现远视性离焦引起眼轴增长[19]（图 24.3）。临床结果发现儿童近视存在调节滞后的问题[24]。这些观察结果激发了几项前瞻性随机研究，研究均采用渐进多焦点眼镜（PAL）[25,28]。结果发现渐进多焦点镜片在控制近视进展方面的作用有限。

近视眼矫正评估试验（COMET）是一项使用了渐进多焦点镜片的多中心、随机、双盲临床实验。发现全面矫正 3 年后的效果为（0.20±0.08）D，尽管数值较小，但具有统计学意义（P=0.004）[27]。所有治疗效果出现在第 1 年。其他分析数据发现矫正对于下述儿童具有较明显的效果：调节滞后合并内隐斜[（0.64±0.21）D]、近距离阅读[（0.44±0.20）D]或低度近视[（0.48±0.15）D]。

Okayama 的随机、双盲临床试验采用了渐进多焦点镜片，达到了每 18 个月 0.17 D 的治疗效果（95% CI：0.07 D~0.26 D），具有统计学意义（P=0.004）[28]。Cochrane 发现儿童配戴多焦点镜片（渐变多焦或双光眼镜），视力平均变化为 0.16 D（95% CI：0.07 D~0.25 D），效果明显优于单焦镜片[29]。

最近对屈光不正的光学矫正实验均基于周边远视可能导致近视这一理念。有观点认为视轴上的屈光度更重要。但动物实验发现周边视网膜可以控制眼球生长，至少在眼的非黄斑区如此[30]。

周边远视可能导致近视进展，而局部离焦调控可以控制近视进展。

所有这些发现促进了延缓近视进展的眼镜和隐形眼镜设计（图 24.5）。新型眼镜既矫正了中心视力，又减轻了周边视网膜的远视性离焦。通过 1 年的实验证明，

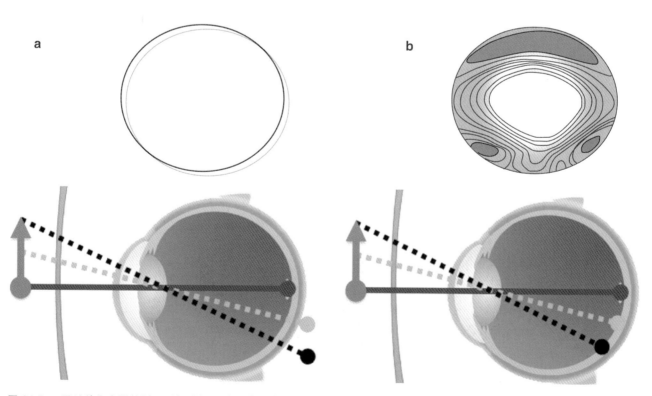

图 24.5* 通过单焦点眼镜矫正近视眼视网膜图像的模式。(a)单焦点眼镜周边视网膜图像模糊。(b)新型眼镜减少周边离焦，周边视网膜的图像不再模糊。

给父母患有近视的儿童(6~12 岁)配戴新型眼镜可明显控制近视进展[(−0.68±0.47)D],对照组为配戴普通光学眼镜的儿童[(−0.97 ± 0.48)D](P=0.038)。可矫正周边远视离焦的镜片已在数个国家通过商业渠道上市。对新设计效果的试验研究仍在继续。

24.4.4 隐形眼镜(CL)

软性隐形眼镜和硬性透气性隐形眼镜(RGP)并不能延缓近视的进展[32-34]。在为期 3 年的接触镜与近视进展的研究中,受试者被随机分配到戴 RGP 组或软性隐形眼镜组。第 1 年的结果发现,对于进展性近视 RGP 组的治疗效果优于软镜组。RGP 组中角膜曲率变陡明显低于软性隐形眼镜组[35]。但在 3 年后两组眼轴的延长情况并没有显著差异。这些结果表明,RGP 可使角膜变平,进而减缓近视的进展,但当停止配戴 RGP 后角膜可回到原来的状态。由于缺乏有效的数据支持 RGP 可以控制眼轴延长,因此,RGP 镜片无法有效地控制近视[35]。

使用框架眼镜矫正周边部的屈光不正受限于眼球注视方向,例如通过镜片的周边部观察物体。而矫正周边部屈光不正的设计在隐形眼镜却取得了比较好的效果。新型隐形眼镜减少了 34% 的近视进展(新隐形眼镜的−0.57 D 对新型框架眼镜的−0.86 D),眼轴长度降低了 33%(新隐形眼镜的 0.27mm 对新型框架眼镜的 0.40mm)[36]。这些发现提示一种可能,即隐形眼镜的设计可补偿周边远视模糊的图像,有助于预防近视的进展。

隐形眼镜同时有良好的聚焦图像和近视离焦图像(基于小鸡实验)[37]。相比传统单光隐形眼镜,新型的隐形眼镜在矫正视力方面也取得了良好的治疗效果 [新隐形眼镜(−0.44±0.33)D 对传统单光隐形眼镜(−0.69±0.38) D,P<0.001][38]。

24.5　角膜塑形镜

角膜塑形镜是一种硬性透气性角膜接触镜,一般只在夜间佩戴,可通过角膜重塑改善视力。近视患者在夜间配戴角膜塑形镜可使角膜暂时变平。在白天不用配戴任何框架眼镜或低度数隐形眼镜的情况下就可以提供清晰的视觉。通过角膜中央上皮变薄和中周部角膜上皮和基质的增厚,可以使屈光力降低−6 D。近

期研究发现角膜塑形镜也可能将周边相对远视转变为周边相对近视,从而预防近视进展[39]。

Walline 发现,相比软性隐形眼镜,角膜塑形镜可使眼轴长度增长每年减少 0.16mm(P=0.00004)[40]。Hiraoka 对角膜塑形镜影响眼轴增长的情况开展了为期 5 年的前瞻性研究,发现角膜塑形镜组的眼轴长度增加了(0.99±0.47)mm,而框架眼镜组的眼轴长度增加了(1.41±0.68)mm(P=0.0236)[41]。

为确定角膜塑形镜延缓近视进展的有效性,还需要进行涉及足够研究对象和不良反应分析等内容的随机对照试验。

24.6　药物干预

24.6.1 阿托品滴眼液

阿托品滴眼液可以抑制树鼩和猴的近视进展,还能够阻断小鸡[42]的形觉剥夺性近视和透镜诱导性近视。有研究发现阿托品并没有通过阻断调节阻止近视的进展[9,43],阿托品主要作用于毒蕈碱受体 M4 亚型[44]。新加坡对 400 名儿童进行了一项随机、双盲、安慰剂对照的阿托品治疗近视研究(ATOM),发现如果每晚滴 1 滴 1% 的阿托品滴眼液,两年后 77% 儿童的近视进展被延缓(安慰剂组 0.28 D,阿托品组 1.2 D)。阿托品组儿童的眼轴基本没有变化,安慰剂组儿童的眼轴增长了(0.39 ± 0.48)mm。儿童对外用阿托品的耐受性良好。

阿托品的不良反应包括瞳孔散大导致畏光,麻痹睫状肌后导致视力下降。如果双眼使用阿托品,患者需要佩戴渐进眼镜来帮助看近物。阿托品治疗近视研究(ATOM)[45]表明,局部滴用阿托品滴眼液无全身不良反应,但潜在的不良反应包括眼干、口干、咽干、皮肤潮红和便秘等。此外,停用阿托品后受试者出现了近视进展的情况。阿托品组近视进展(−1.14±0.8)D,对照组近视进展(−0.38±0.39)D(P=0.0001)[46]。这种反弹现象可能与阿托品麻痹睫状肌作用高度相关。然而,经过 3 年的试验(接受阿托品治疗 2 年),滴用阿托品的眼睛比其他眼睛的近视情况更轻。阿托品组屈光不正(等效球镜)为(−4.29±1.67)D,安慰剂组屈光不正(等效球镜)为(−5.22±1.38)D(P=0.0001)。

阿托品治疗近视应注意下述问题:明确药物延缓

表 24.1　预防近视进展的方法和效果

方法	对照	预防程度
阿托品滴眼液	安慰剂滴眼液	0.8 D/y[24]
环戊通滴眼液	安慰剂滴眼液	0.34 D/y[24]
哌仑西平凝胶	安慰剂滴眼液	0.31 D/y[24]
完全矫正的单焦点眼镜	低矫的单焦点眼镜	0.15 D/y[24]
渐变多焦或双光眼镜	单焦点眼镜	0.16 D/y[24]
矫正周边离焦的眼镜	单焦点眼镜	0.29 D/y[24]
矫正周边离焦的隐形眼镜	单焦点眼镜	0.29 D/y[24]
角膜塑形镜	单焦点眼镜	眼轴延长 0.11mm/y[37]

近视进展的作用机制以及长期用药的不良反应,如光照引起晶状体和视网膜损害。还需要明确药物的最佳浓度和所需的作用时间。近期试验[47]发现较低剂量的阿托品具有较小的不良反应,也可以显著减缓近视进展。目前,研究重点应侧重于阿托品滴眼液延缓近视进展的效果和不良反应-风险之间的平衡。阿托品可能迅速发挥作用,有家族史的高度近视儿童选用该药效果较好,但同时可能会伴有视网膜脱离的风险。

24.7　2%哌仑西平凝胶

2%哌仑西平凝胶是一种可以长期口服的 M1 受体选择性拮抗剂,主要用于治疗消化不良和小儿内分泌紊乱。阿托品可以同时结合 M3(调节和散大瞳孔)和 M1 毒蕈碱受体,而哌仑西平对 M1 毒蕈碱受体具有特异性,因而其在散瞳和睫状肌麻痹方面的不良反应比阿托品要小。在美国,2%哌仑西平凝胶一天应用 2 次,可在超过两年的期限内减缓近视的进展(0.58 D 对 0.99 D)[48]。在亚洲为期超过 1 年的研究发现,每天 2 次、每晚 1 次和对照组中,近视的平均增长率分别为 0.47D、0.70D 和 0.84 D[49]。应用 2%哌仑西平凝胶每天 2 次和每晚 1 次可分别减少 50%和 44%的近视进展(表 24.1)。目前,由于监管和经济限制,哌仑西平作为防治近视的制剂已停止研发。

总结

当前预防近视眼轴增长的策略基于 3 种不同的原则:①控制环境条件,如增加户外活动;②改变眼睛的屈光状态,如配双光眼镜来减轻视网膜远视性离焦;

表 24.2　预防近视进展的策略

目标	方法
环境	增加户外活动
视网膜图像	双焦点或渐变多焦眼镜
	矫正周边离焦
	(眼镜、角膜接触镜、角膜塑形镜)
视网膜或巩膜处理	毒蕈碱拮抗剂(阿托品、哌仑西平)

③使用药物,如阿托品滴眼液。上述策略,或是治疗近视的效果比较弱(①和②),或是效果明显但有不良反应(③)(表 24.2)。

(张青蔚　张黎　译　雷博　校)

参考文献

1. Mutti DO, Mitchell GL, Sinnott LT, Jones-Jordan LA, Moeschberger ML, Cotter SA, Kleinstein RN, Manny RE, Twelker JD, Zadnik K. Corneal and crystalline lens dimensions before and after myopia onset. Optom Vis Sci. 2012;89(3):251–62.
2. Morgan IG, Ohno-Matsui K, Saw SM. Myopia. Lancet. 2012; 379(9827):1739–48.
3. Gordon RA, Donzis PB. Refractive development of the human eye. Arch Ophthalmol. 1985;103(6):785–9.
4. Mutti DO, Mitchell GL, Jones LA, Friedman NE, Frane SL, Lin WK, Moeschberger ML, Zadnik K. Axial growth and changes in lenticular and corneal power during emmetropization in infants. Invest Ophthalmol Vis Sci. 2005;46(9):3074–80.
5. Cook RC, Glasscock RE. Refractive and ocular findings in the newborn. Am J Ophthalmol. 1951;34(10):1407–13.
6. Young TL. Myopia. In: Levin LA, Albert DM, editors. Ocular disease: mechanisms and management. Saunders; 2010. p. 424–32.
7. Tokoro T, Suzuki K. Changes in ocular refractive components and development of myopia during seven years. Jpn J Ophthalmol. 1969;13:27–34.
8. Vitale S, Sperduto RD, Ferris 3rd FL. Increased prevalence of myopia in the United States between 1971–1972 and 1999–2004. Arch Ophthalmol. 2009;127(12):1632–9.

9. Ip JM, Saw SM, Rose KA, Morgan IG, Kifley A, Wang JJ, Mitchell P. Role of near work in myopia: findings in a sample of Australian school children. Invest Ophthalmol Vis Sci. 2008;49(7): 2903–10.

10. Saw SM, Chua WH, Hong CY, Wu HM, Chan WY, Chia KS, et al. Near work in early-onset myopia. Invest Ophthalmol Vis Sci. 2002;43(2):332–9.

11. Jones-Jordan LA, Mitchell GL, Cotter SA, Kleinstein RN, Manny RE, Mutti DO, Twelker JD, Sims JR, Zadnik K. Visual activity before and after the onset of juvenile myopia. Invest Ophthalmol Vis Sci. 2011;52(3):1841–50.

12. Lu B, Congdon N, Liu X, Choi K, Lam DS, Zhang M, et al. Associations between near work, outdoor activity, and myopia among adolescent students in rural China: the Xichang Pediatric Refractive Error Study report no. 2. Arch Ophthalmol. 2009; 127(6):769–75.

13. Rose KA, Morgan IG, Smith W, Burlutsky G, Mitchell P, Saw SM. Myopia, lifestyle, and schooling in students of Chinese ethnicity in Singapore and Sydney. Arch Ophthalmol. 2008;126(4):527–30.

14. Sherwin JC, Reacher MH, Keogh RH, Khawaja AP, Mackey DA, Foster PJ. The association between time spent outdoors and myopia in children and adolescents: a systematic review and meta-analysis. Ophthalmology. 2012;119(10):2141–51.

15. Rose KA, Morgan IG, Ip J, Kifley A, Huynh S, Smith W, Mitchell P. Outdoor activity reduces the prevalence of myopia in children. Ophthalmology. 2008;115(8):1279–85.

16. Wu PC, Tsai CL, Wu HL, Yang YH, Kuo HK. Outdoor activity during class recess reduces myopia onset and progression in school children. Ophthalmology. 2013;120(5):1080–5.

17. Guo Y, Liu LJ, Xu L, Lv YY, Tang P, Feng Y, Meng M, Jonas JB. Outdoor activity and myopia among primary students in rural and urban regions of Beijing. Ophthalmology. 2013;120(2):277–83.

18. Schaeffel F, Glasser A, Howland HC. Accommodation, refractive error and eye growth in chickens. Vision Res. 1988;28(5):639–57.

19. Smith 3rd EL, Hung LF. The role of optical defocus in regulating refractive development in infant monkeys. Vision Res. 1999;39(8):1415–35.

20. Chung K, Mohidin N, O'Leary DJ. Undercorrection of myopia enhances rather than inhibits myopia progression. Vision Res. 2002;42(22):2555–9.

21. Adler D, Millodot M. The possible effect of undercorrection on myopic progression in children. Clin Exp Optom. 2006;89(5):315–21.

22. Lamoureux EL, Saw SM, Thumboo J, Wee HL, Aung T, Mitchell P, Wong TY. The impact of corrected and uncorrected refractive error on visual functioning: the Singapore Malay Eye Study. Invest Ophthalmol Vis Sci. 2009;50(6):2614–20.

23. Ong E, Grice K, Held R, Thorn F, Gwiazda J. Effects of spectacle intervention on the progression of myopia in children. Optom Vis Sci. 1999;76(6):363–9.

24. Gwiazda J, Thorn F, Bauer J, Held R. Myopic children show insufficient accommodative response to blur. Invest Ophthalmol Vis Sci. 1993;34(3):690–4.

25. Leung JT, Brown B. Progression of myopia in Hong Kong Chinese schoolchildren is slowed by wearing progressive lenses. Optom Vis Sci. 1999;76(6):346–54.

26. Edwards MH, Li RW, Lam CS, Lew JK, Yu BS. The Hong Kong progressive lens myopia control study: study design and main findings. Invest Ophthalmol Vis Sci. 2002;43(9):2852–8.

27. Gwiazda J, Hyman L, Hussein M, Everett D, Norton TT, Kurtz D, Leske MC, Manny R, Marsh-Tootle W, Scheiman M. A randomized clinical trial of progressive addition lenses versus single vision lenses on the progression of myopia in children. Invest Ophthalmol Vis Sci. 2003;44(4):1492–500.

28. Hasebe S, Ohtsuki H, Nonaka T, Nakatsuka C, Miyata M, Hamasaki I, Kimura S. Effect of progressive addition lenses on myopia progression in Japanese children: a prospective, randomized, double-masked, crossover trial. Invest Ophthalmol Vis Sci.

2008;49(7):2781–9.

29. Walline JJ, Lindsley K, Vedula SS, Cotter SA, Mutti DO, Twelker JD. Interventions to slow progression of myopia in children. Cochrane Database Syst Rev [Internet]. 2011. Available from: http://onlinelibrary.wiley.com/doi/10.1002/14651858.CD004916.pub3/full. Cited 7 Dec 2011.

30. Smith 3rd EL, Kee CS, Ramamirtham R, Qiao-Grider Y, Hung LF. Peripheral vision can influence eye growth and refractive development in infant monkeys. Invest Ophthalmol Vis Sci. 2005;46(11):3965–72.

31. Sankaridurg P, Donovan L, Varnas S, Ho A, Chen X, Martinez A, Fisher S, Lin Z, Smith 3rd EL, Ge J, Holden B. Spectacle lenses designed to reduce progression of myopia: 12-month results. Optom Vis Sci. 2010;87(9):631–41.

32. Horner DG, Soni PS, Salmon TO, Swartz TS. Myopia progression in adolescent wearers of soft contact lenses and spectacles. Optom Vis Sci. 1999;76(7):474–9.

33. Walline JJ, Jones LA, Sinnott L, Manny RE, Gaume A, Rah MJ, Chitkara M, Lyons S. A randomized trial of the effect of soft contact lenses on myopia progression in children. Invest Ophthalmol Vis Sci. 2008;49(11):4702–6.

34. Katz J, Schein OD, Levy B, Cruiscullo T, Saw SM, Rajan U, Chan TK, Yew Khoo C, Chew SJ. A randomized trial of rigid gas permeable contact lenses to reduce progression of children's myopia. Am J Ophthalmol. 2003;136(1):82–90.

35. Walline JJ, Jones LA, Mutti DO, Zadnik K. A randomized trial of the effects of rigid contact lenses on myopia progression. Arch Ophthalmol. 2004;122(12):1760–6.

36. Sankaridurg P, Holden B, Smith 3rd E, Naduvilath T, Chen X, de la Jara PL, Martinez A, Kwan J, Ho A, Frick K, Ge J. Decrease in rate of myopia progression with a contact lens designed to reduce relative peripheral hyperopia: one-year results. Invest Ophthalmol Vis Sci. 2011;52(13):9362–7.

37. Liu Y, Wildsoet C. The effect of two-zone concentric bifocal spectacle lenses on refractive error development and eye growth in young chicks. Invest Ophthalmol Vis Sci. 2011;52(2):1078–86.

38. Anstice NS, Phillips JR. Effect of dual-focus soft contact lens wear on axial myopia progression in children. Ophthalmology. 2011; 118(6):1152–61.

39. Charman WN, Mountford J, Atchison DA, Markwell EL. Peripheral refraction in orthokeratology patients. Optom Vis Sci. 2006;83(9):641–8.

40. Walline JJ, Jones LA, Sinnott LT. Corneal reshaping and myopia progression. Br J Ophthalmol. 2009;93(9):1181–5.

41. Hiraoka T, Kakita T, Okamoto F, Takahashi H, Oshika T. Long-term effect of overnight orthokeratology on axial length elongation in childhood myopia: a 5-year follow-up study. Invest Ophthalmol Vis Sci. 2012;53(7):3913–9.

42. Stone RA, Lin T, Laties AM. Muscarinic antagonist effects on experimental chick myopia. Exp Eye Res. 1991;52(6):755–8.

43. McBrien NA, Moghaddam HO, Reeder AP. Atropine reduces experimental myopia and eye enlargement via a nonaccommodative mechanism. Invest Ophthalmol Vis Sci. 1993;34(1): 205–15.

44. McBrien NA, Arumugam B, Gentle A, Chow A, Sahebjada S. The M4 muscarinic antagonist MT-3 inhibits myopia in chick: evidence for site of action. Ophthalmic Physiol Opt. 2011;31(5):529–39.

45. Chua WH, Balakrishnan V, Chan YH, Tong L, Ling Y, Quah BL, Tan D. Atropine for the treatment of childhood myopia. Ophthalmology. 2006;113(12):2285–91.

46. Tong L, Huang XL, Koh AL, Zhang X, Tan DT, Chua WH. Atropine for the treatment of childhood myopia: effect on myopia progression after cessation of atropine. Ophthalmology. 2009; 116(3):572–9.

47. Chia A, Chua WH, Cheung YB, Wong WL, Lingham A, Fong A, Tan D. Atropine for the treatment of childhood myopia: safety and efficacy of 0.5%, 0.1%, and 0.01% doses (Atropine for the

Treatment of Myopia 2). Ophthalmology. 2012;119(2):347–54.

48. Siatkowski RM, Cotter SA, Crockett RS, Miller JM, Novack GD, Zadnik K, U.S. Pirenzepine Study Group. Two-year multicenter, randomized, double-masked, placebo-controlled, parallel safety and efficacy study of 2% pirenzepine ophthalmic gel in children with myopia. J AAPOS. 2008;12(4):332–9.

49. Tan DT, Lam DS, Chua WH, Shu-Ping DF, Crockett RS, Asian Pirenzepine Study Group. One-year multicenter, double-masked, placebo-controlled, parallel safety and efficacy study of 2% pirenzepine ophthalmic gel in children with myopia. Ophthalmology. 2005;112(1):84–91.

第 **25** 章

病理性近视的巩膜靶向治疗

Kyoko Ohno-Matsui

近年来，对病理性近视的治疗取得了长足进步，但仍仅限于治疗某些类型的黄斑并发症。如治疗近视导致的脉络膜新生血管(近视 CNV)的抗新生血管生成疗法，以及治疗牵拉性黄斑病变(MTM)的玻璃体视网膜手术。眼睛发生近视 CNV 或 MTM 后，这些治疗方法可在一定程度上改善视力，但却很难恢复至正常视力。此外，对大多数病理性近视的其他并发症，如脉络膜视网膜萎缩或视神经病变仍缺乏有效的治疗手段。因此，病理性近视最好在发生危及视力的黄斑和视神经并发症之前加以治疗。病理性近视可能由眼轴过度增长、后巩膜葡萄肿以及巩膜变薄和眼球变形导致。

病理性近视的治疗或预防方法主要有 3 种：第 1 种方法为识别并调节神经信号。基于实验近视研究，神经信号首先被视网膜神经细胞识别为视觉模糊，然后被传递到巩膜(详见第 4 章)。第 2 种方法为在学龄儿童中通过光学矫正降低视觉模糊(主要是周边视网膜模糊)。在整个生命过程中，该年龄段眼轴长度的增长速度最快(详见第 25 章)。以上两种方法需要在眼轴长度增加前或增加期间使用，因此它们仅适用于儿童。第 3 种方法旨在防止或逆转巩膜变薄或变形。虽然引起眼轴增长的首要原因在于神经视网膜，但巩膜却是最终发生葡萄肿及眼部变形的结构。后巩膜葡萄肿常发生于 40 岁以后，因此第 3 种方法除了可以用于儿童之外，还可用于患有高度近视的年轻成人。

巩膜是一种致密的具有纤维性和黏弹性的结缔组织，构成眼部的外部框架。因此，其承受来自内部和外部的压力，保持眼球的形态。哺乳动物中，超过 90% 的巩膜由 I 型胶原纤维构成。不过，在许多非哺乳动物如鱼和鸟类，巩膜也含有软骨性组织，可抵抗外部水或高空的压力。

近期，再生疗法取得了很大进展，因此人们可以期待巩膜再生。本章将集中讨论巩膜靶向病理性近视疗法，将概述巩膜靶向病理性近视疗法的过去、现在以及未来。

25.1 巩膜加固术

巩膜加固术的研究力度远超其他巩膜靶向疗法。Shevelev 于 1930 年首次提出通过移植阔筋膜来加固巩膜。1958 年，Borley 和 Snyder[1]描述了一种植入供体巩膜移植物的方法。之后巩膜加固术主要在俄罗斯和中国被用于治疗高度近视。而在美国和澳大利亚，一些团体也倡导使用巩膜加固术治疗病理性近视。自体阔筋膜[2,3]、冻干硬脑膜[4]、肌腱条[5]和同源人巩膜[6,7]等天然材料已被用于巩膜加固术。Curtin 和 Whitmore[7]提出使用供体巩膜移植进行眼部后部的加固；而 Momose[4]则于 1976 年提出使用硬脑膜(来自处理的尸体硬脑膜)进行巩膜加固。还报道采用人造心包[8]、动物皮肤全真皮基质[8]以及聚四氟乙烯[9]等人工材料进行巩膜加固术。然而，研究人员尚未就最佳材料达成一致意见。增强材料的生物力学特性可能受多种因素的影响，如加固材料被吸收、加固材料与受体巩膜的融合程度等。

在美国，大多数研究人员使用同源人巩膜进行巩膜加固。将供体巩膜条带垂直放置于后极上、下斜肌和上斜肌之下，并缝合至前巩膜。巩膜条带形态各异，有直条状、X 形和 Y 形。Snyder 和 Thompson[10]公布了在改进巩膜移植技术方面的经验。1978 年，Thompson[11]

对 Borley 和 Snyder 的巩膜加固方法做了进一步简化（图 25.1）。

多年来，通过观察各自的巩膜加固方法，Thompson[12]和 Momose[4]对巩膜加固方法在系列病例中表现出的疗效和安全性表示满意。而 Curtin 和 Whitmore[7]却对其巩膜加固技术的结果持有异议。

由于在大多数研究开展时，尚无超声测量眼轴长度的方法，因此无法准确度量术前和术后屈光不正及眼轴长度，进而导致难以确定手术疗效。此外，大多数研究仅纳入了较少数量的病例，而且未进行足够长时间的随访。最重要的是这些研究都没有适当的对照组。

很多研究仅报告了裸眼视力改善，但未测定屈光不正和眼轴长度。裸眼视力很可能因近视屈光度降低而获得改善[2,12,13]。

Curtin 和 Whitmore[7]认为手术存在两个问题，即巩膜仅有有限的区域可使用条带移植物加固，而且移植的胶原后期也可能在受体巩膜的疾病进程中起作用。当前使用窄条胶原质材料只能有效加固典型后巩膜葡萄肿的一小片区域。然而，对更大区域的加固可能导致严重并发症，包括眼后部动脉和静脉闭塞[14,15]。移植物扩张强度丧失也是一个需要考虑的问题，可能是由于移植物被酶分解。Curtin 和 Whitmore[7]担心，如果病理性近视的巩膜变薄和扩张由溶胶原酶（如胶原酶或

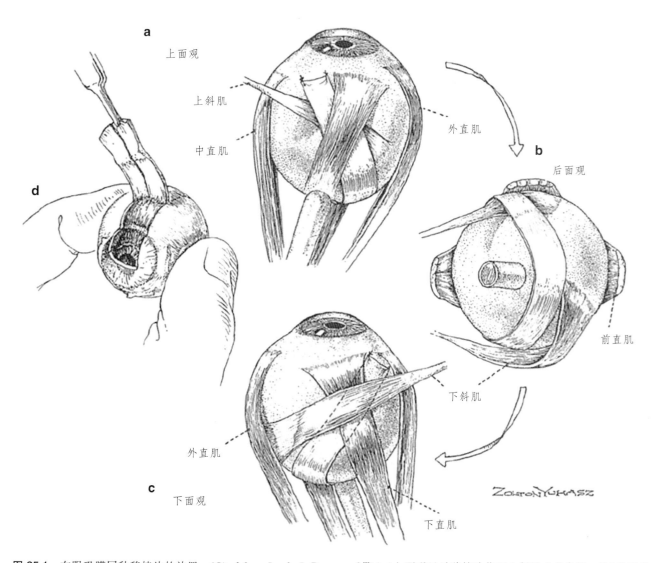

图 25.1　右眼巩膜同种移植片的放置。(Cited from Jacob–LaBarre et al.[9])(a)上面观显示移植片位于上斜肌止点鼻侧。(b)后面观显示移植片通过下斜肌止点并托住黄斑区。(c)下面观显示条带止点位于下直肌止点鼻侧。(d)供体眼显示巩膜移植物正在被切除且包括了角膜组织以获取足够长度。

其他相关蛋白酶)所致，那么移植的胶原在受到受体成骨细胞攻击后也会发生同样的自溶和弱化。组织学研究发现移植巩膜随时间推移会逐渐与受体巩膜融合[8]。移植材料和手术过程导致的炎症也可能引起降解酶类上调，进而同时攻击原巩膜和移植物。因此，上调的降解酶类(很可能是基质金属蛋白酶)很可能会攻击供体巩膜。Curtin 认为最让人沮丧的是巩膜加固术后，眼球会发生葡萄肿。

早期的研究即使测量了术前和术后眼轴长度，也未能得出一致结果。这可能与诸多因素有关(手术时的年龄、近视程度、移植物材料等)。Gerinec 和 Slezakova[16]使用 Tompson 的方法，并以猪皮为加固材料，对 154 名 2~18 岁儿童的 251 只高度近视眼进行了巩膜加固术。术后 10 年随访发现，53.8%眼的眼轴长度稳定，52.9%眼的屈光度得到稳定。而其余 47%的患者近视进展速度也由术前的每年 1.1D 降低至术后(10 年内)的每年 0.1 D。最近，Ward 等[17]使用供体巩膜对 59 例成人眼作了巩膜加固术并进行了为期 5 年的随访。患者的近视度数范围为-9 D~-20 D，眼轴长度为 27.8~34.6mm。术后这些患者的眼轴平均增长 0.2mm，而未手术对侧眼则平均增长 0.6mm。Zhu 等[18]和 Ji 等[19]也报道巩膜加固术后近视屈光度降低，降幅分别达 0.8 D[19]和 0.59 D[18]。巩膜加固的效果似乎有限。

另一些研究则认为该方法无效。Nesterov 等[3]使用阔筋膜条带做巩膜加固，在为期 1~9 年的随访中发现近视仍持续加重。Curtin 和 Whitmore[7]报告了行巩膜加固术后 23 名患者的结局(随访超过 5 年)。在 20 只术前测量过眼轴长度的眼中，18 只眼(90%)术后眼轴长度增加超过 0.3mm。10 只眼出现后巩膜葡萄肿或近视眼底病变。

除术后长期疗效有限外，该手术还可能导致其他严重的并发症，如视网膜脱离[3,7,20]、眼球运动障碍[7,16]、视网膜、脉络膜、玻璃体出血、循环失代偿导致的视神经损伤、视神经压迫，以及涡静脉[15]或睫状视网膜动脉[21]压迫。

迄今为止，尚未得出令人信服的证据证明巩膜加固术的安全性和有效性。由于备受质疑，因此该手术方式目前已基本不再使用。若想再次使用该手术方式，必须首先在移植材料和手术技术方面做出重大改进。

25.2 巩膜切除或巩膜折叠术缩短巩膜

1903 年，Miller[22]首次提出用巩膜切除术治疗伴视网膜脱离的高度近视。Linder[23]后来改进了这一全层巩膜带切除术。全层巩膜带切除术的并发症包括出血和玻璃体脱出等。部分巩膜切除术可以减少术中并发症，因此后来成为首选治疗方式[24-26]。板层巩膜切除术可以缩短眼轴，因此也被用作黄斑转位治疗的辅助手术[27,28]。Borley[20]发现可以切除 1/2~2/3 厚度的巩膜，并进行双臂褥式缝合。不同研究中被切除巩膜带的长度和宽度不同，其中宽度为 2~6mm，长度为 20~35mm。通常在眼球的颞部切除巩膜。Nakagawa 等[29]报道巩膜被折叠的面积越大，眼轴长度缩短越明显，整体外观的改变也越大。然而，De Almeida 和 Moner 发现，即使做 360°巩膜切除对屈光改善也很有限。

此外，非切除巩膜折叠也被用于缩短巩膜。巩膜缩短或巩膜切除可导致临床上无法接受的规则和不规则散光[30,31]。

25.3 巩膜增强

Avetisov 等[32]开展了巩膜增强注射疗法，即将液态聚合混合物注射到巩膜表面的 Tenon 囊下。混合物聚合后在巩膜表面形成一层弹性泡沫凝胶层。对 146 只兔眼的实验发现注入的材料可促进胶原形成。凝胶材料逐渐溶解后可促进巩膜表面结缔组织的生长，同时改善其应力-形变参数。然而，其拉伸强度通常会在手术后 1.5 年减弱。对 8~25 岁 6~10 D 近视患者的 240 只眼进行的临床研究显示，79.6%的眼在注射 1 年后屈光保持稳定，52.9%的眼在注射 4~9 年仍保持屈光稳定。但与上述巩膜加固术一样，这些研究并未指出术前和术后屈光不正及眼轴长度。Cui 等[33]发现，全身给予腺苷受体拮抗剂 7-甲基黄嘌呤(7-MX)可提高形觉剥夺性近视豚鼠的巩膜胶原浓度和纤维直径。Su 等[34]报道眼球后注射由热敏聚 N-异丙基丙烯酰胺-共-丙烯酸、可被基质金属蛋白酶切割的定制肽交联剂，以及相互渗透的线性聚丙烯酸修饰的肽链组成的混合物，可与细胞表面受体发生作用。这一复合物在室温下为液体，而在注射到体内后固化，方便其留存在注射区域。也有研究对比了在 Tenson 囊下注射多聚凝胶制剂(主要含聚乙烯吡咯烷酮[32,34]和聚四氟乙烯[9])的治疗效果。

25.4　巩膜胶原交联

胶原交联是最近提出的一种治疗进展性圆锥角膜症的方法[35-39]。Wollensak 等[35]率先使用核黄素和紫外光(UVA)交联胶原增强角膜的机械力学性能。通过增强胶原分子之间的黏合度,交联预期可增强角膜硬度。

胶原单体的聚集形式可通过分子间交联加强(图25.2)。这一过程是胶原纤维成熟的一部分,同时也发生于衰老与疾病过程中。胶原纤维的自然交联是其成熟过程的一部分。这些胶原在分泌后会在胶原蛋白链两端形成无三重螺旋构象的节段。这些节段中的羟赖氨酸残基参与交联形成[40]。交联形成依赖于胶原肽氨基末端或羟基末端,赖氨酸氧化酶催化的单一赖氨酸或羟赖氨酸 ε-氨基的氧化脱氨。形成的醛与三螺旋的特定赖氨酸或羟赖氨酸发生反应,形成二价键,使胶原分子头尾相接。然后,在成熟过程中自发转化为三价

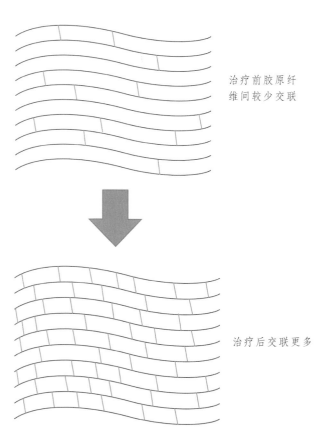

治疗前胶原纤维间较少交联

治疗后交联更多

图 25.2　胶原交联示意图。

交联[41,42]。第二条交联途径发生于老化过程中,涉及非酶促的糖基化过程。

氧化是胶原交联的第 3 种途径(图 25.3),这种交联与Ⅰ型胶原中酶促和糖基化交联有显著区别,发生于臭氧介导的氧化或 UV 介导的光氧化过程之后。此外,光聚合也被用于工业生产聚合物,该方法使用 UV 等辐射能量生产自由基。多功能单体的光聚合可生成高度交联化的材料,适用于环氧涂料、光学透镜、光纤涂层和牙科材料。在存在感光引发剂的情况下,单体底物被紫外光引发交联。

在正常角膜中,共价键合的分子桥或交联存在于相邻的胶原螺旋之间,以及微原纤维和纤维之间[38,44]。胶原交联法可用于治疗圆锥角膜症,其他交联方法(如甘油和硝基醇)也被用于帮助稳定进展性近视患者的巩膜形态[45-47]。研究表明巩膜胶原含有类似于角膜的交联肽[48,49]。

与角膜胶原交联不同,巩膜胶原的交联仍处于实验阶段,目前尚未开展人体临床试验。

对人近视眼的光学和电子显微镜评估发现,巩膜不仅在后极部显著变薄,而且纤维直径也显著减小并与胶原纤维束解离[50-53]。灵长类动物近视模型中也发生类似现象。McBrien 和 Norton[55]对树鼩眼使用胶原交联剂[β-氨基丙腈(β-APN)或 D-青霉胺(DPA)],通过眼睑闭合剥夺形体视觉以诱导近视。相比使用生理盐水的对照组,APN 处理后眼的玻璃体腔伸长量和近视程度几乎加倍。在 β-APN 处理的形体视觉剥夺的动物眼中,后极部巩膜变薄程度显著增加。

研究证明,外源性交联剂包括戊二醛、甘油醛[45,56]、甲基乙二醛(天然存在的 Maillard 中间体)、京尼平(从栀子苷获得天然胶原交联剂)[57]和硝基醇化合物[47],可提高眼部组织的硬度[58]。

Wollensak 和 Iomdina[45]通过筋膜下注射甘油至兔眼的鼻上象限进行巩膜胶原交联,发现甘油诱导的巩膜胶原交联可有效提高巩膜的生物力学刚度,表现为应力-形变参数和杨氏模量的改变,同时未对视网膜产生不良反应。Wollensak[59]也证明使用甘油做巩膜胶原交联可有效增强巩膜的热变形稳定性。Wollensak 和 Iomdina[46]指出,使用光敏剂核黄素和紫外线(UVA)进行巩膜交联(图 25.3),可在长达 8 个月的时间内持续有效地增加巩膜的生物力学强度。Wang 等[60]证明,核

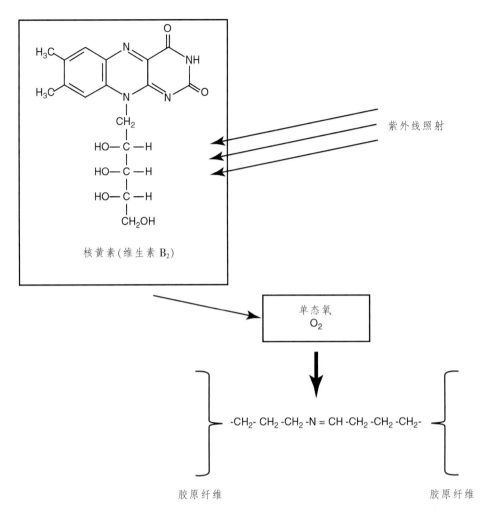

图 25.3　采用核黄素和紫外线胶原交联的示意图。

黄素/UVA 照射引发的胶原交联可增强赤道和后极部人巩膜。

目前,并未发现适用于分析巩膜胶原交联是否能有效防止眼球扩张的方法。杨氏模量被用于评估巩膜刚性[45,46,58,60];但杨氏模量与巩膜强度的相关性尚不明确。为克服这一问题,Mattson 等[56]和 Wong 等[61]通过测量离体眼球大小检测在眼内压调控下胶原交联前后的眼球整体扩张情况。

研究发现,在巩膜显著变薄之前巩膜胶原交联可有效防止眼球的整体扩张。然而,需要对其安全性和有效性,尤其是对视网膜、脉络膜和视神经的损伤做更细致的评估,才可进一步进行人体临床试验。

25.5　巩膜靶向的再生疗法

巩膜组织的再生疗法在未来可能是一种有潜力的疗法。不同于角膜,巩膜不需要透明因此该疗法可能会更容易开展。

如果试图诱导器官损伤部位再生,一般可使用下述一种或几种"反应物",即细胞、可溶性调控因子(细胞因子或生长因子),或不可溶性调节物(支架)[62]。只有少量研究与巩膜再生相关。对细胞而言,可以采用来自身体其他部位的自体间充质干细胞或间充质细胞。Tsai 等[63]对小鼠巩膜组织内的多能干细胞进行了研究,发现这些细胞表达间充质标志物并能分化为成脂、成软骨和成神经细胞。Seko 等[64]发现,虽然人类在进化过程中丢失了软骨部分,但人巩膜有形成软骨的潜能。已经变薄和变形的巩膜,尤其是后巩膜葡萄肿区域,可能难以实现增强和增厚。对于那些已经严重变薄的巩膜,或可使用细胞打印和转移技术[65]制作含有细胞和分泌胶原的条带。脱细胞基质的支架(主要含有胶原)被广泛用于膀胱、腹壁和许多其他器官的再生[62]。然而,支架很难恰当地植入后巩膜。在多种可诱导Ⅰ型胶原表达的可溶性分子中,研究最广泛的为 TGF-β[66,67]。

借助近视动物模型,Jobling 等[68]发现巩膜成纤维细胞引起的 TGF-β 表达改变对近视发展过程中巩膜的重塑十分重要。尽管已经报道了多种致纤维化因子,但是 TGF-β 及其下游的 Smad 信号对组织纤维化作用显著。TGF-β 的多种亚型中,TGF-β1 是成纤维激活的关键调控因子,主要影响细胞外基质的产生[69,70]。因此,给予巩膜 TGF-β1 将成为一种治疗选项;然而其诱导血管生成的作用仍令人担忧。采用何种材料以及如何应用到巩膜再生有待进一步研究。

25.6 结束语

巩膜靶向疗法始于 20 世纪初的巩膜加固术,现已有多年的历史。然而,截至目前尚没有证明有长期、安全、有效的预防或治疗近视的巩膜靶向疗法。各种治疗方法均有需要进一步解决的问题。

除细胞外基质(胶原和弹性蛋白)外,巩膜细胞内成分或许也发挥一些作用。研究发现人和猴脉络膜和巩膜中存在非血管收缩肌纤维母细胞[71],提示体内巩膜可能在被动弹性和蠕变性之外还会主动收缩。巩膜成纤维细胞主要存在于中心凹下区,在巩膜前部较稀少[71]。然而,尚没有研究表明巩膜成纤维细胞是否会在病理性近视中发生改变,或发生怎样的改变。这些均需要进一步研究。

人类似乎很难恢复在进化过程中失去的软骨,因此人类很难拥有类似于鱼类和鸟类的硬质眼球。然而,近年来再生疗法几乎在人体的每个部位都取得一定进展。使用患者自身干细胞或成熟细胞来增强巩膜是一种被寄予厚望的新疗法。

(田磊 李华 译 雷博 校)

参考文献

1. Borley WE, Snyder AA. Surgical treatment of degenerative myopia; the combined lamellar scleral resection with scleral reinforcement using donor eye. Trans Pac Coast Otoophthalmol Soc Annu Meet. 1958;39:275–91.
2. Nesterov AP, Libenson NB. Strengthening the sclera with a strip of fascia lata in progressive myopia. Br J Ophthalmol. 1970;54(1): 46–50.
3. Nesterov AP, Libenson NB, Svirin AV. Early and late results of fascia lata transplantation in high myopia. Br J Ophthalmol. 1976; 60(4):271–2.
4. Momose A. Surgical treatment of myopia – with special references to posterior scleral support operation and radial keratotomy. Indian J Ophthalmol. 1983;31(6):759–67.
5. Scott AB. Autograft tendon for scleral buckling. Am J Ophthalmol. 1964;57:564–7.
6. Whitmore WG, Curtin BJ. Scleral reinforcement: two case reports. Ophthalmic Surg. 1987;18(7):503–5.
7. Curtin BJ, Whitmore WG. Long-term results of scleral reinforcement surgery. Am J Ophthalmol. 1987;103(4):544–8.
8. Castro LC, Duker JS. Foveoschisis without high myopia. Ophthalmic Surg Lasers Imaging. 2010;9:1–4.
9. Jacob-LaBarre JT, Assouline M, Conway MD, et al. Effects of scleral reinforcement on the elongation of growing cat eyes. Arch Ophthalmol. 1993;111(7):979–86.
10. Snyder AA, Thompson FB. A simplified technique for surgical treatment of degenerative myopia. Am J Ophthalmol. 1972;74(2): 273–7.
11. Thompson FB. A simplified scleral reinforcement technique. Am J Ophthalmol. 1978;86(6):782–90.
12. Thompson FB. Scleral reinforcement for high myopia. Ophthalmic Surg. 1985;16(2):90–4.
13. Coroneo MT, Beaumont JT, Hollows FC. Scleral reinforcement in the treatment of pathologic myopia. Aust N Z J Ophthalmol. 1988;16(4):317–20.
14. Zaikova MV, Negoda VI. Grafting of homologous sclera in progressive myopia. Vestn Oftalmol. 1970;4:16–20.
15. Whitwell J. Scleral reinforcement in degenerative myopia. Trans Ophthalmol Soc U K. 1971;91:679–86.
16. Gerinec A, Slezakova G. Posterior scleroplasty in children with severe myopia. Bratisl Lek Listy. 2001;102(2):73–8.
17. Ward B, Tarutta EP, Mayer MJ. The efficacy and safety of posterior pole buckles in the control of progressive high myopia. Eye. 2009;23(12):2169–74.
18. Zhu Z, Ji X, Zhang J, Ke G. Posterior scleral reinforcement in the treatment of macular retinoschisis in highly myopic patients. Clin Experiment Ophthalmol. 2009;37(7):660–3.
19. Ji X, Wang J, Zhang J, et al. The effect of posterior scleral reinforcement for high myopia macular splitting. J Int Med Res. 2011; 39(2):662–6.
20. Borley WE. The scleral resection (eyeball-shortening) operation. Trans Am Ophthalmol Soc. 1949;47:462–97.
21. Karabatsas CH, Waldock A, Potts MJ. Cilioretinal artery occlusion following scleral reinforcement surgery. Acta Ophthalmol Scand. 1997;75(3):316–8.
22. Muller L. Eine neue operative Behandlung der Netzhautabhebung. Klin Monatsbl Augenheilkd. 1903;41:459–62.
23. Lindner K. Heilungsversuche bei prognostrisch ungunstigen Fallen von Netzhautabhebung. Ztschr Augenheilkd. 1933;81:277–99.
24. Everett WG. A new scleral shortening operation; preliminary report. AMA Arch Ophthalmol. 1955;53(6):865–9.
25. Everett WG. An experimental evaluation of scleral shortening operations. AMA Arch Ophthalmol. 1956;56(1):34–47.
26. Chamlin M, Rubner K. Lamellar undermining; a preliminary report on a technique of scleral buckling for retinal detachment. Am J Ophthalmol. 1956;41(4):633–8.
27. Imai K, Loewenstein A, de Juan Jr E. Translocation of the retina for management of subfoveal choroidal neovascularization I: experimental studies in the rabbit eye. Am J Ophthalmol. 1998;125(5): 627–34.
28. Fujikado T, Ohji M, Saito Y, et al. Visual function after foveal translocation with scleral shortening in patients with myopic neovascular maculopathy. Am J Ophthalmol. 1998;125(5): 647–56.
29. Nakagawa N, Parel JM, Murray TG, Oshima K. Effect of scleral

shortening on axial length. Arch Ophthalmol. 2000;118(7): 965–8.

30. Oshita T, Hayashi S, Inoue T, et al. Topographic analysis of astigmatism induced by scleral shortening in pig eyes. Graefes Arch Clin Exp Ophthalmol. 2001;239(5):382–6.

31. Kim T, Krishnasamy S, Meyer CH, Toth CA. Induced corneal astigmatism after macular translocation surgery with scleral infolding. Ophthalmology. 2001;108(7):1203–8.

32. Avetisov ES, Tarutta EP, Iomdina EN, et al. Nonsurgical and surgical methods of sclera reinforcement in progressive myopia. Acta Ophthalmol Scand. 1997;75(6):618–23.

33. Cui D, Trier K, Zeng J, et al. Effects of 7-methylxanthine on the sclera in form deprivation myopia in guinea pigs. Acta Ophthalmol. 2011;89(4):328–34.

34. Su J, Iomdina E, Tarutta E, et al. Effects of poly(2-hydroxyethyl methacrylate) and poly(vinyl-pyrrolidone) hydrogel implants on myopic and normal chick sclera. Exp Eye Res. 2009;88(3):445–57.

35. Wollensak G, Spoerl E, Seiler T. Riboflavin/ultraviolet-a-induced collagen crosslinking for the treatment of keratoconus. Am J Ophthalmol. 2003;135(5):620–7.

36. Wollensak G. Crosslinking treatment of progressive keratoconus: new hope. Curr Opin Ophthalmol. 2006;17(4):356–60.

37. Caporossi A, Baiocchi S, Mazzotta C, et al. Parasurgical therapy for keratoconus by riboflavin-ultraviolet type A rays induced cross-linking of corneal collagen: preliminary refractive results in an Italian study. J Cataract Refract Surg. 2006;32(5):837–45.

38. Snibson GR. Collagen cross-linking: a new treatment paradigm in corneal disease – a review. Clin Experiment Ophthalmol. 2010;38(2):141–53.

39. Henriquez MA, Izquierdo Jr L, Bernilla C, et al. Riboflavin/Ultraviolet A corneal collagen cross-linking for the treatment of keratoconus: visual outcomes and Scheimpflug analysis. Cornea. 2011;30(3):281–6.

40. Lodish H, Berk A, Zipursky SL. Molecular cell biology. New York: W.H. Freeman & Co.; 1999.

41. Siegel RC, Fu JC. Collagen cross-linking. Purification and substrate specificity of lysyl oxidase. J Biol Chem. 1976;251(18): 5779–85.

42. Barnard K, Light ND, Sims TJ, Bailey AJ. Chemistry of the collagen cross-links. Origin and partial characterization of a putative mature cross-link of collagen. Biochem J. 1987;244(2):303–9.

43. Foote CS. Mechanisms of photosensitized oxidation. There are several different types of photosensitized oxidation which may be important in biological systems. Science. 1968;162(3857): 963–70.

44. Robins SP. Biochemistry and functional significance of collagen cross-linking. Biochem Soc Trans. 2007;35(Pt 5):849–52.

45. Wollensak G, Iomdina E. Crosslinking of scleral collagen in the rabbit using glyceraldehyde. J Cataract Refract Surg. 2008; 34(4):651–6.

46. Wollensak G, Iomdina E. Long-term biomechanical properties of rabbit sclera after collagen crosslinking using riboflavin and ultraviolet A (UVA). Acta Ophthalmol. 2009;87(2):193–8.

47. Paik DC, Solomon MR, Wen Q, et al. Aliphatic beta-nitroalcohols for therapeutic corneoscleral cross-linking: chemical mechanisms and higher order nitroalcohols. Invest Ophthalmol Vis Sci. 2010; 51(2):836–43.

48. Crabbe MJ, Harding JJ. Collagen crosslinking: isolation of two crosslinked peptides involving alpha 2-CB(3–5) from bovine scleral collagen. FEBS Lett. 1979;97(1):189–92.

49. Harding JJ, Crabbe MJ. Collagen crosslinking: isolation of a dimeric crosslinked peptide of alpha1-CB6 from bovine corneal and scleral collagens. FEBS Lett. 1979;100(2):351–6.

50. Curtin BJ. Basic science and clinical management. In: Curtin BJ, editor. The myopias. New York: Harper and Row; 1985. p. 177.

51. Curtin BJ, Iwamoto T, Renaldo DP. Normal and staphylomatous sclera of high myopia. An electron microscopic study. Arch Ophthalmol. 1979;97(5):912–5.

52. McBrien NA, Cornell LM, Gentle A. Structural and ultrastructural changes to the sclera in a mammalian model of high myopia. Invest Ophthalmol Vis Sci. 2001;42(10):2179–87.

53. McBrien NA, Moghaddam HO, Reeder AP, Moules S. Structural and biochemical changes in the sclera of experimentally myopic eyes. Biochem Soc Trans. 1991;19(4):861–5.

54. Funata M, Tokoro T. Scleral change in experimentally myopic monkeys. Graefes Arch Clin Exp Ophthalmol. 1990;228(2):174–9.

55. McBrien NA, Norton TT. Prevention of collagen crosslinking increases form-deprivation myopia in tree shrew. Exp Eye Res. 1994;59(4):475–86.

56. Mattson MS, Huynh J, Wiseman M, et al. An in vitro intact globe expansion method for evaluation of cross-linking treatments. Invest Ophthalmol Vis Sci. 2010;51(6):3120–8.

57. Avila MY, Navia JL. Effect of genipin collagen crosslinking on porcine corneas. J Cataract Refract Surg. 2010;36(4):659–64.

58. Wollensak G, Spoerl E. Collagen crosslinking of human and porcine sclera. J Cataract Refract Surg. 2004;30(3):689–95.

59. Wollensak G. Thermomechanical stability of sclera after glyceraldehyde crosslinking. Graefes Arch Clin Exp Ophthalmol. 2011;249:399–406.

60. Wang M, Zhang F, Qian X, Zhao X. Regional Biomechanical properties of human sclera after cross-linking by riboflavin/ultraviolet A. J Refract Surg. 2012;28(10):723–8.

61. Wong FF, Lari DR, Schultz DS, Stewart JM. Whole globe inflation testing of exogenously crosslinked sclera using genipin and methylglyoxal. Exp Eye Res. 2012;103:17–21.

62. Yannas IV. Emerging rules for inducing organ regeneration. Biomaterials. 2013;34(2):321–30.

63. Tsai CL, Wu PC, Fini ME, Shi S. Identification of multipotent stem/progenitor cells in murine sclera. Invest Ophthalmol Vis Sci. 2011;52(8):5481–7.

64. Seko Y, Azuma N, Takahashi Y, et al. Human sclera maintains common characteristics with cartilage throughout evolution. PLoS One. 2008;3(11):12.

65. Tsugawa J, Komaki M, Yoshida T, et al. Cell-printing and transfer technology applications for bone defects in mice. J Tissue Eng Regen Med. 2011;5(9):695–703.

66. Leask A, Abraham DJ. TGF-beta signaling and the fibrotic response. FASEB J. 2004;18(7):816–27.

67. Hoyles RK, Khan K, Shiwen X, et al. Fibroblast-specific perturbation of transforming growth factor beta signaling provides insight into potential pathogenic mechanisms of scleroderma-associated lung fibrosis: exaggerated response to alveolar epithelial injury in a novel mouse model. Arthritis Rheum. 2008;58(4): 1175–88.

68. Jobling AI, Nguyen M, Gentle A, McBrien NA. Isoform-specific changes in scleral transforming growth factor-beta expression and the regulation of collagen synthesis during myopia progression. J Biol Chem. 2004;279(18):18121–6.

69. Border WA, Noble NA. Transforming growth factor beta in tissue fibrosis. N Engl J Med. 1994;331(19):1286–92.

70. Pan X, Chen Z, Huang R, et al. Transforming growth factor beta1 induces the expression of collagen type I by DNA methylation in cardiac fibroblasts. PLoS One. 2013;8(4):1.

71. Poukens V, Glasgow BJ, Demer JL. Nonvascular contractile cells in sclera and choroid of humans and monkeys. Invest Ophthalmol Vis Sci. 1998;39(10):1765–74.

索 引

这是一本眼科学习必备图书
更是您的阅读解决方案

建议配合二维码使用本书

【本书特配线上资源】

读者交流群: 加入读者交流群,同本书读者交流阅读心得,分享病理性近视相关知识,开拓视野,提升诊治水平。

阅读助手: 为您提供专属阅读服务,满足个性阅读需求,促进多元阅读交流,让您读得快、读得好。

【配套资源获取步骤】

第一步　微信扫描本书二维码

第二步　选择您需要的资源或服务,点击获取

微信扫描二维码
加入读者交流群